医药卫生类高职高专基础医学教材

病原生物学与免疫学

Pathogenic Biology and Immunology

（供临床医学、护理、药学、医学技术、卫生管理等专业用）

主编 王华民 吕 刚 林英

中国医药科技出版社

内 容 提 要

本书依照教育部、卫生部相关文件要求，结合我国医学教育的发展特点，根据《病原生物学与免疫学》教学大纲的基本要求和课程特点编写而成。全书共分为三篇：第一篇免疫学基础分11章，包括免疫器官和组织、抗原、免疫球蛋白、补体系统、免疫应答与耐受、超敏反应、免疫缺陷性疾病等内容。第二篇医学微生物学分27章，讲述临床常见细菌、病毒、真菌的生物学性状、致病性与免疫性、微生物学检查、防治原则等内容。第三篇人体寄生虫学分5章，讲述医学蠕虫、医学原虫、医学节肢动物的形态、生活史和诊断技术。

本书适合医药高职高专教育、成人教育等相同层次教学使用，也可作为医药行业培训和自学用书。

图书在版编目（CIP）数据

病原生物学与免疫学/王华民，吕刚，林英姿主编．—北京：中国医药科技出版社，2010.4

医药卫生类高职高专基础医学教材．供临床医学、护理、药学、医学技术、卫生管理等专业用

ISBN 978 - 7 - 5067 - 4580 - 2

Ⅰ.①病… Ⅱ.①王… ②吕… ③林… Ⅲ.①病原微生物 - 高等学校：技术学校 - 教材 ②医药学：免疫学 - 高等学校：技术学校 - 教材 Ⅳ.①R37 ②R392

中国版本图书馆CIP数据核字（2010）第032343号

美术编辑 陈君杞
版式设计 郭小平

出版 中国医药科技出版社
地址 北京市海淀区文慧园北路甲22号
邮编 100082
电话 发行：010 - 62227427 邮购：010 - 62236938
网址 www.cmstp.com
规格 787×1092mm $^{1}/_{16}$
印张 35 $^{1}/_{2}$
字数 646千字
版次 2010年4月第1版
印次 2012年1月第2次印刷
印刷 北京市密东印刷有限公司
经销 全国各地新华书店
书号 ISBN 978 - 7 - 5067 - 4580 - 2
定价 69.00元

编写说明

大力发展职业教育，既是当务之急，又是长远大计，是一项重大变革和历史任务。目前，高职高专教育已成为我国高等教育的“半壁江山”，在今后相当长时间内，我国经济建设和社会发展需要大批高职高专层次人才，医药卫生类高职高专教育具有广阔的发展前景。

高职高专教育的根本任务是培养具备“基础理论知识适度、技术应用能力强、职业道德良好”，适应生产、建设、管理、服务第一线需要的高等技术应用性人才，要达到高职高专教育人才培养目标，必须进行教学内容和课程体系以及教学方法和手段等方面的改革，而教材是体现教学内容和教学方法的载体。因此，高职高专教材建设对高等技术应用性人才的培养具有特别重要的意义。

目前，高职高专层次医药卫生类专业基础医学教材基本上按两种模式编写。一是按学科来组织编写，如人体解剖学、组织学与胚胎学、生理学等，具有给学生建立与常规学科体系接轨思维体系的优势。另一种是按重组方式来编写，如人体解剖生理学、病原生物学等，具有整体优化课程内容、淡化学科界线的优势。两种模式均值得探讨。

我们组织编写的这套医药卫生类高职高专教材，主要立足于挖掘传统优势，将传统优势应用到应用性人才培养之中。这套教材包括人体解剖学、组织学与胚胎学、生理学、生物化学、病原生物学与免疫学、病理学、病理生理学、药理学、细胞生物学和医学遗传学、法医学以及人体解剖学实验教程、基础医学实验教程，共 12 本。其中，为了突出技能的培养，特别编写了 2 本实验教程，其中基础医学实验教程基本涵盖了除人体解剖学以外的所有基础医学课程的实验内容。

这套教材的编写，内容以“必需、够用”为度，具有理论知识适度、技术应用能力强的特点，兼顾国家执业资格考试和职业技能考试的要求，以讲清概念、强化应用为重点，适当关照思维方法的启发性和理论的系统性。同时，注重教学方法和手段的改革，以跟上科技、教育发展和生产工作实际的需求。

海南医学院 1951 年起开展高职高专医学教育，在人才培养模式、教学改革、师资队伍等方面具有丰富积累，我们以该校长期在教学一线的骨干教师为主体，组织编写工作，以期将他们在教学实践中的经验编入教材之中，使高职高专医学人才的培养更贴近实际。

我们旨在通过这套教材的编写，深化高职高专医药卫生类专业教材建设的改革，推进高职高专医药卫生类人才培养模式改革，促进高职高专教育的发展，竭诚欢迎广大师生对这套教材提出宝贵意见。

医药卫生类高职高专基础医学教材
建设委员会
2009 年 10 月

本书编委会

主　编　王华民　吕　刚　林英姿

副主编　彭江龙　刘　珊　夏乾峰　裴　华

编　委　（以姓氏笔画为序）

王华民　王永霞　牛莉娜　刘　珊

吕　刚　芦亚君　陈锦龙　杨　文

林英姿　范志刚　饶朗毓　夏乾峰

彭江龙　裴　华　潘　婉

主　审　钱士匀

秘　书　陈锦龙

前　言

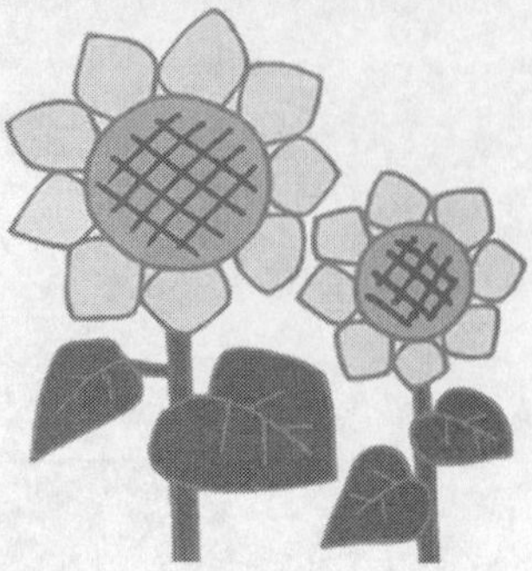

病原生物学与免疫学是基础医学主要课程之一。在中国医药科技出版社医药卫生类高职高专基础医学教材建设委员会的指导下，经主编和全体编写人员的辛勤工作，病原生物学与免疫学教材终于诞生了。本教材编写除了贯彻思想性、科学性、先进性、启发性、适用性和注重文图水平外，强调“为农村和社区培养基层医学人才”的基本定位，体现以应用为目的，以“必需、够用”为度，以讲清概念、强化应用为教学重点，同时，注意与执业助理医师的考试大纲相衔接，以跟上生产工作实际的需求。

医学微生物学与人体寄生虫学属于病原生物学，而医学免疫学尽管远远超出抗感染免疫学即传统免疫学的范畴，成为生命科学的前沿学科，是一门独立的学科。但鉴于高职高专的学制特点，我们把医学免疫学基础与病原生物学一起合编写成《病原生物学与免疫学》。

本教材每章内容涵盖正文、小结、思考题等。同时附上相关网址，有利于学有余力的学生知识水平的进一步提高，培养学生的基本创新意识和能力。

本教材的使用对象以医药卫生类高职高专学生为主，同时可供其他相关专业学生参考或使用。

本教材的编写过程得到海南医学院和海南医学院高等职业教育学院领导的大力支持和帮助，在此表示衷心的感谢。对于编者们的辛勤劳动，在此一并表示感谢。由于参加本书编写人员不乏年轻教师，他们经验不足，水平有限，无论从形式还是内容等方面难免存在许多不足或错误之处，诚挚的恳请广大师生和读者在使用中提出宝贵的意见。

编　者

2010 年 1 月

目　录

第一篇　免疫学基础

第一章　绪论 …………………………………………………………………（3）

第一节　免疫学的基本概念 …………………………………………………（3）

一、免疫的概念 …………………………………………………………（3）

二、机体的免疫功能 ……………………………………………………（3）

三、免疫应答的种类及其特点 …………………………………………（3）

四、免疫学发展简史 ……………………………………………………（4）

第二节　免疫学的应用 ………………………………………………………（5）

第二章　免疫器官和组织……………………………………………………（7）

第一节　免疫器官 ……………………………………………………………（7）

一、中枢免疫器官 ………………………………………………………（8）

二、外周免疫器官 ………………………………………………………（10）

三、淋巴细胞再循环 ……………………………………………………（12）

第二节　免疫细胞 ……………………………………………………………（13）

第三章　抗原 …………………………………………………………………（16）

第一节　抗原概述 ……………………………………………………………（16）

第二节　抗原的性质 …………………………………………………………（16）

一、异物性 …………………………………………………………………（16）

二、理化状态 ……………………………………………………………（17）

三、特异性 ………………………………………………………………（18）

第三节　抗原的分类与医学上的重要抗原 ………………………………（21）

目录

一、根据抗原与机体的亲缘关系分类 …… (21)
二、根据抗原刺激机体产生免疫应答的性能分类 …… (22)
三、根据抗原与 APC 的关系分类 …… (23)
四、其他分类方法 …… (23)
第四节　其他非特异性免疫刺激剂 …… (23)
一、超抗原 …… (23)
二、丝裂原 …… (23)
三、佐剂 …… (24)

第四章　免疫球蛋白 …… (26)

第一节　免疫球蛋白的分子结构 …… (27)
一、免疫球蛋白的基本结构 …… (27)
二、免疫球蛋白的其他结构 …… (29)
三、Ig 的水解片段 …… (30)
第二节　免疫球蛋白的血清型 …… (31)
一、同种型 …… (31)
二、同种异型 …… (32)
三、独特型 …… (32)
第三节　免疫球蛋白的生物学活性 …… (32)
一、特异性结合抗原 …… (33)
二、激活补体 …… (33)
三、亲细胞性 …… (34)
四、通过胎盘和黏膜 …… (34)
五、免疫调节功能 …… (34)
第四节　各类免疫球蛋白的特性与功能 …… (34)
一、IgG …… (35)
二、IgM …… (35)
三、IgA …… (35)
四、IgE …… (36)
五、IgD …… (36)
第五节　人工抗体的制备 …… (36)
一、多克隆技术 …… (36)
二、单克隆抗体 …… (37)

三、基因工程抗体 …… (37)

第五章 补体系统 …… (39)

第一节 补体概述 …… (39)
一、补体系统的组成 …… (39)
二、补体的命名 …… (39)
三、补体成分的理化性质 …… (40)
第二节 补体激活 …… (40)
一、补体激活的经典途径 …… (40)
二、补体激活的旁路途径 …… (42)
三、MBL 激活途径 …… (43)
四、三条补体激活途径的特点及比较 …… (44)
第三节 补体激活的调控 …… (45)
一、自身衰变的调节 …… (45)
二、体液（液相）中补体调节成分的作用 …… (45)
三、膜结合性调节分子的调节 …… (46)
第四节 补体系统的生物学意义 …… (46)
一、补体的生物功能 …… (46)
二、补体的病理生理学意义 …… (47)
第五节 补体与疾病的关系 …… (48)
一、遗传性补体缺损相关的疾病 …… (48)
二、补体与感染性疾病 …… (48)
三、补体与炎症性疾病 …… (48)
四、补体与异种器官移植 …… (49)

第六章 主要组织相容性复合体及其编码分子 …… (50)

第一节 HLA 复合体及其产物 …… (50)
一、HLA 复合体的定位和结构 …… (50)
二、HLA 复合体遗传特征 …… (52)
第二节 MHC 分子 …… (53)
一、MHC Ⅰ类分子 …… (53)
二、MHC Ⅱ类分子 …… (55)
三、MHC 分子的生物学功能 …… (55)

第三节　MHC 分子和抗原肽的相互作用 ……………………………………………… (56)
一、抗原肽和 HLA 分子相互作用的分子基础 ……………………………………… (57)
二、抗原肽和 MHC 分子相互作用的特点 …………………………………………… (57)
第四节　HLA 在医学上的意义……………………………………………………………… (58)
一、HLA 与同种器官移植的关系…………………………………………………… (58)
二、HLA 与母胎关系 ………………………………………………………………… (58)
三、HLA 与输血反应的关系………………………………………………………… (58)
四、HLA 与疾病相关性……………………………………………………………… (58)
五、HLA 在法医中的应用…………………………………………………………… (59)

第七章　免疫应答……………………………………………………………………… (60)

第一节　概述 ……………………………………………………………………………… (60)
一、免疫应答的概念 ………………………………………………………………… (60)
二、免疫应答的类型及其特点 ……………………………………………………… (60)
三、免疫应答的过程 ………………………………………………………………… (61)
四、免疫应答的特点 ………………………………………………………………… (61)
第二节　B 细胞介导的体液免疫应答 …………………………………………………… (62)
一、B 细胞对 TD 抗原的免疫应答 ………………………………………………… (62)
二、B 细胞对 TI 抗原的免疫应答 ………………………………………………… (64)
三、抗体产生的一般规律及其意义 ………………………………………………… (65)
第三节　T 细胞介导的细胞免疫应答……………………………………………………… (66)
一、T 细胞对抗原的识别 …………………………………………………………… (67)
二、T 细胞介导的免疫应答 ………………………………………………………… (68)
三、细胞免疫应答效应 ……………………………………………………………… (71)
第四节　固有免疫 ………………………………………………………………………… (71)
一、固有免疫应答的组织屏障及作用 ……………………………………………… (71)
二、参与固有免疫应答的免疫细胞及作用 ………………………………………… (72)
三、体液中参与固有免疫应答的抗菌物质 ………………………………………… (73)
四、固有免疫应答的过程和特点 …………………………………………………… (74)

第八章　免疫耐受……………………………………………………………………… (77)

第一节　概述 ……………………………………………………………………………… (77)
一、免疫耐受的概念 ………………………………………………………………… (77)

二、免疫耐受现象的发现 …………………………………………………… (77)
第二节 免疫耐受形成的条件 …………………………………………………… (78)
一、抗原因素 …………………………………………………… (78)
二、机体因素 …………………………………………………… (80)
第三节 免疫耐受的机制 …………………………………………………… (80)
一、中枢耐受 …………………………………………………… (80)
二、外周耐受 …………………………………………………… (82)
第四节 研究免疫耐受的意义 …………………………………………………… (83)
一、促进免疫学基础理论研究的发展 …………………………………………………… (83)
二、临床意义 …………………………………………………… (83)

第九章 超敏反应 …………………………………………………… (86)

第一节 Ⅰ型超敏反应 …………………………………………………… (86)
一、发生机制 …………………………………………………… (86)
二、临床常见疾病 …………………………………………………… (89)
三、Ⅰ型超敏反应的防治原则 …………………………………………………… (91)
第二节 Ⅱ型超敏反应 …………………………………………………… (92)
一、发生机制 …………………………………………………… (93)
二、临床常见疾病 …………………………………………………… (94)
第三节 Ⅲ型超敏反应 …………………………………………………… (96)
一、发生机制 …………………………………………………… (96)
二、临床常见疾病 …………………………………………………… (98)
第四节 Ⅳ型超敏反应 …………………………………………………… (99)
一、发生机制 …………………………………………………… (99)
二、Ⅳ型超敏反应性疾病 …………………………………………………… (100)
三、Ⅳ型超敏反应的局部与全身反应 …………………………………………………… (101)

第十章 免疫缺陷性疾病与自身免疫性疾病 …………………………………………………… (103)

第一节 免疫缺陷性疾病 …………………………………………………… (103)
一、概述 …………………………………………………… (103)
二、原发性免疫缺陷病 …………………………………………………… (104)
三、继发性免疫缺陷病 …………………………………………………… (105)
四、获得性免疫缺陷综合征 …………………………………………………… (106)

五、免疫缺陷性疾病的诊断和治疗 …………………………………………（107）
第二节　自身免疫性疾病 …………………………………………（107）
一、概述 …………………………………………（108）
二、自身免疫性疾病的发病机制 …………………………………………（108）
三、自身免疫性疾病的免疫损伤机制 …………………………………………（110）
四、常见的自身免疫性疾病 …………………………………………（110）
五、自身免疫性疾病的诊断和治疗 …………………………………………（111）

第十一章　免疫学应用 …………………………………………（113）

第一节　免疫学检测 …………………………………………（113）
一、抗原或抗体的检测 …………………………………………（113）
二、免疫细胞及其功能的检测 …………………………………………（119）
三、细胞因子检测 …………………………………………（122）
第二节　免疫预防 …………………………………………（123）
一、人工主动免疫 …………………………………………（123）
二、人工被动免疫 …………………………………………（125）
三、计划免疫 …………………………………………（125）
第三节　免疫学治疗 …………………………………………（126）
一、免疫血清 …………………………………………（126）
二、细胞因子制剂 …………………………………………（127）
三、细胞治疗 …………………………………………（127）
四、免疫增强剂与抑制剂 …………………………………………（127）

第二篇　医学微生物学

第一章　细菌的形态与结构 …………………………………………（133）

第一节　细菌的大小与形态 …………………………………………（133）
一、细菌的大小 …………………………………………（133）
二、细菌的形态 …………………………………………（133）
第二节　细菌的结构 …………………………………………（134）
一、细菌的基本结构 …………………………………………（134）
二、细菌的特殊结构 …………………………………………（139）

第三节　细菌的形态与结构的检查方法 …………………………（142）
一、显微镜放大法 …………………………（142）
二、不染色标本检查法 …………………………（142）
三、染色标本检查法 …………………………（142）

第二章　细菌的生理 …………………………（144）

第一节　细菌的生长繁殖 …………………………（144）
一、细菌的化学组成 …………………………（144）
二、细菌生长繁殖的条件 …………………………（144）
三、细菌繁殖的方式与速度 …………………………（146）
第二节　细菌的人工培养 …………………………（146）
一、培养基 …………………………（147）
二、细菌在培养基中的生长现象 …………………………（147）
第三节　细菌的代谢产物及意义 …………………………（148）
一、细菌的分解代谢产物及生化反应 …………………………（148）
二、细菌的合成代谢产物 …………………………（149）
第四节　细菌的分类、命名原则 …………………………（151）

第三章　细菌的分布与消毒灭菌 …………………………（152）

第一节　细菌的分布 …………………………（152）
一、细菌在自然界的分布 …………………………（152）
二、细菌在正常人体的分布 …………………………（152）
三、人体正常菌群及其意义 …………………………（153）
第二节　消毒与灭菌 …………………………（154）
一、物理消毒灭菌方法 …………………………（154）
二、化学消毒灭菌法 …………………………（156）

第四章　细菌的遗传与变异 …………………………（159）

第一节　细菌的变异现象 …………………………（159）
一、形态上的变异 …………………………（159）
二、结构与抗原性的变异 …………………………（159）
三、菌落变异 …………………………（159）
四、毒力变异 …………………………（160）

五、营养缺陷型的变异 …………………………………………………………（160）
六、抗药性的变异 ……………………………………………………………（160）
第二节　细菌遗传变异的物质基础 ………………………………………（160）
一、细菌染色体 ………………………………………………………………（160）
二、质粒 ………………………………………………………………………（160）
第三节　细菌变异的发生机制 ……………………………………………（161）
一、基因突变 …………………………………………………………………（161）
二、细菌基因的转移和重组 ………………………………………………（162）
第四节　细菌变异在医学中的应用 ………………………………………（166）
一、诊断方面 …………………………………………………………………（166）
二、治疗方面 …………………………………………………………………（166）
三、预防方面 …………………………………………………………………（166）
四、基因工程方面 ……………………………………………………………（167）

第五章　细菌的感染与免疫 ………………………………………………（168）

第一节　细菌的致病性 ……………………………………………………（168）
一、细菌的毒力 ………………………………………………………………（168）
二、细菌的侵入数量 …………………………………………………………（172）
三、细菌的侵入部位 …………………………………………………………（173）
第二节　机体的抗菌免疫 …………………………………………………（173）
一、非特异性免疫 ……………………………………………………………（173）
二、特异性免疫 ………………………………………………………………（175）

第六章　细菌感染的诊断与防治原则 ……………………………………（178）

第一节　细菌感染的诊断 …………………………………………………（178）
一、细菌学诊断 ………………………………………………………………（178）
二、血清学诊断 ………………………………………………………………（180）
第二节　细菌感染的防治原则 ……………………………………………（180）
一、人工主动免疫 ……………………………………………………………（180）
二、人工被动免疫 ……………………………………………………………（181）

第七章　球菌 ………………………………………………………………（183）

第一节　葡萄球菌属 ………………………………………………………（183）

一、生物学特性 …………………………………………………………（183）
二、致病性与免疫性 ……………………………………………………（184）
三、微生物学检查 ………………………………………………………（186）
四、防治原则 ……………………………………………………………（186）
第二节 链球菌属 ………………………………………………………（186）
一、A群链球菌 …………………………………………………………（187）
二、肺炎链球菌 …………………………………………………………（190）
第三节 奈瑟菌属 ………………………………………………………（191）
一、脑膜炎奈瑟菌 ………………………………………………………（191）
二、淋病奈瑟菌 …………………………………………………………（194）
第四节 肠球菌属 ………………………………………………………（195）
一、生物学特性及分类 …………………………………………………（196）
二、致病性 ………………………………………………………………（196）
三、耐药性 ………………………………………………………………（196）

第八章 肠道杆菌 ………………………………………………………（198）

第一节 概述 ……………………………………………………………（198）
一、形态结构与染色 ……………………………………………………（198）
二、培养特性 ……………………………………………………………（199）
三、生化反应 ……………………………………………………………（199）
四、抗原结构 ……………………………………………………………（199）
五、抵抗力 ………………………………………………………………（199）
六、变异 …………………………………………………………………（200）
第二节 埃希菌属 ………………………………………………………（200）
一、生物学性状 …………………………………………………………（200）
二、致病性 ………………………………………………………………（201）
三、微生物学检查 ………………………………………………………（203）
四、防治原则 ……………………………………………………………（203）
第三节 志贺菌属 ………………………………………………………（204）
一、生物学特性 …………………………………………………………（204）
二、致病性与免疫性 ……………………………………………………（206）
三、微生物学检查 ………………………………………………………（207）
四、防治原则 ……………………………………………………………（208）

第四节 沙门菌属 ……………………………………………………… (208)
一、生物学性状 ……………………………………………………… (208)
二、致病性与免疫性 ………………………………………………… (210)
三、微生物学检查 …………………………………………………… (212)
四、防治原则 ………………………………………………………… (213)
第五节 其他菌属 ……………………………………………………… (214)
一、克雷伯菌属 ……………………………………………………… (214)
二、变形杆菌属 ……………………………………………………… (214)
三、枸橼酸杆菌属 …………………………………………………… (215)
四、肠杆菌属 ………………………………………………………… (215)

第九章 弧菌属与螺杆菌属 ………………………………………… (217)

第一节 弧菌属 ………………………………………………………… (217)
一、霍乱弧菌 ………………………………………………………… (217)
二、副溶血性弧菌 …………………………………………………… (220)
第二节 螺杆菌属 ……………………………………………………… (220)
一、生物学性状 ……………………………………………………… (220)
二、致病性与免疫性 ………………………………………………… (221)
三、微生物学检查 …………………………………………………… (221)
四、防治原则 ………………………………………………………… (221)

第十章 厌氧性细菌 ………………………………………………… (223)

第一节 厌氧芽胞梭菌属 ……………………………………………… (223)
一、破伤风梭菌 ……………………………………………………… (223)
二、产气荚膜梭菌 …………………………………………………… (224)
三、肉毒梭菌 ………………………………………………………… (226)
第二节 无芽胞厌氧菌 ………………………………………………… (227)
一、革兰阴性无芽胞厌氧杆菌 ……………………………………… (227)
二、革兰阳性无芽胞厌氧杆菌 ……………………………………… (228)
三、厌氧性球菌 ……………………………………………………… (228)
四、微生物学检查及防治原则 ……………………………………… (228)

第十一章 分枝杆菌属与放线菌属 ………………………………… (230)

第一节 结核分枝杆菌 ………………………………………………… (230)

一、生物学性状 …………………………………………………………………… (230)
二、致病性 ………………………………………………………………………… (231)
三、免疫性与超敏反应 …………………………………………………………… (232)
四、微生物学检查 ………………………………………………………………… (233)
五、防治原则 ……………………………………………………………………… (234)
第二节 麻风分枝杆菌 …………………………………………………………… (234)
一、生物学性状 …………………………………………………………………… (234)
二、致病性与免疫性 ……………………………………………………………… (234)
三、微生物学检查 ………………………………………………………………… (235)
四、防治原则 ……………………………………………………………………… (235)
第三节 放线菌属 ………………………………………………………………… (235)
一、生物学性状 …………………………………………………………………… (235)
二、致病性与免疫性 ……………………………………………………………… (235)
三、微生物学检查 ………………………………………………………………… (236)
四、防治原则 ……………………………………………………………………… (236)

第十二章 动物源性细菌 ……………………………………………………… (237)

第一节 布鲁菌属 ………………………………………………………………… (237)
一、生物学性状 …………………………………………………………………… (237)
二、致病性与免疫性 ……………………………………………………………… (238)
三、微生物学检查 ………………………………………………………………… (238)
四、防治原则 ……………………………………………………………………… (239)
第二节 耶尔森菌属 ……………………………………………………………… (239)
第三节 炭疽芽胞杆菌 …………………………………………………………… (240)
一、生物学性状 …………………………………………………………………… (241)
二、致病性与免疫性 ……………………………………………………………… (241)
三、微生物学检查 ………………………………………………………………… (242)
四、防治原则 ……………………………………………………………………… (242)

第十三章 其他致病菌 ………………………………………………………… (244)

第一节 白喉棒状杆菌 …………………………………………………………… (244)
一、生物学性状 …………………………………………………………………… (244)
二、致病性与免疫性 ……………………………………………………………… (245)

三、微生物学检查 …… (245)
四、防治原则 …… (245)
第二节 流感嗜血杆菌 …… (246)
一、生物学性状 …… (246)
二、致病性与免疫性 …… (246)
三、微生物学检查 …… (247)
四、防治原则 …… (247)
第三节 百日咳鲍特菌 …… (247)
一、生物学性状 …… (247)
二、致病性与免疫性 …… (248)
三、微生物学检查 …… (248)
四、防治原则 …… (248)
第四节 铜绿假单胞菌 …… (248)
一、生物学性状 …… (249)
二、致病性与免疫性 …… (249)
三、微生物学检查与防治原则 …… (249)
第五节 弯曲菌属 …… (249)
一、生物学性状 …… (249)
二、致病性与免疫性 …… (250)
三、诊断与防治原则 …… (250)

第十四章 支原体、立克次体、衣原体 …… (251)

第一节 支原体 …… (251)
一、生物学性状 …… (251)
二、主要致病性支原体 …… (253)
三、微生物学检查 …… (254)
四、防治原则 …… (254)
第二节 立克次体 …… (255)
一、生物学性状 …… (255)
二、致病性与免疫性 …… (256)
三、微生物学检查 …… (257)
四、防治原则 …… (258)
第三节 衣原体 …… (258)

一、生物学性状 …… (258)
二、致病性与免疫性 …… (260)
三、微生物学检查 …… (261)
四、防治原则 …… (261)
第十五章　螺旋体 …… (263)
第一节　钩端螺旋体 …… (263)
一、生物学性状 …… (263)
二、致病性与免疫性 …… (264)
三、微生物学检查 …… (265)
四、防治原则 …… (266)
第二节　梅毒螺旋体 …… (267)
一、生物学性状 …… (267)
二、致病性与免疫性 …… (267)
三、微生物学检查 …… (269)
四、防治原则 …… (269)
第三节　伯氏疏螺旋体 …… (270)
一、生物学性状 …… (270)
二、致病性与免疫性 …… (270)
三、微生物学检查 …… (270)
四、防治原则 …… (271)
第四节　回归热疏螺旋体与奋森疏螺旋体 …… (271)
一、回归热疏螺旋体 …… (271)
二、奋森疏螺旋体 …… (272)
第十六章　病毒的生物学特性 …… (273)
第一节　病毒的形态与结构 …… (273)
一、病毒的大小与形态 …… (273)
二、病毒的结构与化学组成 …… (274)
第二节　病毒的增殖 …… (277)
一、病毒的增殖周期 …… (277)
二、病毒的异常增殖和干扰现象 …… (279)
第三节　理化因素对病毒的影响 …… (280)

一、物理因素 …………………………………………………………… (280)
二、化学因素 …………………………………………………………… (280)
第四节 病毒的变异 …………………………………………………… (281)
一、基因突变 …………………………………………………………… (281)
二、基因重组 …………………………………………………………… (281)
第五节 病毒的分类 …………………………………………………… (282)
一、病毒的分类方法 …………………………………………………… (282)
二、亚病毒 ……………………………………………………………… (282)

第十七章 病毒的感染与免疫 ………………………………………… (284)

第一节 病毒的感染方式 ……………………………………………… (284)
一、水平传播 …………………………………………………………… (284)
二、垂直传播 …………………………………………………………… (284)
第二节 病毒的致病机制 ……………………………………………… (285)
一、病毒感染对宿主细胞的致病作用 ………………………………… (285)
二、病毒感染的免疫病理作用 ………………………………………… (286)
第三节 病毒感染的类型 ……………………………………………… (287)
一、隐性感染 …………………………………………………………… (287)
二、显性感染 …………………………………………………………… (287)
第四节 抗病毒免疫 …………………………………………………… (288)
一、非特异性免疫 ……………………………………………………… (289)
二、特异性免疫 ………………………………………………………… (289)

第十八章 病毒感染的检查方法及防治原则 ………………………… (292)

第一节 病毒性感染的检查方法 ……………………………………… (292)
一、标本的采集与送检 ………………………………………………… (292)
二、病毒感染的快速诊断 ……………………………………………… (293)
三、病毒的分离培养与鉴定 …………………………………………… (294)
第二节 病毒感染的防治原则 ………………………………………… (295)
一、病毒感染的特异性预防 …………………………………………… (295)
二、病毒感染的药物防治 ……………………………………………… (296)

第十九章 呼吸道病毒 ………………………………………………… (298)

第一节 流行性感冒病毒 ……………………………………………… (298)

一、生物学性状 …………………………………………………………… (298)
二、致病性与免疫性 ……………………………………………………… (301)
三、微生物学检查 ………………………………………………………… (301)
四、防治原则 ……………………………………………………………… (302)
第二节 麻疹病毒 ………………………………………………………… (302)
一、生物学性状 …………………………………………………………… (302)
二、致病性与免疫性 ……………………………………………………… (303)
三、微生物学检查 ………………………………………………………… (303)
四、防治原则 ……………………………………………………………… (304)
第三节 冠状病毒 ………………………………………………………… (304)
一、生物学性状 …………………………………………………………… (304)
二、致病性与免疫性 ……………………………………………………… (304)
三、微生物学检查与防治原则 …………………………………………… (305)
第四节 腮腺炎病毒 ……………………………………………………… (305)
一、生物学性状 …………………………………………………………… (305)
二、致病性与免疫性 ……………………………………………………… (305)
三、微生物学检查 ………………………………………………………… (305)
四、防治原则 ……………………………………………………………… (306)
第五节 风疹病毒 ………………………………………………………… (306)
一、生物学性状 …………………………………………………………… (306)
二、致病性与免疫性 ……………………………………………………… (306)
三、微生物学检查 ………………………………………………………… (307)
四、防治原则 ……………………………………………………………… (307)
第六节 呼吸道合胞病毒 ………………………………………………… (307)

第二十章 肠道病毒 ………………………………………………… (310)

第一节 脊髓灰质炎病毒 ………………………………………………… (310)
一、生物学性状 …………………………………………………………… (310)
二、致病性与免疫性 ……………………………………………………… (311)
三、微生物学检查 ………………………………………………………… (312)
四、防治原则 ……………………………………………………………… (312)
第二节 柯萨奇病毒、埃可病毒和新型肠道病毒 ………………………… (313)
一、柯萨奇病毒 …………………………………………………………… (313)

二、埃可病毒 …… (315)
三、新型肠道病毒 …… (315)
第三节 轮状病毒 …… (315)
一、生物学性状 …… (315)
二、致病性与免疫性 …… (316)
三、微生物学检查 …… (317)
四、防治原则 …… (317)

第二十一章 肝炎病毒 …… (319)

第一节 甲型肝炎病毒 …… (319)
一、生物学性状 …… (319)
二、致病性与免疫性 …… (320)
三、微生物学检查 …… (321)
四、防治原则 …… (322)
第二节 乙型肝炎病毒 …… (322)
一、生物学性状 …… (322)
二、致病性与免疫性 …… (326)
三、微生物学检查 …… (328)
四、防治原则 …… (329)
第三节 丙型肝炎病毒 …… (330)
一、生物学性状 …… (330)
二、致病性与免疫性 …… (331)
三、微生物学检查 …… (331)
四、防治原则 …… (332)
第四节 其他肝炎病毒 …… (332)
一、丁型肝炎病毒 …… (332)
二、戊型肝炎病毒 …… (333)
三、庚型肝炎病毒 …… (334)
四、TT 病毒 …… (334)

第二十二章 逆转录病毒 …… (336)

第一节 人类免疫缺陷病毒 …… (336)
一、生物学性状 …… (336)

二、致病性与免疫性 …………………………………………………………………… (338)
三、微生物学检查 ……………………………………………………………………… (340)
四、防治原则 ………………………………………………………………………… (340)
第二节 人类嗜T淋巴细胞病毒 ……………………………………………………… (341)

第二十三章 虫媒病毒 ………………………………………………………… (343)

第一节 流行性乙型脑炎病毒 ……………………………………………………… (343)
一、生物学性状 ……………………………………………………………………… (343)
二、传播途径 ………………………………………………………………………… (344)
三、致病性与免疫性 …………………………………………………………………… (344)
四、微生物学检查 ……………………………………………………………………… (344)
五、防治原则 ………………………………………………………………………… (345)
第二节 登革病毒 ……………………………………………………………………… (345)
第三节 汉坦病毒 ……………………………………………………………………… (346)
一、生物学性状 ……………………………………………………………………… (346)
二、流行环节 ………………………………………………………………………… (346)
三、致病性与免疫性 …………………………………………………………………… (347)
四、微生物学检查 ……………………………………………………………………… (347)
五、防治原则 ………………………………………………………………………… (347)
第四节 新疆出血热病毒 ……………………………………………………………… (348)

第二十四章 疱疹病毒 ………………………………………………………… (350)

第一节 单纯疱疹病毒 ………………………………………………………………… (351)
一、生物学性状 ……………………………………………………………………… (351)
二、致病性与免疫性 …………………………………………………………………… (351)
三、微生物学检查 ……………………………………………………………………… (352)
四、防治原则 ………………………………………………………………………… (352)
第二节 EB病毒 ……………………………………………………………………… (352)
一、生物学性状 ……………………………………………………………………… (353)
二、致病性与免疫性 …………………………………………………………………… (353)
三、微生物学检查 ……………………………………………………………………… (354)
四、防治原则 ………………………………………………………………………… (354)
第三节 水痘－带状疱疹病毒 ………………………………………………………… (354)

第四节　巨细胞病毒 …………………………………………………………（355）
一、生物学性状 ……………………………………………………………（355）
二、致病性与免疫性 ………………………………………………………（356）
三、微生物学检查 …………………………………………………………（356）
四、防治原则 ………………………………………………………………（357）

第二十五章　其他病毒及朊粒 ……………………………………………（358）

第一节　狂犬病病毒 ………………………………………………………（358）
一、生物学性状 ……………………………………………………………（358）
二、致病性与免疫性 ………………………………………………………（358）
三、微生物学检查 …………………………………………………………（359）
四、防治原则 ………………………………………………………………（359）
第二节　人乳头瘤病毒 ……………………………………………………（359）
第三节　朊粒 ………………………………………………………………（361）
一、生物学性状 ……………………………………………………………（361）
二、致病性 …………………………………………………………………（362）
三、微生物学检查 …………………………………………………………（362）
四、防治原则 ………………………………………………………………（362）

第二十六章　真菌概述 ……………………………………………………（364）

一、生物学性状 ……………………………………………………………（364）
二、致病性与免疫性 ………………………………………………………（366）
三、微生物学检查 …………………………………………………………（367）
四、防治原则 ………………………………………………………………（368）

第二十七章　常见病原性真菌 ……………………………………………（369）

一、浅部真菌 ………………………………………………………………（369）
二、皮下组织感染真菌 ……………………………………………………（369）
三、深部感染真菌 …………………………………………………………（370）

第三篇 人体寄生虫学

第一章 概述 …………………………………………………… (377)

一、人体寄生虫学的定义、范畴与任务 …………………… (377)
二、寄生关系、寄生虫、宿主 ……………………………… (377)
三、寄生生活对寄生虫形态和生理的影响 ………………… (380)
四、寄生虫与宿主的相互关系 ……………………………… (380)
五、寄生虫病的流行 ………………………………………… (382)
六、寄生虫病的防治原则 …………………………………… (383)

第二章 医学蠕虫 ……………………………………………… (385)

第一节 线虫 ………………………………………………… (385)
一、线虫概述 ………………………………………………… (385)
二、似蚓蛔线虫 ……………………………………………… (387)
三、毛首鞭形线虫 …………………………………………… (391)
四、蠕形住肠线虫 …………………………………………… (392)
五、钩虫 ……………………………………………………… (395)
六、旋毛形线虫 ……………………………………………… (400)
七、丝虫 ……………………………………………………… (403)
第二节 吸虫 ………………………………………………… (408)
一、吸虫概述 ………………………………………………… (408)
二、华支睾吸虫 ……………………………………………… (410)
三、布氏姜片吸虫 …………………………………………… (414)
四、并殖吸虫 ………………………………………………… (417)
五、日本裂体吸虫 …………………………………………… (421)
第三节 绦虫 ………………………………………………… (427)
一、绦虫概述 ………………………………………………… (427)
二、链状带绦虫 ……………………………………………… (429)
三、肥胖带绦虫 ……………………………………………… (433)
四、细粒棘球绦虫 …………………………………………… (435)
五、微小膜壳绦虫 …………………………………………… (439)

六、缩小膜壳绦虫 ……………………………………………………………… (442)
七、曼氏迭宫绦虫 ……………………………………………………………… (444)

第三章　医学原虫 ……………………………………………………………… (450)

第一节　概述 ……………………………………………………………… (450)
一、形态 ……………………………………………………………… (450)
二、生理 ……………………………………………………………… (451)
三、致病 ……………………………………………………………… (452)
四、分类 ……………………………………………………………… (452)
第二节　阿米巴原虫 ……………………………………………………………… (452)
一、溶组织内阿米巴 ……………………………………………………………… (453)
二、人体非致病性阿米巴 ……………………………………………………………… (456)
第三节　鞭毛虫 ……………………………………………………………… (458)
一、杜氏利什曼原虫 ……………………………………………………………… (458)
二、阴道毛滴虫 ……………………………………………………………… (462)
三、蓝氏贾第鞭毛虫 ……………………………………………………………… (463)
第四节　孢子虫 ……………………………………………………………… (466)
一、疟原虫 ……………………………………………………………… (466)
二、刚地弓形虫 ……………………………………………………………… (474)
三、隐孢子虫 ……………………………………………………………… (478)
四、肺孢子虫 ……………………………………………………………… (479)
第五节　纤毛虫 ……………………………………………………………… (481)

第四章　医学节肢动物 ……………………………………………………………… (484)

第一节　概述 ……………………………………………………………… (484)
一、节肢动物的主要特征 ……………………………………………………………… (484)
二、与医学有关的节肢动物 ……………………………………………………………… (484)
三、医学节肢动物对人体的危害 ……………………………………………………………… (485)
四、医学节肢动物的生态 ……………………………………………………………… (486)
五、病媒节肢动物的判定 ……………………………………………………………… (487)
六、医学节肢动物的防治原则 ……………………………………………………………… (488)
第二节　昆虫纲概述 ……………………………………………………………… (489)
一、形态 ……………………………………………………………… (489)

二、生活史 …………………………………………………………………… (490)
第三节 昆虫纲各论 ……………………………………………………………… (491)
一、蚊 ………………………………………………………………………… (491)
二、蝇 ………………………………………………………………………… (495)
三、白蛉 ……………………………………………………………………… (500)
四、蚤 ………………………………………………………………………… (502)
五、虱 ………………………………………………………………………… (504)
六、臭虫 ……………………………………………………………………… (506)
七、蜚蠊 ……………………………………………………………………… (507)
第四节 蜱螨 ……………………………………………………………………… (509)
一、硬蜱和软蜱 ……………………………………………………………… (509)
二、恙螨 ……………………………………………………………………… (514)
三、疥螨 ……………………………………………………………………… (516)
四、蠕形螨 …………………………………………………………………… (518)

第五章 人体寄生虫学实验诊断技术 ……………………………………… (522)

第一节 病原学诊断技术 ……………………………………………………… (522)
一、粪便检查 ………………………………………………………………… (522)
二、血液检查 ………………………………………………………………… (527)
三、分泌物检查 ……………………………………………………………… (528)
四、活组织检查 ……………………………………………………………… (529)
五、寄生虫的形态鉴别技术 ………………………………………………… (530)
六、人工培养 ………………………………………………………………… (532)
第二节 免疫学诊断技术和分子生物学诊断技术 …………………………… (533)
一、免疫学诊断技术 ………………………………………………………… (534)
二、分子生物学诊断技术 …………………………………………………… (534)
第三节 寄生虫标本的固定与保存 …………………………………………… (535)
一、原虫的固定与保存 ……………………………………………………… (535)
二、蠕虫的固定与保存 ……………………………………………………… (536)
三、昆虫的保存 ……………………………………………………………… (537)
四、常用固定剂和试剂的配制 ……………………………………………… (537)
五、寄生虫标本的包装与邮寄 ……………………………………………… (538)

第一篇　免疫学基础

第一章
绪　论

第一节　免疫学的基本概念

一、免疫的概念

免疫是指机体识别和清除抗原性异物的功能。最初对免疫的认识仅局限于免除瘟疫、抵抗传染的能力。随着免疫学的进展，免疫的概念亦逐渐完善。

二、机体的免疫功能

机体的免疫系统主要有三种功能：

1. 免疫防御

免疫防御（immune defense）指机体防止外界病原体的入侵及清除已入侵病原体及其他有害物质。该功能发生异常可对机体产生不利影响：如应答过高，机体在清除抗原的同时，造成组织损伤和生理功能障碍，即超敏反应；如应答过低或缺如，可发生免疫缺陷病，主要表现为抗感染能力降低，易发生严重的反复感染。

2. 免疫监视

免疫监视（immune surveillance）指机体识别和清除突变细胞的能力。由于各种因素的影响，正常机体的组织细胞也可以不断发生突变，机体通过免疫监视功能去除突变细胞，该功能发生异常，可能导致肿瘤或持续性病毒感染。

3. 免疫自稳

免疫自稳（immune homeostasis）通过自身免疫耐受和免疫调节两种主要的机制来达到自身内环境的稳定。一般情况下，免疫系统对自身组织细胞不应答，称为免疫耐受。一旦免疫耐受被打破，免疫调节功能紊乱，会导致自身免疫病的发生。此外，免疫系统与神经系统和内分泌系统一起组成了神经－内分泌－免疫网络，在维护机体内环境稳定中发挥重要作用。

三、免疫应答的种类及其特点

免疫应答（immune response）是指免疫系统识别和清除抗原的整个过程。根据免疫应答识别的特点、获得形式以及效应机制，可分为非特异性免疫（non - specific immunity）和特异性免疫（specific immunity）两种类型（表 1 - 1）。

表 1 - 1 非特异性免疫和特异性免疫的比较

比较项目	非特异性免疫	特异性免疫
获得形式	固有性，无需抗原激发	获得性，需接触抗原
发挥作用时相	早期、快速（数分钟 ~4 天）	4 ~5 天后发挥效应
免疫原识别受体	模式识别受体	特异性抗原识别受体
免疫记忆	无	有，产生记忆细胞
参与成分	补体、炎症因子、吞噬细胞、NK 细胞、NK T 细胞	T 细胞、B 细胞

1. 非特异性免疫

亦称固有性免疫或天然免疫，是生物在长期进化过程中形成的，为机体抗感染免疫的第一道防线。参与固有免疫的细胞如单核 - 巨噬细胞、树突状细胞、粒细胞、NK 细胞等，其识别免疫原虽然不像 T 细胞和 B 细胞那样具有高度特异性，却可以通过一类模式识别受体（pattern - recgnition receptor，PRR）去识别病原体表达的称为病原体相关模式分子（pathogen associated pattern，PAMP）的结构。

2. 特异性免疫

亦称适应性免疫或获得性免疫，是在个体发育过程中，由于受到抗原刺激产生的，其作用是针对特定抗原，具有高度的特异性，作用强。T 淋巴细胞和 B 淋巴细胞及某些免疫分子（抗体、细胞因子、黏附分子、MHC 分子等）参与特异性免疫应答。特异性免疫具有特异性、耐受性和记忆性的特点。

非特异性免疫系统与特异性免疫系统通过直接的细胞接触及化学介质、细胞因子、趋化因子的相互作用，共同完成免疫效应。

四、免疫学发展简史

17 ~19 世纪中叶是免疫学的开创期，也称经验免疫学时期，人们通过对现象的观察认识免疫学。在抗传染病的历史中，中国人首先用种人痘苗的方法预防天花，并传至英国、日本、朝鲜等国。1798 年，英国医生 Jenner 用牛痘苗预防天花，这被认为是人类在科学预防疾病的道路上迈出的第一步。

19 世纪中叶 ~20 世纪中叶为实验免疫学时期，人们通过科学实验认识免疫学，随着多种病原体被发现，科学家们用已灭活的及减毒的病原体制备疫苗，预防多种传染病。在这个时期做出突出贡献的主要有法国的 Pasteur、德国的 Koch 等。

20 世纪中叶至今为现代免疫学时期，免疫学研究已超越了传统的抗感染免疫范畴，成为当今生命科学的前沿学科和现代医学的支撑学科之一。对抗原异物的认知不仅局限于病原微生物，还包括了改变的自身抗原、移植的器官或组织和突变的细胞等。

1958 年，Burnet 提出克隆选择（clonal selection）学说，该学说不仅阐明了抗体产生的机制，同时解释了许多重要的免疫生物学现象，如抗原识别、免疫记忆、自身耐受及自身应答等。克隆选择学说的基本观点是：

（1）机体存在众多的识别各种抗原的免疫细胞克隆，每一细胞克隆表达识别某一种抗原的受体。

（2）抗原进入机体后与相应的抗原受体结合，即选择性地使具有该受体的免疫细胞活化、增殖、分化，并产生特异性抗体。

（3）胚胎期因免疫细胞尚未成熟，与抗原接触后可被清除或受抑制，受抑制的细胞克隆失去对抗原应答的能力，称为禁忌细胞克隆。

（4）禁忌细胞克隆可因突变而活化，若与自身抗原反应，则产生自身免疫病。

第二节　免疫学的应用

当代免疫学的应用在医疗实践方面，主要用于免疫诊断、预防和治疗。免疫诊断目前已成为临床各学科中诊断疾病的最重要手段之一。在免疫学诊断中，抗原或抗体的检测依然是主角，一方面是抗原抗体反应有高度的特异性，对某些疾病的确诊起着决定的作用；另一方面，由于标记技术的引入（如放射性核素、酶和免疫发光），抗原抗体检测的敏感度达到 pg/ml 的水平。广泛应用于早孕和内分泌疾病，多种病原生物（如 HIV、肝炎病毒、SARS 病毒和禽流感病毒）及其抗体，血清中多种肿瘤标志物，血型检测等。细胞免疫的检测使免疫学诊断更加全面。应用单克隆抗体荧光染色和流式细胞术分析方法，可以迅速确定各种白血病和淋巴瘤的免疫学分型。

通过接种疫苗，预防乃至消灭传染性疾病是免疫学的一项重要任务。通过接种牛痘，全球消灭天花是免疫学对人类极其重要的贡献。通过接种减毒活疫苗，全球消灭脊髓灰质炎已指日可待。由于重组疫苗的应用，乙型肝炎的发病得到有效控制。通过计划免疫，我国在控制多种传染病尤其是儿童多发传染病已取得显著的成绩。

免疫生物治疗已成为临床治疗疾病的重要手段。应用单克隆抗体在治疗肿瘤、移植排斥反应以及某些自身免疫性疾病方面取得突破性进展。多种细胞因子在治疗贫血、白细胞和血小板减少症、病毒性肝炎等疾病上取得良好疗效。造血干细胞移植已成为治疗白血病等造血系统疾病不可替代的治疗手段。此外，采用效应 T 细胞和经肿瘤抗原修饰的树突状细胞正成为治疗肿瘤的新手段。

小结　免疫学是当今生命科学的前沿学科和现代医学的支撑学科之一。人体的免疫系统包括免疫器官与组织、免疫细胞和免疫分子。机体的免疫功能主要有免疫防御、免疫监视和免疫自稳。免疫应答依据其识别特点、获得形式和效应机制，可分为非特异性免疫和特异性免疫。特异性免疫应答具有特异性、耐受性和记忆性三个特点。免疫应答具有双刃剑的特性，异常免疫应答可导致多种免疫相关疾病。免疫诊断已成为临床各学科中诊断疾病的最重要手段之一；通过接种疫苗，预防乃至消灭传染病是免疫学的一项重要任务；免疫生物治疗已成为临床治疗多种疾病的重要手段。

思考题

1. 现代的免疫概念是什么？
2. 机体的免疫功能是什么？这些功能发生异常可分别引起何种疾病？
3. 简述非特异性免疫和特异性免疫的主要特点和组成。
4. 克隆选择学说的要点是什么？

（林英姿）

第二章

免疫器官和组织

免疫系统（immune system）是机体执行免疫应答及免疫功能的一个重要系统。免疫系统由免疫器官和组织、免疫细胞及免疫分子组成。免疫系统是机体担负免疫功能的物质基础，本章重点介绍免疫器官和组织的结构与功能。

第一节　免 疫 器 官

免疫器官按其功能不同，可分为中枢免疫器官和外周免疫器官（图2－1），二者通过血液循环及淋巴循环相互联系。

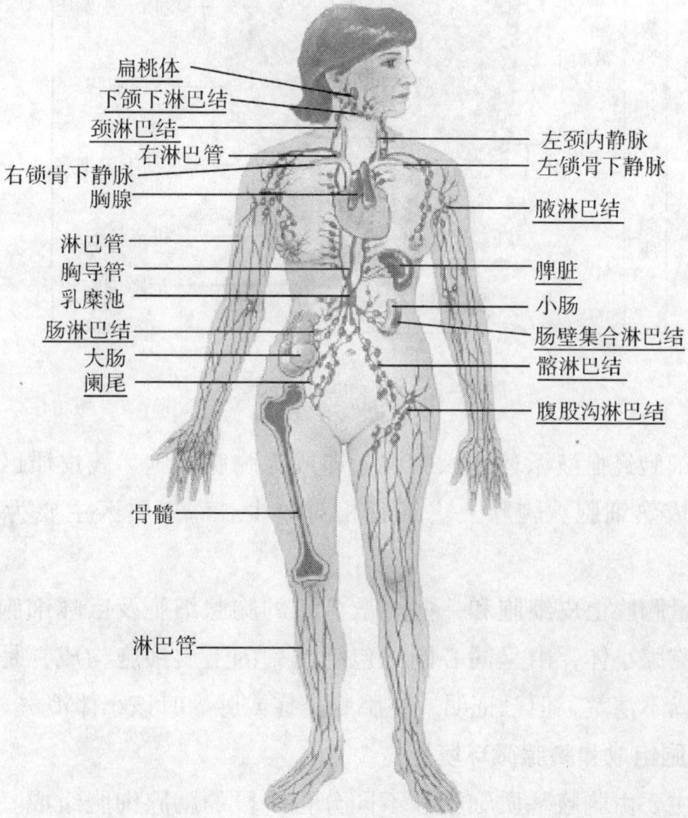

图2－1　人体的免疫器官和组织

一、中枢免疫器官

中枢免疫器官（central immune organ），是免疫细胞发生、分化、成熟的场所，在人类包括胸腺和骨髓。

（一）胸腺

胸腺（thymus）位于胸骨后，甲状腺下方，心包上方，由两叶扁平的淋巴组织组成。随年龄不同，胸腺的大小和结构有明显的差别。新生期胸腺约重15～20g，以后逐渐增长，青春期可达30～40g，青春期以后胸腺逐渐萎缩退变，但仍具有免疫功能。老年期胸腺明显缩小，其皮质和髓质多被脂肪组织代替，激素和细胞因子分泌减少，使得胸腺微环境发生改变，培育T细胞的作用减弱，导致老年个体免疫功能衰退。

1. 胸腺的结构

胸腺表面覆盖一层结缔组织被膜，被膜深入胸腺实质，将实质分隔成许多胸腺小叶，每个胸腺小叶由皮质和髓质两部分组成。皮质又分浅皮质区和深皮质区（图2－2）。

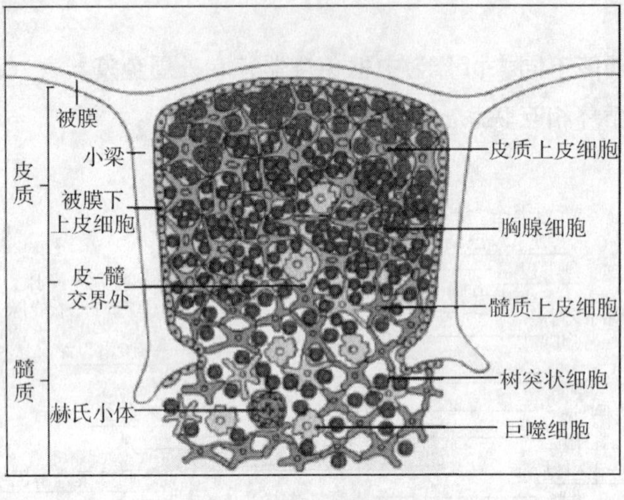

图2－2　胸腺的结构示意图

骨髓中前T细胞经血液循环进入胸腺，即成为胸腺细胞。浅皮质区内胸腺细胞多而密集，且为不成熟细胞。胸腺上皮细胞相对较少。深皮质区主要为较成熟的胸腺细胞。

髓质内含大量胸腺上皮细胞和一些疏散分布的胸腺细胞及巨噬细胞。髓质内常见赫氏小体，也称胸腺小体，由呈同心圆状包绕排列的上皮细胞构成，是胸腺结构的重要特征。其功能尚不清楚，但已证明，在胸腺炎症或肿瘤时该小体消失。

2. 胸腺内细胞组成和胸腺微环境

胸腺内细胞主要由胸腺基质细胞和不同分化阶段的胸腺细胞组成。胸腺基质细胞包括胸腺上皮细胞、巨噬细胞、树突状细胞及成纤维细胞等。胸腺上皮细胞呈星形，其突起互相连接成网状，间隙中含有胸腺细胞和少量的巨噬细胞。

胸腺微环境是决定T细胞分化、增殖和选择性发育的重要条件。胸腺微环境由胸腺上皮细胞、细胞外基质及局部活性物质组成。胸腺上皮细胞是胸腺微环境的重要组成成分，其以两种方式影响胸腺细胞分化：①分泌胸腺激素和细胞因子，诱导胸腺细胞分化为成熟T细胞。主要的胸腺激素有胸腺素、胸腺刺激素α1、β4和α7、胸腺体液因子等，它们分别具有增强胸腺细胞内DNA合成酶活性、诱导末端脱氧核苷转移酶活化等功能。胸腺基质细胞产生多种细胞因子，如IL-1、IL-2、TNF-α、GM-CSF等，可调节胸腺细胞发育和细胞间相互作用。②细胞-细胞间相互接触，此乃通过细胞表面黏附分子及其配体、细胞因子及其受体、抗原肽-MHC分子与TCR及CD3分子等相互作用而实现。

细胞外基质也是胸腺微环境的重要组成部分，包括多种胶原蛋白、网状蛋白纤维、葡萄糖胺聚糖等。它们可促进上皮细胞与胸腺细胞接触，并促进胸腺细胞在胸腺内移行成熟。

3. 胸腺的功能

胸腺是T细胞分化、成熟的场所。胸腺细胞在胸腺微环境中，循被膜下⟶皮质⟶髓质移行成熟。在移行过程中，胸腺细胞表面分子发生变化：在被膜下为$CD4^-CD8^-$双阴性细胞；在皮质为$CD4^+CD8^+$双阳性细胞，低表达TCRαβ；在髓质为$CD4^+$或$CD8^+$单阳性细胞，高表达TCRαβ。

胸腺细胞在胸腺内经历了严格的选择，即发生在胸腺皮质的阳性选择和发生在皮髓质交界处的阴性选择。经过选择，胸腺细胞获得了MHC限制性和自身耐受性。进入胸腺的T细胞，约95%发生以凋亡为主的死亡，仅不足5%的细胞分化为成熟T细胞，进入外周免疫器官。成熟T细胞的表型是$CD3^+CD4^+$或$CD3^+CD8^+$。在胸腺中成熟的T细胞主要是TCRαβ。

胸腺具有免疫调节功能，胸腺基质细胞可产生多种肽类胸腺激素，它们不仅促进胸腺细胞的分化成熟，也参与调节外周成熟T细胞。

血液内的大分子物质不易进入胸腺皮质内，说明皮质内毛细血管及其周围结构具有屏障作用。

（二）骨髓

骨髓是各类免疫细胞发生的场所，同时也是人类B淋巴细胞分化成熟的场所。骨髓造血干细胞具有分化成不同血细胞的能力，故被称为多能造血干细胞。骨髓基质细胞可产生IL-3、IL-4、IL-6、IL-7、GM-CSF等多种细胞因子，形成造血干细胞分化的微环境。骨髓多能造血干细胞首先分化为髓系祖细胞和淋巴系祖细胞。髓系祖细胞最终分化成熟为粒细胞、单核细胞、红细胞、血小板。一部分淋巴系祖细胞经血液迁入胸腺，发育成熟为具有免疫功能的T细胞；另一部分则在骨髓内继续分化为B细胞或NK细胞，然后经血液循环迁至外周免疫器官。

另外，骨髓也是发生 B 细胞应答的场所，尤其在再次免疫应答中。因此，骨髓既是中枢免疫器官，又是外周免疫器官。

二、外周免疫器官

外周免疫器官是 T 细胞、B 细胞等成熟淋巴细胞定居和产生免疫应答的场所，也是滤过淋巴液的部位。外周免疫器官包括淋巴结、脾脏和黏膜免疫系统。

（一）淋巴结

人体约有 500～600 个淋巴结，广泛分布于全身非黏膜部位的淋巴通道上，常成群地分布于肺门、腹股沟及腋下。

淋巴结表面有结缔组织被膜，被膜深入实质，形成小梁。有数条输入淋巴管进入淋巴结。淋巴结分为皮质和髓质两部分（图 2-3）。皮质由浅皮质区、副皮质区和皮质淋巴窦组成。浅皮质区为 B 细胞定居的场所，称为非胸腺依赖区，该区内有淋巴滤泡，或称淋巴小结。未受抗原刺激的淋巴小结无生发中心，称为初级滤泡，主要含 B 细胞；受抗原刺激后，小结内出现生发中心，称为次级滤泡，内含大量 B 淋巴母细胞，可向内转移至淋巴结中心部髓质的髓索，分化为浆细胞并产生抗体。深皮质区，又称副皮质区，位于浅皮质区和髓质之间，乃 T 细胞定居的场所，称为胸腺依赖区。副皮质区有许多由内皮细胞组成的毛细血管后微静脉，也称高内皮细胞小静脉（high endothelial venule，HEV）。

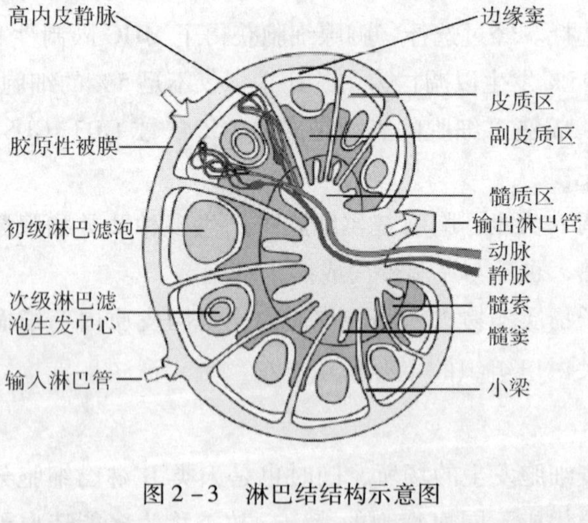

图 2-3　淋巴结结构示意图

髓质由髓索和髓窦组成。髓索内含有 B 细胞及部分 T 细胞、浆细胞、肥大细胞及巨噬细胞（macrophage，Mφ）。髓窦内 Mφ 较多，有较强的滤过作用。T 细胞约占淋巴结内淋巴细胞的 75%，B 细胞约占 25%。淋巴结有过滤作用，病原微生物及毒素等有害物质随淋巴液进入淋巴结，被淋巴窦内的 Mφ 吞噬。

淋巴结是 T 细胞及 B 细胞定居的场所及免疫应答发生的部位，并参与淋巴细胞再循环。来自血液的淋巴细胞穿过 HEV 壁进入淋巴结实质，然后至淋巴液中，通过输出淋巴管进入胸导管或右淋巴管，再回到血液循环。

（二）脾脏

脾脏是人体最大的淋巴器官，可分为白髓、红髓和边缘区三部分。入脾动脉的分支贯穿白髓部，成为中央小动脉。白髓由密集的淋巴组织构成，又分为动脉周围淋巴鞘和淋巴小结两部分。动脉周围淋巴鞘为 T 细胞居住区，淋巴小结受抗原刺激后出现生发中心，内含大量 B 细胞及少量 Mφ，主要为 B 细胞居住区。红髓分为脾索和脾血窦。脾索主要含 B 细胞、Mφ 和浆细胞。白髓与红髓交界处为边缘区，含 B 细胞、T 细胞和 Mφ。

脾脏中 B 细胞约占淋巴细胞的 60%，T 细胞约占 40%。脾脏是贮存红细胞的血库，并具有重要的免疫功能。脾切除的个体易被有荚膜的细菌感染，且易患严重的疟疾，提示脾脏在机体免疫防御中发挥重要作用。脾脏有过滤作用，可清除血液中的病原体及衰老死亡的自身红细胞、白细胞、某些蜕变细胞及免疫复合物等，从而使血液得到净化。脾脏是免疫细胞定居的场所及发生免疫应答的部位，尚能合成某些生物活性物质，如补体、干扰素等。

（三）黏膜免疫系统

黏膜免疫系统亦称黏膜相关淋巴组织，乃无被膜的淋巴组织，主要指呼吸道、肠道及泌尿生殖道黏膜固有层和上皮细胞下散在的淋巴组织，以及某些带有生发中心的器官化的淋巴组织，如扁桃体、小肠的派氏集合淋巴结、阑尾等。人体黏膜的表面积约 $400m^2$，是病原微生物等抗原性异物入侵机体的主要门户，故黏膜免疫系统是人体重要的防御屏障。黏膜免疫系统主要包括鼻相关淋巴组织、肠相关淋巴组织和支气管相关淋巴组织。

鼻相关淋巴组织包括咽扁桃体、腭扁桃体、舌扁桃体及鼻后部其他淋巴组织，它们组成韦氏环。其主要作用是抵御经空气传播的微生物感染。

肠相关淋巴组织主要由派氏集合淋巴结、淋巴滤泡、上皮间淋巴细胞和固有层淋巴组织组成。肠相关淋巴组织的主要作用是抵御入侵肠道的病原微生物感染。病原微生物等抗原由 M 细胞摄取和转运，从肠腔进入肠黏膜淋巴组织。微皱褶细胞是散布于黏膜上皮间的一种特化的扁平上皮细胞。该细胞近肠腔侧的表面（顶部）存在许多微皱褶，故得名。微皱褶细胞内溶酶体少，不表达 MHC Ⅱ类分子，其基底部深深凹陷成小袋，小袋中含 B 细胞、T 细胞、树突状细胞和 Mφ 等。抗原通过 M 细胞表面微皱褶的吸附或被微皱褶细胞表面蛋白酶的作用后，经胞饮和内吞进入微皱褶细胞，可在未降解的情况下，穿过微皱褶细胞进入小袋中，被该部位 APC 摄取，并刺激 B、T 淋巴细胞，产生特异性免疫应答（图 2-4）。微皱褶细胞不仅存在于肠黏膜相关组织中，也可存在于其他黏膜相关组织中。

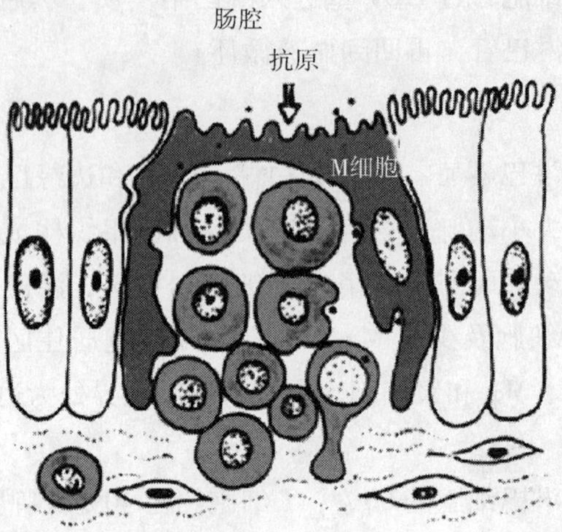

图 2-4 肠黏膜 M 细胞

最近发现，黏膜上皮内存在大量 γδ T 细胞，而胸腺、外周免疫器官及外周血中很少见。先天无胸腺小鼠体内也发现有 γδ T 细胞，提示 γδ T 细胞可能在胸腺外组织中发育成熟。目前认为，肠道可能是胸腺外 T 细胞发育的重要场所。此种细胞还存在于皮肤及泌尿生殖道黏膜组织。γδ T 细胞属非特异性免疫细胞，在抗肿瘤及抗微生物、寄生虫的感染免疫中发挥重要作用。支气管相关淋巴组织主要分布于各肺叶的支气管上皮下。

三、淋巴细胞再循环

体内的淋巴细胞并非始终滞留在外周免疫器官中，它们可由定居场所经血液循环和淋巴循环不断运行，并重新分布于全身淋巴器官和组织，淋巴细胞在血液、淋巴液、淋巴器官和组织间反复循环的过程称淋巴细胞再循环或淋巴细胞归巢。定居在外周免疫器官的淋巴细胞，由输出淋巴管进入胸导管，经上腔静脉进入血液循环，在毛细血管后微静脉处穿越 HEV，返回外周免疫器官或组织。参加再循环的淋巴细胞主要是 T 细胞（70% ~80%），一个再循环周期约需 24 ~48 小时。

淋巴细胞表面表达归巢受体，HEV 表达该受体的配体。淋巴细胞运行至外周免疫器官或组织中 HEV 部位，通过归巢受体与相应配体结合，促使淋巴细胞黏附于高内皮细胞，迁移至血管外，并分布于淋巴器官和组织的不同部位。

由于淋巴细胞在体内周而复始地再循环，使其有更多机会与抗原和抗原提呈细胞接触。淋巴组织不断从循环池中补充新的淋巴细胞，以增强整个机体的免疫功能。记忆细胞也可参与再循环，其接触相应抗原后进入淋巴组织，并迅速发生活化、增殖和分化，产生再次免疫应答（图 2-5）。

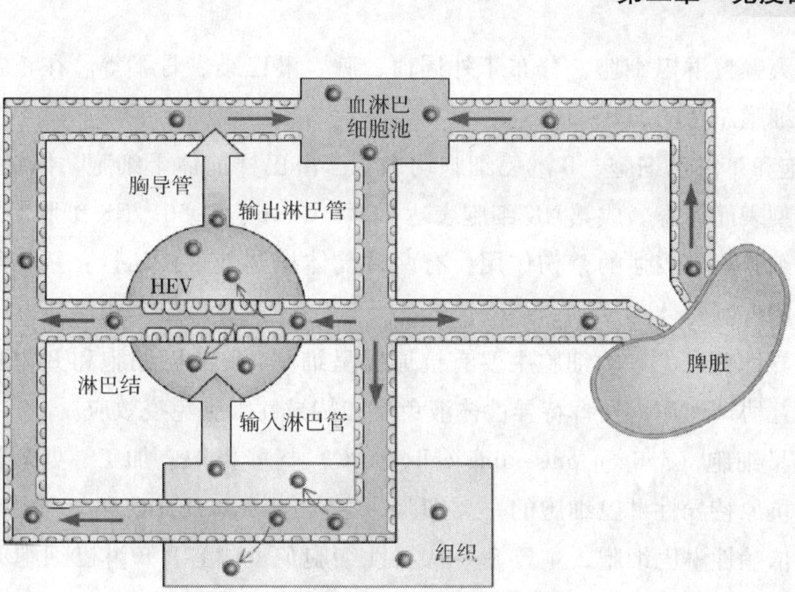

图 2－5　淋巴细胞再循环模式图

第二节　免疫细胞

免疫细胞包括参与非特异免疫应答的细胞和参与特异性免疫应答的细胞。在这里主要介绍参与非特异免疫应答的细胞，主要包括各类吞噬细胞、NK 细胞和 γδ T 细胞、B1 细胞、肥大细胞、嗜碱性粒细胞、嗜酸性粒细胞、红细胞等。参与特异性免疫应答的细胞将在后续章节介绍。

1. 吞噬细胞

主要包括单核－巨噬细胞和中性粒细胞。

（1）单核－巨噬细胞　单核－巨噬细胞是指血液中的单核细胞（monocyte）和组织中的 Mφ。单核细胞在血液中短时间停留后，随血流进入脾、淋巴结、肝脏等结缔组织中分化成熟为 Mφ，在不同组织中，Mφ 被冠以不同的名称，如在肝脏称枯否氏（Kupffer）细胞，脑组织中称小胶质细胞等。

Mφ 具有较强的吞噬、杀伤作用，Mφ 通过吞噬、吞饮、受体介导的胞吞作用吞噬病原微生物及损伤衰老的细胞，因含丰富的溶酶体，能杀伤细胞内寄生的病原体。Mφ 亦参与特异性免疫应答，具抗原提呈作用。

（2）中性粒细胞　具多叶形核和嗜中性颗粒，是人外周血中主要类型的白细胞，胞内含丰富的溶酶体，过氧化物酶，酸性磷酸酶等，能吞噬和清除病原微生物，尤其是化脓菌，在急性炎症中起重要作用。

2. NK 细胞

自然杀伤细胞（natural killer cell，NK 细胞）是一种淋巴细胞，因胞浆内含嗜天青颗粒，亦称大颗粒淋巴细胞，分布于外周血、脾、淋巴结、骨髓等。在正常人外周血中约占淋巴细胞总数的5% ~10%。

NK细胞和T淋巴细胞、B淋巴细胞均来源于淋巴样前体干细胞，但缺乏T、B淋巴细胞的典型表面标志。成熟NK细胞表达CD2、CD16、CD56。NK细胞对肿瘤细胞和病毒感染的细胞具有较强的杀伤作用，有两种受体控制其杀伤活性：杀伤细胞活化受体和杀伤细胞抑制受体。

参与特异性免疫应答的细胞主要有抗原提呈细胞、T淋巴细胞和B淋巴细胞，这三种细胞相互协调作用，发挥特异性体液免疫和特异性细胞免疫效应。

抗原提呈细胞（antigen presenting cell，APC）指能摄取、加工、处理抗原，并将抗原提呈给抗原特异性淋巴细胞的一类细胞，主要包括Mφ、DC和B细胞。T淋巴细胞亦称胸腺依赖性淋巴细胞，主要介导特异性细胞免疫应答；B淋巴细胞亦称为B细胞或骨髓依赖性淋巴细胞，主要介导特异性体液免疫应答。

免疫分子包括膜性免疫分子和分泌性免疫分子，前者有白细胞分化抗原、黏附分子、主要组织相容性复合体编码的分子等；白细胞分化抗原是不同谱系白细胞在正常分化成熟的不同阶段以及活化过程中，出现或消失的细胞表面标记。目前用分化群（cluster of differentiation，CD）的概念描述位于细胞膜上一类白细胞分化抗原的总称。后者有抗体、补体、细胞因子等。细胞因子是指由免疫细胞和某些非免疫细胞经刺激而合成、分泌的一类生物活性物质，作为细胞间信号传递分子，细胞因子主要介导和调节免疫应答及炎症反应，刺激造血功能，并参与组织修复等。

小结 免疫系统是机体执行免疫功能的物质基础，由免疫器官和组织、免疫细胞及免疫分子组成。免疫器官可分为中枢免疫器官和外周免疫器官。中枢免疫器官由骨髓及胸腺组成。是免疫细胞发生、分化、发育和成熟的场所。骨髓既是各种血细胞和免疫细胞的来源，也是B细胞发育、分化、成熟的场所。胸腺是T细胞分化、发育、成熟的场所。胸腺微环境对T细胞的分化、增殖和选择性发育起着决定性作用。外周免疫器官包括淋巴结、脾和黏膜免疫系统等，是成熟T细胞、B细胞等免疫细胞定居的场所。也是产生免疫应答的部位。淋巴结和脾脏具有过滤作用，可清除进入体内的病原体和其他有害异物。黏膜免疫系统包括肠相关淋巴组织、鼻相关淋巴组织和支气管相关淋巴组织，其中含有大量主要产生分泌型IgA的B细胞，它们在肠道、呼吸道及泌尿生殖道等黏膜局部发挥着重要的抗感染作用。成熟淋巴细胞可通过淋巴细胞再循环运行于全身，以增强机体的免疫应答和免疫效应。

思考题

1. 简述中枢免疫器官及外周免疫器官的概念，组成及主要功能。
2. 试述淋巴结、脾和肠黏膜相关淋巴组织的结构特点和与其功能的关系。
3. 什么是淋巴细胞再循环？有何生物学意义？

（裴　华）

第三章

抗　原

第一节　抗原概述

抗原（Antigen，Ag）是一类能刺激机体免疫系统使之产生特异性免疫应答，并能与相应的免疫应答产物在体内或体外发生特异性结合的物质。抗原一般具有两种基本特性：①免疫原性，即抗原能刺激特定的免疫细胞，使免疫细胞活化、增殖产生特异性的免疫效应物质（抗体与致敏淋巴细胞）的性质。②抗原性，即抗原与相应的效应物质发生特异性反应的性质。同时具有免疫原性和抗原性的物质称为完全抗原（complete antigen），如细菌、病毒、异种血清及大多数蛋白质等。只具有抗原性而无免疫原性的物质为不完全抗原（incomplete antigen），又称半抗原（hapten）。如大多数的多糖、类脂和某些小分子的药物，单独存在时没有免疫原性，只有与大分子蛋白质或非抗原性的多聚赖氨酸等载体交联或结合后才具有免疫原性。例如：某些小分子化合物及药物属于半抗原，当其与血清蛋白结合后，可成为完全抗原，并诱导超敏反应的发生。

在不同的情况下，常赋予抗原不同的名称：如诱导机体产生免疫应答时称为免疫原（immunogen）；与抗体特异性结合时称为抗原（antigen）；引起超敏反应时称为变应原（allergen）；诱导机体产生免疫耐受时称为耐受原（tolerogen）。

第二节　抗原的性质

某一物质能否成为抗原，对某一机体是否具有免疫原性，是由物质本身所具备的条件决定。

一、异物性

异物性是抗原的重要性质。在正常情况下，机体的免疫系统具有精确识别自身物质与非自身物质的功能，对自身物质或组织细胞一般不产生免疫应答。凡是化学结构与自身正常成分不同的物质或在胚胎期未与淋巴细胞接触的物质均为异物。

二、理化状态

抗原物质本身的理化性质也可以影响机体对抗原免疫应答的类型及强度。

（一）化学性质

天然抗原大多是大分子有机物。一般而言，蛋白质的免疫原性较强，糖蛋白、脂蛋白、多糖和脂多糖等也具有一定免疫原性，而脂类和哺乳动物的细胞核成分如核酸、组蛋白等通常情况下免疫原性较弱。

（二）分子量的大小

凡具有免疫原性的物质，分子量都较大，一般在10 000以上。大于100 000的为强抗原，而分子量小于4000一般无免疫原性。在一定范围内，分子量越大，免疫原性越强。原因一般认为是：分子量越大，其表面的化学基团（抗原决定簇）越多，化学结构越稳定，在体内不易降解，存留于体内的时间就越长，能持久刺激淋巴细胞，有利于机体的免疫系统产生免疫应答。

（三）结构的复杂性和易接近性

1. 结构的复杂性

复杂的化学组成能使分子结构稳定并构成较多的抗原决定簇，能提高免疫原性。一般而言，抗原表面若有大量的芳香族氨基酸，如酪氨酸、苯丙氨酸等，其免疫原性较强；直链氨基酸在体内容易被降解，故免疫原性弱。例如明胶分子量为100 000，但免疫原性却很弱，其原因就在于明胶是由直链氨基酸组成，稳定性较差。而胰岛素分子量虽然仅5700，但其序列中含有芳香族氨基酸，故免疫原性较强。

2. 易接近性

抗原分子中一些表面特殊的化学基团即抗原决定簇的立体结构与淋巴细胞表面相应的抗原受体能否吻合，是启动免疫应答的物质基础。当这些关键性化学基团与淋巴细胞间具有较理想的易接近性时，才使抗原分子具有较强的免疫原性。所以即使抗原分子表面的立体构象发生细微改变都可使抗原的免疫原性发生改变。如这些化学基团存在于抗原分子的内部，则不易与淋巴细胞表面的抗原受体接近，不表现为免疫原性。如图3－1所示，由多聚丙氨酸、多聚赖氨酸为骨架构成的复合物，尽管其分子量较大，但缺乏免疫原性。若将酪氨酸和谷氨酸的残基连接在复合物的外部，则成为良好的抗原（a）；若连接在内部，则无免疫原性（b）；但如果在（b）小的基础上加大抗原侧链的距离，造成比较理想的易接近性，免疫原性又可恢复（c）。

（四）抗原分子的物理性状

免疫原性的强弱与抗原物质的物理性状有关。如颗粒性抗原的免疫原性强于可溶性抗原；具有环状结构的蛋白质免疫原性强于直链分子；聚合状态的蛋白质其免疫原性强于单体蛋白质。

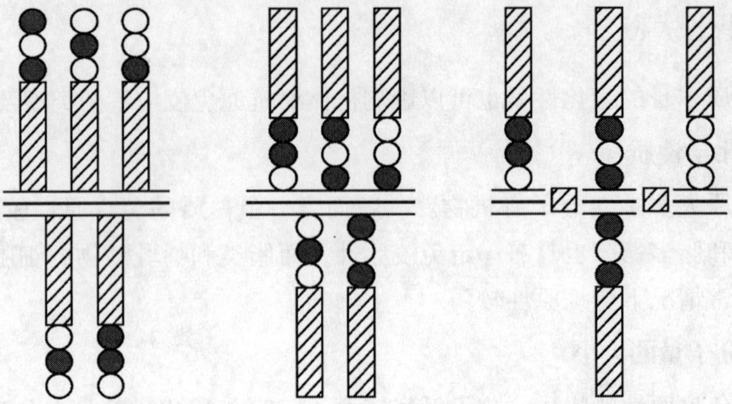

图3-1 氨基酸残基在合成多肽骨架侧链上的位置与免疫原性的关系

三. 多聚赖氨酸；▨. 多聚丙氨酸；●. 酪氨酸；○. 谷氨酸

（五）其他因素

抗原进入机体的免疫效果除了与免疫原性有关外，还受到宿主的种属、机体的生理性状、抗原的剂量以及抗原进入机体的途径等多种因素的影响。

1. 宿主遗传因素

不同种属以及同一种属不同遗传背景的宿主对同一抗原刺激所产生的免疫应答强弱程度都有所不同。

2. 机体因素

宿主的年龄、性别、健康状况以及心理状态等因素都可以影响宿主对抗原的免疫应答强弱程度。如青壮年比幼年和老年个体对抗原的免疫应答强，而孕期个体的免疫应答能力会受到一定抑制。

3. 抗原免疫的途径和剂量

抗原免疫机体的剂量、途径、次数、多次免疫的间隔时间等因素均可影响宿主机体对抗原的应答强度。抗原剂量过高或过低均可诱导免疫耐受。免疫途径以皮内注射的免疫原性最强，皮下注射次之，腹腔注射和静脉注射效果相对较差，口服抗原易诱导免疫耐受。另外，是否应用佐剂以及佐剂的类型亦对免疫应答强度有明显影响。

总之，只有用良好的抗原免疫处于良好生理状态的机体，并且选择合适的免疫方式，才能引起较强的免疫应答。此时抗原才真正具有了免疫原性。

三、特异性

特异性是免疫应答中最重要的特点，也是免疫学诊断和免疫学防治的理论基础。

抗原的特异性是指抗原能刺激机体产生特异性的抗体或致敏淋巴细胞，并且又可在体内或体外与这些相应的抗体或致敏的淋巴细胞特异性结合。所以，抗原的特异性既表现在免疫原性上，又表现在抗原性上。

（一）抗原表位

抗原表位或称为抗原决定簇，是抗原分子上决定抗原特异性的某些特殊的化学基团，它是与T细胞抗原受体（TCR）、B细胞抗原受体（BCR）或者抗体特异性结合的基本结构单位，是抗原能否被免疫细胞识别的标志。抗原藉此与相应的淋巴细胞的抗原受体结合诱导免疫应答，也可与相应的抗体发生特异性的结合。所以抗原表位是免疫反应具有特异性的物质基础。其性质、数目和空间构象决定着抗原的特异性（表3－1）。有关这方面的研究是通过人工合成抗原进行的。

表3－1　不同化学基团组成、空间位置对抗原特异性的影响

		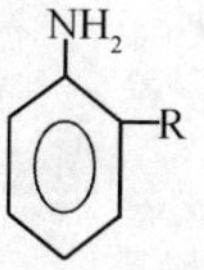 邻	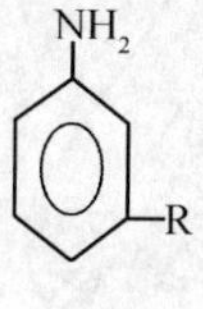 间	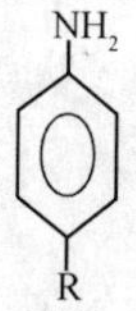 对
抗 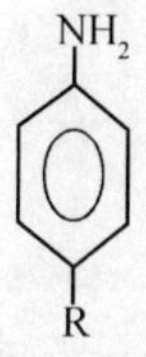 血清	$R = SO_2H$	++	+++	±
	$R = AsO_3H_2$	－	+	－
	$R = COOH$	－	±	－

（二）抗原表位的类型

一个抗原分子中能与相应抗体发生特异性结合的抗原决定簇的总数被称为抗原结合价。天然抗原通常是大分子物质，分子结构复杂，往往带有多个抗原表位，因而是多价抗原，每一种抗原表位决定一种抗原的特异性。

1. 功能性表位和隐蔽性表位

位于抗原表面的表位容易与相应的B细胞相接触并被识别，从而启动免疫应答，故称为功能性表位；抗原分子内部存在的表位在一般情况下不能触发免疫应答而被称为隐蔽性表位。但在某些理化因素的影响下，原有的抗原立体结构被破坏，隐蔽性表位可能暴露出来而表现出新的抗原特异性。自身组织在外伤、感染等因素作用下常发生变性成为新的抗原是引起自身免疫性疾病的原因之一。

2. 线性表位和构象性表位

根据抗原表位的结构特点，可将其分为线性表位和构象性表位。线性表位是由肽链上序列连续的氨基酸残基所形成的表位，又称为序列表位；构象性表位是由序列上相连或不相连但在空间上相临近的短肽或多糖残基构成的特定构象。

3. T 细胞表位和 B 细胞表位

根据 T 细胞、B 细胞所识别的抗原表位的不同，可将其分为 T 细胞表位和 B 细胞表位。大量实验证明，T 细胞依赖的抗原分子一定含有 T 细胞与 B 细胞两类抗原决定簇。B 细胞表位一般位于抗原分子表面或转折处，呈三级结构的构象性表位，可直接和 BCR 结合，无需加工变性，也无需与 MHC 分子结合；T 细胞表位可位于分子内部或分子表面，往往由 8 ~ 20 个氨基酸残基组成的线性排列结构，需要经过 APC 加工处理并与其表面的 MHC 分子结合成复合物后才显示出来（图 3 – 2）。

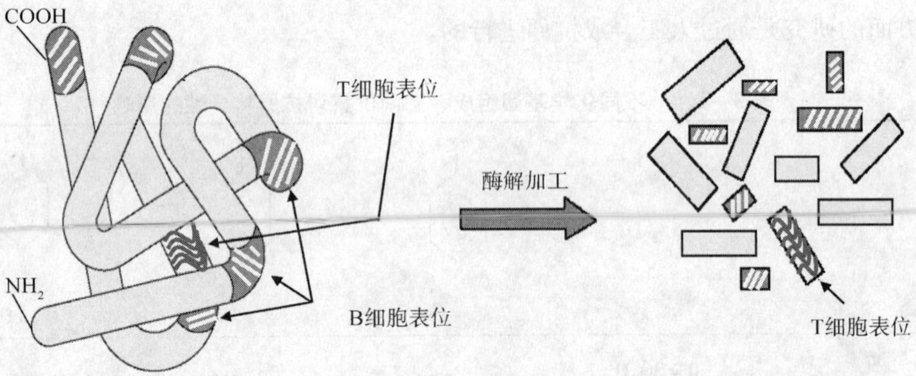

图 3 – 2　抗原分子中的 T、B 细胞表位

T 细胞表位和 B 细胞表位的不同特点见表 3 – 2。

表 3 – 2　T 细胞表位与 B 细胞表位的特性比较

比较项目	T 细胞表位	B 细胞表位
表位受体	TCR	BCR
MHC 分子	必需	无需
表位性质	主要是线性短肽	天然的多肽、多糖、脂多糖、有机化合物
表位的大小	8 ~ 12 个氨基酸残基（$CD8^+$ T 细胞） 12 ~ 17 个氨基酸残基（$CD4^+$ T 细胞）	5 ~ 15 个氨基酸残基、 5 ~ 7 个单糖或 5 ~ 7 个核苷酸
表位类型	线性表位	构象表位；线性表位
表位位置	抗原分子任意部位	抗原分子表面

4. 载体表位和半抗原表位

如前所述，半抗原为简单的有机化学分子，只具有单一表位，单独存在时无免疫原性，当其与蛋白质载体偶联后，可诱导出抗半抗原的特异性抗体，此即载体效应。在免疫应答中，B 细胞识别半抗原表位，并提呈载体中的抗原表位给 $CD4^+$ T 细胞，Th 细胞识别载体表位，这样载体就可把特异性 T 细胞和 B 细胞连接起来，T 细胞才能激活B细胞。换言之，B细胞和Th细胞必须识别同一抗原分子的不同表位，才能相互作用从而发生有效的免疫应答。

（三）共同抗原与交叉反应

抗原与抗体或致敏淋巴细胞之间的结合具有高度特异性。但是由于天然抗原通常分子结构复杂，往往带有多个抗原决定簇。使得两种不同的抗原分子有可能带有相同或相似的抗原表位，这种具有相同或相似抗原表位的抗原称为共同抗原或交叉反应抗原（图3-3）。抗体或致敏淋巴细胞对具有相同或者相似表位的不同抗原的反应，称为交叉反应。假如甲菌、乙菌间有相同抗原表位A，由甲菌A表位刺激机体产生的抗体也可与乙菌中的A表位结合产生交叉反应。由于有共同抗原和交叉反应的存在，做血清学诊断时应予以注意，以免造成误诊。共同抗原的存在和交叉反应的发生，并非否定抗原的特异性，而是由于抗原的异质性和共同表位所致。

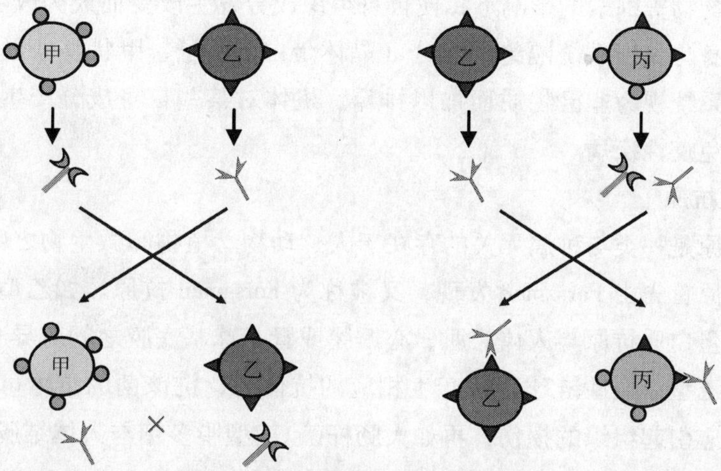

图3-3 共同抗原与交叉反应

第三节 抗原的分类与医学上的重要抗原

抗原的分类方法多样，一般可按以下方法分类：

一、根据抗原与机体的亲缘关系分类

1. 异种抗原

来自另一物种的抗原物质为异种抗原。抗原物质与宿主的生物学亲缘关系越远，组织结构差异越大，免疫原性越强。各种病原微生物如细菌、病毒等结构虽然简单但化学组成相当复杂，对人而言均有较强的免疫原性。它们的代谢产物也多为良好的抗原，如细菌产生的外毒素的免疫原性很强。用甲醛处理外毒素使之失去毒性作用并保

留其免疫原性而成为类毒素，故接种类毒素可防治由外毒素引起的传染病，如预防破伤风杆菌、白喉杆菌等微生物感染。来源于异种动物的血清对人而言也是异种抗原，如临床上常用于治疗外毒素感染疾病的动物来源的抗毒素，也能刺激机体产生相应的抗体，导致超敏反应的发生。

2. 同种异型抗原

在同一种属不同个体间，由于遗传基因的不同而产生的不同抗原称为同种异型抗原。临床上重要的同种异型抗原主要有血型抗原系统和主要组织相容性抗原系统。血型抗原系统包括40余种，主要的有ABO血型系统和Rh血型系统。

3. 自身抗原

能引起自身免疫应答的自身组织成分为自身抗原。在正常情况下，机体对自身成分不产生免疫应答，即对自身成分具有免疫耐受性。但在某些异常情况下，如感染、外伤、辐射或药物等因素的影响下，使自身组织成分发生改变而成为改变的自身抗原；或使那些应终身与免疫系统隔绝的成分（晶体蛋白、精子、甲状腺球蛋白等）释放入血，也被免疫系统视为非己物质而加以排斥。机体对某些自身成分产生较强的免疫应答可导致自身免疫性疾病。

4. 异嗜性抗原

异嗜性抗原是一类与种属无关的存在于人、动物、植物和微生物之间的共同抗原。由于异嗜性抗原首先由Forssman发现，又被称为Forssman抗原。如乙型溶血性链球菌的多糖抗原和蛋白质抗原与人体心肌、心瓣膜或肾小球基底膜之间有异嗜性抗原存在，当机体感染了乙型溶血性链球菌并产生相应的抗体后，抗该菌的抗体可与上述组织结合导致超敏反应引起组织的损伤；再如大肠杆菌O_{14}型脂多糖与人体结肠间存在的异嗜性抗原与溃疡性结肠炎的发病机制有关。

二、根据抗原刺激机体产生免疫应答的性能分类

1. 胸腺依赖性抗原

胸腺依赖性抗原（thymus dependent antigen，TD－Ag）刺激B细胞产生抗体需要有T细胞辅助和APC的参与。绝大多数的天然抗原（如细胞、病原微生物、动物血清蛋白等）为TD－Ag，它们结构复杂，含有T、B细胞抗原决定簇。TD－Ag不仅能诱导体液免疫应答，还能诱导细胞免疫应答和免疫记忆。

2. 非胸腺依赖性抗原

非胸腺依赖性抗原（thymus independent antigen，TI－Ag）这种抗原刺激B细胞产生抗体不需要T细胞的辅助。这类抗原在自然界中存在较少，主要是细菌脂多糖、荚膜多糖、聚合鞭毛素等，它们结构简单，往往是单一决定簇规律而密集的重复排列，这样的结构容易与B细胞表面受体发生广泛的交联从而直接激活B细胞。但这种抗原

只能诱导产生 IgM 类抗体，不能诱导细胞免疫应答和免疫记忆。

三、根据抗原与 APC 的关系分类

1. 内源性抗原

内源性抗原是指由抗原提呈细胞（APC）在其胞内合成的抗原。如被病毒感染细胞合成的病毒蛋白、肿瘤细胞合成的肿瘤抗原等。内源性抗原被加工处理为抗原肽后与 MHC Ⅱ类分子结合，被 $CD8^+$T 细胞识别。

2. 外源性抗原

外源性抗原是指来源于抗原提呈细胞之外、不由其合成的抗原。如被抗原提呈细胞吞噬的细胞或细菌等。外源性抗原被抗原提呈细胞摄取、加工为抗原肽后与 MHC Ⅰ类分子结合，被 $CD4^+$T 细胞识别。

四、其他分类方法

根据抗原的化学成分不同可将抗原分为蛋白质抗原、脂蛋白抗原、糖蛋白抗原、多糖抗原、核蛋白抗原等；根据抗原性质不同可将抗原分为完全抗原和半抗原；根据获得抗原的方式不同可将抗原分为天然抗原、人工抗原、合成抗原、重组抗原。

第四节 其他非特异性免疫刺激剂

一、超抗原

极低剂量即可直接使大量 T 细胞活化的高效能抗原物质为超抗原（superantigen, SAg）。一般情况下，普通蛋白质抗原可激活机体总 T 细胞库中万分之一至百万分之一的 T 细胞，而超抗原只需要极低浓度（1～10ng/ml）即可激活 2%～20% 的 T 细胞克隆，产生极强的免疫应答。超抗原所诱导的 T 细胞应答，其效应并非针对超抗原本身，而是通过分泌大量的细胞因子而参与某些病理生理过程的发生与发展。

迄今已发现的超抗原如金黄色葡萄球菌肠毒素、表皮剥脱毒素、小鼠乳腺肿瘤病毒蛋白等，均可明显刺激 T 细胞的增殖。近年亦发现有作用于 γδT 细胞的超抗原如热休克蛋白，以及作用于 B 细胞的超抗原如金黄色葡萄球菌蛋白 A 和人类免疫缺陷病毒的表面蛋白 gp120。

二、丝裂原

丝裂原，亦称有丝分裂原，因其可致细胞发生有丝分裂，进而增殖而得名。普通的抗原仅能特异性激活表达相应抗原受体的淋巴细胞，而丝裂原能使某一群淋巴细胞（T 细胞或 B 细胞）中所有的克隆都被激活，所以是一种非特异性多克隆激活剂。

丝裂原多为植物种子中提取的糖蛋白或细菌结构成分等，与 T、B 淋巴细胞上相应的丝裂原受体结合后，经过一定时间的培养可刺激 T、B 淋巴细胞增殖活化，转化为淋巴母细胞，主要表现为细胞体积增大、胞质增多、DNA 合成增加、出现有丝分裂现象。利用这一特点，可在体外进行淋巴细胞转化试验以了解 T、B 淋巴细胞的功能。

常见的丝裂原见表 3－3。

表 3－3　作用于人和小鼠的 T、B 淋巴细胞的丝裂原

丝裂原种类	人		小鼠	
	T 细胞	B 细胞	T 细胞	B 细胞
刀豆蛋白 A（ConA）	+	－	+	－
植物血凝素（PHA）	+	－	+	－
美洲商陆（PWM）	+	+	+	－
脂多糖（LPS）	－	－	－	+
葡萄球菌蛋白 A（SPA）	－	+	－	－

三、佐剂

当某些物质与抗原一起注射或先于抗原注入体内后，能增强机体对该抗原的免疫应答或改变免疫应答的类型，这类物质称为佐剂，是一种非特异性的免疫增强剂。

佐剂的种类很多，一般包括：①无机佐剂，如氢氧化铝、明矾等；②有机佐剂，常用某些微生物及其代谢，如结核分枝杆菌、短小棒状杆菌、脂多糖（LPS）和某些细胞因子如 IL－2、IL－4、GM－CSF 等；③合成佐剂，如人工合成的双链多聚肌苷酸和双链多聚腺苷酸等；④油剂，如弗氏佐剂、花生油乳化佐剂、矿物油、植物油等。目前动物实验中最常用的佐剂就是弗氏佐剂。弗氏佐剂又分为弗氏完全佐剂和弗氏不完全佐剂。弗氏不完全佐剂是将抗原和油剂混合，再加入乳化剂（羊毛脂或吐温－80），使之成为油包水乳剂；在弗氏不完全佐剂中加入灭活的结核分枝杆菌即为弗氏完全佐剂。弗氏完全佐剂作用较强，能有效协助抗原刺激机体产生体液和细胞免疫应答，但因容易在注射局部形成肉芽肿和持久性溃疡，所以不适于人体使用。

佐剂的作用机制主要有：①改变抗原的物理性状，延缓抗原的降解和排除，延长抗原在体内潴留的时间，从而更有效的刺激免疫系统。②刺激单核－巨噬细胞系统，增强其对抗原处理和提呈的能力。③刺激淋巴细胞的增殖与分化，从而增强和扩大免疫应答的能力。

佐剂具有较广的应用范围，科研中应用弗氏佐剂与免疫原性较弱的抗原共同注射实验动物以获得高效价的抗体；在预防接种中加佐剂以提高疫苗的免疫效果；临床上将佐剂（如卡介苗、短小棒状杆菌）作为非特异性免疫增强剂，用于肿瘤或慢性感染的治疗。

小结　抗原是一类能刺激机体免疫系统使之产生特异性免疫应答，并能与相应的免疫应答产物在体内或体外发生特异性结合的物质。抗原具有两种基本特性：免疫原性和抗原性。免疫原性的强弱程度由抗原本身所具备的条件决定。异物性是抗原决定免疫原性的重要性质，而抗原物质本身的理化性质如化学成分、分子量的大小、结构的复杂性和易接近性、抗原分子的物理性状等也可以影响机体对抗原免疫应答的类型及强度。另外，抗原进入机体的免疫效果还受到宿主的种属、机体的生理性状、抗原的剂量以及抗原进入机体的途径等多种因素的影响。

特异性是免疫应答中最重要的特点，抗原表位是免疫反应具有特异性的物质基础。不同的抗原分子可以具有相同的抗原表位，从而诱导交叉反应的发生。在特异性免疫应答过程中，B 细胞和 Th 细胞必须识别同一抗原分子的不同表位，才能相互作用从而产生有效的免疫应答。

抗原的分类方法多样，根据抗原与机体的亲缘关系可分为异种抗原、同种异型抗原、自身抗原、异嗜性抗原；根据抗原刺激机体产生免疫应答的性能可分为胸腺依赖性抗原和非胸腺依赖性抗原；根据抗原与 APC 的关系可分为内源性抗原和外源性抗原。

除了传统意义上的抗原，还有一些物质可以非特异性的激活淋巴细胞或者增强抗原的免疫原性，如超抗原、丝裂原、佐剂等，目前被广泛应用于免疫预防、临床诊断、治疗以及生命科学的相关研究中。

思考题

1. 抗原具有哪些基本特性？
2. 决定抗原免疫原性的主要条件有哪些？

（饶朗毓）

第四章

免疫球蛋白

B 淋巴细胞在识别抗原后活化、增殖分化为浆细胞，浆细胞能合成分泌一种与相应抗原发生特异性结合的球蛋白，这类球蛋白称为抗体（antibody，Ab）。20 世纪 50 年代美国学者 G. M. Edelman 发现一种浆细胞肿瘤——多发性骨髓瘤细胞也可以合成大量结构均一的球蛋白，这种几乎占血清蛋白 95% 的骨髓瘤蛋白具有与抗体相似的结构，但没有与抗原结合的功能。1968 年世界卫生组织决定，将具有抗体活性或化学结构与抗体相似的球蛋白统称为免疫球蛋白（immunoglobulin，Ig）。

Ig 一般由浆细胞分泌产生，存在于血液和其他体液（包括组织液和外分泌液）中，约占血浆蛋白总量的 20%；也可分布在 B 细胞膜的表面。抗体在电泳时，大部分存在于 γ 区带（图 4－1），故曾有 γ 球蛋白（或丙种球蛋白）之称。抗体是机体免疫应答的重要产物，主要存在于血清及其体液或外分泌液中。因此，通常将抗体介导的免疫称为体液免疫，将含有抗体的血清称为抗血清或免疫血清。

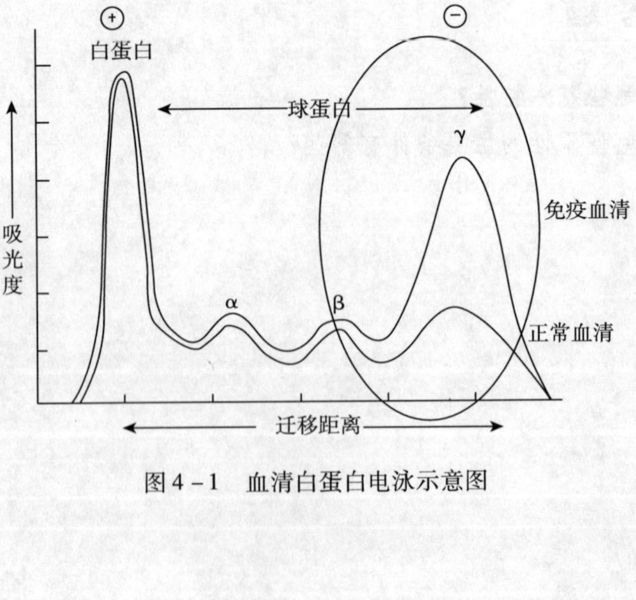

图 4－1　血清白蛋白电泳示意图

第一节　免疫球蛋白的分子结构

一、免疫球蛋白的基本结构

（一）四肽链结构

Ig 的基本结构是由四条对称的多肽链（两条相同的分子量较大的重链和两条相同的分子量较小的轻链）通过链间二硫键相连构成“Y”形的单体结构。结构模式如图 4－2 所示。

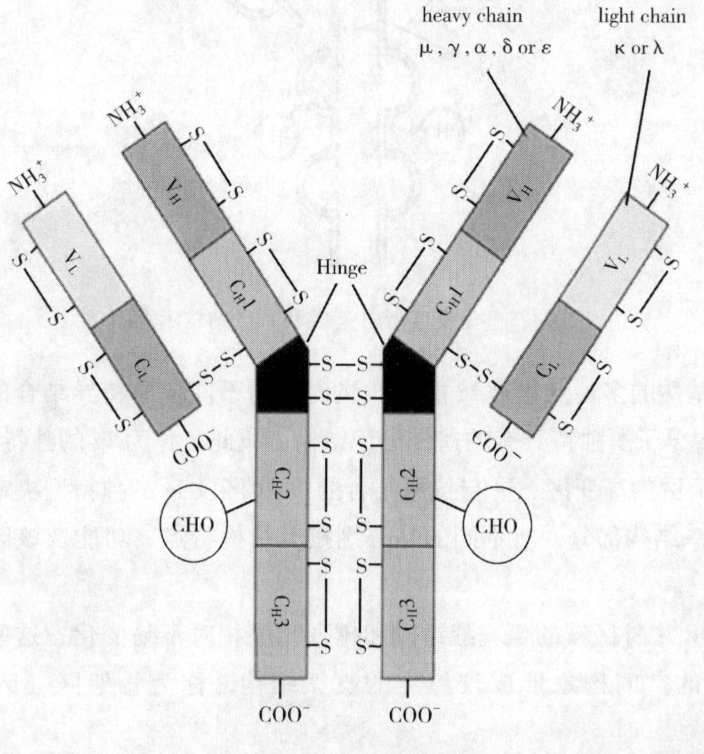

图 4－2　IgG 结构模式图

重链（heavy chain，H 链）由 450～550 个氨基酸残基组成，分子量约为 50 000～74 000。轻链（light chain，L 链）约为重链的 1/2，由 214 个氨基酸残基组成，分子量约为 25 000。

（二）可变区和恒定区

1. 可变区

可变区（variable region，V 区）在 Ig 轻链 N 端的 1/2 和重链 N 端的 1/4 或 1/5 范围内。这部分区域因为氨基酸组成及序列变化较大故称可变区。重链和轻链的 V 区分

别以 V_H、V_L 表示。V 区内氨基酸组成及排列顺序的变化程度并不均一，其中变化最为剧烈的特定部位称为高变区（hypervariable region，HVR）。V_L 与 V_H 的高变区受链内二硫键作用而折叠成特定的空间构型，供抗原决定簇互补结合，故高变区又称互补决定区（complementarity determining region，CDR）。高变区又可分为 CDR1、CDR2 和 CDR3，一般 CDR3 变化程度更高（图 4-3）。

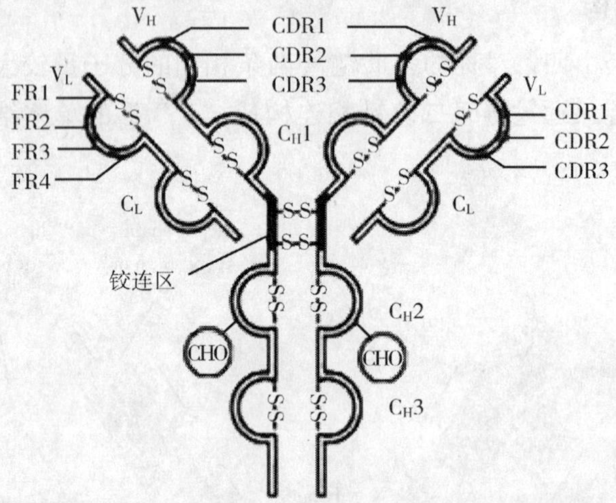

图 4-3 免疫球蛋白 V 区和 C 区结构示意图

高变区氨基酸的多种变化是 Ig 能与数量庞大的不同抗原特异结合的分子基础。由于 HVR 是该 Ig 分子所独特具有的遗传标记结构，故此区称为 Ig 的独特型决定簇。

其实，Ig V 区的高变区、Ig 与抗原结合的 CDR 区及 Ig 的独特型决定簇指的是 Ig 分子 V 区中的同一结构部分，所不同的是分别按其结构特点、功能及该区抗原性三个不同角度阐述而已。

V 区中 CDR 之外区域的氨基酸组成和排列顺序相对不易变化，这些氨基酸残基有助于使可变区的空间构象形成较稳定的支架结构，称为骨架区（framework region，FR）。

2. 恒定区

恒定区（constant region，C 区）在 L 链近 C 端的 1/2 及 H 链近 C 端的 3/4（或 4/5）区域内，基本是 Ig 分子 V 区之外的部位，其氨基酸组成及排列相对保守，在同一物种的同一类 Ig 中相对稳定，称为恒定区。其作用主要是稳定 CDR 的空间构型，以利 CDR 与抗原表位精细的特异结合。不同种类的 Ig 分子由于重链 C 区氨基酸组成及序列的差异，使其抗原性也不相同。根据重链 C 区抗原的差异，人类免疫球蛋白的重链有 5 种，分别为 μ、γ、α、δ 及 ε 链，由此所组成的人类免疫球蛋白分子分别被称为 IgM、IgG、IgA、IgD 及 IgE。同一个体根据轻链 C 区抗原性的不同，又可将 Ig 分为 κ、λ 两型。各类 Ig 轻链均有 κ 型或 λ 型，正常人血清 Ig 的 κ∶λ 约为 2∶1。天然的 Ig 单体结构中，两条重链同类，两条轻链同型。

（三）铰链区

铰链区在 C_H1 和 C_H2 区之间，由 2 个链间二硫键以及 C_H1 尾部和 C_H2 头部的小段肽链构成，约含 30 个氨基酸残基。铰链区含有丰富的脯氨酸，易于伸展弯曲，故有抗体在同时结合两个抗原表位时两臂之间距离的调整。五类 Ig 或亚类的铰链区也有差异，例如 IgG1、IgG2、IgG4 和 IgA 的铰链区较短，而 IgG3 和 IgD 的铰链区较长。IgM 和 IgE 无铰链区。

（四）结构域

Ig 的 H 链、L 链每隔 10 个氨基酸即由链内二硫键连接成一个能行使特定功能的球形单位，称为 Ig 的结构域或称功能区。L 链具有 V_L、C_L 两个功能区。H 链则具有一个 V_H 区及 3 ~4 个 C_H 区，其中 IgG、IgA、IgD 的 C 区具有 C_H1、C_H2、C_H3 三个功能区，而 IgM、IgE 尚有 C_H4 功能区。现以 IgG 为例介绍 Ig 的功能区及功能（图 4 –3）。

1. V_H 与 V_L

V_H、V_L 为 Ig 与抗原的特异性结合部位。经链内二硫键连接及 β 折叠后，V_H 及 V_L 区的 3 个 CDR 特异序列（每个 CDR 约 10 ~12 个氨基酸残基）位于 Ig 分子的 N 端，共同构成凹槽状空间结构供抗原决定簇特异性结合。CDR 的结构差异，决定了 Ig 分子与抗原结合的特异性。该区也是 Ig 分子独特型决定簇遗传标记的存在部位。

2. C_H1 与 C_L

该区具有 Ig 同种异型的遗传标记，即同种异体间的 Ig，在该区存在着结构的差异。

3. C_H2

IgG 的 C_H2 有补体 C1q 的结合点，与补体的活化有关；母体的 IgG 借助 C_H2，可主动通过胎盘传递给婴儿，发挥被动免疫作用。

4. C_H3/C_H4

C_H3/C_H4 区域具有与多种细胞表面的 Fc 受体（FcR）结合的功能，不同的 Ig 可结合不同的细胞，产生不同的免疫效应。如 IgG C_H3 与巨噬细胞、NK 细胞、中性粒细胞等细胞表面的 IgG FcR 结合，起到 ADCC 效应和免疫调理作用；而 IgE C_H3 与肥大细胞或嗜碱性粒细胞表面的 IgE FcR 结合从而引起 I 型超敏反应。IgM 借助其 C_H3/C_H4 与补体 C1q 结合激活补体。

二、免疫球蛋白的其他结构

1. 连接链

连接链又称 J 链，是由浆细胞合成的酸性糖蛋白，分子量约 15 000。主要作用是在 C 端连接 Ig 单体成为双体或多聚体，如连接 IgA 成为双体或连接 IgM 成为五聚体，起稳定多聚体结构及参与体内运转的作用（图 4 –4）。

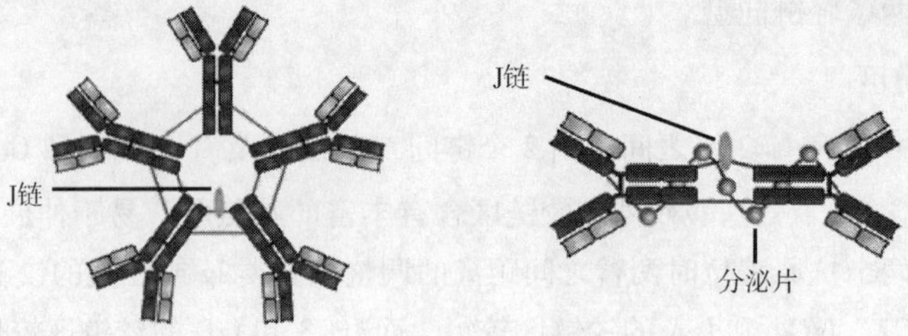

图 4－4　免疫球蛋白的 J 链和分泌片

2. 分泌片

分泌片又称为分泌成分，是分泌型 IgA（secretory IgA，SIgA）的辅助成分，分子量约 74 000，由黏膜上皮细胞合成和分泌。分泌片具有保护 SIgA 抵抗外分泌液中蛋白酶降解的作用，并介导 SIgA 从黏膜下转运到黏膜表层。

三、Ig 的水解片段

在一定条件下，免疫球蛋白分子肽链的某些部分易被蛋白酶水解为各种片段，对这些水解片段进行研究，可以进一步了解免疫球蛋白的框架结构，是研究 Ig 结构与功能的重要方法之一。木瓜蛋白酶和胃蛋白酶是目前最常用的两种 Ig 水解酶，以 IgG 为例简述如下：

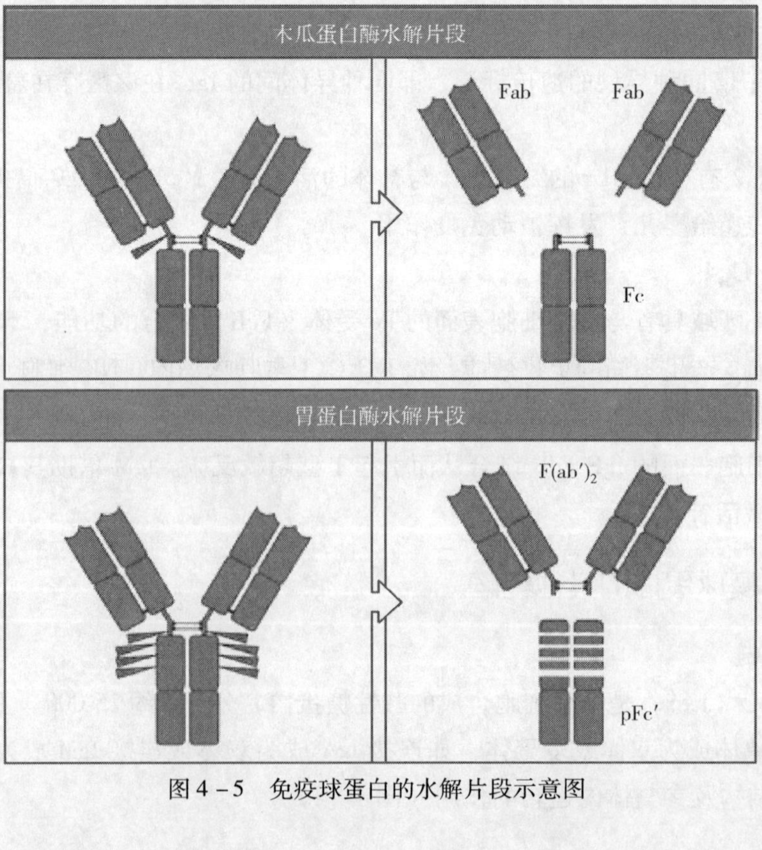

图 4－5　免疫球蛋白的水解片段示意图

1. 木瓜蛋白酶的水解作用

木瓜蛋白酶的水解部位是在重链间二硫键近 N 端处，可将 Ig 裂解成 3 个片段：两个相同的单价抗原结合片段，简称 Fab 段；一个可结晶的片段，简称 Fc 段。Fab 段由一条轻链和近 N 端的 1/2 重链组成，具有与抗原特异结合的功能。Fc 段由两条重链近 C 端的 1/2 构成，保留有重链的抗原性和相应功能区的生物活性。

2. 胃蛋白酶的水解作用

胃蛋白酶可使 Ig 于重链间二硫键近 C 端处断开，得到一个具有抗体活性的含有两个 Fab 段的双价 $F(ab')_2$ 片段和无生物活性的小分子多肽碎片(pFc')(图 4－5)。

第二节　免疫球蛋白的血清型

免疫球蛋白为大分子蛋白质，所以也具备抗原的各种性质，对异种、同种异体，甚至自身都是良好的抗原。不同物种或同一物种的不同个体，甚至同一个体内不同的抗体形成细胞，由于遗传性上的差异，导致它们所产生的 Ig 分子在抗原特异性上有所不同，Ig 分子抗原性的差异可采用血清学的方法检测分析，故有时也称为 Ig 的血清型。人类 Ig 的抗原性分为同种型、同种异型及独特型（图 4－6）。

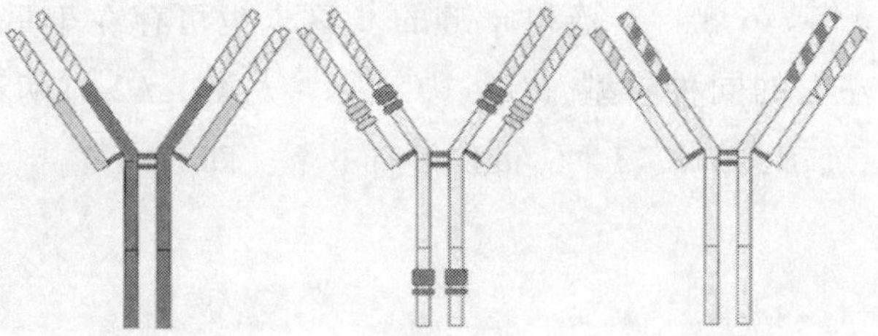

图 4－6　免疫球蛋白的血清型

一、同种型

同种动物所有正常个体所共同具有的 Ig 的特异性抗原结构为同种型，同种型 Ig 的抗原性因种属而异。同种型 Ig 的抗原表位存在于 C_H 与 C_L，包括 Ig H 链的类和亚类以及 L 链的型和亚型，所以可用抗 H 链和抗 L 链的抗体，借助血清学的方法进行鉴定（表 4－1）。

表 4－1　免疫球蛋白血清型

血清型	分布	类别	变异部位
同种型	同种内所有正常个体	类（IgG、IgA、IgM、IgD、IgE） 亚类（IgG1～4、IgA1、IgA2） 型和亚型	C_H C_H C_L
同种异型	同种内不同个体	G_{m1}～G_{m30}、$A2_{m1}$、$A2_{m2}$	C_H、C_L
独特型	单细胞克隆产生的 Ig	极多，$>10^8$	V_H、V_L 抗原结合部位的高变区

1. 类

按 C_H 免疫原性的差异，人类 Ig 分为 5 类，即 IgG、IgA、IgM、IgD 及 IgE。

2. 亚类

同一类 Ig C_H 氨基酸数目或顺序仍有一定的差异，以及二硫键数目、位置的不同，因此可分为若干亚类，如 IgG 可分为 IgG1 ~ IgG 4 四个亚类；IgA 可分为 IgA1 和 IgA2 两个亚类。

3. 型

按轻链 C 区抗原性的差异分为 κ、λ 两型。

4. 亚型

所有 κ 链恒定区的结构基本相同。但 λ 链之间其恒定区个别氨基酸残基仍有一定差异，可因此分为 λ1、λ2、λ3、λ4 四个亚型。

二、同种异型

同种异型指同一物种内不同个体间的 Ig 所具有的抗原特异性的差异，这种差异主要位于 Ig C_H 和 C_L 特定部位的某个或数个氨基酸的结构，它取决于个体的等位基因的分布，主要存在于 γ 链、α 链、ε 链和 κ 链的 C 区，也可存在于重链的 V 区。如人类 IgG 已发现有 30 种左右的同种异型（G_{m1} ~ G_{m30}）。人类 IgA2 有两种同种异型（$A2_{m1}$、$A2_{m2}$），κ 轻链有 K_{m1}、K_{m2} 和 K_{m3} 3 种。IgE 仅有 1 个，即 E_{m1}。

三、独特型

同一个体内不同 B 细胞克隆产生的 Ig V 区的抗原特异性各不相同，由此而产生的型别称为抗体的独特型。独特型抗原决定簇是由 Ig 的可变区上氨基酸序列不同所致。Ig 的独特型表位又称独特位（idiotope），可在异种、同种及自身体内均可诱导产生相应的抗体称为抗独特型抗体。Ig 的独特型与抗独特型抗体构成机体重要的免疫调节网络。

血清中的抗体是由多克隆 B 细胞产生的多种抗体混合物，它含有 Ig 的各类、亚类、型、亚型和千变万化的抗体的特异性，造成这种抗体多样性的原因有内因和外因。外因是自然界中千变万化的抗原分子及其抗原决定簇，但更重要的是，编码 Ig 的基因存在极端多样性组合的可能。

第三节 免疫球蛋白的生物学活性

抗体的生物学活性是以其分子结构为基础的，其功能由不同的功能区分别完成（图 4 – 7）。

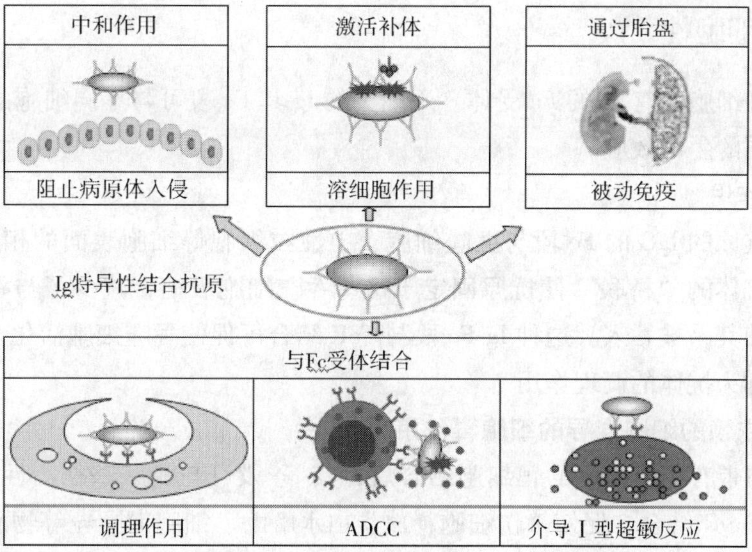

图 4－7　免疫球蛋白的主要生物学功能

一、特异性结合抗原

抗体与抗原结合的特异性是抗体最主要的生物学活性，是由 Ig V 区的氨基酸及其空间构型共同组成开阔的环状凹槽供抗原表位互补结合。抗体与抗原的结合是特异的、可逆性的表面结合，并且需要足够的结合力。不同种类的免疫球蛋白分子有单体、二聚体、五聚体的不同存在形式，因此结合抗原表位的数目也不相同。Ig 结合抗原表位的个数称为抗原结合价。单体 Ig 可结合 2 个抗原表位，为双价；分泌型 IgA 为 4 价；五聚体 IgM 理论上为 10 价，但由于立体构象的空间位阻效应，故一般只能结合 5 个抗原表位。

通过 V 区与抗原表位的特异性结合，抗体可结合病原微生物及其产物，具有中和毒素、阻断病原体入侵等免疫防御功能。但是抗体本身不能溶解或杀伤带有特异抗原的靶细胞，通常需要补体或吞噬细胞等共同发挥作用以达到清除病原体的目的。

在体外试验中，也可利用抗原抗体特异性结合的特点，用于抗原或抗体的检测和功能的判断。

二、激活补体

当抗体与抗原结合后，抗体分子的构象发生改变，使 IgM C_H3 或 IgG C_H2 的补体结合位点暴露，IgM、IgG1、IgG2 和 IgG3 可通过经典途径激活补体，促进补体激活并发挥对靶细胞的杀伤或溶解作用。凝聚的 IgA、IgG4 和 IgE 可通过旁路途径激活补体。

三、亲细胞性

体内多种细胞具有 Ig 的 Fc 受体。不同类的 Ig 其 Fc 段可与不同细胞的相应 FcR 结合，产生不同的生物效应。

1. 调理作用

结合有抗原的 IgG 的 Fc 段与巨噬细胞、中性粒细胞等细胞表面的相应的 IgG FcR 结合，通过抗体的“桥联”使抗原固定于这些吞噬细胞表面，减少了与吞噬细胞间的静电斥力，使其易被吞入。这种 Ig Fc 段与 FcR 结合可促使吞噬细胞活化，增强其吞噬能力的功能称为抗体的调理作用。

2. 抗体依赖的细胞介导的细胞毒作用

当 IgG 与带有相应抗原的靶细胞结合后，其 Fc 段可与具有杀伤活性的细胞如 NK 细胞表面的 FcγR 结合，促使杀伤细胞释放蛋白水解酶、细胞毒颗粒等物质以破坏靶细胞，发挥抗体依赖的细胞介导的细胞毒作用（antibody - dependent cell - mediated cytotoxicity，ADCC），导致靶细胞的溶解。抗体与靶细胞的结合是特异性的，而表达相应 FcR 的细胞其杀伤作用是非特异性的。

3. 介导 I 型超敏反应

IgE 可通过其 Fc 段与肥大细胞或嗜碱性粒细胞的 FcγR 结合，使之致敏，当变应原再次进入机体时，可立即与上述细胞表面的 IgE 结合，促使这些细胞合成和释放生物活性介质，诱发 I 型超敏反应。

四、通过胎盘和黏膜

人类胎盘母体一侧的滋养层细胞表达一种 IgG 输送蛋白，称为新生 Fc 段受体（FcRn），IgG 能借助其 Fc 段与 FcRn 结合，从而转移到滋养层细胞内，主动穿过胎盘进入胎儿血循环，形成婴儿的自然被动免疫，对新生儿抗感染具有重要意义。

此外，SIgA 可经黏膜上皮细胞进入消化道或呼吸道发挥局部免疫作用。

五、免疫调节功能

抗体对体液免疫有正、负调节作用。另外，抗体可通过独特型的免疫网络参与免疫调节。

第四节　各类免疫球蛋白的特性与功能

五类 Ig 虽然都有特异性结合抗原的共性，但它们的分子结构与功能均有所不同，各具不同的特点。

一、IgG

IgG 以单体分子形式存在，根据其 γ 链的抗原性，IgG 可分为 4 个亚类，即 IgG1、IgG2、IgG3、IgG4。它合成速度快、分解慢、半衰期长（约 16 ~ 24 天），在血清和胞外液中含量最高，约占血清 Ig 总量的 75%，是再次免疫应答产生的主要抗体。另外，IgG 能激活补体、发挥调理吞噬和 ADCC 效应，所以具有抗菌、抗病毒、中和毒素及免疫调节作用。IgG 一般于出生后 3 月开始合成，3 ~ 5 岁达成人水平。IgG 是惟一能主动穿过胎盘的 Ig，对防止新生儿感染具有重要的自然被动免疫作用。此外，有些自身抗体如抗甲状腺球蛋白抗体也属于 IgG，也是造成免疫损伤的重要因素。

二、IgM

血清中的 IgM 以五聚体形式存在，由 J 链将五个单体 IgM 聚合而成的巨球蛋白，是分子量最大的免疫球蛋白，故不易透出血管，主要分布在血流内，占血清总 Ig 的5% ~ 10%。由于 IgM 的五聚体形式具有强大的激活补体、免疫调理和凝集作用（较 IgG 高 500 ~ 1000 倍），对防止菌血症、败血症的发生具有重要作用，但其中和毒素和中和病毒的作用低于 IgG。

在个体发育过程中，IgM 的合成最早（胚胎晚期开始合成），若新生儿脐血中的 IgM 升高，提示有宫内感染；同时 IgM 也是初次免疫应答早期阶段产生的主要免疫球蛋白，是感染或疫苗接种后最早出现的抗体，所以检测 IgM 水平可作为传染病的早期诊断。

人体天然血型抗体为 IgM，是造成血型不符输血反应的重要因素。IgM 也参与某些自身免疫病及超敏反应的病理过程。

B 淋巴细胞膜表面存在的单体 IgM，称为膜表面免疫球蛋白 M（membrane immunoglobulin M，mIgM），作为 B 细胞抗原受体的主要成分而引发体液免疫应答。

三、IgA

IgA 分为血清型和分泌型。血清型 IgA 约占血清总 Ig 的 10% ~20%，为单体，功能区分布与 IgG 十分相似，也可以结合抗原，但免疫作用较弱。另外，IgA 不能像 IgG 那样激活补体的经典途径而发挥许多生物学效应，IgA 能通过替代途径激活补体在感染早期发挥积极作用。同时血清型 IgA 能以无炎症形式清除大量抗原，对维持机体内环境稳定发挥着非常有益的作用。

SIgA 广泛存在于乳汁（初乳中含量较高）、唾液及呼吸道黏膜、胃肠道及泌尿生殖道分泌液中。SIgA 为双体结构，分子结构内有 J 链及分泌片。SP 由黏膜上皮细胞合成，其本质是黏膜上皮细胞的多聚 Ig 受体，当 IgA 双体从浆细胞分泌后，即与黏膜上皮细胞基底膜的 SP 结合，被细胞吞饮并转运至黏膜上皮细胞的游离面，在酶作用下形成带

SP 的 SIgA。SP 可以保护 SIgA 免受蛋白酶的降解作用。SIgA 对机体的局部免疫，如皮肤和黏膜表面的 SIgA 可与入侵的微生物结合，中和病毒及毒素、抑制病毒复制等，发挥局部免疫屏障作用。IgA 虽不能通过胎盘，但婴儿可从初乳中获得高浓度的 SIgA。SIgA 于出生后 4 ~6 个月开始合成，至青少年时期达成人水平。SIgA 合成功能低下的幼儿容易患呼吸道或消化道感染；老年性支气管炎也可能与局部 SIgA 合成功能降低有关。

四、IgE

IgE 是正常人血清中含量最少的，一般约 0.01 ~ 0.9mg/L，约占 Ig 总量的 0.002%，其半衰期短，代谢率高。IgE 主要由呼吸道和消化道等黏膜固有层的浆细胞产生，这些部位正好是过敏原的侵入门户与Ⅰ型超敏反应的好发部位。

IgE 对肥大细胞及嗜碱性粒细胞具有高度亲和性。IgE 的 Fc 受体有两种：高亲和力受体（FcεⅠ），主要分布在肥大细胞与嗜碱性粒细胞膜上，与Ⅰ型超敏反应的发生有关；低亲和力受体（FcεⅡ），主要分布在巨噬细胞、B 细胞、嗜碱性粒细胞等，与促进吞噬、调节 IgE 产生及抗寄生虫感染等功能相关。

五、IgD

IgD 的血清含量较低，约占总 Ig 的 1%。目前对血清 IgD 的功能尚不清楚。mIgD 是 B 细胞表面的重要标志。正常情况下，B 细胞在由干细胞分化过程中，mIgM 出现最早，后出现 mIgD。但若仅出现 mIgM，则 B 细胞极易形成耐受；如 mIgD 一旦出现则意味着该 B 细胞将继续分化、成熟为产生 IgG 或 IgA 等抗体的 B 细胞。故认为 IgM 是耐受性受体，而 IgD 为激活受体。

第五节　人工抗体的制备

抗体可广泛应用于临床疾病的诊断、预防、治疗以及生命科学的各种研究中，故目前对抗体的需求越来越大。根据抗体制备的原理和方法不同可分为多克隆抗体、单克隆抗体和基因工程抗体。

一、多克隆技术

天然抗原通常具有多种不同抗原特异性的表位，所以当用天然抗原免疫宿主机体后，会使多个 B 细胞克隆被激活，产生多种针对不同抗原表位的特异性抗体，这种由多个 B 细胞克隆所产生的多种抗体的混合物即多克隆抗体（polyclonal antibody，pAb），也称第一代人工抗体。作为生物制剂的多克隆抗体主要来源于动物（如小鼠、大鼠、兔、羊、马等）免疫血清、恢复期病人血清或者免疫接种人群血清。此类抗体用于分析抗原时常发生交叉反应。其特点是来源广泛、易于制备。但由于是针对多重不同抗原表位的抗体混合物，而非针对某一特定表位，故也具有了特异性不高、易发生交叉反应、不易大量制备的缺点，因而使其应用受限。

二、单克隆抗体

由一个始祖细胞分化、增殖所产生的遗传性状完全相同的细胞群称为克隆。由一个克隆细胞产生、只作用于某一特定抗原表位的高度均一、高度特异的抗体称为单克隆抗体（monoclonal antibody，mAb）。

1975 年 Kohler 和 Milstein 利用杂交瘤技术制备了 mAb，该技术大大推动了抗体的研究。其原理是以免疫小鼠的脾细胞与同系小鼠骨髓瘤细胞融合，形成杂交瘤细胞，该细胞既具有脾细胞产生特异性抗体的功能，又具有肿瘤细胞可长期在体外传代培养的特点，因而可无限地制备纯度高、特异性强、效价高、无交叉反应的单克隆抗体，并且易于大量制备。由杂交瘤技术制备的 mAb 又称第二代人工抗体。现已广泛用于医学生物学的各个领域。由于目前 mAb 多为鼠源性的，对人而言仍为异种抗原，在一定程度上限制了其临床应用。

三、基因工程抗体

由基因重组技术制备的抗体称为基因工程抗体，也称重组抗体，为第三代人工抗体。其借助 DNA 重组和蛋白质工程技术，在基因水平上对抗体分子进行重组，从而获得特定抗体。目前已成功构建的基因工程抗体如人 - 鼠嵌合抗体、人源化抗体、单链抗体等保留了天然抗体的特异性和主要生物学活性，去除或减少了无关结构，因此比天然抗体具有更广泛的应用前景。

小结　抗体是 B 淋巴细胞在识别抗原后活化、增殖分化为浆细胞后所合成分泌的一种与相应抗原发生特异性结合的球蛋白。具有抗体活性或化学结构与抗体相似的球蛋白统称为免疫球蛋白。Ig 的基本结构是由四条对称的多肽链，通过链间二硫键相连构成“Y”形的单体结构。根据氨基酸组成及序列变化程度，可将 Ig 分为可变区和恒定区和铰链区，V 区中的 HVR 是抗体特异性结合抗原表位的关键位点；通过 V 区与抗原的结合，其 C 区可发挥多种生物学效应；而铰链区具有可伸展性及易被水解的特点，可被不同的蛋白酶水解成不同的片段。此外，某些类别的 Ig 还具有 J 链和分泌片等辅助成分。

Ig 可根据其异质性分为 5 类和 2 型，并具有多种亚类和亚型。各类 Ig 结构和功能都有所不同。IgG 在血清中含量最高，是再次免疫产生的主要抗体，并且能激活补体、发挥调理吞噬和 ADCC 效应及免疫调节等多种作用，另外，IgG 是惟一能主动穿过胎盘的抗体。IgM 在血清中以五聚体形式存在，是分子量最大的免疫球蛋白，具有强大的激活补体、免疫调理和凝集作用；在个体发育和初次免疫应答过程中，IgM 都是最先产生的免疫球蛋白；人体天然血型抗体为 IgM。SIgA 广泛存在于体液中，发挥局部免疫屏障作用。IgE 在正常人血清中含量极低，主要介导 I 型超敏反应，并参与抗寄生虫感染。mIgD 是 B 细胞成熟的标志。

人工制备抗体是大量获得抗体的有效途径，目前人工制备的抗体主要有多克隆抗体、单克隆抗体及基因工程抗体。

思考题

1. 简述免疫球蛋白的基本结构及功能。
2. 简述各类免疫球蛋白的生物学特性。
3. 用木瓜蛋白酶和胃蛋白酶水解免疫球蛋白，可得到什么片段？这些片段具有何种功能？

（饶朗毓）

第五章

补体系统

第一节　补体概述

补体系统（complement system，C）包括30余种组分，广泛存在于血清、组织液和细胞膜表面，是一个具有精密调控机制的蛋白质反应系统。血浆中补体成分具有酶原的。多种成分可循三条既独立又交叉的途径，通过启动一系列级联酶解反应而激活补体，所形成的活化产物具有溶解细胞，介导炎症、调理吞噬、调节免疫应答和清除免疫复合物等生物学功能。补体缺陷、功能障碍或过度活化与多种疾病的发生和发展过程密切相关。

一、补体系统的组成

根据补体系统各成分的生物学功能，可将其分为三类：

1. 补体系统的固有成分

参与级联反应的补体成分包括：①经典途径的C1q、C1r、C1s、C2、C4；②甘露聚糖结合凝集素（mannan - binding lectin，MBL）激活途径的MBL和MBL相关丝氨酸蛋白酶（MBL associated serine protease，MASP）。③旁路激活途径的B因子、D因子和P因子；④参与共同末端通路的C3、C5、C6、C7、C8、C9。

2. 补体调节蛋白

指存在于血浆和细胞膜上，通过调节补体激活途径中关键酶而控制补体活化强度和范围的蛋白分子，包括C1抑制物、P因子、I因子、H因子、促衰变因子、膜辅助蛋白、同种限制因子等。

3. 补体受体（complement receptor，CR）

补体受体可与相应的补体活性片段或调节蛋白结合，介导多种生物学效应。包括CR1～CR5、C3aR、C2aR、C4aR、C5aR等。

二、补体的命名

补体经典激活途径和终末成分按照其发现先后，依次命名为C1、C2、C3～C9。补体旁路成分分别称为B因子、D因子、H因子、I因子、P因子。补体活化后的裂解片段，以该成分后附加小写字母表示，如C3a和C3b、C5a和C5b等。具有酶活性的成分或复合物在其符号上加一横线表示，如C$\overline{4b2b}$。灭活的补体片段则在其符号前加英文字母i表示，如iC3b。

三、补体成分的理化性质

体内多种组织细胞均能合成补体成分，其中肝细胞和巨噬细胞是产生补体的主要细胞。补体各成分的化学组成均为球蛋白，多数为β球蛋白，少数为α或γ球蛋白。血清中的补体含量相对稳定，约为4mg/ml，约占血清总球蛋白的10%。其中C3含量最高，约1.3mg/ml，D因子含量最低，约2μg/ml。人类胚胎发育早期即可合成补体各成分，出生后3～6个月达到成人水平。正常生理状况下，多数补体成分以非活化形式存在。补体成分性质极不稳定，56℃加热30分钟即可灭活，在室温下也会很快被灭活，故补体应保存在－20℃以下，冷冻干燥后能较长时间保存。许多理化因素如机械震荡、紫外线照射、强酸强碱、乙醇及蛋白酶等均可使补体灭活。

第二节 补体激活

补体固有成分以非活化形式存在于体液中，其通过级联酶促反应而被激活，产生具有生物学活性的产物。已发现三条补体激活途径，即经典途径、旁路途径和MBL途径。它们有共同的终末反应过程。

一、补体激活的经典途径

经典途径是以抗原－抗体复合物为主要激活物质、由C1启动激活的途径（图5－1）。它是抗体介导体液免疫应答的主要效应方式。

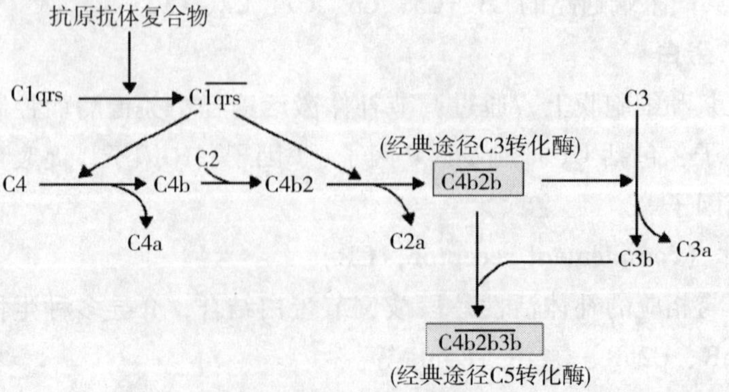

图5－1 补体经典激活途径示意图

（一）激活物与激活条件

经典途径的主要激活物是与抗原结合的 IgG、IgM 分子。游离的抗体不能激活补体，只有当抗体与抗原或细胞表面结合后，Ig 的 Fc 段发生构象改变，C1q 才能与 Fc 段的补体结合点接近并结合（图 5-2），从而触发激活过程。因此，触发 C1 活化的条件为：①C1 只能与 IgM 的 CH3 区或某些 IgG 亚类（IgG1、IgG2、IgG3）的 CH2 区结合才能活化；②每一个 C1q 分子须同时与两个以上 Ig 的 Fc 段结合。由于 IgG 分子为单体，与抗原结合时需要两个相邻的 IgG 分子共同与 C1q 桥联，才能使 C1 活化；而 IgM 为五聚体，至少可同时提供 5 个 Fc 段的补体结合位点，故一个 IgM 分子与抗原结合即可有效启动经典途径。

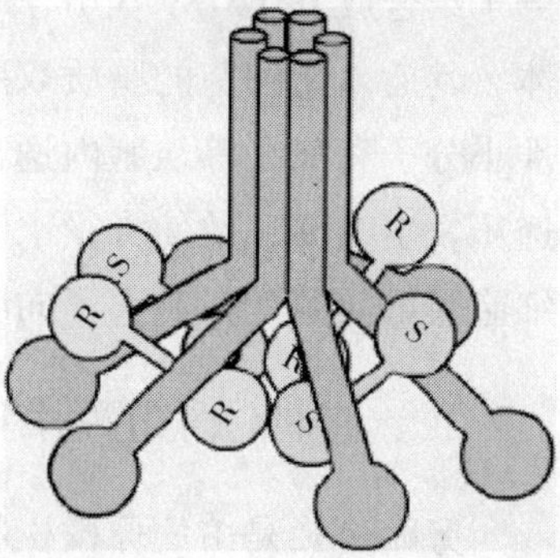

图 5-2　C1 结构示意图

（二）活化过程

经典途径激活过程分为三个阶段，即识别阶段、活化阶段和膜攻击阶段。

1. 识别阶段

即 C1 识别 IC 而活化形成 C1 酯酶的阶段。C1 是由 1 个 C1q 分子、2 个 C1r 分子和 2 个 C1s 分子构成的大分子复合物。C1q 起识别作用；C1r 和 C1s 发挥催化作用。C1q 分子头部由 6 个相同的花蕾状亚单位组成，其羧基端为球形结构，呈辐射状排列，是 C1q 与 Ig Fc 段结合的部位。IgG1 ~3 和 IgM 与抗原结合，可导致抗体分子的构型改变，使 Fc 段上的补体结合部位暴露出来；C1q 分子识别并与之结合后，使 C1r 活化成为具有酶活性的 C1r，进而激活 C1s，形成具有丝氨酸蛋白酶活性的 C1 复合物，即 C1 酯酶。

2. 活化阶段

即 C3 转化酶和 C5 转化酶形成阶段。在 Mg^{2+} 存在的条件下，C1 酯酶可裂解 C4，产生 C4a 和 C4b 两个片段。C4a 游离于液相；未能与膜结合的 C4b 在液相中很快被灭活，结合于邻近细胞表面或 IC 的 C4b 则较为稳定。C2 对固相 C4b 有较高亲和力，能与之结合，继而被 C1 酯酶裂解为 C2a 和 C2b。C2a 游离于液相；C2b 则与固相 C4b 结合，形成稳定的 C$\overline{4b2b}$复合物，即 C3 转化酶。在 C3 转化酶作用下，C3 被裂解为两个片段：C3a 游离于液相；C3b 与细胞膜表面的 C$\overline{4b2b}$结合，形成 C$\overline{4b2b3b}$复合物，即 C5 转化酶。

3. 膜攻击阶段

即补体活化的末端效应阶段。此阶段形成膜攻击复合体（membrane attack complex，MAC），导致靶细胞溶解。C5 转化酶可裂解 C5，这是补体级联反应中最后一个酶促步骤。此后的过程只涉及完整蛋白成分的结合与聚合。C5 与 C5 转化酶中的 C3b 结合，并被裂解成 C5a 和 C5b。C5a 游离于液相；C5b 仍结合在细胞表面，可依次与 C6、C7、C8 结合形成 C5b678 复合物，该复合物插入靶细胞膜脂质双层中，可与 12～15 个 C9 分子结合成 C5b6789 大分子攻膜复合体（MAC）。电镜下可见，MAC 为中空的 C9 聚合体，其插入靶细胞的脂质双层膜，形成一个内径为 11nm 的跨膜通道。该孔道允许可溶性小分子和离子等从胞内逸出，而蛋白质类的大分子则难以从胞内逸出，导致胞内渗透压发生改变，致使大量水分子内流，最终导致细胞肿胀并破裂。此外，MAC 嵌入靶细胞膜可使致死量钙离子向胞内被动弥散，导致不依赖渗透作用的细胞死亡。

二、补体激活的旁路途径

旁路途径是由病原微生物等提供接触表面，从 C3 活化开始，有 B 因子、D 因子参与的激活过程（图 5－3）。

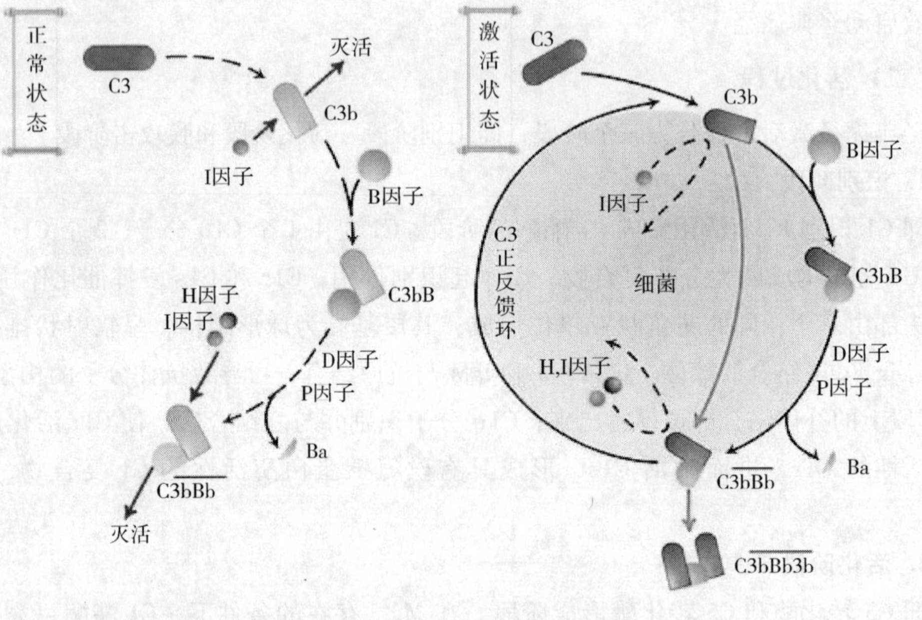

图 5－3 补体旁路激活途径示意图

（一）激活物与激活条件

某些细菌、革兰阴性菌的内毒素、酵母多糖、葡聚糖、凝聚 IgA 和 IgG4 等为旁路途径的主要“激活物”。这些“激活物”为补体旁路途径的激活提供了保护性微环境和接触表面。这种激活方式不依赖于特异性抗体的形成，从而可在感染早期为机体提供有效的防御机制。

（二）激活过程

1. 生理情况下的准备阶段

在生理条件下，血清中 C3 可受蛋白酶等作用，缓慢而持久的自发降解，产生低水平的C3b。在Mg^{2+}离子存在下，C3b可与B因子结合形成C3bB复合体，血清中活性的D因子可将结合状态的B因子裂解为Ba和Bb。Ba释放入液相；Bb仍黏附于C3b，形成$C\overline{3bBb}$，即C3转化酶。$C\overline{3bBb}$极不稳定，可被迅速降解。血清中P因子可与$C\overline{3bBb}$结合成$C\overline{3bBbP}$，使之稳定。体液中存在的H因子可置换$C\overline{3bBb}$中Bb，使C3b与Bb解离，游离的C3b立即被I因子灭活。因此，在生理情况下，I因子和H因子调控着液相中$C\overline{3bBb}$产量，使之保持在很低水平，避免C3大量裂解及后续补体成分的激活。这种C3的低速裂解和低浓度$C\overline{3bBb}$的形成，对补体的激活具有重要意义。

2. 激活阶段

激活物质存在，可为C3b或$C\overline{3bBb}$提供不易被I因子、H因子灭活的保护性微环境，使旁路途径从缓慢进行的准备阶段过渡至激活阶段。结合于激活物表面的C3bBb或C3bBbP，即固相C3转化酶，可使C3大量裂解，产生更多C3b。C3b与C3bBb结合为C3bBb3b（或C3bnBb），即C5转化酶。C5转化酶一旦形成即进入末端效应阶段，其后续激活过程及效应与经典途径完全相同，最终形成MAC，导致靶细胞溶解。

3. 反馈性放大机制

激活过程中产生的大量C3b还可再与B因子结合，形成更多C3转化酶，从而构成旁路途径的反馈性放大机制。

三、MBL激活途径

MBL途径是由MBL直接识别多种病原微生物表面的N－氨基半乳糖或甘露糖，进而依次活化丝氨酸蛋白酶、C4、C2、C3，其激活过程与经典途径基本类似（图5－4）。

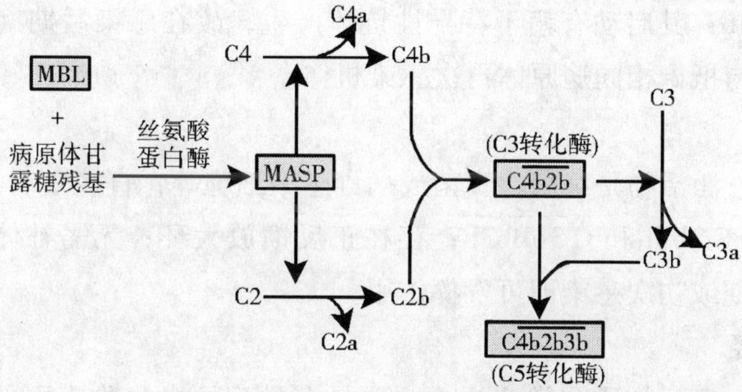

图5－4 补体MBL激活途径示意图

MBL. 甘露聚糖结合凝集素；MASP. MBL相关的丝氨酸蛋白酶

MBL属于凝集素家族，结构与C1q类似，可与甘露糖残基结合。正常血清中MBL水平极低，在急性期反应时其水平明显升高。MBL首先与细菌的甘露糖残基结合，然后与丝氨酸蛋白酶结合，形成MASP；MASP能以类似C1s的方式裂解C4和C2，形成C3转化酶（$C\overline{4b2b}$），其后的反应过程与经典途径相同。此激活途径也不依赖特异性抗体产生。此外，C反应蛋白亦可与C1q结合并使之激活，然后依次激活补体其他成分。

四、三条补体激活途径的特点及比较

补体的三条激活途径既有共同之处，又有各自特点。旁路途径和 MBL 途径在初次感染或感染早期发挥作用，对机体自身稳定和防御原发性感染有着重要意义；经典途径则通常在疾病恢复或持续过程中发挥作用（表 5－1）。

表 5－1　补体三条激活途径的比较

比较项目	经典激活途径	替代激活途径	MBL 途径
激活物质	抗原抗体（IgM、IgG1、IgG2、IgG3）复合物	肽聚糖、酵母多糖、脂多糖、凝聚的 IgA、IgG4	MBL 相关的丝氨酸蛋白酶（MASP）
起始分子	C1q	C3	C2、C4
参与的补体成分	C1、C4、C2、C3、C5－C9	C3、C5－C9、B 因子、D 因子	C2－C9、MASP
所需离子	Ca^{2+}、Mg^{2+}	Mg^{2+}	Ca^{2+}
C3 转化酶	$C\overline{4b2b}$	$C\overline{3bBb}$	$C\overline{4b2b}$
C5 转化酶	$C\overline{4b2b3b}$	$C\overline{3bnBb}$	$C\overline{4b2b3b}$
生物学作用	参与特异性免疫的效应阶段，感染后期发挥作用	参与非特异性免疫的效应阶段，感染早期发挥作用	参与非特异性免疫的效应阶段，感染早期发挥作用

1. 经典途径

主要特点为：激活物主要是由 IgG 或 IgM 结合膜型抗原或游离抗原所形成的免疫复合物，C1q 识别抗原抗体复合物是该途径的起始步骤；C3 转化酶和 C5 转化酶分别是 $C\overline{4b2b}$ 和 $C\overline{4b2b3b}$；其启动有赖于特异性抗体产生，故在感染后期（或恢复期）才能发挥作用，或参与抵御相同病原体再次感染机体。

2. 旁路途径

主要特点为：激活物是细菌、真菌或病毒感染细胞等，直接激活 C3；C3 转化酶和 C5 转化酶分别是 $C\overline{3bBb}$ 和 $C\overline{3bBb3b}$；存在正反馈放大环；无需补体存在即可激活补体，故在感染早期或初次感染即可发挥作用。

3. MBL 途径

主要特点为：激活物质非常广泛，主要是多种病原微生物表面的 *N*－氨基半乳糖或甘露糖，由 MBL 识别；除识别机制有别于经典途径外，后续过程基本相同；对经典途径和旁路途径具有交叉促进作用；无需抗体参与即可激活补体，可在感染早期或对未免疫个体发挥抗感染效应。

在进化和机体抗感染作用过程中，最先出现或发挥作用的是不依赖抗体的旁路途径和 MBL 途径，最后才是依赖抗体的经典途径。

第三节　补体激活的调控

补体系统的激活在体内受一系列调节机制的严格控制，使之反应适度，以防止补体成分过度消耗和对自身组织产生损伤。

一、自身衰变的调节

在补体激活过程中产生的大量生物活性物质极不稳定，易发生自行衰变，成为补体激活过程中的自控机制。例如：C2b、C4b 自行衰变，从而影响 C4b2b 形成。

二、体液（液相）中补体调节成分的作用

1. C1 抑制物

其能与活化的 C1q 结合，使之失去酯酶活性，不能裂解 C4 和 C2，故不再形成 C3 转化酶，从而阻断后续补体成分的活化。遗传性 C1 抑制物缺陷症患者，其 C2 裂解增多，具有激肽样效应的 C2a 产生增多，可使血管通透性增加，引起遗传性神经血管性水肿。

2. C4 结合蛋白

其能与 C4 结合，辅助 I 因子裂解液相中 C4b，从而竞争性抑制 C2 与 C4b 结合，阻止经典途径 C3 转化酶形成。C4bp 还可从 C4b2b 中解离并置换 C2b，从而加速经典途径 C3 转化酶衰变失活。

3. H 因子

其能与 C3b 结合，辅助 I 因子裂解液相中 C3b，竞争性抑制 B 因子与 C3b 结合，阻止旁路途径 C3 转化酶形成。H 因子还可从 C$\overline{3bBb}$中解离并置换 Bb，促进旁路途径 C3 转化酶衰变失活。

4. I 因子

其具有丝氨酸蛋白酶活性，在 C4bp、H 因子和膜辅助因子等调节成分协同下，能使 C4b 和 C3b 裂解失活，从而抑制经典和旁路途径 C3 转化酶的形成。I 因子缺陷可使患者反复发生细菌性感染。

5. S 蛋白

其又称为攻膜复合物抑制因子，能干扰 C5b67 复合物与细胞膜结合，从而阻止膜攻击复合物（C5b6789）形成，保护细胞不受损伤。

6. 过敏毒素灭活因子

即血清羧肽酶 B，可通过去除 C3a、C4a 和 C5a 分子羧基末端的精氨酸残基而使之失活。

三、膜结合性调节分子的调节

1. 膜辅助蛋白

其为单链穿膜糖蛋白，广泛分布于血细胞和其他细胞表面，能与结合于这些细胞表面的 C4b/C3b 作用，协助 I 因子将自身组织细胞表面结合的 C4b/C3b 失活，从而保护正常自身组织细胞免遭补体激活介导的损伤。

2. 促衰变因子

其为单链穿膜蛋白，与膜辅因子蛋白的分布相同。该因子主要生物学作用为：①竞争性抑制 B 因子与 C3b 结合，阻止旁路途径 C3 转化酶形成；②能从 $C\overline{4b2b}$和 $C\overline{3bBb}$复合物中快速解离 C2b 和 Bb，使瞬间形成的 C3 转化酶立即自发衰变，保护正常组织细胞不致因补体激活而被溶解破坏。

3. 同种限制因子

其又称 C8 结合蛋白（C8bp），广泛分布于正常人各种血细胞表面，能与 C8 结合，可抑制 C9 分子与 C8 结合、聚合，阻止膜攻击复合物形成，以保证补体激活时周围正常自身组织细胞不被溶解破坏。由于 C8bp 与 C8 的结合有严格种属限制性，因此称其为同种限制因子。

第四节　补体系统的生物学意义

一、补体的生物功能

补体系统激活过程中可产生多种活性物质（主要是裂解产物），补体系统的生物学功能主要有赖于这些物质。

1. 溶菌和溶细胞作用

补体系统被激活后形成膜攻击单位，插于靶细胞膜上，使细胞膜表面形成许多小孔，最终导致靶细胞溶解，这是机体抵抗微生物感染的重要防御机制。补体经典激活途径和旁路激活途径均可介导溶菌作用。在经典途径中，特异性抗体与细菌表面相应抗原结合，所形成的复合物激活补体，最终使细菌发生溶解破坏。在旁路途径中，革兰阴性菌胞壁的脂多糖即是激活物质，可直接启动补体激活，导致细菌溶解。在感染早期特异性抗体产生之前，替代途径和 MBL 途径即可发挥快速溶菌作用，故对机体抗微生物感染具有重要保护作用。

除溶菌作用外，补体还能溶解多种靶细胞，如红细胞、粒细胞、血小板、病毒感染的靶细胞和肿瘤细胞等。

2. 调理作用

血清中调理素（如抗体和补体）与细菌或其他颗粒性抗原物质结合，可促进吞噬细胞的吞噬作用，称为调理作用。补体激活过程中产生的C3b、C4b等通过氨基端可与靶细胞结合，通过羧基端可与带有C3b受体的吞噬细胞结合，从而作为靶细胞（或免疫复合物）和吞噬细胞间的连接成分，促进了吞噬作用。因此，在病原微生物细胞表面发生的补体激活，有助于促进微生物与吞噬细胞黏附，并被吞噬杀伤。这种依赖C3b的吞噬作用是机体抵抗全身性细菌感染或真菌感染的主要防御机制。

3. 清除免疫复合物

体内形成中等大小循环IC并发生沉积，可激活补体，从而造成周围组织损伤。补体成份的存在有助于减少IC产生，并使已形成的免疫复合物解离或溶解，从而发挥自我稳定作用，避免IC过度生成和沉积所致的组织损伤。其机制为：①补体与Ig结合，在空间上干扰Fc之间的相互作用，从而抑制新的IC形成，或使已经形成的IC发生解离；②循环IC可激活补体，IC借助C3b与表达CR的红细胞结合，并通过血流运送到肝脏而被清除。由于表达CR的红细胞数量多，其表面受体丰富，故成为清除IC的主要参与者。

4. 引起炎症反应

补体激活过程中可产生多种具有炎症介质作用的活性片段，如C3a、C4a和C5a等。

（1）激肽样作用　C2a具有激肽样作用，能增强血管通透性，引起炎症性充血，故称其为补体激肽。遗传性血管神经性水肿症即由于C1抑制物先天缺乏、血中C2a增高所致。

（2）过敏毒素样作用　C3a、C4a、C5a均具有过敏毒素作用，它们可与肥大细胞或嗜碱性粒细胞表面C3aR和C5aR结合，触发细胞脱颗粒，释放组胺和其他血管活性介质，引起毛细血管扩张、血管通透性增加、平滑肌痉挛等。

（3）趋化作用　C3a、C5a有趋化作用，故又称为趋化因子。它们能吸引中性粒细胞和单核－巨噬细胞等向炎症部位聚集，发挥吞噬作用，增强炎症反应。

5. 免疫调节作用

补体成分可与多种免疫细胞相互作用，调节细胞的增殖和分化。例如，C3b与B细胞表面CR结合，可促进B细胞增殖分化为浆细胞。

二、补体的病理生理学意义

1. 机体抗感染防御的主要机制

在抗感染防御机制中，补体是固有免疫和适应性免疫间的桥梁。在生物进化过程中，补体作为相对独立的固有免疫防御机制，其出现远早于适应性免疫。种系发生研究证实，低等脊椎动物体内可检出补体活性，且三条补体激活途径各具特点：①旁路途径是最早出现的C3活化途径；②MBL途径将原始的、凝集素介导的防御功能与补体相联系，进一步显示补体作为固有免疫防御机制的重要性；③补体经典途径在种系发生上出现最晚，它将非特异的补体与适应性免疫相联系，成为体液免疫应答的重要机制。

2. 参与适应性免疫应答

补体活化产物、补体受体及补体调节蛋白可通过不同机制参与适应性免疫应答。例如：①滤泡树突状细胞（FDC）表面的 CR1 和 CR2 可将免疫复合物固定于生发中心，从而诱导和维持记忆性 B 细胞；②与抗原结合的 C3d 可介导 BCR 与 CR2/CD19/CD81 复合物交联，促进 B 细胞活化；③感染灶的过敏毒素可招募炎症细胞，促进抗原的清除。

3. 补体系统与血液中其他级联反应系统的相互作用

补体系统与体内凝血系统、纤溶系统和激肽系统存在密切关系：①四个系统的活化均依赖多种成分级联的蛋白酶裂解作用，且均借助丝氨酸蛋白酶结构发挥效应；②一个系统的活化成分可对另一系统发挥效应，如 C1INH 不仅调节 C1r 和 C1s，也可抑制激肽释放酶、血浆纤溶酶、凝血因子Ⅻ和Ⅺ。某些疾病状态下，四个系统的伴行活化具有重要的病理生理意义。

第五节　补体与疾病的关系

补体遗传缺陷、功能障碍或过度活化，均可参与某些疾病的病理过程。

一、遗传性补体缺损相关的疾病

几乎所有的补体成分均可能发生遗传性缺损，其多为常染色体隐性遗传，少数为常染色体显性遗传，个别成分为 X 性联隐性遗传。遗传性补体缺陷所致疾病约占原发性免疫缺陷病的 2%，其中以参与经典途径补体组分的缺陷较常见。

由于补体系统不能有效的激活，导致患者对病原体易感，同时由于体内免疫复合物清除障碍而易罹患相关的自身免疫病。

二、补体与感染性疾病

某些情况下，病原体可借助补体受体侵入细胞。其机制为：病原体与 C3b、iC3b 等补体片段结合后，通过 CR1、CR2 进入细胞，使感染播散；某些微生物可以补体受体或补体调节蛋白作为其受体入侵细胞。如 EB 病毒以 CR2 为受体，麻疹病毒以膜辅助蛋白为受体等。此外，微生物感染细胞后，可产生类似于 CD59、膜辅助蛋白样的补体调节蛋白，从而有效抑制补体的活化及溶解效应。

三、补体与炎症性疾病

创伤、器官移植、感染等均可激活补体系统，所产生的炎性因子可激活单核细胞、内皮细胞和血小板，使之释放炎症介质和细胞因子而参与炎症反应。另一方面，补体系统通过与凝血系统、激肽系统和纤溶系统间的相互作用，并与 TNF－α、PAF 等彼此协调制约，在体内形成极为复杂的炎性介质网络，扩大并加剧炎症反应，从而参与多种感染和非感染性炎症疾病的病理生理过程。因此，适当的抑制补体功能可能成为疾病治疗的有效途径。

四、补体与异种器官移植

已发现，人体内存在针对猪细胞表面某种组分的天然抗体，异种移植术后，该天然抗体可与猪器官血管内皮细胞结合，通过活化补体而造成内皮细胞损伤，引起超急性排斥反应。鉴于补体膜调节蛋白具有同源限制性、借助基因技术使供体动物组织表达人的膜型调节蛋白，成为阻断猪－人异种器官移植引起的超急性排斥反应的研究热点。

小结 补体系统是由血清补体固有成分、可溶性及膜表面调节蛋白和补体受体等30余种蛋白质分子共同组成的生化级联反应体系。激活后发挥一系列生物学效应。激活途径有3条：①Ag、Ab（IgM、IgG_1、IgG_2、IgG_3）介导的经典途径；②起始于C3的替代途径；③MBL（凝集素）途径。其关键步骤是C3转化酶（$C\overline{4b2b}/C\overline{3bBb}$）及C3b正反馈环路的形成。C5转化酶（$C\overline{4b2b3b}/C\overline{3bnBb}$）裂解C5为C5a和C5b是最后一个酶促反应。$C\overline{5b6789}$是攻膜单位（MAC），造成靶细胞的渗漏、溶解。

补体系统激活的调控是通过自身衰变及调节蛋白而实现的。其机制是灭活黏附于细胞表面的C3b、限制C3转化酶或阻止MAC形成。

补体系统激活后可发挥溶菌、溶细胞作用，调理作用，免疫黏附作用和清除免疫复合物等多种生物学效应。C3a、C5a、C4a能够刺激肥大细胞脱颗粒，引起炎症反应。

针对补体激活，体内存在极为复杂和严密的调节机制，以维持内环境稳定。补体成分或其调节蛋白缺陷，可引起补体功能紊乱，从而导致某些免疫病理过程的发生和发展。

思考题

1. 补体系统的生物学功能有哪些？
2. 列表比较三条激活途径的异同及生物学作用。

（裴 华）

第六章

主要组织相容性复合体及其编码分子

20 世纪中叶证实，不同近交系小鼠之间进行皮肤移植，移植物的排斥由多基因决定，其中定位在 17 号染色体上的基因有两个特点：一是在组织不相容引起的移植物排斥中起主要作用；二是结构上为基因复合体。由此，小鼠的此基因结构命名为主要组织相容性复合体（major histocompatibility complex），简称 MHC。

随后发现各种动物尤其是哺乳动物都有 MHC。人的 MHC 称为 HLA。按字面，HLA 指人类白细胞抗原（human leukocyte antigen），属基因产物。为避免混淆，现称人的 MHC 为 HLA 基因或 HLA 基因复合体；将其编码产物称为 HLA 分子或 HLA 抗原。

第一节　HLA 复合体及其产物

免疫学现代理论认为，MHC 分子的免疫生物学意义在于：一方面，MHC 分子直接参与 APC 对抗原的处理和加工；另一方面，在 TCR 特异性识别 APC 所提呈的抗原肽过程中，必须同时识别与抗原肽结合成复合物的 MHC 分子，才能够产生 T 细胞激活的信号。因此，MHC 编码产物的主要生物学功能是参与抗原提呈和 T 细胞激活，从而在免疫应答的启动和免疫调节中发挥重要作用。

MHC 编码的抗原系统在不同种属的哺乳动物中有不同的名称，但其组成、结构、分布和功能等相似。小鼠由于具有繁殖快、易于饲养等特点，成为 MHC 研究中最重要的动物模型，对人类 MHC 的认识，也多借鉴小鼠 MHC 即 H－2 的资料。人类主要组织相容性抗原分布在人体所有有核细胞表面。由于该抗原首先在白细胞表面被发现，并且白细胞是进行此类抗原研究的最适宜材料来源，故人类主要组织相容性抗原被称为人白细胞抗原（human leucocyte antigen，HLA）。其编码的基因群被称为 HLA 复合体，即人类的 MHC。HLA 复合体位于人第 6 号染色体短臂，占人基因组的 1/3000。

一、HLA 复合体的定位和结构

HLA 复合体的主要结构特征是具有多基因性（polygenic），即在同一个体中，HLA 复合体基因座位在数量和结构上具有多样性。诸多 HLA 基因座位按其产物的功能被分为三群，即经典 HLA 基因、免疫功能相关基因以及免疫无关基因。另外，习惯上还将 HLA 复合体分为 HLA Ⅰ、HLA Ⅱ 和 HLA Ⅲ类三个基因区（图 6－1）。

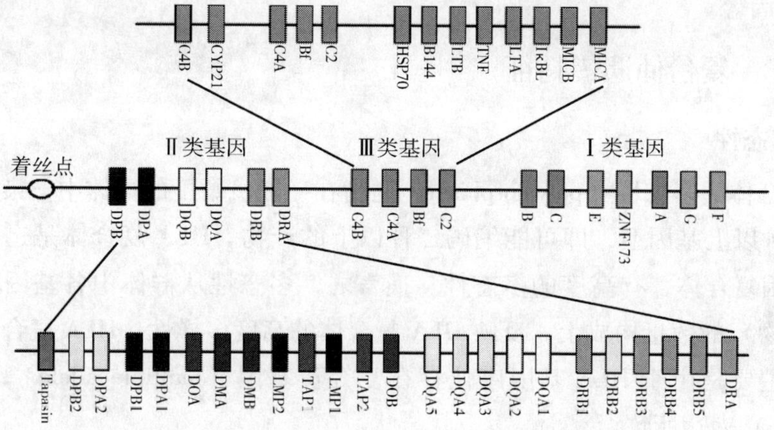

图 6－1 HLA 基因结构示意图

1. 经典 HLA 基因

所谓经典 HLA 基因是指其编码产物直接参与抗原提呈并决定个体组织相容性，本章除特别注明外，一般所指即为经典 HLA。

（1）经典 MHC Ⅰ类基因区 Ⅰ类基因区含数十个Ⅰ类基因座位，其中 HLA－A、B、C 为经典的 MHC Ⅰ类基因，又称为 HLA Ⅰa 基因。

（2）经典 HLA Ⅱ类基因区 Ⅱ类基因区也含数十个基因座位，其中 HLA－DR、DP 和 DQ 为经典的 HLA Ⅱ类基因。

2. 免疫功能相关基因

此类基因包括 4 类，其产物均参与免疫应答和非特异性免疫调节。

（1）血清补体成分编码基因 由编码（C2、C4a、C4b、B factor）4 种补体成分的基因座位组成，它们均位于 HLA Ⅲ类基因区。此类基因产物不参与抗原提呈，亦非膜结合分子。

（2）抗原加工提呈相关基因 包括位于 HLA Ⅱ类基因区的 3 组基因，如抗原肽加工相关转运体（transporter associated with antigen processing，TAP）基因，其编码产物参与内源性抗原肽向内质网腔的转运；低分子量多肽（low molecular weight polypeptide，LMP）基因，编码的产物存在于胞质溶胶中，参与对内源性抗原的酶解。

（3）非经典Ⅰ类基因 Ⅰ类基因区的 HLA－E、F、G、X 等被称为非经典 HLA Ⅰ类基因，或 HLA Ⅰb 基因。其功能尚未完全清楚。

（4）炎症相关基因 此类基因均位于 HLA Ⅲ类基因区内接近Ⅰ类基因区的一侧，包括肿瘤坏死因子基因家族（TNF－α、TNF－β）和热休克蛋白（heat shock protein，HSP）基因家族。前者属于细胞因子，后者在进化上高度保守，其产物参与炎症和应激反应，并在内源性抗原的加工提呈中发挥作用。

3. 免疫无关基因

HLA 复合体中还存在某些与免疫无关的基因，如位于Ⅲ类基因区的 21 羟化酶（CYP21）基因等。

二、HLA 复合体遗传特征

（一）多态性

HLA 复合体的多态性（polymorphism）是指在一随机婚配的群体中，染色体同一基因座位有两种以上基因型，即可能编码二种以上的产物。HLA 复合体是迄今已知人体最复杂的基因复合体，有高度的多态性。换言之，多态性从群体中各基因座位等位基因（及其产物）的数量构成上，反映 HLA 复合体的高度多样性。HLA 复合体的多态性现象的形成主要是由于 HLA 基因座位存在复等位基因（multiple allele）及其共显性（codominance）表达所致。

1. 复等位基因

位于一对同源染色体上对应位置的一对基因称为等位基因（allele）。由于群体中的基因突变，同一基因座位所可能出现两种以上，甚至数十种基因，称为复等位基因。HLA 复合体的每一座位均存在为数众多的复等位基因，根据 2002 年的资料，等位基因数量最多的座位是 HLA－B（486 个）和 HLA－DR（385 个）。即使仅以 MHC Ⅰ和Ⅱ类 12 个主要的功能基因计算，在随机组合的情况下人群中可能出现 $10^{8\sim10}$个 HLA 基因型。

2. 共显性表达

共显性即两条染色体同一基因座位的每一等位基因均为显性基因，均能编码特异性抗原。共显性表达极大地增加了人群中 HLA 抗原系统的复杂性，此乃 HLA 表型多态性的重要机制。

一般认为，HLA 多态性的形成涉及基因突变、基因重组、基因转换等机制导致的变异，继而通过自然选择，将不断产生的大量变异以等位基因的形式保留下来。换言之，若某一新出现的 HLA 等位基因产物有助于提呈特定抗原肽，且其介导的效应有利于个体存活，则携带该等位基因的个体将有较多机会将其传递给后代，从而使新等位基因在群体中得以积累，形成 HLA 多态性库的组成成分之一。

HLA 的高度多态性和多基因性共同决定了 HLA 遗传背景的高度多样性，从而使个体和群体极大地扩展了对不同病原体（及其变异体）抗原肽提呈和产生应答的范围。这可能是高等动物抵御不利环境因素的一种适应性表现，有利于维持种群的生存与延续。但另一方面，HLA 高度多态性也给临床上选择组织型别合适的移植物供者造成很大困难。

（二）单元型遗传

单元型（haplotype）指 HLA 基因在同一条染色体上的组合，由紧密连锁的等位基因构成。在遗传过程中，HLA 单元型作为一个完整的遗传单位由亲代传给子代。人的体细胞为二倍体（diploid），子代的两个 HLA 单元型分别来自父母双方。这里有必要区分如下概念：表型（phenotype）指某一个体 HLA 的特异性型别；基因型（genotype）指 HLA 基因在体细胞两条染色体上的组合；例如，某个体的两个单元型为 HLA - A1、B8/A2、B12，分别来自父母，其基因型为 HLA - A1、A2/HLA - B8、B12，表型为 HLA - A1、2；B8、12。

根据单元型遗传方式，在同胞之间比较 HLA 单元型型别，只会出现三种可能性：①两个单元型完全相同的几率为 25%；②两个单元型完全不同的几率为 25%；③有一个单元型相同的几率为 50%。至于亲代与子代之间则必然有一个单元型相同，也只能有一个单元型相同（图6 - 2）。这一遗传特点在器官移植供者的选择以及法医的亲子鉴定中得到应用。

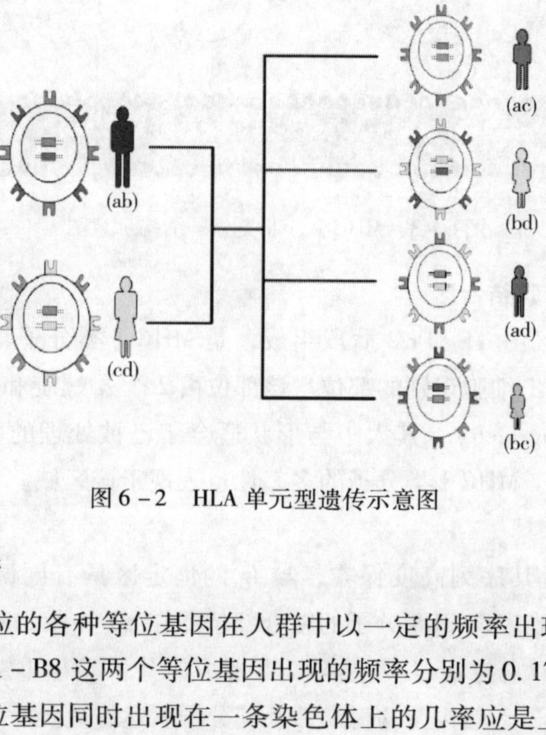

图6 - 2　HLA 单元型遗传示意图

（三）连锁不平衡

HLA 不同基因座位的各种等位基因在人群中以一定的频率出现。例如，在北欧白人中 HLA - A1 和 HLA - B8 这两个等位基因出现的频率分别为 0.17 和 0.11。按随机分配的规律，这两个等位基因同时出现在一条染色体上的几率应是上述两个频率的乘积（$0.17 \times 0.11 = 0.019$），即 1.9%。实际两者同时出现的频率是 0.088，即 8.8%，此现象称为连锁不平衡，意指分属两个或两个以上基因座位的等位基因，同时出现在一条染色体上的几率高于随机出现的频率。HLA 复合体中已发现有 50 余对等位基因显示连锁不平衡，其产生机制尚不清楚。

第二节　MHC 分子

一、MHC Ⅰ类分子

（一）结构

MHC Ⅰ类分子由两条分离的多肽链组成：一条是 α 链即重链，由 HLA 基因编码，乃跨膜分子，具有多态性；另一条为 β_2 微球蛋白，由 15 号染色体上的非 HLA 基因所编码，无多态性。α 链由胞外区（分 α1、α2、α3 三区）、跨膜区和胞浆区组成。β_2 微球蛋白借二硫键与 α3 区连接，形成完整的 MHC Ⅰ类分子（图 6－3）。

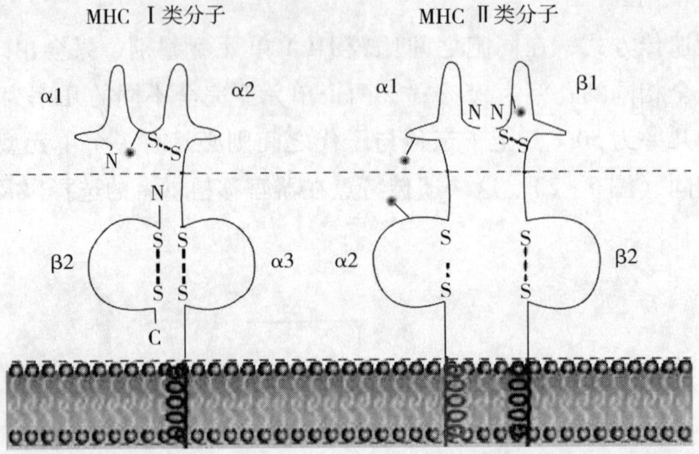

图 6－3 MHC Ⅰ、Ⅱ类分子结构示意图

1. 氨基端胞外多肽结合区

又称多态区。该区由 α1 和 α2 肽段组成，是 MHC Ⅰ类分子与抗原肽结合的部位，也是 MHC Ⅰ类分子被 T 细胞识别的部位。该部位由 2 个 α 螺旋和 9 个 β 片层组成肽结合槽（peptide－binding cleft），其大小与形状适合于已被处理的内源性抗原片段（约 8～10 个氨基酸残基）。MHC Ⅰ类分子的多态性也表现于该区域。

2. 胞外 Ig 样区

该区即 α3 片段，其序列高度保守，与 Ig 的恒定区具有同源性，又称非多态区。MHC Ⅰ类分子与 T 细胞表面 CD8 分子的结合部位即在 α3 片段。MHC Ⅰ类分子的 β_2 微球蛋白并不插入胞膜，它与 α3 片段结合，并形成非共价键与重链胞外部分相互作用，这对维持 MHC Ⅰ类分子天然构型的稳定性及其分子表达有重要意义。

3. 跨膜区和胞内区

跨膜区肽段形成螺旋状穿过胞膜脂质双层，将Ⅰ类分子锚定在膜上。胞内区是位于胞浆中的。链羧基端部分，可能参与调节 MHC Ⅰ类抗原与其他膜蛋白或细胞骨架成分间的相互作用，也参与细胞内外信号传递。

（二）分布

MHC Ⅰ类分子广泛分布于体内各种有核细胞表面，包括血小板和网织红细胞。不同的组织细胞表达Ⅰ类抗原的密度各异。外周血白细胞和淋巴结、脾脏淋巴细胞表达 MHC Ⅰ类分子的水平最高，其次为肝、肾、皮肤、主动脉和肌肉细胞。神经细胞和成熟的滋养层细胞不表达 MHC Ⅰ类抗原。

二、MHC Ⅱ类分子

（一）结构

MHCⅡ类分子为由 α 链（35 000）和 β 链（28 000）通过非共价连接组成的异源二聚体。二条多肽链由不同的 HLA 基因编码，均具有多态性。MHCⅡ类分子 α 链和 β 链的基本结构均与 MHCⅠ类分子 α 链相似，其胞外部位可再分为 α1、α2 和 β1、β2 结构域（图 6－3）。

1. 多肽结合区

该区包括 α1 和 β1 片段，二者构成肽结合槽，是 MHCⅡ类分子与抗原肽结合的部位，也是 MHCⅡ类分子被 T 细胞识别的部位。其显著特点是两端更为开放，可容纳 13 个或更多的氨基酸残基，有利于形成抗原肽－MHCⅡ类分子复合物。

2. Ig 样区

此区由 α2 和 β2 片段组成。在抗原提呈过程中，Th 细胞表面 CD4 分子与 MHCⅡ类分子结合的部位即位于该 Ig 样非多态区域。

3. 跨膜区和胞内区

跨膜区肽链形成螺旋样将整条多肽链固定在胞膜上。胞内区即Ⅱ类分子羧基端，可能参与跨膜信号的传递。

（二）分布

MHC Ⅱ类分子主要表达在 B 细胞、单核/巨噬细胞、树突状细胞、激活的 T 细胞等免疫细胞表面。内皮细胞和某些组织的上皮细胞（尤其被激活后）也可表达 MHCⅡ类分子。

另外，血清、尿液、唾液、精液及乳汁等体液中也可检出游离的可溶性 MHCⅠ、Ⅱ类抗原。

三、MHC 分子的生物学功能

（一）参与抗原加工和提呈

MHC 分子是参与抗原加工、处理和提呈的关键分子。T 细胞通常只识别抗原提呈细胞（APC）提呈的抗原肽－MHC 分子复合物。这一识别是通过 T 细胞和 APC 之间的“TCR－肽－MHC”三元体或称三分子复合结构而完成，此即所谓 T 细胞激活的双识别。

另外，Th 细胞表面的 CD4 分子和 CTL 表面的 CD8 分子作为共受体，分别与 MHCⅡ类分子和 MHC Ⅰ类分子结合，从而参与 T 细胞的活化。

MHCⅠ、Ⅱ类分子的结构、分布和功能各有特点，两者的比较见表 6－1。

表 6-1 MHC Ⅰ、Ⅱ类分子的结构、分布和功能

HLA 分子	分子结构	肽结合域	细胞分布	功 能
Ⅰ类分子	α 链 + β2m	α1 + α2	所有有核细胞表面	识别和提呈内源性抗原肽，与 CD8 分子结合，对 CTL 的限制性
Ⅱ类分子	α 链 + β 链	α1 + β1	抗原提呈细胞，活化 T 细胞	识别和提呈外源性抗原肽，与 CD4 分子结合，对 Th 的限制性

（二）其他生物学作用

1. 参与对免疫应答的遗传控制

体内控制免疫应答的基因称为 Ir 基因，一般认为其即是 HLA 基因。如前所述，不同个体携带的 HLA 型别不同，其 MHC 分子抗原结合槽的结构不同、MHC 分子与抗原肽结合的亲和力亦不同，由此决定 APC 对特定抗原的提呈能力和诱导免疫应答的强度，并实现机体对免疫应答的遗传控制。

2. 免疫细胞间相互作用的限制性

MHC 分子与抗原肽的相互作用是 T 细胞特异性识别抗原的基础。TCR 在识别 APC 或靶细胞表面抗原肽的同时，还须识别与抗原肽结合成复合物的 MHC 分子，这一现象称为 MHC 限制性。发现这一现象的 Zinkemagel 和 Doherty 获得 1996 年诺贝尔医学生理学奖。

3. 参与免疫调节

MHC 分子可参与抗原提呈并制约免疫细胞间的相互作用，并可控制机体免疫应答的发生及其强度，这表明 MHC 在多个方面参与了免疫调节。已证实，MHC 分子作为参与抗原提呈的关键成分，其表达水平的高低直接决定机体对抗原产生应答的强弱。因此，通过调控 MHC 分子的表达水平，可有效地发挥免疫调节作用。

4. 参与 T 细胞分化发育及中枢耐受的建立

MHC 分子参与早期 T 细胞在胸腺的分化。MHC Ⅰ、Ⅱ类分子阳性细胞分别与 $CD8^+$ 和 $CD4^+$ T 细胞分化发育有关，并参与建立 T 细胞对自身抗原的中枢性耐受。

综上所述，MHC 从多方面参与了机体免疫应答的发生和调节，尤其是 MHC 分子参与对抗原的处理和提呈，这是免疫应答和免疫调节的最基本环节。

第三节 MHC 分子和抗原肽的相互作用

MHC 以其产物结合并提呈抗原肽供 TCR 识别，必然涉及 MHC 分子和抗原肽的结合。MHC Ⅰ、Ⅱ类分子结合抗原肽的结构，是位于该分子远膜端的抗原结合槽。不同的是，Ⅰ类分子凹槽两端封闭，接纳的抗原肽长度较短，为 8 ~ 10 个氨基酸残基；Ⅱ类分子凹槽两端开放，进入槽内的抗原肽长度变化较大，为 13 ~ 17 个氨基酸残基，甚至更多。

一、抗原肽和 HLA 分子相互作用的分子基础

分析从 HLA 分子抗原结合槽中洗脱下来的各种天然抗原肽的一级结构，发现都带有两个或两个以上与 MHC 分子凹槽相结合的特定部位，称为锚定位。该位置氨基酸残基称为锚定残基。

图 6－4 所描述的是两种小鼠 MHC Ⅰ类等位基因分子各自接纳的抗原肽，长度为 8 和 9 个氨基酸残基。8 肽锚定位在 p5（锚定残基 Y 和 F）和 p8（锚定残基 L）；九肽锚定位在 p2 及 p9，p2 的锚定残基为 Y，p9 为 V，I，L 中的一种。由此得出，两种Ⅰ类分子接纳抗原肽时，各自有特定的共用模体。

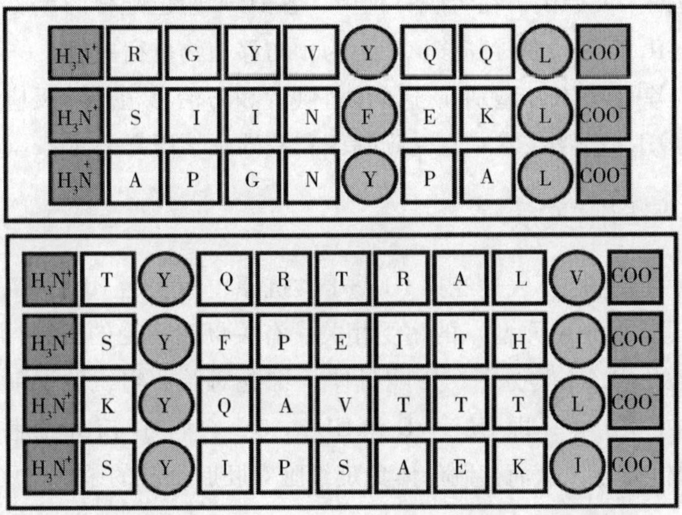

图 6－4　不同 MHC 分子以不同锚定残基熵共用模体结合

二、抗原肽和 MHC 分子相互作用的特点

特定 MHC 分子可凭借所需要的共用模体选择性地结合抗原肽，由此推知，不同的 MHC 等位基因产物有可能提呈同一抗原分子的不同表位，造成不同个体对同一抗原应答强度的差异。这实际上是 MHC 以其多态性参与和调控免疫应答的一种重要机制。

深入研究发现，MHC 分子对抗原肽的识别并非呈现严格的一对一关系，而是一种类型的 MHC 分子识别一群带有特定共同基序的肽段，由此构成两者相互作用的包容性。这一包容性可表现在不同层次：首先，共同基序中以‘χ’表示的氨基酸，其顺序和结构可以改变；其次，上面提到，同一 MHC 分子（特别是Ⅱ类分子）所要求的锚定残基往往不止一种氨基酸，结果是，符合某一共用模体的肽链数量可以相当地多，造成一种 MHC 分子有可能结合多种抗原肽，活化多个抗原特异 T 细胞克隆；最后，不同 MHC 分子接纳的抗原肽，也可以拥有相同的共同基序。这意味着能够被

某一HLA分子所识别和提呈的抗原肽，也可被其所属家族中的其他分子所提呈。这一点，对应用肽疫苗或T细胞疫苗进行免疫预防和免疫治疗提供了便利。

第四节 HLA在医学上的意义

一、HLA与同种器官移植的关系

器官移植物的存活很大程度上取决于供者和受者之间的HLA型别是否相符。在同种异体移植术中，HLA型别不符是导致宿主抗移植物急性排斥反应（实质脏器）和移植物抗宿主反应的主要原因。在肾脏移植中，各HLA座位配合的重要性依次为HLA-DR、HLA-B、HLA-A。在骨髓移植中，为预防移植物抗宿主病，一般选择HLA全相同者作为供者。考虑到HLA型别在选择移植供者和防治移植排斥反应中的重要性，建立精确和快速的HLA分型技术一直受到临床和基础医学研究关注。

二、HLA与母胎关系

成熟胎盘滋养层细胞不表达经典HLA Ⅰ类抗原，而表达HLA-G抗原，此与母体对胎儿（携带父方HLA单元型）的耐受相关。有关母胎耐受的机制，目前认为滋养层细胞不表达经典的HLA Ⅰ类分子，影响母体T细胞对胎儿组织的识别；同时滋养层细胞表达非经典的Ⅰ类分子，即HLA-E和HLA-G，它们可与NK细胞或CTL表面的杀伤细胞抑制性受体结合，从而抑制母体免疫细胞对胚胎细胞的杀伤作用。

三、HLA与输血反应的关系

多次接受输血的患者体内可产生抗HLA抗体，从而发生因白细胞或血小板受到破坏而引起的输血反应。因此从理论上来讲，对多次接受输血的患者应尽量选择HLA相同的供血者。

四、HLA与疾病相关性

通过群体调查比较患者与正常人的HLA基因或抗原频率，发现某些疾病与特定的HLA型别有关连，即携带某型HLA的个体比不携带该型别的个体易患特定疾病。最典型的例子是，91%以上北美白人强直性脊柱炎患者带有HLA-B27，而正常人群仅为9%。

HLA抗原表达异常也与某些疾病有关：①MHC Ⅰ类分子表达异常。在小鼠及许多人类肿瘤细胞株，均已发现MHC Ⅰ类分子表达缺失或密度降低。若将Ⅰ类基因转染给肿瘤细胞株，则后者的成癌性与转移性即消失或降低。上述现象的机制可能是：MHC Ⅰ类分子表达缺失的肿瘤细胞不能被CTL细胞识别和攻击，从而导致肿瘤的免疫逃逸（sneaking through）；②MHCⅡ类分子表达异常。某些器官特异性自身免疫病的靶细胞，诸如Graves病的甲状腺上皮细胞、原发性胆管肝硬化的胆管上皮细胞、Ⅰ型糖尿病的胰岛β细胞等，均可出现MHCⅡ类分子异常表达。这种现象的机制及其与疾病发生的关系可能是：局部非特异性感染可诱生IFN－γ，从而诱导组织细胞表达MHCⅡ类分子；异常表达的Ⅱ类抗原可能以组织特异性方式把自身抗原提呈给自身反应性T细胞，从而启动致病性自身免疫应答。激活的自身反应性Th还可能分泌大量IFN－γ，诱导更多的靶细胞表达Ⅱ类抗原，加重和延续自身免疫应答，最终导致迁延不愈的自身组织损伤。

五、HLA在法医中的应用

由于HLA具有高度多态性，在无关个体之间HLA表型全相同的几率极低，故HLA型别被看做是伴随个体终生的特异性遗传标记。法医学上可借助HLA基因型和域表型的检测进行个体识别。另外，由于HLA具有高度多态性以及单元型遗传的特点，使HLA分型成为鉴定亲子关系的重要依据之一。

小结　人体主要组织相容性复合体HLA的结构显示多样性。这一多样性首先表现在多基因性，即该复合体由经典的HLA基因和免疫功能相关基因两大类组成。前者包括HLAⅠ、Ⅱ类基因，其产物在结构、组织分布和功能行使各有特点；后者主要包括非经典Ⅰ类基因、血清补体成分编码基因、抗原加工提呈相关基因和炎症相关基因。

HLA基因的多样性同时表现在极为丰富的多态性。多态性反映群体中不同个体HLA等位基因拥有状态不同，是导致个体间免疫应答能力和对疾病易感性出现差异的主要遗传学因素。确定不同个体所拥有的等位基因及其产物的特异性称为HLA分型。

经典MHC的生物学功能，主要是以其等位基因产物结合并提呈抗原肽供T细胞识别，启动适应性免疫应答。属于免疫功能相关基因的非经典HLA，以其产物参与并调节固有免疫。HLA和器官移植成败及临床疾病发生关系十分密切。

思考题

1. 简述HLA复合体的结构及产物。
2. MHCⅠ类分子和MHCⅡ类分子在结构、分布、功能上有何不同？
3. 简述组织相容性抗原在移植中的意义。

（裴　华）

第七章

免疫应答

第一节　概　述

一、免疫应答的概念

免疫应答（immune response）是机体免疫系统对抗原性物质识别和清除的整个过程，主要包括 APC 对抗原的加工、处理和提呈，抗原特异性淋巴细胞对抗原的识别、活化、增殖、分化及产生免疫效应的全过程。免疫应答效应大多为生理性，是机体对外来抗原或自身变性抗原的清除效应。但当机体的内环境平衡被破坏，免疫应答反应过强时，亦可因过强的应答效应而致机体组织或器官发生病理损伤，出现临床疾病，如自身免疫性疾病、变态反应性疾病等。因此，了解机体免疫应答反应基本原理和参与应答反应的免疫效应分子的来源、种类、特性及检测方法，可为进一步探讨正常与异常的免疫应答反应对人类的作用打下坚实的基础。

二、免疫应答的类型及其特点

1. 按应答特性分类

根据应答识别的特性、获得形式及效应机制，可分为两种类型：一是固有免疫应答（innate immunity），又称为非特异性免疫或者先天免疫；二是适应性免疫应答（adaptive immunity），又称为特异性免疫或者获得性免疫。本章将以此分类来介绍免疫应答。

2. 按抗原刺激顺序分类

根据抗原进入体内的时间和次数不同可产生不同的应答效果，分为初次应答和再次应答两类。一般来说，无论细胞免疫还是体液免疫，初次应答比较缓慢柔和，而再次应答比较快速激烈。

3. 按应答效果分类

根据机体免疫活性细胞对抗原刺激的反应状态，可表现为正免疫应答和负免疫应答两种类型。正免疫应答指正常情况下对非已抗原的排异效应，如抗感染免疫或抗肿瘤免疫等。负免疫应答又称为免疫耐受，是指机体受某种抗原刺激后对该抗原产生特异性不应答。无论正应答还是负应答，两者都是正常机体维持内环境稳定的重要保护机制。但在异常情况下，过度的免疫应答可造成损伤如超敏反应；若对非已抗原发生负应答，则失去抗感染和抗肿瘤能力，形成免疫耐受；若对自身成分的耐受性遭破坏，可引起自身免疫，甚至造成自身免疫病。

三、免疫应答的过程

抗原经过血液循环进入脾脏或者经淋巴循环进入淋巴结后，可被脾中的巨噬细胞和淋巴结中的树突状细胞等抗原提呈细胞捕获，经加工、处理后表达在这些细胞表面，供相应免疫细胞识别结合。相应区域的免疫细胞被抗原激活后，在细胞因子的作用下增殖、分化，最终 B 细胞分化为浆细胞，通过产生抗体发挥体液免疫效应；T 细胞分化为效应 T 细胞发挥细胞免疫效应。免疫应答一般被人为地分为紧密相关的三个阶段。

1. 抗原识别阶段

是指 APC 对抗原的摄取、加工、提呈的一系列过程和抗原特异性淋巴细胞识别抗原后启动活化阶段，也称为感应阶段。

2. 活化增殖阶段

是指 T、B 细胞接受相应抗原刺激后，在细胞因子的作用下，活化、增殖、分化为效应淋巴细胞的阶段，又称为反应阶段。

3. 效应阶段

是指浆细胞产生特异性抗体发挥特异性体液免疫作用或效应 T 淋巴细胞直接作用及通过释放细胞因子发挥特异性细胞免疫效应阶段。

四、免疫应答的特点

1. 特异性

特异性是指某一特定抗原刺激可从机体淋巴细胞库中选择相应的 T 细胞或 B 细胞克隆，其基础是由 T 细胞表面的 TCR 结构及 B 细胞表面的 BCR 结构决定的，这使得淋巴细胞与相应抗原结合具有高度特异性，只产生针对该抗原的抗体或效应淋巴细胞。

2. 记忆性

遵循再次应答规律，即机体初次受到抗原刺激后，免疫细胞对该抗原的刺激长期保持记忆，当机体再次接触相同抗原时，则将迅速出现高强度、持续时间长的再次免疫应答。

3. 耐受性

在胚胎期，自身组织成分与相应淋巴细胞克隆相遇，这些淋巴细胞被删除或者形成禁忌细胞，出生后这些淋巴细胞克隆对自身组织成分不产生排斥反应，即免疫耐受。但保留对非己抗原的排斥能力。在某些情况下，自身免疫耐受性受到破坏时，机体对自身组织加以排斥，则将导致自身免疫性疾病。

4. MHC 限制性

免疫细胞相互作用时，只有在双方的 MHC 分子一致时，免疫应答才能发生，这种现象称为 MHC 限制性。

第二节 B 细胞介导的体液免疫应答

体液免疫应答（humoral immunity，HI）是 B 细胞对抗原的特异识别及两者的结合后，B 细胞激活信号被启动，转化成浆细胞，分泌抗体所发挥的特异性免疫效应。B 细胞识别的抗原主要为 TD 抗原和 TI 抗原。B 细胞对 TD 抗原的应答需要 Th 细胞的辅助，而 TI 抗原引起的体液免疫无需 APC 和 Th 细胞参与。它们引起的免疫应答的机制不同。

一、B 细胞对 TD 抗原的免疫应答

TD 抗原诱导 B 细胞产生抗体需要依赖 T 细胞、APC 等多种细胞的辅助，增殖分化为浆细胞，产生抗体，发挥免疫效应。在免疫应答过程中，主要涉及 APC 与 Th 细胞的相互作用、Th 细胞与 B 细胞的相互作用以及 B 细胞的分化成熟等过程。

（一）B 细胞对 TD 抗原的识别

BCR 是 B 细胞识别特异性抗原的受体，它既能识别蛋白质抗原、肽、核酸、多聚糖、脂类及小分子化学物质，还能特异性识别完整蛋白质抗原的天然空间构象，并且不受 MHC 限制。BCR 识别抗原对 B 细胞活化有两个关联的作用：BCR 可变区与抗原特异结合，产生活化第一信号；B 细胞加工处理与其 BCR 结合的抗原后，形成抗原肽 - MHCⅡ类分子复合物，提呈给抗原特异性 Th 细胞识别，而活化的 Th 细胞通过表达 CD40L 与 B 细胞上的 CD40 相互作用，提供 B 细胞活化的第二信号（图 7 - 1）。

（二）Th 细胞及 B 细胞的活化、增殖与分化

Th 细胞和 B 细胞识别抗原后，自身活化、增殖与分化成为效应细胞和浆细胞。

1. Th 细胞的活化、增殖和分化

大多数蛋白质为 TD 抗原，其抗体的产生必须有 Th 细胞参与，但 Th 细胞必须活化后才具有辅助 B 细胞产生抗体的能力。如前所述，Th 细胞在双信号的刺激下，开始增殖、分化，表达 IL - 2、IL - 4、IL - 12 等多种细胞因子受体，分泌的细胞因子与之结合，为 B 细胞增殖分化做好了物质准备。在此过程中，部分 Th 细胞停止分化，保留对

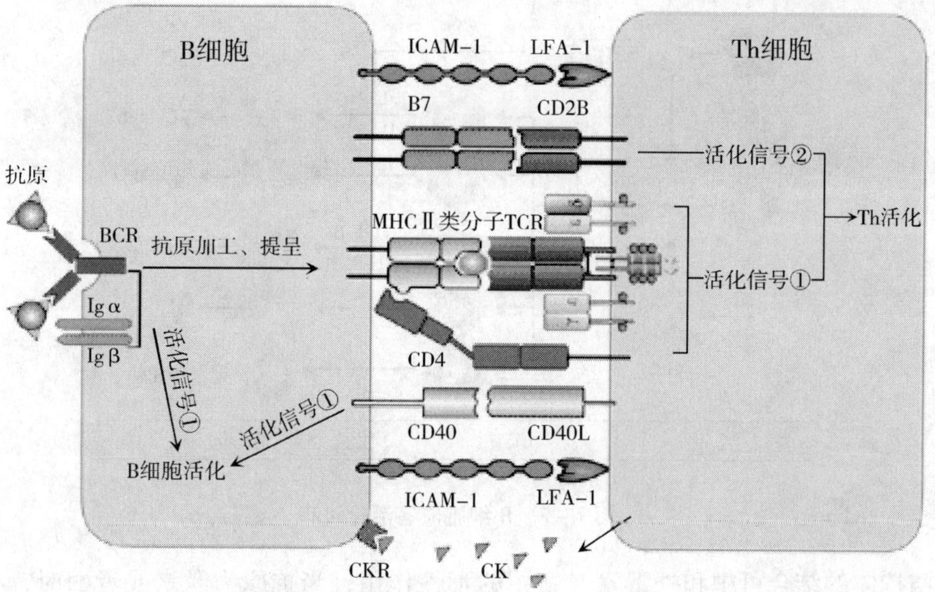

图 7－1　B 细胞对 TD 抗原的双信号识别

特异性抗原的长期记忆，当再次接触相同抗原时，不需经过上述诱导过程可直接活化，产生免疫应答。如果只有第一信号，Th 细胞虽然表达 IL－2R，但不增殖，也不合成细胞因子，进入免疫耐受状态。

2. B 细胞的活化、增殖和分化

活化的 Th 细胞表达 CD40L，与 B 细胞表面的 CD40 结合，为 B 细胞提供第二信号，促使 B 细胞活化。T 细胞与 B 细胞相互作用，能使 T 细胞表达膜分子和分泌多种必须的细胞因子；也使 B 细胞表达高亲和力的 BCR 和丰富的 MHC－Ⅱ类分子，前者能结合足够的抗原使之内吞，后者可结合大量抗原肽提呈给更多的致敏 T 细胞以加强免疫应答。效应 Th 细胞可分泌多种细胞因子，包括 IL－2、IFN、IL－4、IL－5、IL－6 等，B 细胞在这些细胞因子的诱导下充分活化、增殖、分化为抗体形成细胞即浆细胞，并迅速扩大免疫效应，产生多种免疫球蛋白（图 7－2）。同时 CD40 分子与 CD40L 的结合，对 B 细胞合成 IgG、IgA 的转换和 Bm 细胞的形成具有重要作用。在此过程中，部分 B 细胞恢复静止状态，但保留对特异性抗原的长期记忆即成为记忆细胞 Bm，当再次接触相同抗原时，不需经上述诱导过程可直接活化，产生效应。

（三）抗体的免疫效应

B 细胞介导的体液免疫应答主要是通过抗体与相应的抗原特异性结合发挥生物学效应，最终的生理功能主要是抗感染，其主要作用机制如下：

1. 中和作用

当病毒与抗体结合后，掩盖了病毒与易感细胞的结合部位，阻止病毒吸附感染易感细胞，使其失去侵袭细胞的能力，无法进入宿主细胞增殖；当抗原为细菌外毒素时，

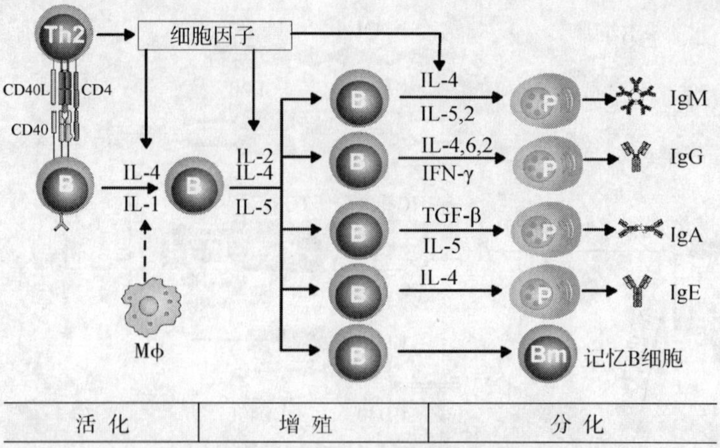

图 7-2 B 细胞应答活化过程

抗原与抗体的结合可中和外毒素对宿主的毒性作用；当抗原为激素或者酶时，与抗体结合也可使其失去活性。

2. 补体介导的溶菌作用

IgG 和 IgM 类抗体与细菌结合后，可激活补体的经典途径引起溶菌等效应。因此，抗体分子可借助补体作用溶解细胞，被溶解细胞则被吞噬细胞清除。

3. 调理作用

抗细菌抗体与细菌结合后，虽不具有直接杀伤作用，但可作为免疫调理素，通过调理吞噬作用增强吞噬细胞对细菌的吞噬作用。

4. 抗体依赖介导的细胞毒性作用

抗体依赖介导的细胞毒性作用（ADCC）是 IgG 类抗体介导 NK 细胞、中性粒细胞和 Mφ 等免疫细胞，对肿瘤细胞或被病毒感染的靶细胞进行杀伤。

某些情况下，抗体还可参与超敏反应，引起病理性损伤。如果产生自身抗体可造成自身免疫性疾病。

二、B 细胞对 TI 抗原的免疫应答

TI 抗原可直接激活未致敏 B 细胞，而无需抗原特异性 T 细胞的辅助，如某些细菌多糖、多聚蛋白质及脂多糖等。根据 TI 抗原激活 B 细胞的机制不同，可将其分为TI－1 抗原和 TI－2 抗原两类。

TI－1 抗原又称为 B 细胞丝裂原，高浓度时，可诱导 B 细胞增殖和分化；低浓度时，只有其 BCR 能结合 TI－1 抗原的 B 细胞，才能使足够的 TI－1 抗原浓缩在 B 细胞表面，从而被激活。在机体感染病原体时，TI－1 抗原的浓度很低，因此只有抗原特异的 B 细胞才能被激活，并产生抗该抗原的抗体。因无需 Th 细胞预先致敏与克隆性扩增，B 细胞对 TI－1 抗原的应答比 TD 抗原的应答出现早，故在机体抵抗某些胞外病原

体感染时发挥重要作用。但TI－1抗原单独不足以诱导抗体类别的转换、抗体亲和力成熟和记忆B细胞的形成，这些均需特异T细胞辅助。

由于TI－2抗原多为细菌胞壁与荚膜多糖成分，其分子结构中具有大量相同抗原决定簇的重复排列。TI－2抗原只能激活成熟B细胞。婴幼儿中B细胞多为不成熟B细胞，故不能有效产生抗多糖抗原的抗体。大多数胞外菌有胞壁多糖，它能使细菌抵抗吞噬细胞的吞噬消化，逃避吞噬细胞的直接吞杀。TI－2抗原可直接激活B细胞并迅速产生抗荚膜多糖抗体，在没有抗原特异T细胞辅助下，迅速产生的抗荚膜多糖抗体能包被有荚膜的化脓菌，使之易被吞噬消化。

三、抗体产生的一般规律及其意义

在抗原诱导下，诱导B细胞活化、增殖、分化为浆细胞，并产生特异抗体，血液中抗体的性质及浓度可随应答时间发生变化（图7－3）。该变化随机体初次还是再次接触抗原有所不同，在初次接受抗原刺激时，机体发生初次应答（primary response）；再次接受相同抗原刺激，机体产生再次应答（secondary response）。

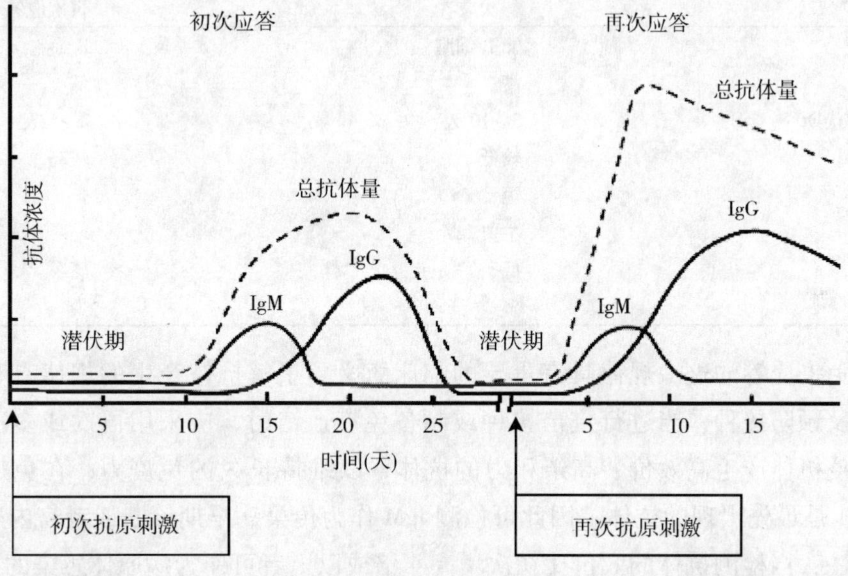

图7－3 抗体产生的一般规律

（一）初次应答

抗原第一次进入机体，约经1～2周的潜伏期才在血液中出现相应抗体，称为初次应答。它的特点是：潜伏期相对较长；最初出现IgM，随后出现IgG或IgA，但抗体效价较低；维持时间较短；因为初次应答过程中大都是带低亲和力受体的B细胞与抗原结合，故抗体的平均亲和力较低，产生的抗体以IgM为主。

（二）再次应答

又称为回忆应答（reminiscences response），是机体再次接触相同抗原刺激时的应答。其特点与初次应答不同：

1. 潜伏期较短

再次应答产生抗体的潜伏期一般 1 ~2 天，甚至数小时即可有抗体产生。

2. 抗体效价高

再次应答产生的抗体浓度约为初次应答的几倍到几十倍。

3. 抗体亲和力高

再次应答产生的抗体亲和力强，且较均一。

4. 抗体类型

再次应答抗体类型以 IgG 为主。

5. 维持时间长

再次应答抗体下降期持久，因为机体会长时间合成抗体，抗体维持时间长。初次应答和再次应答的特异性比较见表 7 –1。

表 7 –1　初次应答和再次应答的特异性比较

特性	初次应答	再次应答
抗原提呈	非 B 细胞	B 细胞
抗原浓度	高	低
抗体产生潜伏期	5 ~10 天	2 ~5 天
高峰浓度	较低	较高
维持时间	短	长
Ig 类别	主要 IgM	IgG、IgA
亲和力	低	高
无关抗体	多	少

体液免疫应答的这一规律具有重要的临床意义。了解抗体产生的规律有利于指导临床诊断及预防接种：当进行疫苗接种或制备免疫血清时，应采用再次或多次加强免疫，使免疫机体产生高效价、高亲和力的抗体，以维持长久的免疫力；在免疫应答过程中，IgM 是最先出现的抗体，因此可检测 IgM 作为传染病早期诊断或者宫内感染诊断的指标之一；当检测抗体的效价比初次增高 4 倍或以上者可作为病原体感染的证据。

第三节　T 细胞介导的细胞免疫应答

细胞免疫应答（cellular immunere – sponse）是指 T 细胞在 TD 抗原刺激下，在多种免疫细胞协同下，发生活化、增殖分化成能够清除抗原的效应 T 细胞，并发挥效应作用的过程称为细胞免疫应答。其是细胞内寄生物的最有效的防御反应，也是排斥同种移植物或肿瘤细胞的有效手段。细胞免疫应答分为以下三个阶段：①T 细胞对抗原的识别阶段；②T 细胞活化增殖与分化阶段；③效应阶段（图 7 –4）。

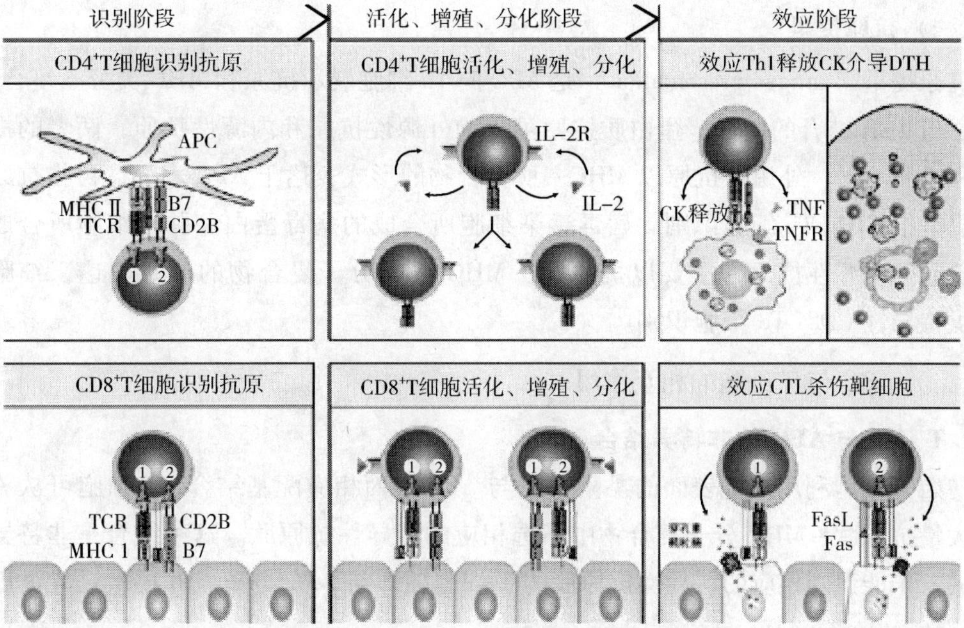

图 7－4　T 细胞免疫应答的三个阶段

一、T 细胞对抗原的识别

初始 T 细胞膜表面抗原识别的受体 TCR 只能特异性识别表达于 APC 表面的抗原肽－MHC 分子复合物，这种特异结合称为抗原识别（antigen recognition），这样保证了 TCR 识别抗原的特异性。TCR 在特异性识别 APC 所提呈的抗原多肽的过程中，必须同时识别与抗原多肽形成复合物的 MHC 分子，这种特性称为 MHC 限制性，这种限制决定了 T 细胞只能够识别由同一个体 APC 表面的 MHC 分子提呈的抗原（图 7－5）。

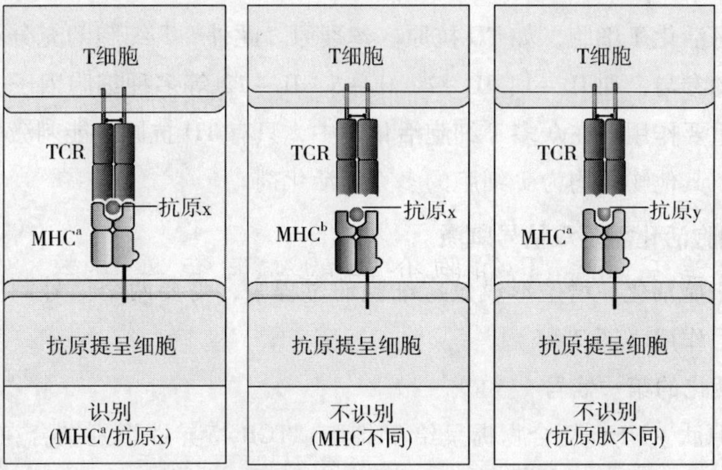

图 7－5　APC 细胞与 T 细胞相互作用的 MHC 限制性

（一）抗原提呈

抗原提呈（antigen presentation）是APC向Th细胞展示抗原和MHC类分子复合物，并使之与TCR结合的过程。蛋白质抗原可分为外源性抗原和内源性抗原，两者的提呈过程和机制不同。外源性抗原以MHC－肽复合物的形式表达于APC表面，再将抗原有效地提呈给$CD4^+$Th细胞识别。病毒感染细胞所合成的病毒蛋白和肿瘤细胞所合成的肿瘤抗原等内源性抗原，主要以抗原肽－MHC Ⅰ类分子复合物的形式表达于细胞表面，供特异性$CD8^+$Tc细胞识别。

（二）APC与T细胞的相互作用

1. T细胞与APC的非特异结合

初始T细胞利用细胞表面的黏附分子与APC表面相应配基结合，T细胞可从APC表面大量抗原肽－MHC分子复合物中筛选相应的特异性抗原肽。这种结合是非特异和短暂的，未能识别相应的特异性抗原肽的T细胞随即与APC分离，并再次进入淋巴细胞循环。

2. T细胞与APC的特异性结合

在T细胞与APC的非特异结合过程中，如果TCR识别相应的特异性抗原肽－MHC复合物后，则T细胞可与APC发生特异性结合，细胞间亲和力增强，从而延长两者间结合的时间，可有效地诱导抗原特异性T细胞激活和增殖。增殖的子代T细胞仍与APC黏附，直至分化为效应细胞。

二、T细胞介导的免疫应答

（一）T细胞的免疫活化剂

多种物质可活化T细胞，如TD抗原、丝裂原。此外，T细胞的充分活化还有赖于许多细胞因子的参与，如IL－1、IL－2、IL－6、IL－12等多种细胞因子，它们在T细胞激活中发挥重要作用。在众多T细胞活化剂中，只有TD抗原才能刺激T细胞产生特异性免疫应答，其他物质均为T细胞的多克隆活化剂。

（二）T细胞活化需要双信号刺激

在诱导T细胞活化、增殖形成效应细胞的过程中，需要两个信号刺激，即淋巴细胞活化的双信号作用（图7－6）。

1. T细胞活化的第一信号

APC将抗原肽－MHC复合物提呈给T细胞，TCR特异性识别结合在MHC分子槽中的抗原肽，启动了T细胞活化的第一信号，并通过CD3传递活化信号；CD4或CD8分子作为共受体分别与APC表面的MHC Ⅱ或MHC Ⅰ类分子结合，从而增强T细胞与APC的黏附作用，并且参与第一信号的启动和传导。

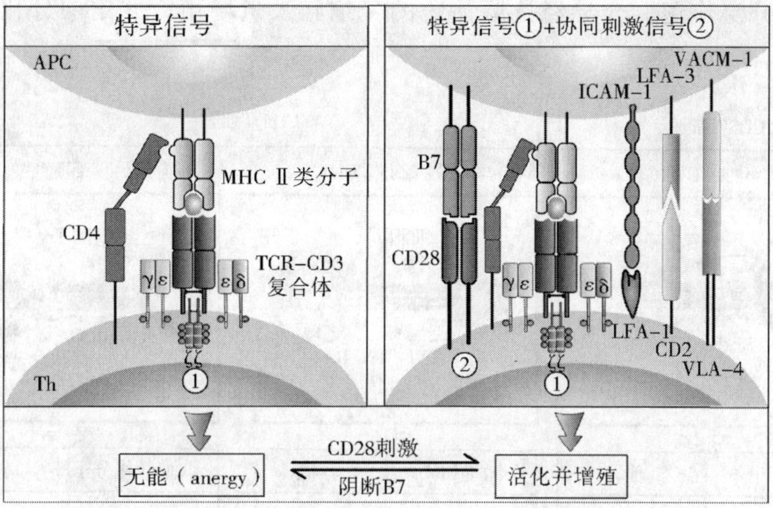

图7-6 T细胞的双重识别和双信号

2. T细胞活化的第二信号

T细胞与APC细胞表面的多对协同刺激分子相互作用产生T细胞活化的第二信号。T细胞活化的第二信号又称为协同刺激信号，是由APC表面和T细胞表面黏附分子的相互作用所提供的，这些黏附分子也称为协同刺激分子。在参与T细胞活化的协同分子中，最重要的是免疫球蛋白超家族的B7/CD28、B7/CTLA-4、LFA-1/ICAM-1或ICAM-2、CD2/LFA-3，以及TNF/TNF受体超家族的CD40/CD40L等。其中CD28/B7主要作用是促进IL-2基因转录和稳定IL-2 mRNA，从而明显促进IL-2合成，而IL-2可进一步促进T细胞的分化和增殖。

若T细胞在特异性识别并结合抗原肽的过程中缺乏协同刺激信号，则不能有效激活特异性T细胞，反而导致T细胞无能（anergy）。缺乏协同刺激信号可使自身反应性T细胞处于无能状态，从而有利于维持自身耐受。除了正向激活T细胞的协同刺激分子外，还有一些协同刺激分子可向T细胞发出抑制信号，使活化的T细胞及其子代细胞降低对抗原的敏感性，从而将T细胞应答强度限制在一定范围。例如CTLA-4与CD28分子具有高度同源性，其配体也是B7。当T细胞激活后呈上调性表达，该分子与B7结合的亲和力大于CD28分子，从而竞争性地与APC细胞表达的B7结合，启动抑制性信号，从而有效地适度调节了免疫应答。

（三）活化T细胞的增殖分化

初始T细胞在双重识别的基础上，接受双信号刺激后，可发生活化而迅速进入细胞周期，通过有丝分裂而大量增殖，并进一步分化成为效应细胞，到达特异性抗原聚集部位。活化的T细胞可表达IL-2、IL-4、IL-6、IL-7、IL-12、IL-15、IL-18等多种细胞因子及其受体，在T细胞增殖和分化中发挥重要作用。其中最重要的是IL-2，可与活化T细胞表面的IL-2受体（IL-2R）结合，通过自分泌和旁分泌作用，介导经抗原活化的T细胞大量增殖，并定向分化为效应性T细胞（图7－7）。

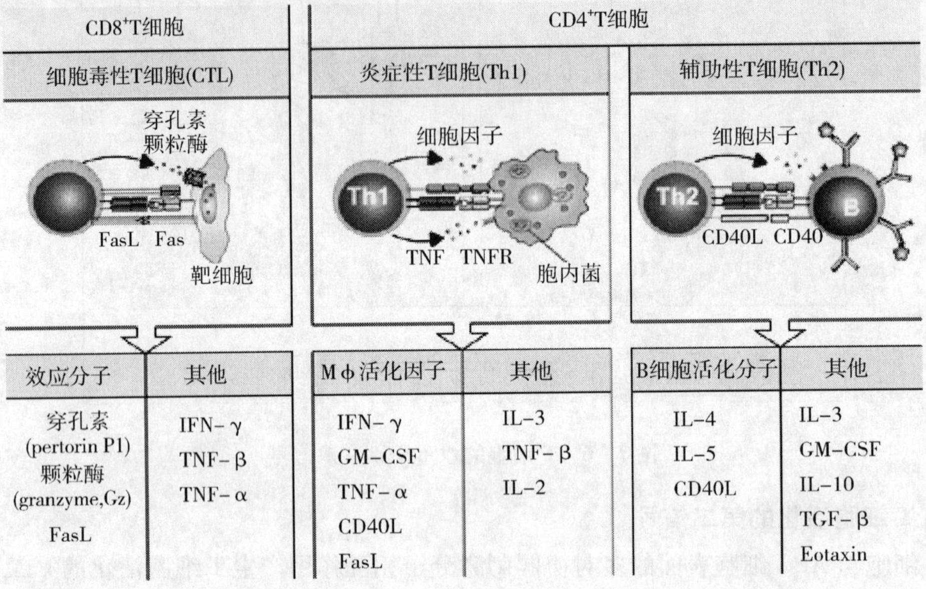

图7－7 Th1、Th2和Tc细胞的作用和产生的效应分子

1. Th细胞的增殖分化与免疫效应

初始CD4⁺T细胞被活化后增殖和分化，通过释放IL－2、IL－12等细胞因子，发挥免疫效应。IL－12等细胞因子可促进Th0细胞向Th1细胞极化，IL－4等细胞因子可促进Th0细胞向Th2细胞极化。Th0细胞的极化方向决定机体免疫应答的类型，Th1细胞主要介导细胞免疫应答，Th2细胞主要介导体液免疫应答。Th1细胞又称为炎症性T细胞，通过释放IL－2、IFN、TNF等细胞因子，发挥细胞免疫应答作用。同时使局部组织产生以淋巴细胞和单核吞噬细胞浸润为主的慢性炎症反应或迟发性超敏反应。

2. Tc细胞的增殖分化与免疫效应

CD8⁺T细胞作用的靶细胞一般低表达或不表达协同刺激分子，不能有效激活初始CD8⁺T细胞，而需要APC和CD4⁺T细胞的辅助。CD8⁺T细胞的活化也需要两个信号，第一活化信号，即抗原被APC摄取，并在细胞内分别与MHC Ⅰ类分子结合形成复合物，表达于APC细胞表面，抗原肽－MHC Ⅰ分子与TCR结合后，从而获得T细胞活化第一信号。此信号经过CD3传入细胞内后，T细胞上的CD28与靶细胞上的B7结合，形成T细胞活化的第二信号，在活化信号作用下，T细胞增殖分化为CTL细胞。CTL细胞对靶细胞杀伤主要通过以下三种方式发挥细胞免疫作用：穿孔素溶解细胞、丝氨酸蛋白酶介导的细胞凋亡和Fas抗原与FasL结合介导的细胞凋亡。

三、细胞免疫应答效应

1. 对胞内病原体的抗感染作用

抗体或其他机制很难对宿主细胞内寄生的病原体发挥作用，而细胞免疫可通过特异性 Tc 直接杀伤感染细胞或通过迟发型超敏反应性炎症的方式将病原微生物杀灭。细胞免疫主要针对胞内寄生菌（如结核分枝杆菌、伤寒沙门菌、麻风分枝杆菌等）、病毒、真菌及某些寄生虫感染。

2. 抗肿瘤作用

肿瘤细胞的新生抗原可以诱导免疫应答，Tc 细胞可直接杀伤带有相应抗原的肿瘤细胞，该过程受 MHC Ⅰ类分子的限制。多种细胞因子如 TNF、IFN、IL-2 等既是效应分子，又可活化增强免疫细胞抗肿瘤作用。

3. 免疫损伤

细胞免疫应答可参与迟发型超敏反应以及某些自身免疫疾病的发生发展，而形成病理性免疫性损伤。

4. 移植排斥效应

效应性 T 细胞能对同种异体的组织相容性抗原产生细胞免疫应答，表现为在同种器官移植时对移植物进行免疫攻击，导致移植排斥反应。

第四节　固有免疫

固有免疫（innate immunity）又称为先天免疫，其特点是个体出生时即具备，作用范围广，无特异性，故亦称为非特异性免疫（non-specific immunity），在机体抗感染免疫过程中具有重要意义。通过将机体的非特异性免疫和特异性免疫有机结合的研究表明，针对外来病原微生物的免疫防护过程中，非特异性免疫不仅具有快速反应的能力，而且对随即将发生的特异性免疫应答反应类型起决定性作用。参与固有免疫应答的物质主要包括：组织屏障，固有免疫细胞，固有免疫分子如补体、细胞因子及具有抗菌作用的多肽、蛋白质和酶类物质等。

一、固有免疫应答的组织屏障及作用

（一）皮肤黏膜屏障

由致密上皮细胞组成的体表皮肤及与外界相通的腔道内衬着的黏膜共同构成皮肤黏膜屏障，可阻挡病原微生物侵入体内，成为机体抵御微生物侵袭的第一道防线。皮肤黏膜屏障的功能如下：

1. 物理屏障作用

皮肤表面覆盖多层鳞状上皮细胞，构成阻挡微生物的有效屏障；黏膜上皮细胞的屏障作用较弱，但肠蠕动、呼吸道上皮纤毛的定向摆动、某些分泌液和尿液的冲洗作用等均有助于排除入侵黏膜表面的病原体。

2. 化学屏障作用

黏膜和皮肤的附属器可产生分泌液，其内含有多种杀菌和抑菌物质。例如：胃液中的胃酸、唾液、泪液、呼吸道和消化道分泌的粘液中含有溶菌酶、抗菌肽、天然抗体等抗菌物质，是皮肤黏膜抗感染的重要化学屏障。

3. 微生物屏障作用

寄居在黏膜和皮肤的众多微生物，通过与病原微生物竞争结合上皮细胞和营养物质，或分泌某些杀菌、抑菌物质也发挥重要的屏障作用。例如：口腔中链球菌可产生过氧化氢，能杀死白喉杆菌、脑膜炎球菌等；肠道中的大肠杆菌能分泌细菌素，抑制、杀伤某些厌氧菌和革兰阳性菌。因此，若临床采用不适当地大量或长期应用广谱抗生素，可抑制或杀死大部分正常菌群，导致耐药性葡萄球菌性肠炎、口腔或肺部真菌感染等。

（二）体内屏障

1. 血脑屏障

由软脑膜、脉络丛的脑毛细血管壁和包在壁外的星状胶质细胞形成的胶质膜所组成。其组织结构致密，能阻挡血液中病原微生物及其他大分子物质进入脑组织及脑室，从而对中枢神经系统起保护作用。婴幼儿血脑屏障尚未发育完善，易发生中枢神经系统感染。

2. 血胎屏障

由母体子宫内膜的基蜕膜和胎儿的绒毛膜滋养层细胞共同构成。此屏障可阻挡母体内病原微生物进入胎儿体内，防止胎儿感染。妊娠前 3 个月内此屏障发育尚不完善，此时孕妇若感染某些病毒可致胎儿畸形或流产。

二、参与固有免疫应答的免疫细胞及作用

（一）吞噬细胞

吞噬细胞包括中性粒细胞和单核 - 巨噬细胞，在非特异性免疫中发挥极为重要的作用，是清除病原微生物的重要效应细胞。两类吞噬细胞对入侵体内的微生物的应答均极为快速，是参与非特异性免疫应答的主要效应细胞。微生物及其产物被吞噬细胞表面受体识别、结合，通过内在化被摄入细胞内，形成吞噬体，继而与胞浆中的溶酶体融合为吞噬溶酶体。在吞噬溶酶体内，微生物通过氧依赖性或氧非依赖性途径被杀伤。

（二）NK 细胞

NK 细胞主要发挥下列两种生物学效应。

1. 胞毒效应

NK 细胞主要杀伤胞内寄生微生物感染的靶细胞，早于特异性 CTL 发挥效应。炎症细胞和 NK 细胞自身产生的细胞因子可促进 NK 细胞的胞毒作用，增强其抗感染效应。NK 细胞胞毒效应通过 ADCC 作用和分泌穿孔素、颗粒酶等对病原微生物进行杀伤。

2. 产生细胞因子

活化的 NK 细胞可产生多种细胞因子，从而在非特异性免疫中发挥重要作用。NK 细胞可被 IL－12 和 TNF 等细胞因子激活，活化的 NK 细胞不但细胞毒作用显著增强，而且还以分泌大量 IFN、TNF、IL－2 等细胞因子发挥免疫调节作用。另外，IFN 和 IL－12协同作用可明显增强 NK 细胞杀伤活性。

（三）γδT 细胞

γδT 细胞主要分布于黏膜、上皮组织，是执行非特异性免疫作用的 T 细胞。由于其细胞表面抗原受体缺乏多样性，识别的抗原种类较少，主要针对感染后产生或表达于细胞表面的热休克蛋白、CD1 提呈的脂类抗原、某些磷酸化抗原以及病毒蛋白质抗原等。它们可直接识别完整的多肽抗原，且不受 MHC 限制。γδT 细胞参与皮肤黏膜表面的免疫防御，为机体抵御胞内菌和病毒感染的重要效应细胞，对肿瘤细胞也有一定杀伤作用。

（四）B－1 细胞

B－1 细胞主要定居在腹腔、胸腔以及肠壁固有层，为表面具有 CD5 和单体 IgM 分子的 B 细胞。B－1 细胞抗原受体缺乏多样性，抗原识别谱较窄，主要识别某些细菌的荚膜多糖和脂多糖抗原。B－1 细胞主要承担腹腔、胸腔部位的非特异性免疫防御功能。

（五）其他细胞

除上述细胞外，树突状细胞、肥大细胞、NK T 细胞、嗜酸性粒细胞、嗜碱性粒细胞、上皮细胞等在非特异性免疫中均发挥较大作用。

三、体液中参与固有免疫应答的抗菌物质

正常体液中含有多种杀菌或者抑菌物质，包括补体、细胞因子、溶菌酶、乙型溶素、吞噬细胞杀菌素、组蛋白等。

1. 补体系统

补体系统是参与抗菌免疫十分重要的一组酶活性的蛋白质。多种病原微生物逾越免疫组织屏障后，可通过旁路途径和 MBL 途径迅速激活补体系统，发挥溶解细菌或病毒作用。

2. 细胞因子

病原体感染机体后，可刺激免疫细胞和感染的组织细胞产生多种细胞因子，参与多种免疫功能。诱导产生抗病毒作用的细胞因子，如干扰素；诱导和促进炎症反应的细胞因子如 IL－1、IL－6、TNF 以及趋化性细胞因子 IL－8、MCP－1 等是促进抗菌性炎症反应的主要细胞因子。

3. 防御素

防御素是一类富含精氨酸的小分子多肽，目前发现有 4 种，对胞外感染如细菌、真菌和某些包膜病毒具有直接杀伤作用。

4. 溶菌酶

溶菌酶是一种低分子的碱性蛋白质，广泛存在于各种体液、外分泌液和吞噬细胞溶酶体中。溶菌酶能够裂解革兰阳性菌细胞壁中的肽聚糖，从而导致细菌溶解破坏。革兰阴性菌的细胞壁肽聚糖外还有脂多糖和脂蛋白等包裹，所以溶菌酶单独不能对其产生抗菌作用。若同时存在相应抗体和补体的条件下，革兰阴性菌也可被溶菌酶溶解破坏。

5. 乙型溶素

乙型溶素主要来源于血小板，是一种对热较稳定的碱性多肽，在血液凝固时由血小板释放。乙型溶素在血清中含量高，作用于革兰阳性菌的细胞膜，产生非酶性破坏效应，但对革兰阴性菌无效。

四、固有免疫应答的过程和特点

固有免疫应答是指体内固有免疫细胞与固有免疫分子识别结合病原体及其产物后，被迅速活化，将病原体等抗原性异物杀伤和清除的过程。它在机体非特异性抗感染免疫过程中具有重要意义，在特异性免疫应答的启动、调节和效应阶段也起重要作用。

（一）固有免疫应答的不同阶段

1. 瞬时固有免疫应答阶段

瞬时固有免疫应答发生于感染 0～4 小时之内。皮肤黏膜及其分泌液中的抗菌物质和正常菌群作为物理、化学和微生物屏障，可阻挡外界病原体的入侵，具有即刻免疫防御作用。如有少量病原体突破上述屏障结构，进入皮肤或黏膜下组织后，可被局部存在的巨噬细胞迅速吞噬清除。此外，活化的中性粒细胞可穿过血管内皮细胞到达感染部位，发挥吞噬杀菌作用，通常绝大多数病原体感染终止于此时相。

2. 早期固有免疫应答阶段

早期固有免疫应答发生于感染后 4～96 小时之内。在某些细菌成分如脂多糖和感染部位组织细胞产生的 IFN－γ 等细胞因子作用下，感染附近组织中的巨噬细胞被吸引到炎症反应部位，增强抗感染免疫应答能力。并且，巨噬细胞产生大量促炎细胞因子和其他低分子量炎性介质如白三烯、前列腺素和血小板活化因子等，可进一步增强固有免疫应答能力和炎症反应，在早期抗感染免疫过程中发挥重要作用。

3. 适应性免疫应答诱导阶段

适应性免疫应答诱导阶段发生于感染96小时之后。活化巨噬细胞和树突状细胞作为专职APC，可将摄入的病原体等外源性抗原或内源性抗原加工处理为具有免疫原性的小分子多肽，诱导产生特异性免疫应答。

（二）固有免疫应答的特点

固有免疫应答由非特异性免疫细胞和分子介导，其主要特点是非特异性免疫细胞识别多种“非己”异物共同表达的分子，而不是抗原表位，因而，对多种病原微生物或其产物均可应答，并迅速产生免疫效应，但对病原微生物的应答过程中不产生免疫记忆，通常也不会形成免疫耐受。表面模式识别受体（pattern recognition receptor，PRR）是指存在于固有免疫细胞表面的一类能够直接识别结合病原微生物或宿主凋亡细胞表面某些共有的特定分子结构的受体。病原相关分子模式（pathogen associated molecular pattern，PAMP），是指PRR识别结合的配体分子，主要是指病原微生物表面某些共有的高度保守的分子结构，也包括宿主凋亡细胞表面某些共有的特定分子结构。聚集在感染部位的吞噬细胞等固有免疫细胞可通过细胞表面PRR直接与病原微生物或宿主凋亡细胞表面的PAMP结合而被激活。活化固有免疫细胞可迅速产生免疫效应，随即吞噬并杀灭病原微生物。另外，固有免疫细胞寿命较短，在对病原微生物的应答过程中不产生免疫记忆，通常也不会形成免疫耐受。

（三）固有免疫应答与适应性免疫应答的关系

1. 固有免疫应答启动适应性免疫应答

巨噬细胞在吞噬和杀伤清除病原微生物等异物时，将抗原降解为小分子肽段，并以抗原肽-MHC复合物的形式表达于细胞表面，供T细胞识别，从而产生T细胞活化第一信号。与此同时，巨噬细胞识别结合病原微生物后，其表面协同刺激分子表达增加，并结合T细胞表面的协同刺激分子，为T细胞活化提供第二信号。在上述二种信号作用下，T细胞被活化并启动特异性免疫应答。单核细胞也可分化为树突状细胞，提呈抗原启动T细胞应答。

2. 固有免疫应答影响特异性免疫应答的类型

固有免疫细胞可启动不同类型的适应性免疫应答。不同的固有免疫细胞接受不同的配体分子刺激后，可产生不同的细胞因子。这些不同的细胞因子可调节特异性免疫细胞的分化方向，从而决定了适应性免疫应答的类型。

3. 固有免疫应答协助适应性免疫应答发挥免疫效应

体液免疫产生的抗体不能直接杀菌和清除病原体的作用，只有在固有免疫细胞和固有免疫分子参与下，通过调理吞噬、ADCC等机制，才能有效杀伤清除病原体等异物。此外，机体细胞多数是通过细胞因子活化吞噬细胞和NK细胞，使其吞噬杀伤功能增强，从而有效清除入侵的病原体。

小结 本章主要从三个方面介绍免疫应答，包括体液免疫应答、细胞免疫应答、固有免疫应答。体液免疫应答与细胞免疫应答属于特异性免疫应答，而固有免疫应答属于非特异免疫应答。特异性免疫应答可分为抗原识别，T、B 细胞活化、增殖和发挥效应三个阶段。B 细胞的 BCR 可直接识别游离的抗原分子，T 细胞的 TCR 必须同时识别 APC 提呈的 MHC 和抗原肽结合而成的复合物分子，即双信号识别和 MHC 限制性的特点。T、B 细胞必须在活化的 Th 细胞及其产生的细胞因子辅助下，才能对 TD 抗原产生免疫应答。T 细胞接受抗原刺激后，通过效应性 Tc 细胞发挥细胞免疫应答作用。B 细胞接受抗原刺激后，最终由所产生的抗体分子发挥体液免疫应答的效应作用。固有免疫应答是通过机体的组织屏障、固有免疫细胞和固有免疫分子等非特异成分发挥免疫防御作用；其应答分为瞬时固有免疫应答、早期固有免疫应答、适应性免疫应答诱导三个阶段；具有快速、非特异、不产生记忆性等特点，可启动和协助特异性免疫应答，并影响其应答类型。

思考题

1. 何谓免疫应答？免疫应答的基本类型有哪些？
2. B 细胞对 TD、TI－1 及 TI－2 抗原免疫应答有何异同？
3. T 细胞与 B 细胞特异识别抗原的分子基础是什么？有何异同？

（夏乾峰）

第八章

免疫耐受

第一节　概　　述

一、免疫耐受的概念

免疫耐受（immunologic tolerance）是指机体免疫系统在接触某种抗原后产生的特异性无应答状态（负免疫应答）。表现为当再次接触同一种抗原时，不发生免疫应答，但对其他抗原仍保持正常免疫应答。在理论上，机体免疫系统可对所有抗原产生“免疫应答”，但实际上，免疫系统一般仅对非己抗原刺激产生较强的免疫应答，而对体内组织细胞表达的自身抗原，却表现为“免疫不应答”。目前认为免疫耐受不是单纯的免疫无应答性，而是一种特殊形式的免疫应答，具有免疫应答的某些共性，如耐受需经抗原诱导产生，有一定的潜伏期，具有特异性和记忆性。免疫耐受不同于免疫缺陷和免疫抑制。免疫缺陷和免疫抑制均无抗原特异性。

二、免疫耐受现象的发现

按免疫耐受形成的特点，可分为天然免疫耐受现象和获得性免疫耐受现象。

1. 天然免疫耐受现象

1945 年，Owen 观察到一对异卵双生小牛由于在胚胎期胎盘血管相互融合而发生血液交流，呈自然联体共生（图8－1）。出生后，两头小牛血液中同时存在两种不同血型抗原的红细胞，而不产生相应血型抗体。并且彼此皮肤移植也不排斥，但却不能接受其他无关个体的皮肤移植。Owen 把这种生来即已具有、对某一抗原的特异性无反应的现象，称为天然免疫耐受。根据这一事实，Burnet 等人认为动物首次接触抗原的年龄（实质是淋巴系统的成熟程度）是决定对非己无应答性的关键因素，并于 1957 年提出了克隆选择学说，认为天然免疫耐受的产生是由于胚胎期免疫系统尚未发育成熟，异型红细胞进入胎牛体内，使具有相应抗原识别受体的免疫细胞克隆受到抑制或被排除，因此，小牛出生后对胚胎期接触过的异型红细胞抗原不会发生免疫应答。

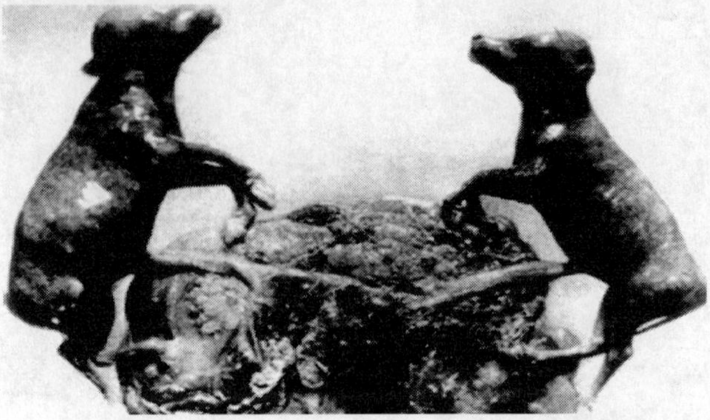

图 8-1 异卵双生胎牛共用胎盘

2. 获得性免疫耐受现象

有了自身耐受现象的支持，Medawar 及其同事通过向新生期的 A 品系小白鼠注入 B 系小黑鼠的脾细胞，在 A 系小鼠生长至成年期，移植以 B 系鼠的皮肤，此移植的皮肤能长期存活，不被排斥。但是若将其他品系小鼠的皮肤移植给该 A 系小鼠，则发生移植排斥反应（图 8-2）。这一现象揭示了机体的免疫细胞处于不成熟的早期阶段，通过抗原刺激可以诱导免疫耐受。

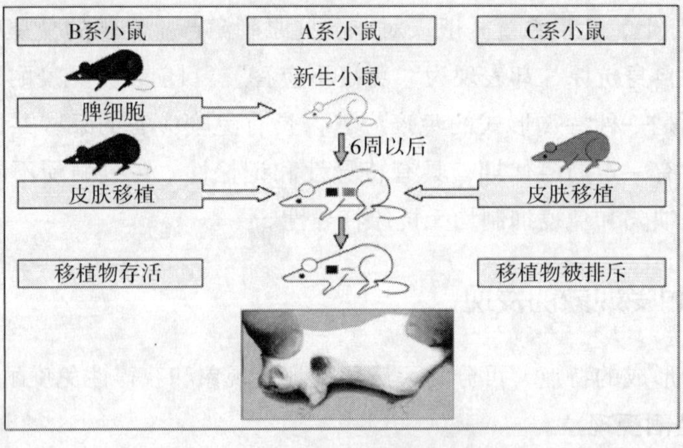

图 8-2 人工诱导免疫耐受实验

第二节 免疫耐受形成的条件

免疫耐受能否诱导成功，主要取决于抗原和机体两方面因素。通常把诱导免疫耐受性形成的抗原称为耐受原（tolerogen）。

一、抗原因素

免疫耐受具有抗原特异性，故抗原是诱导免疫耐受的重要因素，抗原的类型、剂量、免疫途径和是否加佐剂等都是决定能否建立免疫耐受的重要因素。

1. 抗原类型

一般而言，抗原的异源性远，分子结构差异大，免疫原性强；反之，则易诱发免疫耐受。大分子、颗粒性及蛋白质聚合物如血细胞、细菌及血清蛋白的聚合物等免疫原性较强；反之，小分子、可溶性、非聚合的单体蛋白质常为耐受原。如分子量为 1×10^7 的多聚鞭毛素、分子量为 40 000 的单体鞭毛素及由后者所提取的分子“A”(18 000)，三者的免疫原性递减，而耐受原性递增。

2. 剂量

致耐受所需抗原剂量随抗原性质、动物种属、品系及年龄而各异。通常抗原量越大及个体年龄越幼，都有利于诱导耐受的形成。而 TI 抗原需高剂量才能诱导 B 细胞耐受，TD 抗原低剂量和高剂量均可诱导耐受。低剂量引起者称为低带耐受（low zone tolerance），仅使 T 细胞致耐受，高剂量引起者称高带耐受（high zone tolerance）（图 8－3），能使 T、B 细胞均致耐受。抗原剂量过低，不足以激活 T 及 B 细胞，不能诱导免疫应答，致低带耐受。抗原剂量太高，则诱导应答细胞凋亡，或可能诱导抑制性 T 细胞活化，抑制免疫应答，呈现为特异负应答状态，致高带耐受。T、B 细胞免疫耐受性比较见表 8－1。

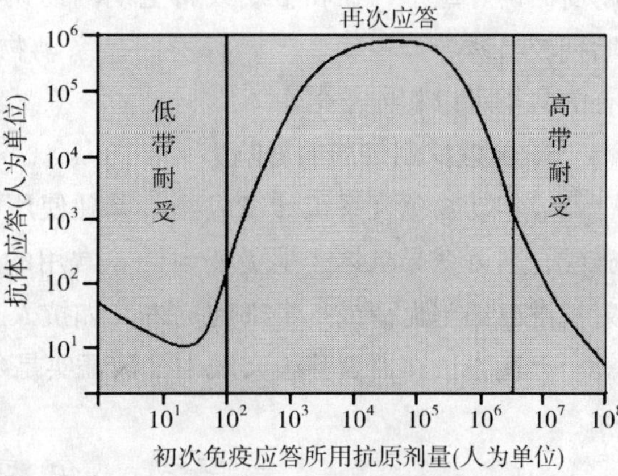

图 8－3 抗原剂量与免疫耐受的关系

表 8－1 T、B 细胞免疫耐受性比较

比较项目	T 细胞耐受	B 细胞耐受
耐受形成	较易	较难
诱导抗原种类及剂量	TD（高、低剂量）	TD－Ag（高剂量）TI－Ag（高剂量）
耐受诱导期	较短（1～2 天）	较长（数十天）
耐受维持时间	较长（数月）	较短（数周）

3. 入体途径

一般而言，抗原经静脉注入易诱导产生免疫耐受，腹腔注射次之，皮下注射最难。但不同部位静脉注射引起的结果也不相同。如 IgG 或白蛋白注入门静脉能引起耐受，注入周围静脉则引起免疫应答。目前认为其原因可能与肝脏对抗原的解聚作用有关。聚合抗原被肝内枯否细胞吞噬降解，除去免疫原性强的抗原成分后，剩余非聚合抗原可作为耐受原进入外周血液或淋巴液，诱导细胞产生免疫耐受。有些半抗原经皮下注入，可引起免疫应答或超敏反应，若经口服则可致耐受。注入抗原的同时加免疫佐剂不易引起耐受。

二、机体因素

1. 免疫系统发育的程度

诱导免疫耐受形成的难易与机体免疫系统的发育程度有关，一般在胚胎期最易，新生期次之，成年期最难。因此多采用幼龄动物进行免疫耐受性的诱导试验。

2. 动物种属和品系

免疫耐受诱导和维持的难易程度随动物种属、品系不同而异。大鼠和小鼠对免疫耐受的诱导敏感，在胚胎期或新生期均易诱导成功；兔、有蹄类和灵长类通常只在胚胎期较易诱导产生耐受。同种不同品系动物诱导产生耐受的难易程度也有很大差异，有的甚至可以相差千倍。

3. 免疫抑制措施的影响

成年动物免疫系统已经成熟，单独使用抗原一般难以诱导耐受，但与免疫抑制措施配合则可诱导机体产生免疫耐受。常用的免疫抑制方法有：全身淋巴组织照射、注射抗淋巴细胞血清或抗 T 细胞抗体（如抗人 $CD4^+$ 细胞单克隆抗体）及应用免疫抑制剂等。上述方法在器官移植实践中已被证实是延长移植物存活的有效措施。

第三节　免疫耐受的机制

免疫耐受发生的机制复杂，根据免疫发生的部位不同，可分为中枢耐受及外周耐受。中枢耐受（central tolerance）是指未成熟的 T 与 B 细胞在中枢淋巴器官中遇到自身抗原形成的耐受，针对的是体内各组织普遍表达的共同自身抗原；外周耐受（peripheral tolerance）是指成熟的 T、B 淋巴细胞在外周淋巴器官中遇到外源或内源性抗原（主要为组织特异性抗原）形成的免疫不应答状态。两类耐受诱因及形成机制有所不同。

一、中枢耐受

1959 年，Burnet 提出克隆排除学说，他认为，胚胎期由于免疫细胞高度突变，产生大量具有不同抗原识别特性的细胞克隆。这些细胞克隆处于未成熟阶段，它们与相应抗原（如自身抗原）接触后，不是产生应答而是被清除或处于抑制状态，即成为“禁忌克隆”。以后的研究证实了 Burnet 的这一学说，同时又对该学说作了许多新的补充。淋巴细胞的克隆排除主要发生在中枢免疫器官，但在外周免疫器官也可发生成熟淋巴细胞的克隆排除。

（一）T 细胞的中枢耐受

T 细胞的克隆排除主要发生在胸腺。随着基因工程学与细胞工程学的快速发展，目前倾向认为所谓的“克隆排除”是通过免疫细胞的“阴性选择”、“否决”等机制实现的。

1. 自身反应性T细胞通过阴性选择而被清除

从骨髓到达胸腺的前体T细胞（$CD4^-CD8^-$）在接触胸腺皮质上皮细胞的MHC分子后获得阳性选择，即只有和MHC分子结合的前体T细胞才能存活增殖，并发育成$CD4^+CD8^+$双阳性细胞，反之则进入程序性死亡（图8-4）。其结果就是排除所有非己MHC限制性T细胞克隆，保存自身MHC限制性和自身反应性T细胞克隆。在胸腺中还存在阴性选择，即存活的T细胞移行至胸腺髓质，当胸腺T细胞同胸腺基质细胞表面MHC-抗原肽复合物识别时，两者呈高亲和力结合者，该T细胞克隆即发生凋亡而被淘汰。由此，成熟的T细胞形成自身耐受。

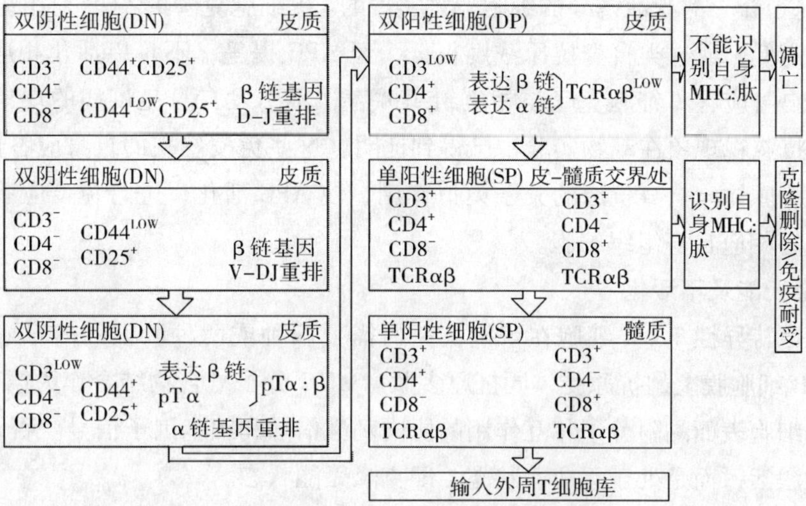

图8-4　T细胞在胸腺中的发育过程

2. 胸腺细胞的“否决”现象

胸腺细胞自身也能参与对其他T细胞的选择。在某些生理条件下，T细胞借助其TCR与携带自身抗原的“否决细胞”（也属于T细胞）结合时，可启动否决信号，使自身反应性T细胞发生凋亡。此现象被称为“否决效应”。

（二）B细胞的中枢耐受

B细胞在骨髓内发育过程中，大部分自身反应性B细胞在阴性选择阶段时被删除，产生中枢性耐受。B细胞发育早期，膜表面只表达mIgM，而不表达其他类型表面抗原受体。这种不成熟的B细胞对低浓度多价抗原敏感，若与这种抗原结合，则细胞发育受阻，表面抗原受体不能表达，从而丧失对相应抗原的应答能力。应用抗μ链抗体模拟多肽抗原，可使未成熟B细胞mIgM产生交联，导致未成熟B细胞失活或死亡。这表明，具有潜在自身反应性的未成熟B细胞在未分化为成熟B细胞之前，就可能被清除。

二、外周耐受

中枢性免疫耐受是不完全的。在中枢免疫器官中未被删除的自身反应性T、B细胞进入外周后受到外周耐受的制约。诱导外周T及B细胞产生免疫耐受的抗原，分自身抗原及非自身抗原两类，其耐受形成机制不尽相同。

1. 克隆清除和免疫忽视

在转基因动物的研究中发现，外周T细胞在识别自身抗原后，通过诱导自身凋亡的途径清除自身反应性细胞。目前已证实这一过程是通过Fas（CD95）/FasL（CD95L）途径介导的激活诱导的细胞死亡实现的。T细胞克隆的TCR对组织特异自身抗原的亲和力低，或这类自身抗原浓度很低，经APC提呈，不足以活化相应的初始T细胞，这种自身应答T细胞克隆与相应组织并存，不引发自身免疫病的现象，称为免疫忽视。免疫忽视现象在动物实验中已得到证明。这些免疫忽视的自身应答性T细胞，会因感染的病原体与自身抗原的分子模拟作用，使APC活化，进行免疫应答，产生效应T细胞损害相应自身组织细胞。

2. 克隆无能及不活化

自身抗原特异性T、B细胞在识别抗原时需要两种或两种以上的信号才能充分活化，除T、B细胞膜上的抗原受体同抗原多肽-MHC分子复合物结合作为第一信号外，还需要包括细胞表面黏附分子相互作用的协同刺激信号和细胞因子信号。否则T、B细胞仍不能被激活，而是处于无应答状态，即克隆无能状态。

3. 免疫调节（抑制）细胞的作用

某些自身反应性T细胞可出现一种T细胞的抑制现象。目前认为，体内可能存在一种反馈调节，即自身反应性T细胞一旦被激活，就立即被抑制。如抑制性T细胞通过产生TGF-β抑制Th及CTL功能；$CD4^+CD25^+$T细胞具有调节作用，抑制$CD4^+$及$CD8^+$T细胞免疫应答功能。

4. 细胞因子的作用

某些细胞因子，如IL-7和TNF家族的B细胞活化因子等亦影响T、B细胞存活，涉及免疫耐受。

5. 免疫豁免

某些特殊部位，如脑及眼的前房部位，由于存在生理屏障使该部位细胞不能随意穿越屏障，进入淋巴循环及血液循环；反之，免疫效应细胞亦不能随意进入这些免疫隔离部位，产生免疫侵袭。在免疫隔离部位表达组织特异抗原的细胞，几乎无机会活化自身抗原应答T细胞克隆，即T细胞克隆处于免疫忽视状态。然而，在某些情况下，如交感性眼炎，一只眼受外伤，其眼内蛋白成分释出至局部淋巴结，活化自身反应性T细胞进行应答，产生效应T细胞。这些激活的效应T细胞以及其产生的致炎因子随血液循环进入健康眼导致免疫损害，引发自身免疫性交感性眼炎。

6. 其他

除上述机制外，独特型网络、NK 细胞、Th2 细胞、淋巴样 DC 在免疫耐受的发生和维持中均发挥着重要作用。

第四节 研究免疫耐受的意义

对免疫耐受性进行深入的研究，无论对于免疫学基础理论的发展，或是对临床医学的实践都具有十分重要的意义。

一、促进免疫学基础理论研究的发展

免疫学理论的核心问题是免疫系统如何识别“自己”和“非己”，对任何它所遇到的抗原发生识别和应答，而应答的结果有两个：耐受或不耐受。对自身成分形成免疫耐受，而对外来抗原视为异物加以清除。因此免疫的耐受与不耐受是免疫学的一个关键问题，对免疫耐受进行深入研究必然有助于进一步认识免疫应答的本质问题。目前已明确，免疫耐受的形成机制，涉及免疫细胞的分子识别、信号传递、基因表达以及免疫细胞相互作用等多方面、多层次的调节。因此有关免疫耐受形成机制的深入研究，必将有力地促进免疫学基础理论研究的发展。

二、临床意义

免疫耐受与临床疾病的发生、发展和转归密切相关。在生理条件下，对于自身组织的免疫耐受对于保证免疫系统的自身稳定及生理功能具有重要作用。而自身耐受的破坏将导致自身免疫病的发生，例如：对肿瘤细胞或病原微生物的耐受将使肿瘤持续生长、迁延或特发性感染。此外，诱导和维持特异性免疫耐受，在自身免疫病和自身器官移植的排斥反应预防中都有重要的应用前景。临床上应根据具体情况分别采用建立免疫耐受和打破免疫耐受的治疗方法。

（一）防止器官移植的排斥反应

目前防止器官移植排斥反应主要是采取组织配型和免疫抑制的方法。虽然这些方法也有效地提高了器官移植的存活率，但由于 MHC 抗原的多态性，寻找组织相容性合适类型的供者是非常困难的，另外，由于免疫抑制药物本身的毒性，以及应用免疫抑制药物后患者免疫功能长期低下，容易导致感染，所以长期使用免疫抑制剂来防止移植排斥会产生许多严重的副作用。因此解决移植排斥的根本方法，是诱导供、受体间的免疫耐受。近年来，移植耐受的研究已取得了许多重要的进展，主要有以下一些诱导耐受的方法：

1. 用照射的方法诱导耐受

（1）全身淋巴组织照射　小鼠经全淋巴照射后输入大量异基因骨髓，可形成不同

程度的嵌合体。由于异基因骨髓在受体内分化、发育，并经过胸腺的选择，可以导致耐受的产生。所以嵌合体的水平越高，移植物存活时间越长。这种模式已应用于临床肾移植，可减少免疫抑制剂的用量。

(2) 紫外线照射　用紫外线照射小鼠，同时在照射部位涂布抗原，可以灭活朗格罕细胞的抗原提呈功能，使其对相应抗原的细胞免疫反应下降。

2. 药物诱导耐受

目前有报道的诱导耐受药物有环磷酰胺（CY）和环孢素（CsA）等。用从静脉注射供体脾细胞，48 小时后腹腔注射 CY 的方法，可诱导 H－2 不同的受体小鼠产生不完全耐受；而对家兔的肾移植研究发现，短期应用 CsA 并进行肾移植后 6 个月，无关第三者的皮肤可被迅速排斥，而来自肾移植供者的皮肤可以稳定植活。在狗和猴肾移植中也获得相似的结果。

（二）自身免疫病和超敏反应的防治

免疫系统不对自身组织发生应答反应，这实际上是机体的免疫系统经过识别后对自身抗原产生耐受的结果。研究发现，机体内存在着针对自身组织抗原的细胞株，只不过处于非活性状态，一旦被某种因素激活，便对自身组织细胞发生反应，从而引起“自身免疫性”疾病。当自身组织抗原性发生改变，病原微生物交叉抗原的出现，免疫系统发育异常或免疫调节功能紊乱时，可导致自身耐受的终止，从而引起自身免疫病的发生。因此提高机体对自身成分的免疫耐受性是防治自身免疫病的根本方法。同样诱导机体对变应原产生耐受性，可消除超敏反应的发生。用口服抗原诱导免疫耐受性，已在动物试验中证明了对多种自身免疫病如糖尿病、类风湿性关节炎有明显疗效，并在临床治疗糖尿病，防止Ⅰ型超敏反应等疾病上获得初步成功。

（三）肿瘤及感染性疾病的治疗

肿瘤发生的实质，是一种免疫系统对肿瘤抗原的耐受，如果这种耐受的机制被弄清，则可以找到治疗肿瘤的方法——打破针对肿瘤抗原的免疫耐受，使免疫系统能够继续攻击新生的肿瘤抗原组织，排除肿瘤新生物。一直以来由于未发现肿瘤特异性抗原而使肿瘤免疫学披上阴影。如今，随着肿瘤特异性抗原的发现以及发现针对肿瘤特异性抗原的 CTL，人们已开始试着使用细胞疫苗的方法治疗肿瘤，而且发现机体对肿瘤是有免疫反应的，只不过在许多情况下，肿瘤通过某些机制，“逃避”了免疫对其的“监视”。乙型肝炎病毒（HBV）之所以能在体内持续存在，其主要原因之一是免疫系统对它们产生了免疫耐受。研究这种耐受产生的原因和条件，就可以设法终止机体对某些特定抗原的耐受性，从而增强机体的主动免疫监视和免疫防御的功能。

（四）控制生殖过程

胎儿是一种特殊的“异体移植物”，但母体对异己的子代胚胎组织具有免疫耐受性而不进行排斥。目前认为是胎儿在母体诱导了针对胎儿抗原的特异性免疫耐受，而当这种耐受平衡发生变化时，便发生流产。母胎关系是一个天然的免疫耐受模型，如果能揭示这种免疫耐受的建立与去除的机制，必然会进一步了解免疫耐受；了解母胎天然耐受的机制，或许会从中受到启发，发现并设法建立诱导对其他抗原的免疫耐受，这对于治疗流产以及移植免疫都有着美好的前景。

小结 免疫耐受是指机体免疫系统在接触某种抗原后产生的特异性无应答状态。它是一种特殊形式的免疫应答，具有免疫应答的某些共性，如耐受需经抗原诱导产生，有一定的潜伏期，具有特异性和记忆性。免疫耐受根据耐受形成部位的不同可分为中枢耐受和外周耐受。中枢耐受是指未成熟的T、B淋巴细胞在中枢淋巴器官中遇到自身抗原形成的耐受，针对的是体内各组织普遍表达的共同自身抗原。其形成的机制是对自身抗原应答的细胞被克隆消除或克隆无能。而外周耐受是指T、B淋巴细胞在外周淋巴器官中遇到外源或内源性抗原形成的免疫不应答状态。其形成机制是在外周中对组织特异自身抗原应答的T及B细胞因克隆清除和免疫忽视、克隆无能及不活化、免疫调节细胞的作用、细胞因子的作用、免疫豁免等因素，而不能执行免疫应答所致。免疫耐受能否诱导成功，不仅与抗原的类型、剂量、免疫途径、是否加佐剂有关，而且与机体的免疫系统发育的程度、动物种属和品系、采用何种免疫抑制措施等因素相关。免疫耐受与临床医学密切相关，如何建立耐受和打破耐受，在治疗器官移植排斥、自身免疫病、超敏反应、肿瘤、感染、生殖控制等领域都具有广阔的应用前景。

思考题

1. 什么是免疫耐受？诱导免疫耐受形成与哪些因素有关？
2. T细胞和B细胞产生免疫耐受有哪些特点？
3. 简述免疫耐受形成的主要机制。

（杨　文）

第九章

超 敏 反 应

第一节 Ⅰ型超敏反应

Ⅰ型超敏反应是临床上最常见的一类超敏反应，可以发生于局部或全身。根据反应发生的迅速程度，可将其分为“速发相”和“迟发相”反应。再次接触变应原后数分钟内发作、一般在数小时后消退的反应，称为速发相反应；再次接触变应原后数小时发作并持续 24 小时后逐渐消退的反应，称为迟发相反应。其特点是：①反应发生快，消退也快；②主要由 IgE 抗体介导；③常引起生理功能紊乱，几乎不发生严重组织细胞损伤；⑤有明显的个体差异和遗传倾向。对变应原易产生 IgE 类抗体的超敏患者，称为特应性素质个体。

一、发生机制

（一）参与反应的成分和细胞

1. 变应原

变应原（allergens）是指能够选择性诱导机体产生特异性 IgE 类抗体，引起速发型变态反应的抗原物质。临床常见的变应原主要有：①某些药物或化学物质，如青霉素、磺胺、普鲁卡因、有机碘化合物等。②吸入性变应原，如花粉颗粒、尘螨排泄物、真菌菌丝及孢子、昆虫毒液、动物皮毛等。③食物变应原，如奶、蛋、鱼虾、蟹贝等食物蛋白或部分肽类物质。④近年来还发现有些酶类物质可作为变应原引发Ⅰ型超敏反应，如尘螨中的半胱氨酸蛋白可引起呼吸道过敏反应，细菌酶类物质（如枯草菌溶素）可引起支气管哮喘等。

2. IgE 抗体

IgE 抗体由鼻咽、扁桃体、气管及胃肠道黏膜等处固有层淋巴组织中的浆细胞合成。这些部位是变应原入侵的部位，也是Ⅰ型超敏反应的好发部位。与正常人相比，某些过敏体质者其血清 IgE 抗体明显升高。IgE 具有牢固的亲细胞性，与肥大细胞或嗜碱性粒细胞表面 IgE Fc 受体结合，使机体处于致敏状态，并可持续数月或数年。

3. 效应细胞

参与Ⅰ型超敏反应的效应细胞主要是肥大细胞和嗜碱性粒细胞。两者在形态学上非常类似，均来源于骨髓髓样前体细胞。肥大细胞主要分布于呼吸道、胃肠道和泌尿生殖道的黏膜上皮下及皮肤下的结缔组织内靠近血管处。嗜碱性粒细胞主要分布于外周血中，数量较少，但也可被招募到变态反应发生部位发挥作用。两种细胞表面都表达有高亲和力的FcεRⅠ，胞质中含有嗜碱性颗粒，储存有肝素、白三烯、组胺和嗜酸性粒细胞趋化因子等生物活性介质。现已知有两种不同的IgE受体，即FcεRⅠ和Fcε RⅡ（CD23）。FcεRⅠ为高亲和力受体，表达于肥大细胞和嗜碱性粒细胞表面。FcεRⅠ与IgE结合，使机体处于致敏状态，如再遇抗原，此多价抗原结合于IgE的Fab段，则可交联IgE，而交联FcεRⅠ，使肥大细胞或嗜碱性粒细胞活化，引发Ⅰ型超敏反应。FcεRⅡ为低亲和力受体，分布比较广泛，如表达于B细胞、活化T细胞、单核细胞、滤泡树突状细胞和血小板等。膜表面FcεRⅡ与IgE结合，并通过IgE捕获抗原，可抑制IgE抗体的产生。而可溶型FcεRⅡ与B细胞表面的CD21结合可促进IgE的合成。

嗜酸性粒细胞来源于骨髓髓样前体细胞。主要分布于呼吸道、消化道和泌尿生殖道黏膜上皮下的结缔组织内，循环血中仅有少量存在。某些因子如IL-5、CC亚家族趋化性细胞因子（如MCP-3）与细胞表面的相应受体结合，可刺激嗜酸性粒细胞活化表达FcεRⅠ。嗜酸性粒细胞活化，使其胞质中嗜酸性颗粒脱出，释放一系列生物活性介质。其中一类是具有毒性作用的颗粒蛋白和酶类物质，主要包括嗜酸性粒细胞阳离子蛋白、主要碱性蛋白、嗜酸性粒细胞衍生的神经毒素和嗜酸性粒细胞过氧化物酶、嗜酸性粒细胞胶原酶等；另一类介质与肥大细胞和嗜碱性粒细胞释放的介质类似，如白三烯、血小板活化因子等。这些物质可杀伤寄生虫和病原微生物。嗜酸性粒细胞还能释放组胺酶和芳基硫酸酯酶，抑制肥大细胞释放的组胺和LTs，对炎症反应起到一定的抑制作用。

4. 生物活性介质

活化的肥大细胞和嗜碱性粒细胞可释放多种生物活性介质，它们是预先合成并储存于颗粒内的介质（如组胺、激肽原酶、嗜酸性粒细胞趋化因子等）和新合成的介质（如白三烯、前列腺素D2、血小板激活因子等）。

组胺是肥大细胞和嗜碱性粒细胞颗粒中的小分子胺类，具有多种生物活性，如促使小血管和毛细血管扩张，通透性增加；刺激平滑肌收缩；促进黏膜腺体分泌增加等。激肽原酶可促使血浆中激肽原转变为缓激肽和其他激肽类物质，使平滑肌收缩和血管扩张，还可增加局部毛细血管通透性，引起疼痛等。嗜酸性粒细胞趋化因子可吸引嗜酸性粒细胞向局部聚集，活化的嗜酸性粒细胞参与迟发相反应，并对Ⅰ型超敏反应具有重要调节作用。

白三烯在细胞活化过程中由花生四烯酸衍生而来，可引起支气管平滑肌收缩，其作用比组胺强100~1000倍，效应持续时间较长，是哮喘时支气管持续痉挛的主要原因。前列腺素 D2（PGD2）也是由花生四烯酸衍生而来，可使血管扩张，支气管平滑肌收缩。血小板激活因子（PAF）参与迟发相反应，可聚集和活化血小板，使其释放组胺、5－羟色胺等血管活性胺类物质，增强和扩大Ⅰ型超敏反应，还可活化炎性白细胞，在迟发相反应中起重要作用。

（二）发生过程

Ⅰ型超敏反应的发生可分为两个阶段，即致敏阶段和发敏阶段（图9－1）。

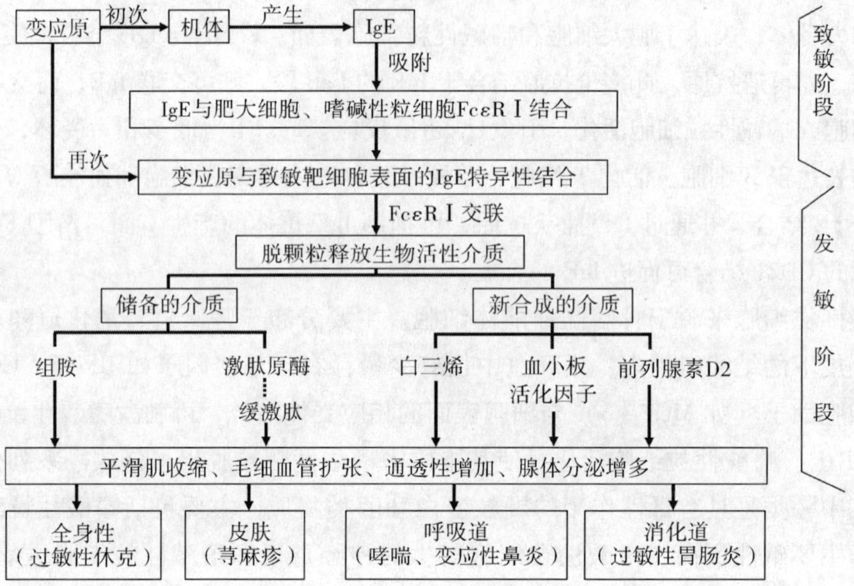

图9－1　Ⅰ型超敏反应发生机制流程示意图

1. 致敏阶段

指变应原进入机体后，诱导产生 IgE 并结合到靶细胞上的过程。变应原通过各种途径进入机体，可刺激抗原特异性 B 细胞增殖分化为浆细胞，产生 IgE 抗体。IgE 可通过其 Fc 段与肥大细胞和嗜碱性粒细胞表面 FcεR 结合，使机体处于致敏状态。表面结合特异性 IgE 的肥大细胞和嗜碱性粒细胞，称为致敏的肥大细胞和致敏的嗜碱性粒细胞。致敏状态通常可维持数月或更长时间，如长期不接触变应原，致敏状态可逐渐消失。

2. 发敏阶段

指相同变应原再次进入机体，与致敏靶细胞表面 IgE 结合，使之脱颗粒，释放生物活性介质，并作用于效应组织或器官，引起局部或全身过敏反应的过程。再次进入机体的变应原与致敏靶细胞表面两个或两个以上相邻 IgE 抗体结合，使膜表面 Fc（R 发生交联，这是触发致敏细胞脱颗粒、释放及合成生物活性介质的关键。脱颗粒过程的机制是：①FcεR 交联聚集可激活甲基转移酶，使膜磷脂甲基化，从而激发胞内钙库释放 Ca^{2+}，使胞浆 Ca^{2+} 浓度升高。在膜磷脂和 Ca^{2+} 协同作用下，可激活蛋白激酶，使胞浆内肌球蛋白磷酸化，从而导致脱颗粒，释放组胺等生物活性介质。②在 Ca^{2+} 协同作用下，可使磷脂酶 A2 活化，分解膜磷脂胆碱产生花生四烯酸，进而通过环氧合酶、脂氧合酶途径合成前列腺素、白三烯及血小板活化因子。

迟发相反应的特征是以嗜酸性细胞为主的炎细胞浸润。肥大细胞是迟发相反应的主要启动细胞。嗜酸性粒细胞趋化因子可吸引大量嗜酸性粒细胞至炎症区，并释放大量炎症因子如白三烯、血小板活化因子等及多种酶类，发生持续性炎症反应，导致组织损伤。此外，中性粒细胞、单核-巨噬细胞也参与迟发相反应，通过分泌生物活性物质及酶类而发挥生物效应，并引起组织损伤。

（三）个体差异性

Ⅰ型超敏反应有明显个体差异，一般仅发生于少数过敏体质者。过敏体质与特应性相关，皆有遗传因素参与。此症有明显家族性，50%特应性患者的子代都患有特应性疾病（如湿疹、哮喘）。有关过敏体质的本质尚不十分清楚，可能与下列因素有关。

1. 易产生 IgE

过敏体质者接受过敏原刺激后，易产生大量 IgE。反复发作的Ⅰ型超敏反应患者，其血清 IgE 含量可较正常人高数倍至数十倍。目前已知某些 MHC Ⅰ类等位基因与Ⅰ型超敏反应的发生相关，如携带 HLA-B8 分子的个体，其体内可检出高滴度 IgE 抗体。因此，过敏反应常有遗传倾向，易发生在特应症（过敏体质）家族中。已证明，特应症者 Th2 细胞受过敏原刺激后可释放 IL-4，能促使 B 细胞转换成合成特异性 IgE 的 B 细胞。特应症患者体内可能有较多的抗原特异性 Th2 细胞，此与 IL-4 分泌量较多相关。

2. 缺乏分泌型 IgA

分泌型 IgA 缺乏者伴有蛋白水解酶缺乏，以致降解食物蛋白的功能减弱。大分子蛋白质一旦进入体内即可能成为致敏原，使机体致敏。特应症患者呼吸道黏膜分泌型 IgA 水平也较低下。在花粉季节，由于局部黏膜分泌型 IgA 缺乏，过敏原不能被及时清除，可使血清中 IgE 常处于较高水平。

二、临床常见疾病

（一）过敏性休克

过敏性休克是最严重的Ⅰ型超敏反应。致敏患者常在接触变应原后数分钟内即出现严重的临床症状，主要表现为烦躁不安、鼻痒、胸闷、气急、恶心、呕吐、腹痛、腹泻、循环衰竭、血压下降，以致神志不清、昏迷等，抢救不及时可导致死亡。

1. 药物过敏性休克

以青霉素过敏性休克最为常见。此外，头孢菌素、链霉素、普鲁卡因、氨基比林等也可引起。青霉素本身无免疫原性，但其降解产物青霉噻唑醛酸或青霉烯酸与体内组织蛋白结合后获得免疫原性，可刺激机体产生特异性 IgE 抗体，通过其 FcεR 吸附于肥大细胞和嗜碱性粒细胞表面，使机体致敏。当再次接触青霉素时，即可通过与结合于靶细胞表面的特异性 IgE 抗体交联而触发过敏反应，重者可发生过敏性休克甚至死亡。青霉素制剂在弱碱性溶液中易形成青霉烯酸，因此青霉素应在临用前配制，久置后不可使用。临床上发现少数人初次注射青霉素时也可发生过敏性休克，这可能与其曾使用过被青霉素污染的注射器等医疗器械，或吸入空气中青霉菌孢子而使机体处于致敏状态有关。

2. 血清过敏性休克

临床上应用动物免疫血清如破伤风抗毒素、白喉抗毒素治疗或紧急预防时可能发生过敏性休克。因为这些个体曾注射过相同的制剂而被致敏。

（二）呼吸道过敏反应

1. 支气管哮喘

好发于儿童和青壮年，有典型的家族史，多为吸入或食入变应原后发生的支气管平滑肌痉挛、器官变应性炎症。常出现胸闷、哮喘、呼吸困难等症状。近年来已相继证明，过敏性哮喘的迟发相反应阶段与嗜酸性粒细胞释放的碱性蛋白、神经毒素和过氧化酶等有关。

2. 变应性鼻炎

例如花粉症，主要因吸入花粉致敏所致，具有明显的季节性和地区性特点。患者表现为分泌物增加、流涕、喷嚏等（图 9－2）。

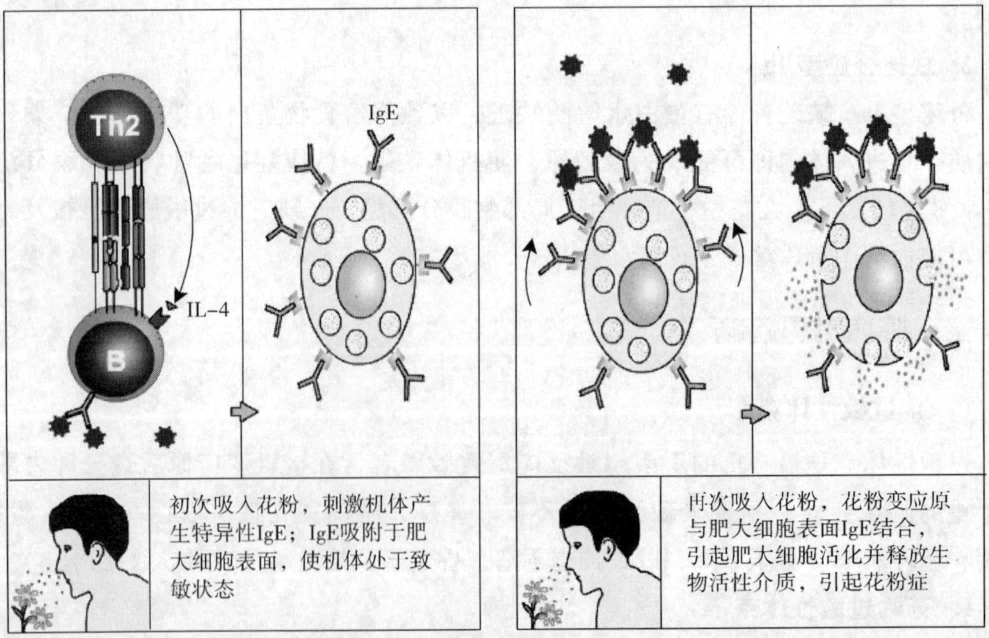

图 9－2　花粉症发生机制示意图

（三）消化道过敏反应

少数人进食鱼、虾、蛋、牛奶及服用某些药物后，可引起恶心、呕吐、腹泻、腹痛等症状。易患食物过敏症者其胃肠道分泌型 IgA 含量明显减少，并多伴有蛋白水解酶缺乏。因此，患者肠黏膜防御作用减弱，肠壁易受损伤，同时肠内某些食物蛋白尚未完全分解即通过黏膜被吸收，从而作为过敏原诱发消化道超敏反应。

（四）皮肤过敏反应

摄入或接触某些变应原或肠道内寄生虫感染等可引起皮肤过敏反应，表现为皮肤出现风团、红斑或全身性荨麻疹等症状，可在 15～20 分钟或数小时后消退。

特应性皮炎又称异位性皮炎，是最常见的皮肤过敏反应性疾病。病变以皮疹为主，有剧烈瘙痒，皮疹好发于肘窝、腘窝、颈部和面部。特应性皮炎对理化因素刺激异常敏感，常呈间歇性发作，冬季易复发。诊断主要依据典型的皮肤表现和阳性家族史。

三、Ⅰ型超敏反应的防治原则

Ⅰ型超敏反应的防治着眼于过敏原和机体免疫状态两个方面：一方面尽可能查出过敏原，使过敏者避免与其接触；另一方面，可针对Ⅰ型超敏反应发生发展的过程，通过切断或干扰其中某些环节而达到防治目的。

（一）寻找变应原、避免接触

可通过询问病史和皮肤试验以确定变应原。某些变应原可被检出，但难以避免再次接触。

1. 青霉素皮肤试验

将 0.1ml 含 10～50U 的青霉素注入前臂内侧皮内，20 分钟后观察结果。若注射局部出现红晕、水肿超过 1cm 或无红肿但注射处有痒感，或全身有不适反应者均为阳性反应。其他抗生素也可应用类似方法试验。

2. 异种动物免疫血清皮试

用 1∶100～1∶1000 稀释的抗毒素血清 0.1ml，皮内注射，20 分钟后观察结果。观察方法同上。

（二）脱敏疗法

在应用抗毒素时，若皮肤试验呈阳性反应，可采用小剂量多次注射法进行脱敏治疗。其机制可能是：小量过敏原进入机体与致敏靶细胞上 IgE 结合后，释放的生物活性介质较少，不足以引起明显临床症状，且能即时被体内某些物质灭活。经过短时间内少量多次反复注射，可使体内靶细胞表面 IgE 大部分甚至全部被消耗。当再次注入大剂量过敏原时，即不会发生超敏反应，从而达到暂时脱敏的目的。

（三）减敏疗法

对那些能够检出而难以避免接触的过敏原（如植物花粉或尘螨等），经皮肤试验检出确定后，可采用少量多次反复皮下注射的方法，达到减敏的目的。其机制可能与诱导机体产生特异性封闭 IgG 抗体有关。此类抗体能与再次进入的过敏原结合，阻止过敏原与肥大细胞或嗜碱性粒细胞表面相应 IgE 结合，从而阻断Ⅰ型超敏反应的发生。

（四）药物治疗

1. 抑制生物活性介质释放的药物

色苷酸二钠可稳定细胞膜，防止肥大细胞等脱颗粒，从而减少或阻止活性介质的释放。肾上腺素、异丙肾上腺素和麻黄碱等能激活腺苷酸环化酶，增加 cAMP 合成。甲基黄嘌呤、氨茶碱等能抑制磷酸二酯酶活性，阻止 cAMP 分解。因此，上述药物能提高细胞内 cAMP 浓度，从而抑制组胺等活性介质的释放。

2. 活性介质拮抗药

苯海拉明、氯苯那敏和异丙嗪等抗组胺药可与组胺竞争效应器官细胞膜上的组胺受体，抑制组胺活性。

3. 治疗过敏性休克的药

肾上腺素可用于治疗过敏性休克，其药理学机制是：解除气管平滑肌痉挛，收缩毛细血管。

（五）免疫新疗法

在人们认识 IgE 介导Ⅰ型超敏反应和有关 IgE 产生调控机制的基础上，试图应用下述一些免疫新方法对Ⅰ型超敏反应进行治疗：①将起佐剂作用的 IL－12 等分子与变应原共同使用，可使 Th2 型免疫应答向 Th1 型转换，下调 IgE 的产生；②用编码变应原的基因与 DNA 载体重组制成 DNA 疫苗进行接种，可成功诱导 Th1 型应答；③针对 IgE 分子上与 FcεRⅠ结合部位的人源化单抗，能与循环中的 IgE 结合，阻止其与肥大细胞或嗜碱性粒细胞表面的 FcεRⅠ结合。但此单抗对已与肥大细胞或嗜碱性粒细胞结合的 IgE 不起作用。④重组可溶型 IL－4 受体（sIL－4R）与 IL－4 结合，阻断其生物学效应，降低 Th2 细胞的活性，减少 IgE 抗体的产生。

第二节　Ⅱ型超敏反应

血清中抗体（IgG、IgM）与细胞膜表面相应抗原或半抗原结合，通过激活补体，募集和激活吞噬细胞，引起靶细胞损伤的过程称为Ⅱ型超敏反应，又称细胞溶解型（cytolytic type）或细胞毒型（cytotoxic type）。其特点是：①抗体主要是 IgG 和 IgM；②补体、巨噬细胞和 NK 细胞参与致病；③靶细胞主要是血细胞和某些组织成分。

一、发生机制

(一) 诱发Ⅱ型超敏反应的抗原

诱发Ⅱ型超敏反应的抗原可归为如下几类：

1. 同种异型抗原

即组织细胞表面固有抗原，如红细胞 ABO 血型抗原和 Rh 抗原、HLA 抗原、血小板抗原、肺肾基底膜抗原等。

2. 修饰的自身抗原

由于微生物感染、药物或多种理化因素的作用，导致自身细胞或组织结构发生改变，以致免疫系统将它们视为异物而产生应答。

3. 共同抗原

某些病原微生物与自身组织抗原有交叉反应性（异嗜性抗原），如某些链球菌细胞壁成分与人肾小球基底膜间有交叉抗原，故抗链球菌抗体也能与肾小球基底膜结合，发生交叉反应，引起自身组织损伤。

4. 外来抗原或半抗原吸附于细胞表面

如某些化学制剂、药物、病原微生物抗原或半抗原，吸附于血清蛋白或血细胞表面而成为完全抗原，可刺激机体产生特异性抗体，介导吸附细胞的损伤。

(二) 抗体

参与Ⅱ型超敏反应的抗体主要是 IgG（IgG_1、IgG_2 和 IgG_3）和 IgM，少数为 IgA。这些抗体可以是抗原诱导产生的抗体、被动转移性抗体或自身抗体。

(三) 发生过程

抗体与细胞膜表面相应抗原结合后，可通过三条途径损伤靶细胞（图 9－3）。

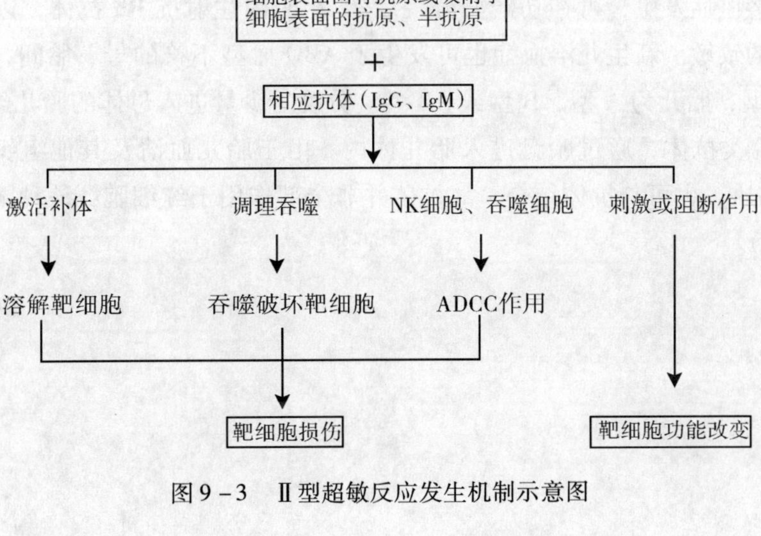

图 9－3　Ⅱ型超敏反应发生机制示意图

1. 补体介导的细胞溶解

抗体与靶细胞表面抗原结合后，激活补体，形成膜攻击单位，直接导致靶细胞溶解。

2. 巨噬细胞的吞噬作用

抗体 Fab 段与靶细胞表面特异性抗原结合，抗体 Fc 端与吞噬细胞表面 Fc 受体结合，从而促进吞噬细胞吞噬靶细胞（调理作用）。

3. ADCC 效应

抗体 Fab 段与靶细胞表面相应抗原结合，抗体 Fc 段与 NK 细胞表面 Fc 受体结合，介导对靶细胞的 ADCC 效应。

二、临床常见疾病

（一）输血反应

一般发生于 ABO 血型不符的输血。人体血清中存在天然的抗血型物质的 IgM 类抗体，例如 A 型血血清中含抗 B 抗体，B 型血血清含抗 A 抗体，O 型血血清含抗 A 和抗 B 抗体，而 AB 型血血清不含抗 A 抗体和抗 B 抗体。若将 A 型血输给 B 型血患者，供者红细胞表面抗原与受者血清中相应抗体结合，可激活补体而引起溶血反应。

非溶血性反应是由于反复输入异型 HLA 的血液，在受者体内诱发抗白细胞、抗血小板或抗血浆蛋白抗体，在补体参与下，导致白细胞和血小板破坏。

（二）新生儿溶血症

母子间 Rh 血型不符是引起新生儿溶血症的主要原因。多发生于血型为 Rh^- 孕妇所产 Rh^+ 胎儿。第一胎分娩发生胎盘剥离出血后，胎儿 Rh^+ 红细胞进入母体，可刺激母体产生抗 Rh 抗体（属 IgG）。当该孕妇所怀第二胎仍为 Rh^+ 时，母体抗 Rh 抗体可通过胎盘进入胎儿体内，与胎儿 Rh^+ 红细胞结合，激活补体，导致新生儿红细胞溶解。为防止新生儿溶血症发生，可在初产妇分娩后 72 小时内注射抗 Rh 抗体，以阻断 Rh^+ 红细胞对母体的致敏。新生儿溶血症也可发生于 ABO 血型不符的母、胎间，多发生于孕妇血型为 O 型，胎儿为 A 型、B 型或 AB 型。分娩时少量进入母体的胎儿红细胞能刺激母体产生 IgG 类抗体，通过胎盘进入胎儿体内。由于胎儿血清及其他组织中也可表达 A、B 抗原物质，也可与抗体结合，故抗体并非全部作用于红细胞，该种溶血症症状较轻（图 9－4）。

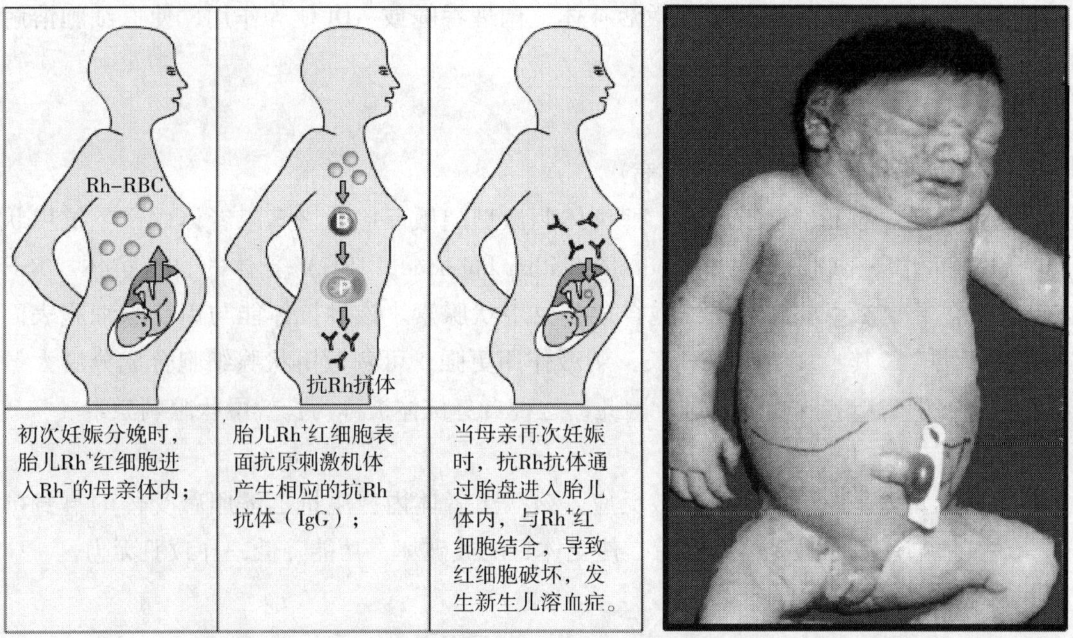

图 9－4　新生儿溶血症发生机制示意图

（三）自身免疫性溶血性贫血

可因感染、药物及辐射等引起。由于病毒、支原体等感染或长期服用某种药物（如甲基多巴），使自身红细胞膜表面抗原发生改变，刺激机体产生抗自身红细胞的 IgG 类抗体。自身抗体与红细胞结合，通过激活补体、调理吞噬、ADCC 等机制，导致红细胞溶解。停药后，此类贫血症状能自行消退。

（四）抗肾小球基底膜肾炎

A 群乙型溶血性链球菌与肾小球基底膜间存在交叉抗原，链球菌感染后刺激机体产生的抗体，可与肾小球基底膜结合，发生交叉反应，激活补体，导致肾小球损伤。此类肾炎又称为肾毒性肾炎。

（五）药物过敏性血细胞减少症

包括药物过敏性溶血性贫血、粒细胞减少症和血小板减少性紫癜。其发生机制为：

1. 半抗原型

青霉素、磺胺、安替比林等药物半抗原与血细胞结合而获得免疫原性，可刺激机体产生药物特异性 IgG 抗体。此类抗体与结合于血细胞表面的药物半抗原结合后，可通过激活补体、调理吞噬或 ADCC 等作用，使吸附有药物半抗原的血细胞溶解。

2. 免疫复合物型

非那西汀、奎尼丁、磺胺等药物半抗原与血清蛋白结合而获得免疫原性，刺激机体产生药物特异性 IgG 类抗体。此类抗体与药物半抗原结合形成复合物，吸附于红细胞、粒细胞或血小板上，可通过激活补体、调理吞噬或 ADCC 等作用，使血细胞溶解破坏。

（六）抗受体病

1. 甲状腺功能亢进（Graves 病）

是一种特殊的Ⅱ型超敏反应，即抗体刺激型超敏反应。该病患者体内产生抗甲状腺细胞表面甲状腺刺激素（thyriod stimulating hormone，TSH）受体的自身抗体。TSH 的生理功能是刺激甲状腺上皮细胞合成分泌甲状腺素。该种抗体能与甲状腺细胞表面 TSH 受体结合，其半衰期比 TSH 长，刺激作用更强，可刺激甲状腺细胞合成分泌大量甲状腺素，引起甲状腺功能亢进。因此，这种自身抗体被称为长效甲状腺刺激素。

2. 重症肌无力

重症肌无力是抗体抑制型超敏反应。该病患者体内产生抗乙酰胆碱受体的自身抗体，该抗体与乙酰胆碱受体结合后，使受体封闭或破坏，功能降低，导致肌无力。

第三节 Ⅲ型超敏反应

Ⅲ型超敏反应又称免疫复合物型，即可溶性抗原与相应抗体结合形成中等大小免疫复合物（immune complex，IC）沉积于组织中，激活补体引起组织炎症性损伤的过程。其特点是：①中等大小可溶性 IC 形成并沉积于血管壁基底膜或组织间隙；②补体、中性粒细胞、血小板参与致病；③病理特征是以中性粒细胞浸润为主的血管炎症反应和组织损伤（图 9－5）。

一、发生机制

（一）中等大小可溶性免疫复合物形成

可溶性抗原与相应抗体结合可形成抗原抗体复合物。正常状态下，IC 的形成有利于机体对抗原性异物的清除。但在某些情况下，IC 也可引起疾病。通常大分子 IC 可被体内单核/巨噬细胞及时吞噬清除；小分子 IC 在循环中比较稳定，可通过免疫黏附作用被清除，因此二者均无致病作用。仅当形成中等大小可溶性 IC 并长期存在于循环中，即有可能沉积于毛细血管基底膜，引起Ⅲ型超敏反应。

（二）中等大小可溶性免疫复合物的沉积

中等大小可溶性免疫复合物的沉积与下列因素有关：

1. 血管活性胺类物质的作用

此类物质的产生机制为：①补体激活产生多种具有过敏毒素作用的裂解片段（如 C3a、C4a、C5a），能使肥大细胞、嗜碱性粒细胞和血小板活化，释放组胺等炎性介质；②IC 可直接与血小板表面 IgG Fc 受体结合，使之活化并释放组胺等炎性介质。高浓度

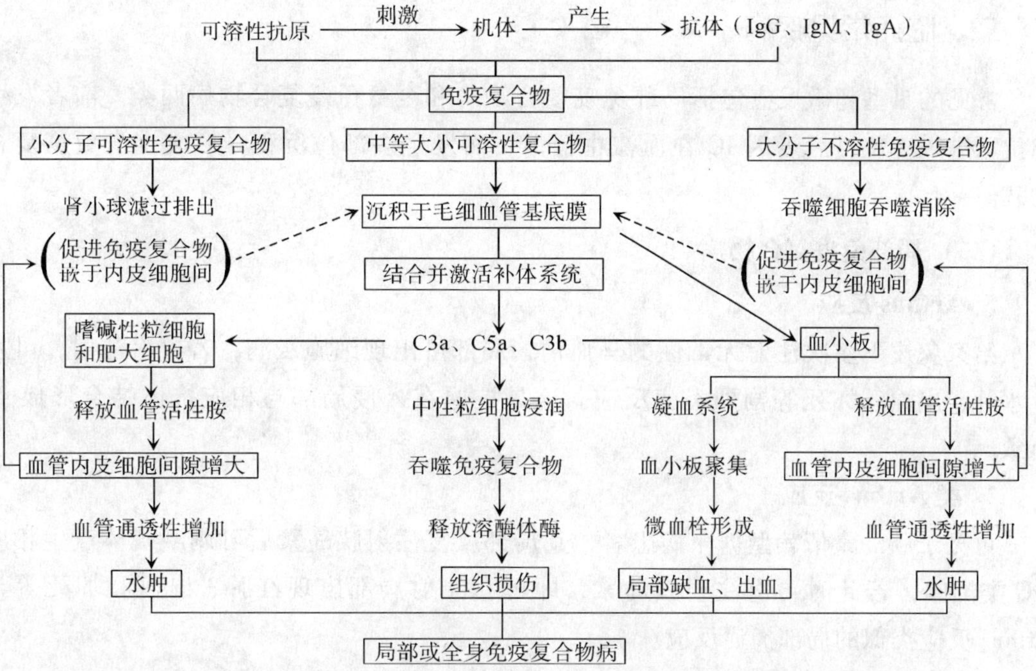

图 9-5　Ⅲ型超敏反应发生机制示意图

血管活性胺类物质可使血管内皮细胞间隙增大，从而不仅增加血管通透性，且有助于IC 在血管内皮细胞间隙沉积和嵌入。

2. 局部解剖和血液动力学因素的作用

循环 IC 容易沉积于血压较高的毛细血管迂回处。肾小球基底膜和关节滑膜等处的毛细血管迂回曲折，血流缓慢且易形成涡流，同时该处毛细血管内血压较高，约为其他部位毛细血管的 4 倍，因此可促进中等大小可溶性 IC 沉积并嵌入到内皮细胞间隙之中。

（三）免疫复合物沉积后引起的组织损伤

1. 补体的作用

沉积的 IC 可激活补体系统，产生膜攻击复合物和过敏毒素（C3a、C5a）。膜攻击复合物可导致局部组织损伤；过敏毒素可刺激肥大细胞和嗜碱性粒细胞释放组胺、血小板活化因子等生物活性介质，使局部血管通透性增高，导致渗出性炎症反应，并促进中性粒细胞在复合物沉积部位聚集。

2. 中性粒细胞的作用

聚集的中性粒细胞在吞噬沉积的 IC 过程中，释放溶酶体酶、蛋白水解酶、胶原酶，造成血管基底膜和邻近组织损伤。

3. 血小板的作用

在局部凝集、激活的血小板，可释放血管活性胺类，加剧局部渗出性反应，并激活凝血过程，形成微血栓，引起局部缺血、出血及坏死。

二、临床常见疾病

常见的Ⅲ型超敏反应包括局部免疫复合物病和全身免疫复合物病两类。前者发生在抗原进入部位；后者因 IC 在血流中播散，而发生多部位沉积，形成全身免疫复合物病。

（一）局部免疫复合物病

1. Arthus 反应

给家兔皮下多次注射无毒性的马血清，局部可出现细胞浸润；若再次注射，可发生水肿、出血、坏死等剧烈炎症反应。这是抗原在入侵局部与相应抗体结合形成 IC 所致。

2. 类 Arthus 反应

可见于胰岛素依赖型糖尿病患者，其局部反复注射胰岛素后可刺激机体产生相应 IgG 类抗体，若此时再次注射胰岛素，即可在注射局部出现红肿、出血和坏死等与 Arthus 反应类似的局部炎症反应。

（二）全身免疫复合物病

1. 血清病

一次（初次）大量注射异种动物免疫血清后，经过 7 ~ 14 天，某些个体可出现局部红肿、皮疹、关节肿痛、淋巴结肿大、发热及蛋白尿等症状，称为血清病。此乃体内产生的抗异种动物血清抗体，与残余的动物血清结合成 IC，引起全身免疫复合物病。若抗体形成增多，抗原可逐渐被清除，疾病即自行恢复。临床上长期使用青霉素、磺胺等药物，也可通过类似机制出现血清病样反应，称为药物热。

2. 链球菌感染后肾小球肾炎

一般多发生在链球菌感染后 2 ~ 3 周，少数患者可发生急性肾小球肾炎。此病乃链球菌的胞壁抗原与相应抗体形成 IC，沉积于肾小球基底膜所致。其他微生物如葡萄球菌、肺炎链球菌、某些病毒或疟原虫等感染也可引起类似的肾小球损伤。

3. 类风湿性关节炎

病因尚未查明，可能与病毒或支原体持续感染有关。目前认为，病原体或其代谢产物能使体内 IgG 分子发生变性，从而刺激机体产生抗变性 IgG 的自身抗体。此类自身抗体以 IgM 为主，也可以是 IgG 或 IgA 类抗体，称为类风湿因子（rheumatoid factor，RF）。患者自身变性 IgG 与类风湿因子结合形成 IC，并反复沉积于小关节滑膜，即可引起类风湿性关节炎。

4. 过敏性休克

与特异性 IgE 抗体无关，而与血流中迅速出现的大量循环 IC 有关。临床大剂量注射青霉素治疗钩体病或梅毒时，由于病原体被破坏，释放出大量抗原，在血流中与相应抗体结合形成循环IC，激活补体产生大量过敏毒素，使嗜碱性粒细胞脱颗粒，释放组胺等血管活性物质，引起过敏性休克。

第四节 Ⅳ型超敏反应

Ⅳ型超敏反应又称迟发型超敏反应，由效应T细胞再次接触相同抗原后所介导，表现为以单核细胞、淋巴细胞浸润为主的病理损伤。其特点是：①反应发生慢（24～72小时），消退也慢；②无抗体和补体参与；③炎症细胞因子可参与致病；④病变特征是单个核细胞浸润为主的炎症反应；⑤无明显个体差异。

一、发生机制

Ⅳ型超敏反应的发生过程及其机制与细胞免疫应答基本一致（图9-6），其本质是以细胞免疫为基础而导致的免疫病理损伤。诱发此型超敏反应的抗原主要有病毒、胞内寄生菌、细胞抗原（如肿瘤抗原）和某些化学物质等。这些抗原物质经抗原提呈细胞（APC）摄取、加工处理成抗原肽-MHC分子复合物，表达于APC表面，提供给具有特异性抗原受体的T细胞识别，并使之活化和分化成为效应性T细胞。效应性T细胞主要为$CD4^+$ Th1细胞，但也有$CD8^+$ CTL的参与。

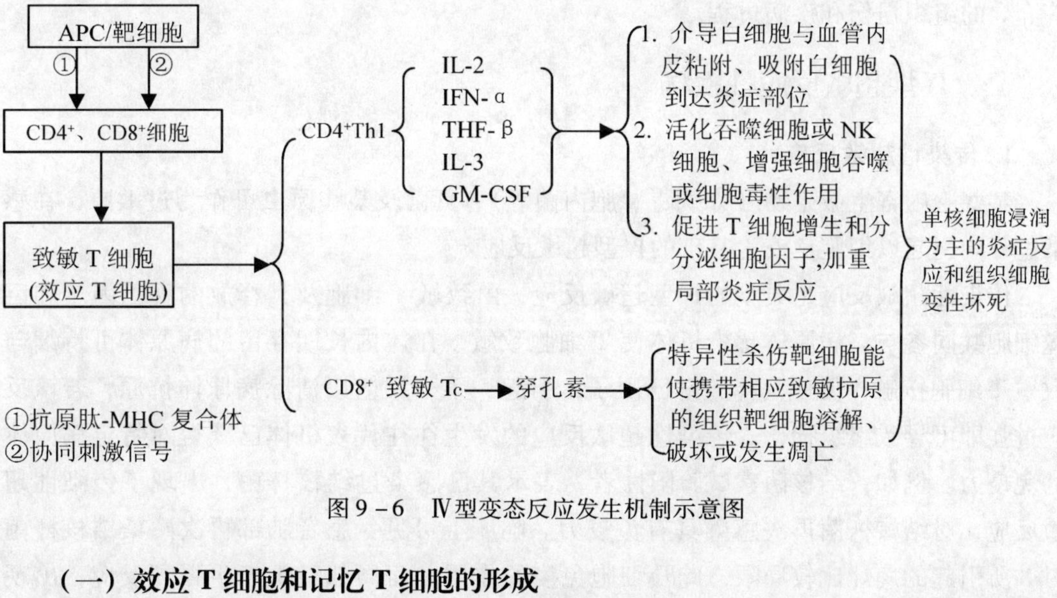

图9-6 Ⅳ型变态反应发生机制示意图

（一）效应T细胞和记忆T细胞的形成

参与Ⅳ型超敏反应的T细胞包括$CD4^+$ Th1细胞与$CD8^+$ Tc细胞。进入体内的抗原经APC加工处理后，以抗原肽-MHC分子复合物的形式刺激$CD4^+$ Th细胞和$CD8^+$ Tc细胞活化。活化的T细胞在IL-2、IL-12和IFN-γ等细胞因子作用下，大部分增殖分化为效应T细胞，即$CD4^+$ Th1细胞和$CD8^+$效应Tc细胞；部分T细胞中途停止分化，成为静止的记忆T细胞。

（二）效应T细胞引起的炎症反应和细胞毒作用

抗原特异性记忆T细胞再次与相同抗原接触，可迅速分化为效应T细胞并释放多种细胞因子，引起炎症反应或迟发型超敏反应。

1. $CD4^+$ Th1 细胞介导的炎症反应和组织损伤

$CD4^+$ Th1 细胞再次与相应抗原作用后，可释放 IFN－γ、TNF－β、IL－2 等细胞因子，引起以单个核细胞浸润为主的免疫损伤，其机制是：细胞因子可招募单核/巨噬细胞聚集在抗原存在部位，在 IFN－γ 参与下单核/巨噬细胞被活化，通过释放溶酶体酶等炎性介质引起组织损伤；TNF－β 和 Mφ 产生的 TNF－α 对靶细胞及其周围组织细胞具有直接细胞毒作用并引起组织损伤，同时可促进局部血管内皮细胞表达黏附分子，有利于血流单核细胞和白细胞进入抗原存在部位，从而扩大炎症反应。

2. $CD8^+$ Tc 细胞介导的细胞毒作用

$CD8^+$ 效应 Tc 细胞与靶细胞表面相应抗原结合后，可脱颗粒释放穿孔素和颗粒酶等介质。穿孔素插入靶细胞膜内，经多聚化作用形成与补体攻膜复合物构型类似的多聚穿孔素“孔道”，导致靶细胞溶解破坏。颗粒酶可从上述“孔道”进入胞内，使靶细胞 DNA 断裂，发生凋亡。同时，活化的 $CD8^+$ 效应 Tc 细胞高表达 FasL，可与靶细胞表面的“死亡受体”Fas 分子结合，导致靶细胞凋亡。

Ⅳ型超敏反应的发生机制与细胞免疫应答完全相同，前者实际上即是细胞免疫应答介导的组织损伤和疾病过程。

二、Ⅳ型超敏反应性疾病

1. 传染性超敏反应

某些胞内寄生微生物（如病毒、胞内菌等）、真菌及某些原虫可作为过敏原，在感染过程中引起以细胞免疫为基础的Ⅳ型超敏反应。

传染性超敏反应是典型的Ⅳ型超敏反应，由致敏T细胞及其释放的淋巴因子和巨噬细胞共同参与。病原体感染机体使T细胞致敏，在体内长期存留的病原体可持续与致敏T细胞接触，促使其释放淋巴因子，引起一系列反应以清除病原体抗原，若该反应过强即可导致组织损伤。传染性超敏反应的发生往往代表机体已获得对特定病原体的免疫力。例如，结核菌素试验阳性者，表示其已感染过结核杆菌，出现了传染性超敏反应，对结核杆菌再次感染具有免疫力。临床上可见：患者肺部再次感染结核杆菌时，所引起的病灶比较局限，此乃细胞免疫的作用；而局部组织产生强烈反应，出现坏死、液化以至空洞形成，此乃超敏反应的结果。

2. 接触性皮炎

接触性皮炎是机体再次接触相同致敏原所引发的以皮肤损伤为主要特征的迟发型超敏反应。致敏原多为小分子化学物质，包括药物、染料、油漆、升汞、碘、青霉素、磺胺药、某种农药和塑料、二硝基氯苯（DNCB）、二硝基氟苯（DNFB）等。这些物质长期接触皮肤，可与表皮细胞角质蛋白结合成完全抗原，使T细胞致敏。致敏T细胞由淋巴循环转入血流，并分布于全身皮肤。以后，同一致敏原经各种途径（如口服、注射、皮肤接触）进入机体，即可诱发Ⅳ型超敏反应，其典型的临床表现为：一般在24小时后发生皮炎，48~76小时达高峰，表现为局部红肿、硬结、水泡，严重者可发生剥脱性皮炎。

三、Ⅳ型超敏反应的局部与全身反应

1. 局部反应

结核菌素试验是迟发型超敏反应的典型局部表现。结核菌素乃结核杆菌的菌体蛋白，常被用作结核菌素试验。曾感染过结核杆菌或接种卡介苗的人或动物，体内存在针对结核杆菌的致敏淋巴细胞，其皮内注射结核菌素后，可在局部引起典型的迟发型超敏反应，是为结核菌素试验阳性。其表现为：注射抗原12小时后，局部开始出现红肿硬结，24~48小时达高峰，以后逐渐消退。反应严重者注射局部可发生坏死、皮肤溃疡或累及皮下组织。结核菌素试验阳性者，表明其对结核杆菌感染已产生抵抗力，若将其淋巴细胞转输给阴性反应者，能使后者结核菌素试验由阴性转为阳性。此过程称为迟发型超敏反应的被动转移，此种反应不能通过抗体被动转移。

2. 全身反应

迟发型超敏反应除引起局部反应外，尚可引起全身反应，表现为发热及淋巴细胞减少。将抗原注入体内后1~2小时即出现发热反应，并伴有循环中淋巴细胞及单核细胞减少（6小时达最低），继之很快恢复正常。

小结 四型超敏反应的划分，乃根据其发生机制和参与反应的效应成分不同而归类。临床的实际情况远为复杂，某些超敏反应性疾病患者往往并非单一型，可几型同时存在而以某一型为主。如在Ⅰ型超敏反应时，所释放的血管活性胺类可增高血管壁通透性，同时血清中抗体和抗原可形成分子大小适宜的IC，有可能沉积于血管壁，引起Ⅲ型超敏反应。即使在同一疾病的不同阶段，参与免疫损伤的机制也可能各异。例如，Ⅱ、Ⅲ、Ⅳ型超敏反应均可能参与肾小球肾炎的发生。由Ⅱ型超敏反应引起的肾小球肾炎约占5%。大部分肾小球肾炎可能是免疫复合物型损伤所致，如全身性红斑狼疮、血清病、疟疾、链球菌感染或某些病毒感染后的肾炎以及某些肿瘤合并的肾炎。

另外，由于进入机体的途径不同，同一变应原对不同个体或同一个体可介导不同类型的超敏反应。如青霉素所致超敏反应通常以过敏性休克、荨麻疹、哮喘等Ⅰ型超敏反应为主，但亦可引起局部Arthus反应和关节炎等Ⅲ型超敏反应；长期大剂量静脉注射青霉素，还可引起溶血性贫血；若反复多次局部涂抹，则造成由Ⅳ型超敏反应引起的接触性皮炎。

超敏反应性疾病的发生机制相当复杂，临床表现各不相同。因此，在临床上遇到具体病例时，应结合具体情况进行分析判断。

思考题

1. 何谓超敏反应？可分为几型？
2. 分别简述Ⅰ、Ⅱ、Ⅲ、Ⅳ型超敏反应的特点。
3. 试述参与Ⅰ型超敏反应的生物活性介质。

（裴　华）

第十章

免疫缺陷性疾病与自身免疫性疾病

第一节　免疫缺陷性疾病

由遗传或后天损伤因素造成的免疫系统发育或免疫应答障碍而导致的一种或多种免疫功能不全称为免疫缺陷（immunodeficiency），由此所致的临床表现为易发生反复感染的一组综合征称为免疫缺陷性疾病（immunodeficiency disease，IDD）。免疫缺陷患者可出现免疫细胞的发育、分化增生、调节和代谢障碍，并引起机体免疫功能低下或缺陷，临床表现为反复或持续感染，易发生恶性肿瘤，可伴发过敏性疾病和自身免疫病。

一、概述

（一）常见发病原因

1. 遗传基因异常

有两种情况：①X 连锁隐性遗传，由于病态基因位于 X 染色体上，女性可以不表现疾病，而男性只有一条 X 染色体，故男性患病率高于女性，如慢性肉芽肿性连丙种球蛋白缺乏症（Bruton 型）和重症联合免疫缺陷病（Gitlin 型）等。②常染色体隐性遗传，发病无性别差异，如选择性 IgA 缺乏症、重症联合免疫缺陷（Swiss 型）病和部分补体的缺陷病等。

2. 中枢免疫器官发育障碍

由遗传缺陷所致，也可由病毒（如巨细胞病毒、麻疹病毒等）宫内感染导致胚胎发育受损，引起免疫系统发育异常。

3. 免疫细胞内在缺陷

主要由先天性酶缺陷所致，如腺苷脱氨酶（G－6－PD）缺乏，均可引起 T 细胞、B 细胞和吞噬细胞缺陷。

4. 免疫细胞间调控机制异常

机体的免疫系统受复杂的神经－内分泌－免疫调节网络调节，辅助不足或抑制过剩均可导致免疫缺陷，许多继发性免疫缺陷病常因感染、药物和放射线等因素引起。

（二）免疫缺陷病的分类

免疫缺陷病按其病因分为两大类：原发性免疫缺陷病和继发性免疫缺陷病。

1. 原发性免疫缺陷病

原发性免疫缺陷病（primary immunodeficiency disease，PID）由遗传因素或先天免疫系统发育不良而造成免疫功能障碍所致的疾病称为原发性免疫缺陷病。按其累及的免疫成分分为体液免疫缺陷（B 细胞）、细胞免疫缺陷（T 细胞）联合免疫缺陷（T、B 细胞）、吞噬细胞功能缺陷和补体生成缺陷 5 类。

2. 继发性或获得性免疫缺陷病

继发性或获得性免疫缺陷病（secondary or acquired immunodeficiency disease，SID/AID）由恶性肿瘤、感染、代谢性疾病、营养不良和其他疾病等诱发因素导致的免疫功能障碍引起的疾病称为继发性或获得性免疫缺陷病。继发性免疫缺陷病依其免疫功能受损类型可分为继发性 T 细胞功能缺陷、继发性低丙种球蛋白血症、继发性吞噬细胞功能缺陷和继发性补体缺陷 4 类。

（三）免疫缺陷病的特点

1. 对病原的易感性

免疫缺陷病最大的特点是患者易发生反复感染，且难以治愈，并往往是造成死亡的主要原因。患者易感的病原体种类取决于免疫系统受损的组分。体液免疫缺陷、吞噬细胞功能缺陷和补体生成缺陷者易发生细菌性感染，且以化脓性细菌感染为主，如低丙种球蛋白血症患者易发生病毒、真菌及原虫等胞内寄生性感染，如肺炎、皮肤黏膜及其他器官的慢性感染。

2. 发生恶性肿瘤和并发自身免疫病的倾向性

免疫缺陷病，尤其是 T 细胞免疫缺陷和联合免疫缺陷患者易发生恶性肿瘤，也易合并自身免疫病，如免疫缺陷病患者上皮细胞癌、肉瘤、淋巴瘤和白血病比正常人群发病率高数十倍至数百倍，选择性 IgA 缺陷和某些补体成分的缺陷可引起系统性红斑狼疮样症状。

3. 临床表现和病理损伤有明显的多源性

免疫缺陷病患者引起免疫系统受损的组分不同，其临床表现各异，并可同时累及多系统、多器官，因而临床表现出复杂的功能障碍和症状。不同的免疫缺陷病可涉及相同的细胞和分子，患同一种免疫缺陷病的不同患者可有不同的临床表现。

二、原发性免疫缺陷病

1. 原发性 B 细胞免疫缺陷病

原发性 B 细胞免疫缺陷病是指由于 B 细胞发育缺陷或 B 细胞对 T 细胞传递的信号无法产生有效的应答所致的抗体生成障碍。患者外周血 T 细胞数正常，B 细胞可减少或缺陷，体内 Ig 水平降低或缺失，主要临床特征为反复化脓性感染。关于 Ig 缺陷，成人血清中 IgG 低于 6000mg/L 为低丙种球蛋白血症，低于 2000mg/L 为无丙种球蛋白血症。

本组疾病的三种主要临床类型：①全部 Ig 缺失或极度降低，如 Bucton 型丙种球蛋白缺乏症（性联丙种球蛋白缺乏症）；②部分缺失，如选择性 IgA 缺乏症；③Ig 正常，但在抗原刺激后无免疫应答。

2. 原发性 T 细胞免疫缺陷病

原发性 T 细胞免疫缺陷病涉及 T 细胞发生、分化和功能障碍的遗传性缺陷。真正单一的 T 细胞免疫缺陷少见，因为 T 细胞免疫不仅影响 T 细胞的免疫效应，亦直接影响到单核 - 巨噬细胞和 B 细胞，因此，多数 T 细胞免疫缺陷者伴有体液免疫功能缺陷。其血清免疫球蛋白虽可正常，但机体不能针对抗原刺激产生特异性抗体。T 细胞免疫缺陷共同特点是对病毒和真菌普遍易感，易发生移植物抗宿主排斥反应，淋巴细胞组织发育不良，淋巴细胞缺乏，易合并自身免疫病、过敏性疾病和恶性肿瘤。

3. 原发性联合免疫缺陷病

联合免疫缺陷病（combined immunodeficiency disease，CID）是 T 细胞和 B 细胞均缺乏或功能障碍，可因原发性淋巴细胞发育异常或伴随其他先天性疾病而发生。这类疾病发病机制复杂，临床表现各异，治疗效果不佳，特别是重症联合免疫缺陷病（severe combined immunodeficiency disease，SCID）预后最差。

4. 原发性吞噬细胞功能缺陷病

原发性吞噬细胞功能缺陷主要指单核细胞和中性粒细胞功能的缺陷，主要包括：①吞噬细胞趋化和（或）黏附功能障碍；②吞噬和杀菌活性障碍；③单核吞噬细胞的特殊异常，如 IgGFc 受体缺陷。

5. 原发性补体缺陷病

在原发性免疫缺陷病中，补体缺陷发病率最低。补体系统的固有成分 C1 ~ C9、调节蛋白和膜结合调节蛋白均可单独发生遗传性缺陷，其中以 C1q、C2 和 C1 抑制物缺陷较常见。大多数补体缺陷为常染色体隐性遗传，少数为常染色体显性遗传。其临床特点以感染最为多见，或伴发风湿病、类 SLE 和慢性肾炎。

三、继发性免疫缺陷病

许多疾病、外部理化因素和生物因素均可影响机体的免疫系统，导致免疫系统功能减退，产生免疫抑制状态，继而发生免疫缺陷病。继发性免疫缺陷病其临床表现和免疫学特征与相应的原发性免疫缺陷病相似，大多可找到明显的致病因素。

1. 继发性 T 细胞功能缺陷

T 细胞可因胸导管的引流和肠道淋巴管扩张而大量丢失，免疫抑制治疗可使 T 细胞遭到破坏或使其功能受影响，恶性肿瘤可降低免疫细胞的活性，特别是淋巴组织的恶性病变本身可导致淋巴细胞功能受损。病毒感染也破坏和抑制了细胞免疫，如 HIV 可破坏 $CD4^+$（由于在结构上与 CD4 分化抗体相似）细胞，而造成其数量和功能的严重损失；麻疹病毒感染时细胞免疫功能低下；器官移植中使用免疫抑制剂，阻断抗原的识别与递呈，抑制 T 细胞因子的释放及其受体的表达，抑制 T 细胞的增殖等抑制细胞免疫的方法而达到抑制排斥反应的目的；长期应用某些抗生素，如四环素、链霉素、青霉素等也可引起免疫缺陷。

2. 继发性低丙种球蛋白血症

继发性低丙球蛋白血症系因各种原因造成的免疫球蛋白的合成障碍、大量丢失或过度消耗所致。例如慢性淋巴细胞白血病患者，B 细胞不能正常产生免疫球蛋白。胃肠道炎症或乳糜池淋巴管阻塞，均可引起严重的低丙种球蛋白血症。尿路丢失也可引起低丙种球蛋白血症。肾病综合征、多发性骨髓瘤和肌强直病人，免疫球蛋白分解速率加快，亦可导致低丙种球蛋白血症，此类病人进行免疫球蛋白输注治疗时，输入的免疫球蛋白很快被降低，因而疗效不明显。

3. 继发性吞噬细胞功能缺陷

中性粒细胞功能减少可继发于某些药物治疗、放射线照射、感染和脾功能亢进等原因。脾切除后易发生致死性感染时由于病人缺乏一种调动粒细胞吞噬功能的多肽 tuftsin 所致。糖尿病患者及酗酒者，其粒细胞动员功能可因调理活性不够而发生缺陷。

四、获得性免疫缺陷综合征

获得性免疫缺陷综合征（acquired immunodeficiency syndrme，AIDS）、人类免疫缺陷病毒（human immunodeficiency virus，HIV）是 AIDS 的病因。$CD4^+$T 细胞出现质和量的缺失因而导致严重的免疫抑制为主要致病机制，临床上 AIDS 病人同时伴有反复机会感染、恶性肿瘤和中枢神经系统的退行性变为主要特征。

1. 发病机制

HIV 感染后，$CD4^+$T 细胞数量减少和功能缺陷导致宿主免疫功能全面障碍是 AIDS 的主要发病机制。HIV 还能感染巨噬细胞、树突状细胞、B 细胞和脑组织中的小胶质细胞，这些抗原递呈细胞的持续感染成为细胞向肺和脑播散的孳生地。HIV 进入靶细胞除与靶细胞表面的 CD4 分子结合外，还需与 CD4 细胞表面的病毒糖蛋白特异性受体结合，这是病毒感染靶细胞的先决条件。

2. 免疫学特征

主要有以下特征：免疫系统的 CD4 细胞，包括 T 淋巴细胞、单核 - 巨噬细胞、滤泡树突状细胞和朗格汉斯细胞受到 HIV 感染；进行性体液和细胞免疫缺损；CD4 T 细胞损耗；B 淋巴细胞多克隆伴免疫球蛋白增多。

3. HIV 感染的临床特点及预防

HIV 感染几周后有些可出现类似传染性单核细胞增多症或流感的症状，持续 3 ~ 14 天，并伴有抗 HIV 抗体出现，之后进入潜伏期。艾滋病的潜伏期可长达 2 ~ 10 年甚至更长时间。患病初期为流感样症状，有发热、咽喉痛、肌肉痛和皮疹，血中可查出 HIV。AIDS 典型的临床表现为机会性感染，肿瘤和神经系统异常，且机会感染常为患者致死的重要原因。机会感染涉及细菌、病毒、真菌和寄生虫等病原体，以卡氏肺囊虫、白色念珠菌、单纯疱疹病毒、EB 病毒、肝病毒、隐球菌和鼠弓形体感染最常见。最常见并发征为卡氏肺囊虫肺炎（50%）和 Kaposi 肉瘤（30%）。

HIV 的传播主要有性接触传播、血源性传播和母婴传播三种途径。HIV 感染的危险人群为男性同性恋者、静脉吸毒者、接受污染血液制品治疗者、AIDS 女患者所生婴儿和 HIV 感染者的异性性伴侣。预防措施主要有：①加强对 HIV 感染者和 AIDS 病人的管理；②切断传播途径，措施有禁毒，控制性传播，加强血液及其制品的管理和杜绝医源性传播；③保护上述易感人群，研制 HIV 疫苗。

4. AIDS 的实验室检测

抗 HIV 抗体检查和 T 细胞检查是主要的实验诊断指标。T 细胞检测可见淋巴细胞总数减少（一般 $<1.5\times10^9/L$）、T 细胞减少、CD4/CD8 比值下降等；还有皮肤迟发型变态反应减弱或消失、淋巴细胞对各种丝裂原的增殖反应性降低等。此外，艾滋病也会出现血清免疫球蛋白升高，循环中出现免疫复合物、血清抑制因子和 B2 微球蛋白升高等免疫调节失衡的伴随现象。

五、免疫缺陷性疾病的诊断和治疗

免疫缺陷性疾病检测主要涉及体液免疫、细胞免疫、补体和吞噬细胞等方面的数量和功能检测，而 AIDS 检测还应该包括 HIV 的检测和 T 细胞亚群计数等。

免疫缺陷性疾病治疗主要包括以下几方面：①骨髓移植，多为干细胞移植，可使受损的免疫重建，用于治疗致死性免疫缺陷病。②基因治疗，取患者的淋巴细胞或脐血干细胞作为受体细胞，利用基因工程技术将正常外源基因转染受体细胞后回输体内，所产生的基因产物可替代缺失或不正常的基因产物。③输入免疫球蛋白或免疫细胞，主要用于体液免疫缺陷病治疗，是一种替代疗法，无法重建免疫功能。④抗感染，感染是免疫缺陷病人出现临床症状的主要原因，适当的抗感染和预防感染是治疗该病的重要手段。

第二节　自身免疫性疾病

自身免疫（autoimmunity）是指在某些情况下，机体自身耐受遭到破坏，免疫系统产生了针对自身成分的自身抗体或自身反应性 T 淋巴细胞的现象。自身免疫可分生理性自身免疫和病理性自身免疫。生理性自身免疫维持机体生理自稳，当自身抗体发生质和量的变化时，自身免疫应答达一定强度时才发生病理损害。自身免疫性疾病（autoimmune disease，AID）当自身免疫应答达到一定强度时，导致机体病理损害而引起的疾病状态或临床症状。

一、概述

（一）自身免疫性疾病的分类

1. 器官特异性自身免疫性疾病

器官特异性自身免疫性疾病（organ specific autoimmune disease）是指病变局限于某一特定器官或组织，可以检出对该组织器官成分特异的自身抗体或致敏T淋巴细胞。如重症骨无力、毒性弥漫性甲状腺肿等。

2. 非器官特异性自身免疫性疾病

非器官特异性自身免疫性疾病（non－organ specific autoimmune disease）是指侵犯多种组织器官或系统的一组疾病，可检出对多种器官或组织成分的自身抗体或致敏T淋巴细胞。非器官特异性自身免疫性疾病中部分疾病的病变常累及多种器官及结缔组织，故又称这部分疾病为结缔组织疾病或胶原病。如系统性红斑狼疮、类风湿性关节炎等。

（二）自身免疫性疾病的共同特征

自身免疫疾性病主要的共同特征有：①可以有诱因，也可无诱因，但多数病因不明，一般无诱因者多见，常称为“自发”或“特发”；②患者以女性居多，并随年龄增加发病率有所增加；③有遗传趋向，家族中曾有类似病例；④患者血清中有自身抗体或有针对自身组织细胞的致敏淋巴细胞；⑤一般病程较长，多为慢性。病程中病情发展和缓解呈反复交替现象，并易成为终生痼疾；⑥病损局部可发现有淋巴细胞、浆细胞、中性粒细胞浸润；⑦免疫抑制剂治疗可取得一定疗效。

二、自身免疫性疾病的发病机制

在某些情况下，机体自身耐受遭破坏，禁忌细胞株活跃，机体免疫系统针对某些自身组织成分产生了免疫应答，导致自身组织细胞的损伤，引发自身免疫性疾病。

（一）自身抗原的出现

1. 隐蔽抗原的释放

隐蔽抗原（sequestered antigen）是指体内某些组织成分（如精子、眼内容物、脑等）由于各种屏障的存在，在正常情况下从未与免疫系统接触，称为隐蔽抗原。因手术、外伤、感染等原因破坏隔离屏障，隐蔽抗原释放入血流或淋巴液，免疫系统将其误认为是“异物”，引发免疫应答，导致自身免疫病的发生。

2. 自身成分的改变

自身成分在受到物理因素（如冷、热、电离辐射）、化学因素（如药物，甲基多巴胺、异烟肼等）或生物因素（如细菌、病毒等）作用后，均可使抗原性发生变化或改变细胞代谢过程的基因表达，从而改变自身抗原的性质，诱导自身应答，导致自身免疫性疾病。

3. 共同抗原引发的交叉反应

某些细菌、病毒与正常人体某些组织细胞上有类似的抗原决定簇，针对这些细菌、病毒抗原决定簇产生的抗体和致敏淋巴细胞可与相应的自身组织细胞发生交叉反应，引起自身免疫性疾病。

（二）免疫调节异常

1. Th 细胞旁路活化

正常情况下，体内存在针对自身抗原的 T/B 淋巴细胞克隆，Th 淋巴细胞对自身成分是处于耐受状态，而 B 淋巴细胞可对自身成分发生应答，但无 Th 细胞辅助，不会出现自身免疫应答。某些外来抗原具有与自身抗原成分相似或相同的 B 细胞识别的决定簇，造成识别外来抗原决定簇的 Th 细胞被激活，而辅助 B 细胞针对自身抗原产生免疫应答，即 Th 细胞旁路活化，从而引发自身免疫应答。

2. 多克隆刺激剂的旁路化

细菌脂多糖、淋巴因子、抗 Ig 抗体等 B 细胞活化剂可以直接作用于 B 细胞，使多克隆 B 细胞活化，包括针对自身抗原的 B 细胞活化，绕过了 T 细胞的控制而产生自身免疫应答。

3. 辅助刺激因子表达异常

在免疫应答过程中，免疫活性细胞的激活，除了免疫活性细胞对抗原递呈细胞表面的抗原肽复合物识别外，还必须有两细胞间辅助细胞因子的相互作用。如果抗原递呈细胞表面辅助刺激因子表达异常，可激活自身免疫应答的 T 细胞，引发自身免疫性疾病。

（三）Fas/FasL 表达异常

Fas/FasL 表达异常和自身免疫病的发生有关。Fas 又称 CD95，普遍表达于多种细胞表面，其配体 FasL 通常出现于活化的 T 淋巴细胞，也可分泌脱落至细胞外，FasL 与细胞膜上的 Fas 结合后可诱导细胞凋亡。在 Fas/FasL 基因缺陷的患者体内，因为激活诱导自身免疫应答的淋巴细胞凋亡受损，T、B 淋巴细胞克隆增殖失控，故易发生多种自身免疫性疾病。

（四）遗传因素

遗传因素对自身免疫性疾病的发生也起一定的作用。研究发现，多种自身免疫性疾病的发生率与 HLA 的某些基因型检出率呈正相关。大多数 HLA 系统与自身免疫性疾病的相关性表现在 HLA－B 或 DR 抗原上。此外，在许多自身免疫性疾病中还发现了疾病特异的基因。不同的自身免疫性疾病中这些特异基因往往不同。

三、自身免疫性疾病的免疫损伤机制

自身免疫性疾病的免疫损伤是由自身抗体或（和）自身抗原致敏的淋巴细胞介导的自身免疫应答所引起，免疫损伤机制类似于超敏反应。

（一）由Ⅱ型超敏反应引起的自身组织细胞损伤的机制

自身抗体（IgG、IgM 类）与相应自身组织细胞表面的抗原结合后，通过以下三条途径破坏细胞：激活补体，形成攻膜复合体，最后溶解细胞；通过 Fc 和 C3b 调理促进巨噬细胞吞噬破坏靶细胞；通过 ADCC 作用破坏靶细胞。

（二）由Ⅲ型超敏反应引起的自身组织细胞损伤的机制

自身免疫性疾病患者体内可产生多种自身抗体，这些自身抗体与相应抗原结合后能形成中等大小免疫复合物，沉积于小血管壁基底膜上，这些免疫复合物可激活补体。补体活化片段除可加重局部血管通透性外，还能够使中性粒细胞趋化聚集于免疫复合物局部。中性粒细胞吞噬免疫复合物时，释放溶酶体酶，进一步加重局部损伤，表现为以中性粒细胞浸润为主的炎症，即为Ⅲ型超敏反应所致。

（三）致敏 T 细胞对自身抗原应答的损伤机制

被自身抗原致敏 T 淋巴细胞主要有 $CD4^+$ Th1 细胞和 $CD8^+$ CTL 细胞两类。它们引起自身组织细胞损伤机制如下：

1. $CD4^+$ Th1 细胞

$CD4^+$ Th1 细胞再遇到并识别带有靶抗原的靶细胞时，可释放多种细胞因子。这些细胞因子可使单核－巨噬细胞聚集在抗原存在部位，单核－巨噬细胞活化释放炎症介质引起局部炎症，活化巨噬细胞，可直接对靶细胞及其周围组织细胞产生细胞毒作用，并促进单核细胞和白细胞聚集于抗原存在部位，产生以单核细胞及淋巴细胞浸润为主的免疫损伤的炎症。

2. $CD8^+$ CTL 细胞介导的细胞毒作用

$CD8^+$ CTL 细胞识别靶细胞表面相应靶抗原后，可直接向靶细胞释放穿孔素和颗粒酶等介质，导致靶细胞溶解破坏，或诱导靶细胞表面表达 Fas，后者与 $CD4^+$ Th1 表面的 FasL 结合，导致靶细胞凋亡。

四、常见的自身免疫性疾病

1. 系统性红斑狼疮

系统性红斑狼疮是一种累及多器官、多系统的小血管及结缔组织疾病，易发于年轻女性。患者体内存在多种抗核抗体及其他自身抗体，能与许多自身组织成分如细胞核成分（DNA、核蛋白）、细胞质成分、心血管结缔组织、肾小球基底膜、浆膜、关节滑液等形成免疫复合物，在局部激活补体系统，并吸引中性粒细胞浸润，造成局部组织的炎症性损伤。根据主要损害的器官不同，出现发热、皮疹、关节痛、肾损害、心血管病变、浆膜炎、贫血、精神症状等临床表现。疾病进展期可查到多种自身抗体、血清免疫球蛋白升高、血清免疫复合物升高、补体水平下降等。

2. 类风湿性关节炎

类风湿性关节炎的特征是以手脚小关节发病，向心对称性发展，老年病人可能存在远端大关节受累，畸形常见。关节外表现包括血管炎、皮肤和肌肉萎缩、皮下结节、浆膜炎、局限型肺炎、淋巴腺病、脾肿大和白细胞减少。多发青壮年，女性多于男性。患者由于感染、炎症等原因产生了变性 IgG。变性 IgG 成为自身抗原，刺激免疫系统产生了各种抗变性 IgG 抗体，即类风湿因子（rheumatoid factor，RF）。变性 IgG 与类风湿因子结合，形成中等大小免疫复合物，沉积于关节滑膜等部位，激活补体，引起慢性渐进性免疫炎症性损害，部分病例可累及心、肺及血管等。免疫学检查可见血清和关节滑膜液中出现类风湿因子。

3. Ⅰ型糖尿病（DM1）

患者体内产生了针对胰岛 β 细胞的 $CD8^+$ CTL，并对胰岛 β 细胞发生免疫应答，损伤胰岛 β 细胞，使其最终丧失分泌胰岛素的功能。致使体内胰岛素不足，引起糖尿病。

4. 自身免疫性溶血性贫血

自身免疫性溶血性贫血由于机体免疫功能异常，或用某些药物后导致红细胞表面抗原性改变，产生抗红细胞膜表面抗原的自身抗体，引发红细胞破坏而造成贫血。其特点为体内出现抗红细胞自身抗体，抗人球蛋白试验阳性；红细胞寿命缩短。治疗方案主要有输血，应用免疫抑制剂、肾上腺皮质激素，脾切除等。

5. 重症肌无力

重症肌无力患者体内存在神经肌肉接头乙酰胆碱受体上，使之内化并降解，使肌细胞对运动神经释放的乙酰胆碱的反应性不断降低，引起以骨骼肌运动无力为特征的一种自身免疫性疾病。可发生于任何年龄，最先出现的症状是眼肌无力，进而累积其他部位，常呈进行性加重。

6. 毒性弥漫性甲状腺肿

毒性弥漫性甲状腺肿患者血清中有抗促甲状腺激素受体的 IgG 型自身抗体。此自身抗体作用于促甲状腺激素受体后，刺激甲状腺细胞分泌过多的甲状腺激素，促甲状腺激素的产生在正常情况下受负反馈调节，高水平的甲状腺激素可抑制垂体释放促甲状腺激素，但不抑制抗促甲状腺激素受体自身抗体的产生。因此，毒性弥漫性甲状腺肿患者由于自身抗体的持续存在，刺激甲状腺激素持续分泌，造成甲状腺功能的亢进。

五、自身免疫性疾病的诊断和治疗

自身免疫性疾病的诊断原则应该符合以下几点：①检测出具有反应性的自身抗体

或者致病性自身反应性T细胞；②病变局部可检测到抗原抗体复合物或者免疫细胞浸润造成的细胞或组织损伤；③自身抗体或者自身反应性T细胞在动物实验中可复制出相似自身免疫性疾病的动物模型。

自身免疫性疾病的治疗尚缺乏理想的方法，通常均为对症治疗。抗炎、免疫抑制剂、皮质激素等联合使用是目前常用的方案。此外，细胞因子抗体、细胞因子受体阻断剂、口服抗原激发耐受疗法等也被用于自身免疫性疾病中。

小结 免疫缺陷病分为原发性免疫缺陷病和继发性免疫缺陷病。免疫缺陷病常见发病原因有：遗传基因异常；中枢免疫器官发育障碍；免疫细胞内在缺陷；免疫细胞间调控机制异常。免疫缺陷病的特点为：对病原的易感性；发生恶性肿瘤和并发自身免疫病的倾向性；临床表现和病理损伤有明显的多源性。常见的免疫缺陷病有：原发性B细胞免疫缺陷病；原发性T细胞免疫缺陷病；原发性联合免疫缺陷病；原发性吞噬细胞功能缺陷病；原发性补体缺陷病；继发性T细胞功能缺陷；继发性低丙种球蛋白血症；继发性吞噬细胞功能缺陷以及获得性免疫缺陷综合征。HIV的传播主要有性接触传播、血源性传播和母婴传播三种途径。自身免疫性疾病分为器官特异性自身免疫性疾病和非器官特异性自身免疫性疾病。自身免疫性疾病的发病机制有：自身抗原的出现；免疫调节异常；Fas/FasL表达异常和遗传因素引起。自身免疫性疾病的免疫损伤机制为：Ⅱ型超敏反应引起的自身组织细胞损伤；Ⅲ型超敏反应引起的自身组织细胞损伤；致敏T细胞对自身抗原应答的损伤。常见的自身免疫性疾病有系统性红斑狼疮；类风湿性关节炎；Ⅰ型糖尿病；自身免疫性溶血性贫血；重症肌无力；毒性弥漫性甲状腺肿等。

思考题

1. 简述IDD的常见发病原因及其共同临床特点？
2. 诱发自身免疫性疾病的因素有哪些？
3. 自身免疫性疾病的基本特征包括哪些？

（夏乾峰）

第十一章

免疫学应用

现代免疫学理论和技术发展异常迅速，除应用免疫学理论来阐明许多疾病的发生机制和规律外，免疫学原理和技术与临床医学实践紧密结合，在疾病的诊断和防治方面得到广泛应用。免疫学在临床医学中的应用涉及免疫学检测、免疫学治疗、免疫学预防以及探讨免疫相关疾病的发生机制等。本章主要介绍免疫学检测、治疗及预防。

第一节　免疫学检测

免疫学检测可分为细胞免疫检测和体液免疫检测两大类，它是通过免疫学方法检测具有免疫活性的抗原或抗体，细胞免疫检测包括免疫活性细胞及其功能的检测，抗原、抗体、补体等检测则属于体液免疫检测。免疫检测在诊断疾病、疾病的预后、疗效判断和预防效果评价等方面有重要作用。

一、抗原或抗体的检测

（一）抗原抗体反应检测原理及特点

抗原抗体反应（antigen - antibody reaction）在体内表现为体液免疫应答的效应作用，如溶细胞、杀菌、中和毒素或引起免疫病理损伤等；而在体外特异性结合后，出现可被肉眼或仪器检测的各种现象，据此可对标本中的抗原或抗体进行定性、定量或定位检测。抗原抗体反应具有特异性、可逆性和比例性三大特点。

1. 特异性

一种抗原分子通常只能与其对应的抗体反应的专一性称为特异性，这是由抗原表位与抗体分子超变区之间的空间结构互补性决定的，这是所有免疫检测的基础。若两种抗原具有相同的表位（共同抗原），则针对一种抗原的抗体可与另一种抗原发生反应，此即交叉反应，如立克次体与某些变形杆菌具有共同抗原，可用变形杆菌作为抗原来检测病人血清中有无抗体来辅助诊断立克次体病。

2. 可逆性

抗原抗体复合物形成后，由于抗原抗体反应为分子表面的非共价键结合，其形成的复合物是不牢固的，在低 pH、高浓度盐、反复冻融等条件下又可解离为游离抗原和抗体。抗原抗体结合的可逆性主要取决于抗体超变区与抗原决定簇空间互补构象的互补程度，互补程度越高，二者结合越牢，反之则较易解离。解离后抗原和抗体仍保持原有的理化特性和生物学活性。

3. 比例性

比例性是指抗原和抗体发生反应需要遵循一定的量比关系，这样才能让抗体分子的 Fab 段与抗原表位完全结合，形成网格状复合物。抗体与抗原任何一方过多或者过少，虽然也能够结合，但形成的复合物很小，难以检测。抗原与抗体比例不同，可形成三个区带，等价带表示抗原与抗体比例最合适，两者全部或者大部分参与反应形成大而多的复合物；若抗体过剩则形成前带现象，若抗原过剩则形成后带现象，这两种情况形成的复合物少，上清液中还存在未反应的游离抗原和抗体。抗原与抗体间的比例与复合物量的关系见图 11－1。临床检测中由于抗原与抗体的比例不合适，可造成假阴性结果，临床检测中应避免出现这种情况，准确确定反应体系中的抗原抗体比例关系。

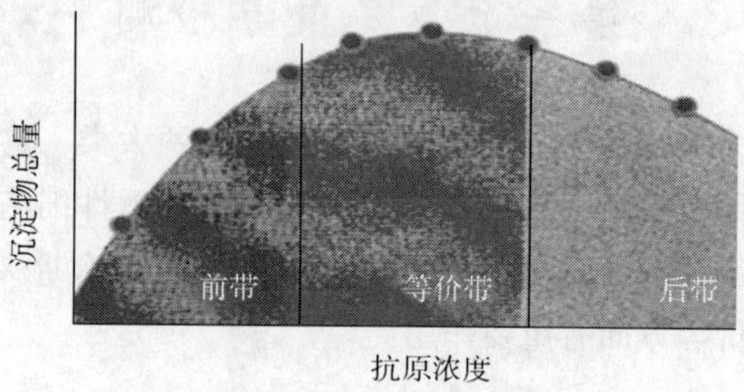

图 11－1 沉淀反应中沉淀量与抗原抗体的比例关系

（二）影响抗原抗体反应的因素

影响抗原抗体反应的因素很多，一方面是抗原抗体的自身因素，另一方面是环境因素。自身因素包括抗原抗体的性质、活性及浓度等，可直接影响二者的结合反应，而适宜的环境条件可促进抗原抗体结合。环境因素包括以下几方面：

1. 电解质

抗原抗体特异结合后，由亲水性向疏水性转换，此过程中需要电解质中和抗原－抗体复合物表面的电荷，而使两者相互靠拢凝集成大的复合物，若无电解质参加，则不出现可见反应。但参与的电解质浓度不宜太高，否则会引起蛋白质的在盐析作用下出现非特异沉淀，影响结果观测。常用生理盐水或各种缓冲液作为抗原和抗体反应的稀释液。

2. 酸碱度

合适的 pH 是抗原抗体反应的必要条件之一。pH 过高或过低都将影响抗原与抗体的理化性质。因为蛋白质具有两性电离性质，每种蛋白质都有固定的等电点，当 pH 接近或达到等电点时，蛋白质表面的电荷消失，相互排斥力丧失而出现自身凝集，造成假阳性结果。抗原抗体反应一般在 pH 为6～9 进行。

3. 温度

抗原抗体反应需要合适的温度才有利于二者的结合。温度高可增加抗原与抗体分子相互碰撞的机会，加速反应，但温度超过 56℃时，可导致抗原抗体变性和抗原抗体复合物解离。温度越低，反应速度越慢，但抗原抗体结合牢固，易于观察。通常抗原抗体反应温度以 15℃～40℃为宜，最适温度为 37℃。

此外，适当的震荡和搅拌可增加抗原与抗体分子的碰撞和接触机会，微波也可促使溶液中极性分子的运动，加快二者结合速度。

（三）抗原抗体的反应类型

抗原抗体反应种类繁多，基本类型有凝集反应、沉淀反应、补体参与的反应、中和反应、标记免疫技术等。

1. 凝集反应

凝集反应（agglutination）是指细菌和细胞等颗粒性抗原与相应抗体结合后，在一定条件下出现肉眼可见的凝集物。

（1）直接凝集反应　颗粒抗原可与相应抗体直接结合出现颗粒物凝集现象，称为直接凝集反应，见图 11－2。玻片凝集法为定性试验，常用已知抗体检测未知抗原，如：鉴定细菌、血型等。试管凝集法为定量试验，多用于已知抗原检测血清中的相应抗体，以稀释度作为效价，表示抗体含量，如诊断伤寒的肥达反应。

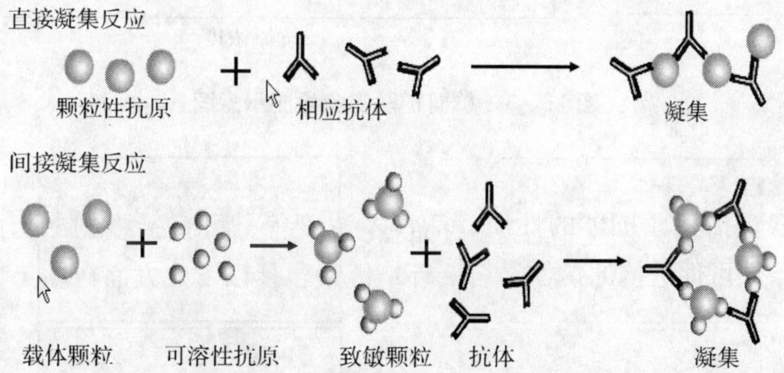

图 11－2　直接凝集反应和间接凝集反应原理

（2）间接凝集反应　将可溶性抗原（或抗体）先包被在与免疫无关的颗粒性载体表面，然后与相应抗体（或抗原）作用，出现颗粒物凝集称为间接凝集反应，见图 11－2。常用的载体有醛化红细胞、羧化聚苯乙烯胶乳颗粒、活性炭等。

2. 沉淀反应

沉淀反应（precipitation）是指可溶性抗原与相应抗体在适当条件下发生特异性结合而出现的沉淀现象。根据沉淀反应介质和检测方法的不同，将其分为凝胶内沉淀试验、液体内沉淀试验、凝胶免疫电泳技术三大基本类型。

（1）凝胶内沉淀试验　是利用抗原和抗体在凝胶内扩散，形成浓度梯度，在抗原抗体相遇并且浓度比例适当的位置形成肉眼可见的沉淀线。可分为单向免疫扩散试验和双向免疫扩散试验。单向免疫扩散试验是将抗体均匀混合于琼脂中，制成琼脂板后打孔，加抗原，抗原在扩散中与抗体结合，形成沉淀环。以沉淀环直径查标准曲线，可得抗原含量，如测补体 C3、血清免疫球蛋白等，见图 11－3。双向免疫扩散试验是将抗原与抗体分别加入琼脂小孔，二者自由向四周扩散，在比例恰当处形成沉淀线。常用于抗原或抗体的定性检测和两种抗原相关性分析，见图 11－4。

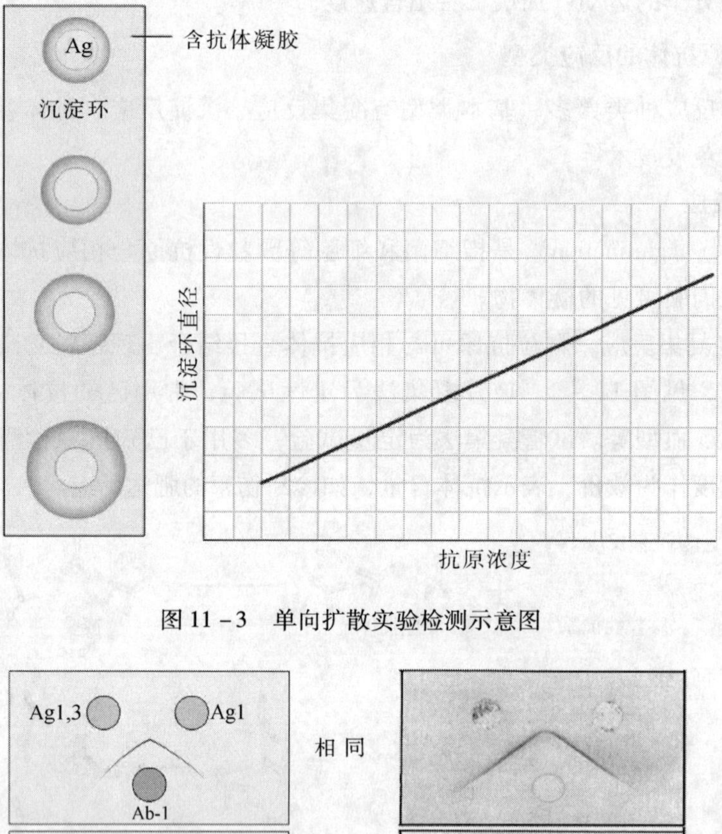

图 11－3　单向扩散实验检测示意图

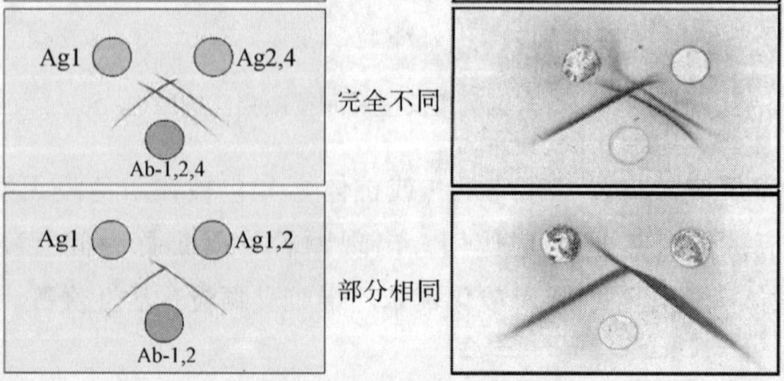

图 11－4　双向扩散实验检测示意图

（2）液体内沉淀试验　利用当可溶性抗原与相应抗体在特殊的缓冲液中反应，二者比例合适时，形成一定大小的抗原抗体复合物，使反应液体出现肉眼可见的沉淀物或光学仪器可检测的浊度。可分为絮状沉淀试验和免疫比浊试验。免疫比浊试验是在含有一定量抗体的缓冲液中，加入递增量的抗原，形成免疫复合物，液体混浊，用浊度计测浊度，依据标准曲线，推算标本中抗原含量。该法简单、快速已经成为临床检测抗原或者抗体的主要方法。

（3）凝胶免疫电泳技术　将待测血清作琼脂凝胶电泳，使其蛋白组分分成区带，再按电泳平行挖一小槽，加入相应抗体，与已分成区带的蛋白抗原成分进行双向免疫扩散，在各区带相应位置形成沉淀弧，见图 11 – 5。常用于诊断骨髓瘤和低丙球蛋白血症。

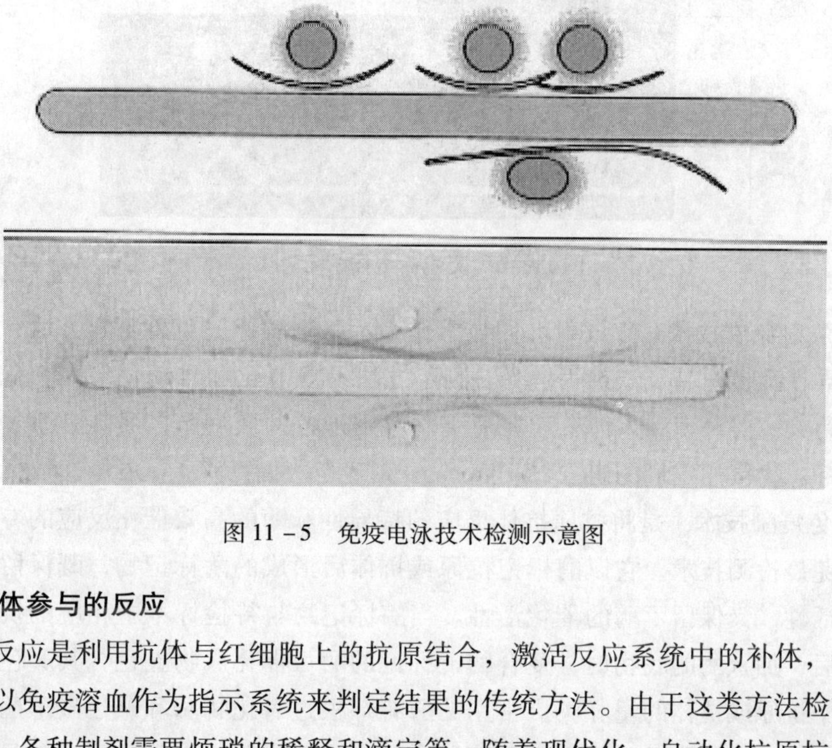

图 11 – 5　免疫电泳技术检测示意图

3. 补体参与的反应

这类反应是利用抗体与红细胞上的抗原结合，激活反应系统中的补体，导致红细胞溶解，以免疫溶血作为指示系统来判定结果的传统方法。由于这类方法检测时影响的因素多、各种制剂需要烦琐的稀释和滴定等，随着现代化、自动化抗原抗体检测方法的不断涌现，而逐渐被废弃。

4. 免疫标记技术

免疫标记技术是用荧光素、酶、放射性核素、化学发光物质等作为示踪物标记已知抗体或抗原，进行抗原抗体反应。根据试验中所用标记物的种类和检测方法不同，免疫标记技术分为免疫荧光技术、放射免疫技术、免疫酶技术、免疫胶体金技术和化学发光免疫测定等。

（1）免疫荧光技术　免疫荧光技术又称荧光抗体技术，以荧光素作为标记物与已知抗体结合成为荧光抗体，检测待检标本中的未知抗原，可借助荧光显微镜观察呈现荧光的抗原抗体复合物及其存在部位。①直接法：滴加荧光抗体于待检的细胞涂片或组织切片上，经反应和洗涤后在荧光显微镜下观察。在镜下可见有荧光部位即为标本中有相应抗原存在。②间接法：先将待测抗体（第一抗体）加在含有已知抗原的标本片上作用一定时间，洗去未结合的抗体，再滴加标记抗抗体（第二抗体）。观察方法与直接法相同，见图11－6。免疫荧光技术常用于细菌、病毒和螺旋体的诊断，也可用于各种自身抗体的检测。

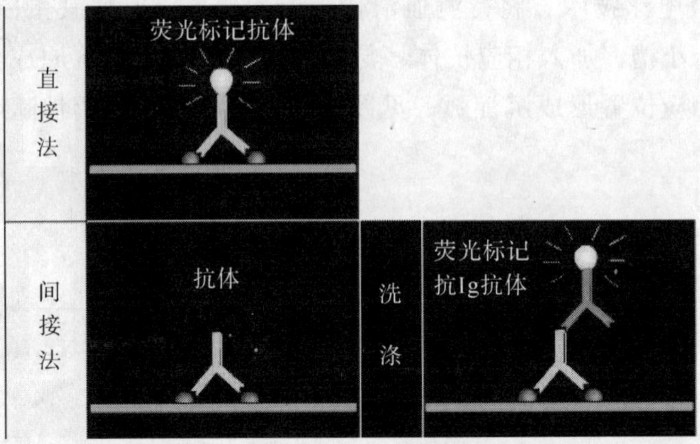

图11－6　荧光标记技术示意图

（2）放射免疫技术　以放射性同位素作为示踪物的标记免疫测定方法，具有灵敏度高、特异性强、样品及试剂用量少、测定方法易规范化和自动化等多个优点，但具有放射性污染，对环境和人体有潜在危害。应用于各种微量蛋白质、激素、小分子药物及肿瘤标志物等的定量测定。

（3）免疫酶技术　是将抗原抗体反应的特异性和酶的高效催化反应的专一性相结合的一种免疫检测技术。它以酶标记抗原或抗体后形成的酶标记物，既保留抗原或抗体的免疫活性，又保留了酶的催化活性。当酶标记物与待检标本中相应的抗原或抗体特异结合后，加入酶的底物时，复合物上标记的酶可催化底物显色，其颜色的深浅与待检标本中抗原或抗体的量相关。常用的酶有辣根过氧化物酶和碱性磷酸酶。免疫酶技术分为酶免疫组织化学技术和酶免疫测定两大类，目前已发展成形式各异，各有其优点和用途的定位、定量、半定量和超微量分析的技术，以下仅介绍几种应用广泛的经典技术。

酶联免疫吸附试验（enzym－elinked immunosorbent assay，ELISA）是应用最为广泛的一种既可测抗原又可测抗体的酶免疫标记技术。其基本原理是将已知的抗原或抗体吸附在聚苯乙烯微量反应板表面，使抗原抗体反应在固相表面进行，通过洗涤将板上的抗原抗体复合物与液相中的游离成分分开。ELISA的方法很多，以下简介几种基本方法。①双抗体夹心法：用于检查特异抗原。将已知抗体包被在酶联检测板上，加入待检标本，标本中若含有相应抗原即与板上的抗体结合，洗涤掉未结合成分，加入该抗原特异的酶标记抗体，洗去未结合的酶标记抗体，加底物后显色。一般而言，包被抗体和酶标记的抗体是识别同一抗原上的不同抗原决定基的两种抗体。②间接法：用于检查特异抗体。用已知抗原包被检测板，加入待检血清标本，再加酶标记的二抗，加底物观察显色反应（图 11－7）。

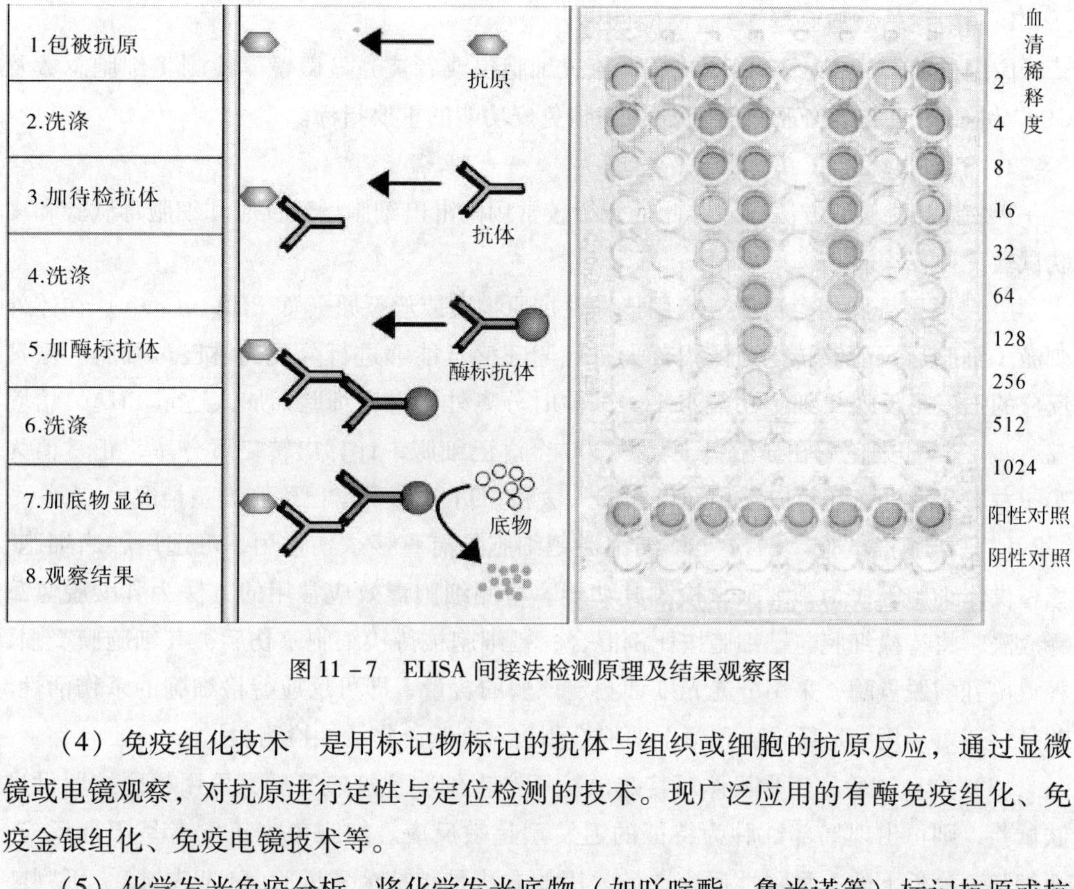

图 11－7　ELISA 间接法检测原理及结果观察图

（4）免疫组化技术　是用标记物标记的抗体与组织或细胞的抗原反应，通过显微镜或电镜观察，对抗原进行定性与定位检测的技术。现广泛应用的有酶免疫组化、免疫金银组化、免疫电镜技术等。

（5）化学发光免疫分析　将化学发光底物（如吖啶酯、鲁米诺等）标记抗原或抗体进行反应，底物在反应剂作用下形成激发态中间体，当激发态中间体回到稳定的基态时以发射光子的形式释放能量（即发光），用自动发光分析仪能接收光信号，通过测定光信号强弱，来检测待检样品中抗体或抗原的含量。该法具有灵敏度高、准确性好、无发射污染、容易自动化等特点，正逐步取代放射免疫测定法，常用于血清超微量活性物质的测定，如激素、肿瘤标志物、各种病原体抗原或抗体、药物浓度等。

二、免疫细胞及其功能的检测

免疫细胞功能试验包括体内和体外试验。免疫细胞功能体外试验主要根据免疫细胞的增殖活性、分泌活性和杀伤活性等特性而进行实验设计。具体免疫细胞功能检测内容有：淋巴细胞功能检测，包括 T 细胞增殖试验、T 细胞分泌功能测定、T 细胞介导的细胞毒试验以及体内试验；B 细胞增殖试验、溶血空斑试验、酶联免疫斑点法以及体内试验；吞噬细胞功能检测，方法有趋化功能检测、吞噬和杀菌功能测定等。

检测免疫细胞及其功能的改变，有助于判断某些疾病的病程变化、疗效和预后，并可能为探索某些疑难病症的机制和制定治疗方案提供依据。

（一）T细胞免疫功能检测

1. T细胞总数与亚群

应用抗CD3、CD4和CD8抗体在流式细胞仪或者荧光显微镜下检测T细胞总数及$CD4^+$和$CD8^+$T细胞亚群，这是评估细胞免疫功能的重要指标。

2. T细胞功能

T细胞功能检测方法较多，此处介绍较常用的淋巴细胞增殖反应和细胞毒试验和皮肤试验三种方法。

（1）淋巴细胞增殖反应　应用特异性抗原物质或丝裂原（如PHA、ConA）在体外刺激T细胞后，能够转化为体积较大、代谢旺盛且能够进行分裂的淋巴母细胞。增殖反应的强度可反映T细胞功能水平。试验时分离外周淋巴细胞，加入适量PHA，培养72小时，涂片染色后在显微镜下计数200个淋巴细胞，计算出转化百分率，正常值为70%左右。此外，还可以采用同位素掺入法和MTT法检测淋巴细胞增殖情况。

（2）细胞毒试验　CTL、NK细胞对靶细胞具有直接杀伤作用，可选用肿瘤细胞、移植供体细胞等作为靶细胞来检测其功能。检测细胞毒效应常用的方法为乳酸脱氢酶释放法，将待检细胞与靶细胞按比例混合，靶细胞被待检细胞杀伤后，其细胞膜受损，释放出乳酸脱氢酶，采用分光光度计测定该酶的含量，即可反应待检细胞的杀伤活性。此外，还可采用^{51}Cr释放法和凋亡细胞检测法对细胞杀伤活性检测。

（3）皮肤试验　正常机体对特定的抗原产生细胞免疫应答后，再用相同抗原做皮肤试验，则可出现局部红肿为特征的迟发型超敏反应。细胞免疫正常者呈阳性反应，而细胞免疫低下的人呈阴性反应。最常用的方法是结核菌素试验（OT皮试），可判断受试者对结核分枝杆菌感染的免疫力。

（二）B细胞功能测定

1. 免疫球蛋白

检测血清免疫球蛋白及其类别（尤其是IgG、IgA和IgM）和水平，可为诊断感染性疾病、超敏反应、自身免疫性疾病、免疫缺陷性疾病、免疫增殖性疾病提供重要参数。免疫球蛋白水平虽然是最常被检测的指标，但一般并不能反映特异性抗体的产生及其水平。检测针对疫苗或感染因子的特异性抗体及其水平，可较为准确地反映机体特异性体液免疫功能状态。

2. B细胞数量

应用抗B细胞特异性表面标志（mIg）的抗体，借助免疫荧光法可检测B细胞总数与亚群，主要用于判断原发性或继发性免疫缺陷患者的体液免疫功能。

3. B 细胞功能

原理与 T 细胞增殖试验相同，但刺激物不同，人 B 细胞用含 SPA 的金黄色葡萄球菌菌体及抗 IgM 抗体等作为刺激物。

此外，还可进行溶血空斑试验检测机体细胞产生抗体的能力；B 细胞增殖试验和皮肤试验等也可对机体 B 细胞功能进行评价。

（三）吞噬细胞功能测定

吞噬细胞包括中性粒细胞和巨噬细胞，人吞噬细胞功能试验常用中性粒细胞。吞噬细胞功能测定包括趋化功能和吞噬功能测定。

1. 趋化功能测定

中性粒细胞在补体产物等趋化因子作用下可定向运动，通过观察中性粒细胞的运动情况可判定结果。

（1）滤膜渗透法　又称为 Boyden 小室法，由上下两室组成，室间隔为 8μm 的微孔滤膜，将检测细胞置于上室，趋化因子置于下室，37℃温育数小时，如受趋化因子吸引，细胞则可通过微孔爬行于滤膜趋化因子侧的面上，取下滤膜，固定、干燥、着染、脱色后，将滤膜置油镜下检测细胞在膜内通过的距离，即可知细胞趋化的情况，见图 11－8。本法除用于吞噬细胞趋化外，还可用于淋巴细胞和其他细胞的趋化功能测定。

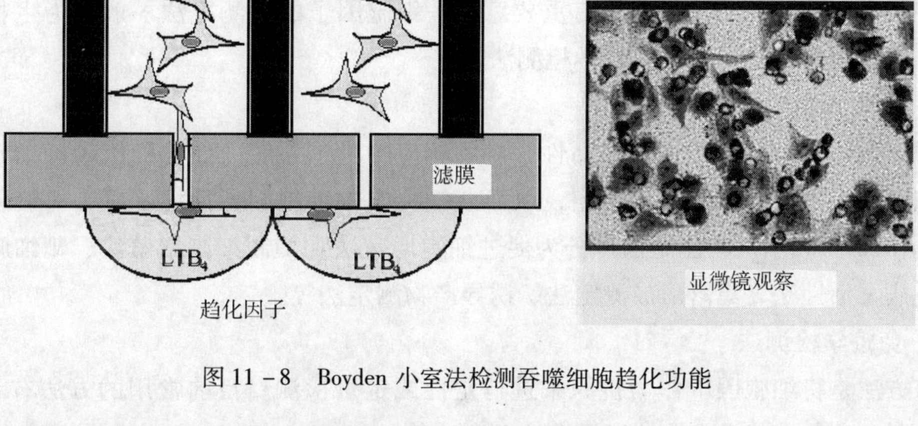

图 11－8　Boyden 小室法检测吞噬细胞趋化功能

（2）琼脂糖凝胶法　制备琼脂糖凝胶板，用打孔器打 3 个孔，中央孔（B 孔）加吞噬细胞悬液，A、C 两侧孔分别加趋化因子和生理盐水对照，37℃数小时温育后，用戊二醛固定，移去琼脂糖，对黏附在玻片上的细胞染色，观察被检细胞的趋化程度（图 11－9）。

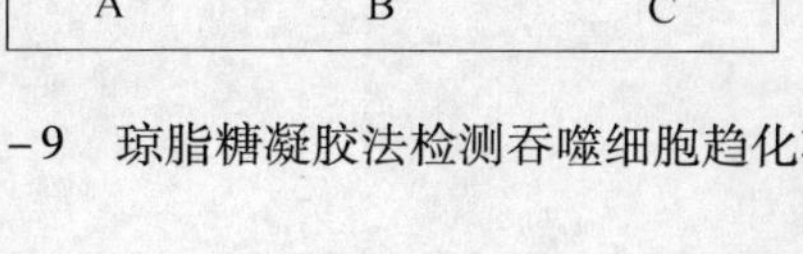

图 11－9　琼脂糖凝胶法检测吞噬细胞趋化功能

（3）过氧化物酶测定法　采用滤膜渗透法。当中性粒细胞向含趋化因子的培养小室运动后终止培养，因中性粒细胞内含有过氧化物酶，溶解细胞后，加入该酶的底物二甲氧基苯胺，405nm 波长比色，测定培养小室中的过氧化物酶含量，以反映中性粒细胞的趋化活性。

2. 吞噬功能测定

（1）硝基蓝四氮唑试验　在抗凝全血或白细胞悬液中加入硝基蓝四氮唑（NBT）溶液，由于中性粒细胞在杀菌过程中能量消耗剧增，耗氧量亦随之相应增加，磷酸己糖旁路代谢活力增强，葡萄糖－6－磷酸酶能使被吞噬进细胞内的 NBT 还原成不溶解的暗蓝色甲臜，沉积于细胞浆中，称 NBT 阳性细胞。光镜下计数 NBT 阳性细胞，其百分率可反映中性粒细胞的杀伤功能。

（2）显微镜检查法　将细菌（如金黄色葡萄球菌、白假丝酵母菌）与白细胞悬液混合，温育一定时间后，离心、涂片，染色镜检，计算吞噬率和杀菌率。

$$吞噬率（\%）=\frac{吞噬细菌的白细胞数}{计数的白细胞数}\times 100\%$$

$$杀菌率（\%）=\frac{胞内含着染菌体的细胞数}{计数的白细胞数}\times 100\%$$

三、细胞因子检测

检测细胞因子在免疫学、细胞分子生物学基础研究、揭示某些疾病的发生机制以及某些疾病的诊断和治疗指导均有重要意义。细胞因子的检测方法一般分为生物学测定法、免疫学检测法、分子生物学检测法。

1. 生物学测定法

根据细胞因子特定的生物学活性，应用相应的指示系统，如各种依赖性细胞株或靶细胞，将标本和标准品对比测定，从而获知标本中细胞因子活性水平，一般以活性单位（U/ml）表示。其测定法可分为促进细胞增殖法和抑制细胞增殖法、靶细胞杀伤法、抗病毒活性法、集落形成测定法、诱导产物测定法等。

2. 免疫学检测法

该方法是将细胞因子作为抗原来进行定性或定量检测。目前常用的方法有 ELISA 法、发射免疫法、化学发光法以及免疫印迹法等。

3. 分子生物学检测法

检测细胞内细胞因子的基因组或 mRNA 含量，可以推算细胞因子的合成量。常用的分子生物学方法有 Northern 印迹法、Southern 印迹法、PCR 法、逆转录－PCR 法、原位杂交法等。

第二节　免疫预防

免疫学预防（immunoprophylaxis）是为达到预防疾病的目的，通过人工刺激机体产生或直接输入免疫活性物质，从而特异性清除致病因子的方法。免疫学预防的主要方式是通过人工主动免疫，使免疫系统产生特异性抗体或致敏淋巴细胞。人工被动免疫是在紧急的情况下，对已发生感染或感染可能性极大而又未接种类毒素者，注射抗毒素，可立即发挥中和毒素的作用，人工主动免疫和被动免疫的区别见表11－1。

表11－1　人工自动免疫和人工被动免疫的比较

项目	人工自动免疫	人工被动免疫
接种物质	抗原	抗体
接种次数	1～3	1
免疫力出现时间	2～3周	立即
免疫力维持时间	数月～数年	2～3周
主要用途	预防	紧急预防和治疗

一、人工主动免疫

人工主动免疫是用人工接种的方法给机体注射抗原性物质（疫苗或类毒素），使机体免疫系统因受抗原刺激而产生体液和细胞免疫应答而获得免疫力的方法。此种免疫应答出现较晚，接种后1～4周才能产生，维持时间较长可达半年至数年，故多用于疾病的预防。

（一）死疫苗

死疫苗亦称为灭活疫苗，是将培养增殖的标准株微生物经灭活后制备而成。死疫苗不能感染机体亦不能增殖，但保留一定的免疫原性，由此诱导的免疫应答可抵御自然感染的病原微生物。由于死疫苗不能进入机体细胞内增殖，难以通过内源性抗原加工提呈，诱导产生效应CTL，故细胞免疫弱，免疫效果有一定局限性。

（二）减毒活疫苗

由减毒或无毒的活病原微生物制成。传统方法是将病原体在培养基或动物细胞中反复传代，使其毒力丢失或降低，但保持免疫原性。由于可在体内增殖，所需接种剂量小，且仅需一次接种；接种过程类似隐性或轻度感染，接种局部及全身反应较轻；免疫效果比死疫苗好，但是减毒活疫苗具有感染的风险。目前应用的减毒活疫苗有卡介苗、麻疹、腮腺炎、脊髓灰质炎、风疹及水痘疫苗等。死疫苗和活疫苗的比较见表11－2。

表 11 - 2 死疫苗和活疫苗的比较

比较项目	死疫苗	活疫苗
制剂特点	死，强毒株	活，无毒或弱毒株
剂量及接种次数	量较大，接种 2 ~ 3 次	量较小，接种 1 次
保存及有效期	易保存，有效期约 1 年	不易保存，4℃下保存数周
免疫效果	免疫效果较差	免疫效果较强

（三）类毒素

将细菌外毒素用 0.3% ~0.4% 甲醛处理而制成。类毒素不具外毒素毒性，但保存其免疫原性，可诱导机体产生针对外毒素的抗体（即抗毒素）。常用的类毒素主要有破伤风类毒素与白喉类毒素。类毒素还可与死疫苗混合，制成联合疫苗（如白喉 - 百日咳 - 破伤风三联疫苗）。类毒素不但可用于主动免疫，还可以通过接种动物而获取大量抗毒素血清（如抗破伤风毒素与抗白喉毒素血清），经纯化精制为抗体，可用于相应疾病（破伤风、白喉）的应急预防和治疗。

（四）新型疫苗

现代分子生物学、生物化学和免疫学理论与技术的迅速发展，为新型疫苗的研制提供了有力支持。组分疫苗不再采用完整病原体，而是以能诱导产生有效保护性反应的抗原成分制备疫苗。目前正在研制与试用的组分疫苗包括：

1. 亚单位疫苗

即去除病原体中与诱导保护性免疫无关的组分，仅利用其有效免疫原成分制备疫苗。我国目前使用的乙型肝炎血源性疫苗，就是分离纯化乙型肝炎病毒小球型颗粒 HBsAg 制成的亚单位疫苗，接种后人群免疫保护力超过 80%。

2. 多糖交联疫苗

将细菌多糖或脂多糖与蛋白载体交联，可成为 TD 抗原，从而诱导机体产生记忆细胞和 IgG 类抗体，明显增强免疫保护效果。

3. 合成肽疫苗

根据可诱导保护性免疫应答的有效免疫原氨基酸序列，人工合成多肽抗原，用其免疫机体可诱导有效的特异性免疫应答，但不良反应轻微。

4. 基因工程疫苗

将编码病原生物有效抗原组分的 DNA 片段（目的基因）插入载体，形成重组 DNA，再导入宿主细胞，目的基因随重组 DNA 的复制而复制，随宿主细胞的分裂而扩增，使目的基因表达大量有效抗原组分，由此制备的制剂，称为基因工程疫苗，即重组疫苗。如重组蛋白疫苗、重组减毒活疫苗、DNA 疫苗等。

5. DNA 疫苗

将编码病原生物有效的蛋白抗原基因插入到质粒 DNA 中，建成基因重组质粒，再将其导入机体组织细胞，达到免疫接种效果。

二、人工被动免疫

人工被动免疫是用含有特异性抗体的免疫血清、细胞因子或免疫细胞等制剂，直接注入机体，使之直接获得免疫力的方法。此种方法获得免疫力快，但持续时间短，多用于治疗或紧急预防。

1. 抗毒素

抗毒素是利用细菌外毒素或类毒素免疫动物制备的免疫血清，具有中和外毒素毒性的作用。常用类毒素免疫健康马匹，待其产生高效价抗毒素后，取其血清分离纯化而成。主要用于治疗或紧急预防外毒素所致的疾病。如破伤风、白喉、肉毒、炭疽等抗毒素。

2. 人免疫球蛋白制剂

人免疫球蛋白制剂是从混合血浆或胎盘血中分离制备成丙种球蛋白和胎盘球蛋白。由于许多人隐性感染或显性感染过麻疹、甲型肝炎、脊髓灰质炎等多种病原体，血清中含有一定量的相应抗体，但由于不同地区的人群免疫状况不同，所以不同批号的制剂含有的抗体和种类存在差异。肌内注射制剂主要用于预防上述疾病，而静脉注射制剂，主要用于免疫缺陷病的治疗。

此外，细胞免疫制剂如细胞因子和单克隆抗体等新型免疫治疗剂，有望成为治疗肿瘤、艾滋病等的有效治疗方法。

三、计划免疫

计划免疫是指根据某些传染病的疫情监测和人群免疫状况分析，将有关疫苗，按科学的免疫程序，有计划地给人群接种，使人体获得对这些传染病的免疫力，从而达到控制、消灭相应传染病的目的。计划免疫包括两个程序：一个是全程足量的基础免疫，即在1周岁内完成的初次接种；二是以后的加强免疫，即根据疫苗的免疫持久性及人群的免疫水平和疾病流行情况适时地进行复种。这样，才能巩固免疫效果，达到预防疾病的目的。我国儿童基础免疫程序见表11－3。

表11－3　我国儿童基础免疫程序

年龄	接种疫苗
基础接种	
出生儿	卡介苗（1）乙型肝炎疫苗（1）卡介苗
1月龄	乙型肝炎疫苗（2）
2月龄	脊髓灰质炎糖丸（1）
3月龄	脊髓灰质炎糖丸（2）百白破疫苗（1）

续表

年龄	接种疫苗
4月龄	脊髓灰质炎糖丸（3）百白破疫苗（2）
5月龄	百白破疫苗（3）
6月龄	乙型肝炎疫苗（3）流脑多糖疫苗（1）
8月龄	麻疹疫苗（1）
加强接种	
1.5－2岁	百白破疫苗（加强）脊髓灰质炎糖丸（部分地区）
4岁	脊髓灰质炎疫苗（加强）
7岁	麻疹疫苗（加强）白破二联疫苗（加强）
12岁	卡介苗（加强，农村）

注：1. 括号中的数字是表示接种针（剂）次。2. 乙型肝炎疫苗、卡介苗、脊髓灰质炎糖丸、百白破三联制剂、流脑多糖疫苗、麻疹疫苗等生物制品，分别预防乙肝、结核病、脊髓灰质炎、百日咳、白喉、破伤风、脑膜炎、麻疹等传染病

第三节　免疫学治疗

免疫治疗（immunotherapy）利用免疫学原理，通过增强或抑制免疫功能对机体免疫功能进行干预，以达到治疗目的所采取的措施。治疗主要包括二个方面：一是免疫调节，即用物理、化学或生物学手段调节机体免疫功能。二是免疫重建，即将正常个体的造血干细胞或淋巴细胞转移给免疫缺陷个体，以恢复其免疫功能。

一、免疫血清

用传统方法免疫动物制备的含有大量多克隆抗体的动物血清，可用于临床治疗。

1. 抗感染的免疫血清

包括抗毒素血清、抗病原微生物和血清人免疫球蛋白制剂。前两种血清用于治疗和紧急预防细菌外毒素所致疾病和感染性疾病；后者主要用于治疗丙种球蛋白缺乏症和预防麻疹、传染性肝炎等。

2. 抗淋巴细胞丙种球蛋白

用人的T淋巴细胞免疫动物，采集血清后，分离纯化免疫球蛋白，将其注入人体后，可在补体的参与下使人体的T细胞溶解破坏。主要用于器官移植受者，可阻止移植排斥反应，延长器官存活时间，也可用于某些自身免疫性疾病的治疗。

3. 单克隆抗体与基因工程抗体

单克隆抗体已从体外实验诊断发展到体内影像诊断和治疗，已有部分单克隆抗体或基因工程抗体已用于肿瘤、感染、自身免疫病、超敏反应性疾病等的治疗。这些抗体具免疫原性低、特异性强、分子小、穿透力强、容易进入局部等优点，可准确地到

达靶细胞进行精确治疗。如抗细胞表面分子的单抗能识别表达特定表面分子的免疫细胞，在补体的参与下使细胞溶解；将抗瘤药物、放射性核素以及毒素等细胞毒性物质与单克隆抗体连接，可被靶向性携带至肿瘤病灶局部，特异地杀伤肿瘤细胞，而对正常细胞的损伤较轻。

二、细胞因子制剂

1. 外源细胞因子治疗

通过增加患者体内细胞因子水平，发挥细胞因子的生物学作用，达到治疗疾病的目的。目前，在治疗肿瘤、感染、造血障碍等疾病中广泛应用的是各种重组细胞因子。

2. 细胞因子拮抗疗法

通过各种细胞因子的抑制剂，抑制体内细胞因子的产生、阻止细胞因子与相应受体结合、中断结合后的传导，从而阻止细胞因子发挥其生物学效应。

三、细胞治疗

1. 细胞疫苗

包括肿瘤细胞疫苗、基因修饰的瘤苗、APC 疫苗等。肿瘤细胞疫苗和基因修饰的瘤苗主要是通过各种生物技术保留其免疫原性或者增强免疫原性，降低致瘤性，注入体内的瘤苗将刺激机体产生相应抗体和细胞因子，从而增强抗瘤效应。APC 疫苗是用肿瘤抗原或肿瘤抗原多肽等体外刺激 APC 后回输患者，可有效激活特异性抗肿瘤免疫应答。

2. 过继免疫治疗

过继免疫治疗（adoptive immunotherapy）是指采用具有免疫活性细胞输注入患者体内，输入的免疫活性细胞可在其体内可继续扩增发挥免疫杀伤作用的一种疗法。目前采用最多过继治疗方法便是淋巴因子激活杀伤细胞疗法（Lymphokine Activated Killer Cell，LAK）。LAK 疗法是利用体外细胞扩增技术，将具有抗癌活性的 T 淋巴细胞在体外受 T 淋巴细胞增殖因子刺激而大量增殖，输入患者体内后可增加患者的免疫功能，达到清除肿瘤细胞的目的。过继免疫治疗还可用于治疗再生障碍性贫血、白血病、自身免疫性疾病和某些免疫缺陷病等。

3. 造血干细胞移植

干细胞是具有多种分化潜能，在适当条件下可被诱导分化为多种细胞组织。因此，干细胞的研究在基础研究领域和临床应用中具有重要的理论和实践意义。造血干细胞移植已经成为癌症、造血系统疾病、自身免疫性疾病等的重要治疗手段。移植所用的干细胞来自于 HLA 型别相同的供者，可采集骨髓、外周血或脐血。

四、免疫增强剂与抑制剂

1. 免疫增强剂

免疫增强剂是增强和调节机体免疫功能的制剂，此类制剂来源不同，种类繁多，常见的有：①微生物及其产物：如卡介苗、胞壁酰二肽、短小棒状杆菌、溶血性链球菌等微生物组分或其代谢产物可作为免疫佐剂而发挥治疗作用；②细胞因子：作用相对专一的细胞因子已取得确切临床疗效。例如：IFN、GM－CSF、IL－2 及 IL－12 等可分别用于治疗病毒感染、增强抗肿瘤疗效及化疗后造血与免疫功能的恢复；③化学合成药物：左旋咪唑可活化巨噬细胞、增强 NK 细胞活性、促进 T 细胞产生细胞因子。另外，西咪替丁、异丙肌苷等也可增强免疫功能；④其他：一些植物多糖、中草药等可明显增强机体免疫功能。

2. 免疫抑制剂

免疫抑制剂是一种抑制免疫功能的药物，常用于自身免疫疾病治疗和防止排斥反应，常见的有：①化学合成药物：硫唑嘌呤、环磷酰胺、氨基喋呤等均为有效的免疫抑制剂；②激素：肾上腺糖皮质激素是经典的免疫抑制剂，可有效减少外周血 T、B 细胞数量，降低抗体水平，抑制巨噬细胞活性。③真菌代谢产物：环孢素 A 可选择性抑制 Th 细胞，FK－506 也可抑制 T 细胞，其活性较环孢素 A 强数十倍至百倍，现主要用于抗移植排斥反应。④抗体：针对免疫细胞的抗体可选择性清除特定细胞亚群。例如：应用抗 CD3 单抗、抗胸腺细胞抗体可杀伤 T 细胞，可防治移植排斥反应。⑤中草药：雷公藤、汉防己、川芎等均具免疫抑制作用，其中雷公藤及其组分的效应最为确切。

小结 本章节主要从三个方面介绍免疫学应用，包括免疫检测、免疫预防和免疫治疗。免疫检测的基础是抗原抗体反应，抗原抗体反应具有特异性、可逆性、比例性三大特点；抗原抗体检测主要通过凝集反应、沉淀反应、免疫标记技术等检测，而免疫细胞检测包括 T 细胞、B 细胞和吞噬细胞的数量和功能检测。免疫预防主要通过人工主动免疫和人工被动免疫，人工主动免疫主要通过注射各种疫苗，使免疫系统产生特异性抗体或致敏淋巴细胞。人工被动免疫是在紧急的情况下，给予注射抗血清，可立即发挥中和毒素的作用。免疫治疗主要包括肿瘤疫苗、免疫血清、单克隆抗体、基因工程抗体、细胞因子制剂等，而免疫增强剂和免疫抑制剂可非特异地增强或者抑制机体免疫功能，临床应用广泛。

思考题

1. 抗原抗体反应的原理和影响因素有哪些？
2. 检测细胞免疫功能有哪些方法？
3. 常用的人工疫苗制剂有哪些？
4. 人工主动免疫和人工被动免疫有何不同？

（夏乾峰）

参考文献

[1] 龚非力．医学免疫学．2版．北京：科学出版社，2007
[2] 陈慰峰．医学免疫学．4版．北京：人民卫生出版社，2006
[3] [英] Roitt，I. 著．周光炎主译．免疫学．6版．北京：人民卫生出版社，2002
[4] 邱全瑛，关洪全，邹樟．医学免疫学与病原生物学．北京：科学出版社，2007
[6] 张卓然．医学微生物学和免疫学．4版．北京：人民卫生出版社，2003
[7] Abbus A K，et al. Cellular and Molecular Immunology. 5th ed. Philadelphia：W. B. Saunders. 2004
[8] 金伯泉，熊思东．医学免疫学．5版．北京：人民卫生出版社，2008
[9] Janeway C A，et al. Immunobiology. 5th ed. New York：Current Biology Publication. 2004
[10] Thomas J. Kindt，Richard A. Goldsby，Barbara A. Osborne，Immunology. 6th ed. W. H. Freeman and Company，2007
[11] 万巧凤．病原微生物学与免疫学．西安：第四军医大学出版社，2009
[12] 高晓明．免疫学教程．北京：高等教育出版社，2006
[13] 王兰兰．临床免疫学与检验．4版．北京：人民卫生出版社，2007

导航网站

1. http：//210. 37. 79. 13/jingpin/mianyi/
2. http：//www. immuneweb. com/
3. http：//immuneweb. xxmu. edu. cn/immunology/immunology. html
4. http：//immuneweb. xxmu. edu. cn/newweb/jcmyx/MHCzy. asp
5. http：//www. aap. org/
6. http：//www. sciencexchange. com/aai/
7. http：//www. avert. org/
8. http：//www. antibody. com/

第二篇　医学微生物学

第一章

细菌的形态与结构

细菌（bacterium）是属原核生物界的一种单细胞微生物，有广义和狭义两种范畴。广义上泛指各类原核细胞型微生物，包括细菌、放线菌、支原体、衣原体、立克次体、螺旋体。狭义上则专指其中数量最大、种类最多、具有典型代表性的细菌，是本章讨论的对象。它们形体微小，结构简单，具有细胞壁和原始核质，无核仁和核膜，除核糖体外无其他细胞器。

第一节 细菌的大小与形态

一、细菌的大小

细菌通常以微米（μm）作为测量单位。须用显微镜放大数百至上千倍才能看到。各种细菌大小不一，同种细菌也可因菌龄和环境影响而有些差异。多数球菌的直径为1.0μm左右，中等大小的杆菌长为2.0～3.0μm，宽为0.3～0.5μm。

二、细菌的形态

细菌按其基本形态分为球菌、杆菌和螺形菌三大类（图1－1）。

（一）球菌

球菌（coccus）呈球形或近似球形，直径0.8～1.2μm。由于细菌繁殖时分裂方向和分裂后细菌分离粘连程度及排列方式不同可分为以下几类。

1. 双球菌

在一个平面上分裂，分裂后的两个菌体成双排列，如脑膜炎奈瑟菌。

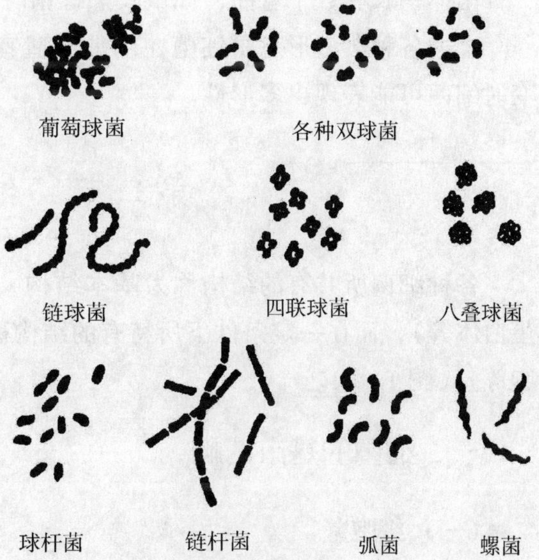

图1－1 细菌细胞的基本形态

2. 链球菌

在一个平面上分裂，分裂后的菌体粘连成链状排列，如溶血性链球菌。

3. 四联球菌

在两个相互垂直平面上分裂，分裂后四个菌体排列呈正方形，如四联加夫基菌。

4. 八叠球菌

沿上下、左右、前后三个相互垂直的平面分裂，分裂后八个菌体重叠排列成立方体，如藤黄八叠球菌。

5. 葡萄球菌

在多个方向上不规则分裂，分裂后的细菌杂乱堆积成葡萄串状，如金黄色葡萄球菌。

除上述典型排列的球菌外，由于受环境和培养因素的影响，还有单个分散的菌体。

（二）杆菌

杆菌（*bacillus*）一般为直杆状，有的细长或稍有弯曲，有的粗短近似卵圆形（球杆菌）。大杆菌如炭疽芽胞杆菌长约3～10μm，宽1.0～1.5μm；中等的杆菌如大肠埃希菌长2～3μm，宽0.5～0.7μm；小杆菌如流感嗜血杆菌长仅有0.3～1.4μm，宽0.5～0.7μm。多数杆菌菌体两端钝圆，少数为平齐、尖细或膨大。多数杆菌分裂后分散无特殊排列，少数呈链状、分枝状、栅栏状排列。

（三）螺形菌

螺形菌（*Spirillar bacterium*）菌体弯曲或扭转，可分为以下两类：

1. 弧菌

菌体弯曲呈弧状或逗点状，如霍乱弧菌。

2. 螺菌

菌体稍长有数个弯曲，如鼠咬热螺菌。

上述各种典型形态是细菌在幼龄和适宜环境下表现出的典型状态，当环境条件改变时细菌可能表现出多形性。

第二节　细菌的结构

各种细菌所共有的结构称为基本结构（包括细胞壁、细胞膜、细胞质、核质、核蛋白体等），而在一定条件下所特有的结构称为特殊结构（包括荚膜、鞭毛、菌毛、芽胞等）（图1-2）。

一、细菌的基本结构

（一）细胞壁

细胞壁（cell wall）是包被于细胞膜外的坚韧而富有弹性的膜状结构。主要功能是

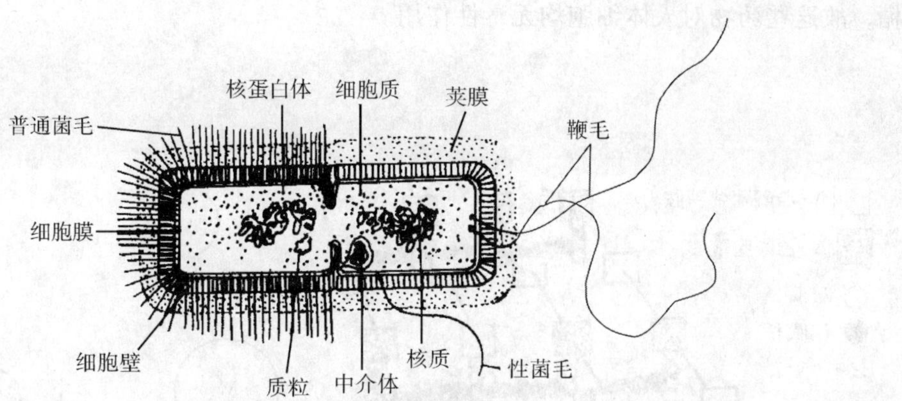

图 1-2　细菌细胞结构模式图

维持菌体固有形态，并保护细胞抵抗低渗环境。细菌的细胞质内有高浓度的无机盐和大分子营养物质，菌体内渗透压高达 5～25 个大气压。由于细胞壁的保护作用，使细菌能承受内部巨大的渗透压而不会破裂，并能在相对的低渗条件下生存。细胞壁上有许多微孔，与细胞膜共同完成胞内外物质的交换，细胞壁上还带有多种抗原决定簇，决定了细菌的抗原性。

细胞壁的主要组分是肽聚糖，革兰阳性菌和阴性菌尚各有特殊组分。

1. 肽聚糖

肽聚糖（peptidoglycan）又称粘肽、糖肽或胞壁质，为原核细胞所特有。它由聚糖骨架、四肽侧链和五肽交联桥三部分组成（革兰阴性菌者无五肽交联桥）。

（1）聚糖骨架　由 *N*－乙酰葡糖胺和 *N*－乙酰胞壁酸两种氨基糖交替间隔排列，经 β－1,4 糖苷键联结而成。各种细菌细胞壁的聚糖骨架均相同。

（2）四肽侧链　连接于聚糖骨架 *N*－乙酰胞壁酸分子上。肽侧链上氨基酸的数量、种类和联结方式随菌不同而异。如葡萄球菌（革兰阳性菌）细胞壁的四肽侧链的氨基酸依次为 L－丙氨酸、D－谷氨酸、L－赖氨酸和 D－丙氨酸。

（3）五肽交联桥　是由 5 个甘氨酸组成的多肽，两端分别连接相邻两条四肽侧链上的 L－赖氨酸和 D－丙氨酸，从而构成机械强度十分坚韧的三维立体结构（图 1－3）。革兰阴性菌没有五肽交联桥，如大肠埃希菌的四肽侧链中，第三位氨基酸是二氨基庚二酸（DAP），并由 DAP 与相邻四肽侧链末端的 D－丙氨酸直接连接，因而只形成单层平面网络的二维结构（图 1－4）。其他细菌还可有不同的氨基酸组成和连接方式。

肽聚糖是细菌细胞壁的主要成分。凡能破坏肽聚糖结构或抑制其合成的物质，都有抑制或杀菌作用。例如溶菌酶、葡萄球菌溶素是 *N*－乙酰胞壁酸酶，能水解聚糖支架中的 β－1, 4 糖苷键，破坏胞内抗高渗屏障，导致菌体膨胀、崩解。万古霉素、杆菌肽可抑制四肽侧链的连接；青霉素、头孢菌素能干扰甘氨酸交联桥与四肽侧链上D－丙氨酸之间的连接，使细菌不能合成完整的细胞壁。人和动物无细胞壁结构，亦无肽聚糖，故这些药物对人体细胞均无毒性作用。

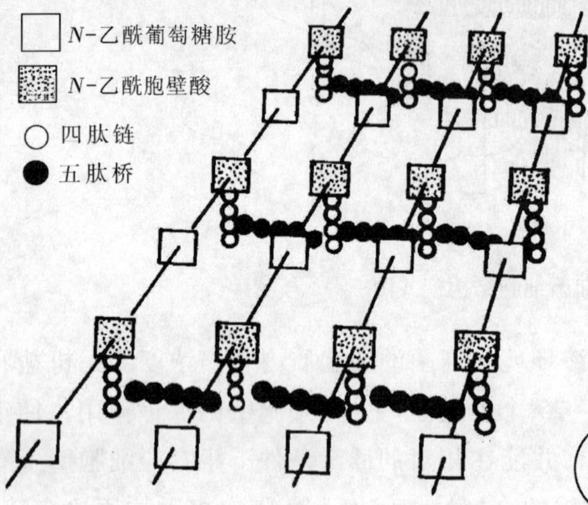

图 1-3 金黄色葡萄球菌细胞壁的肽聚糖结构

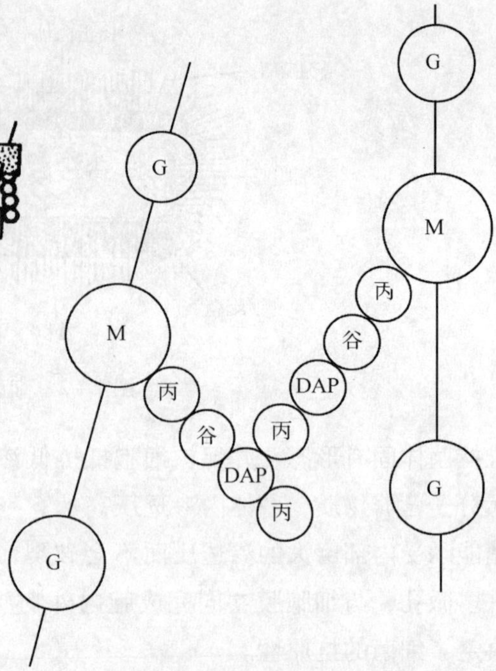

图 1-4 大肠埃希菌细胞壁的肽聚糖结构

2. 革兰阳性菌细胞壁特殊组分

革兰阳性菌的细胞壁较厚，除含有 15 ~ 50 层肽聚糖结构外，尚有大量特殊组分磷壁酸（teichoic acid）（图 1-5）。

磷壁酸是由核糖醇或甘油残基经磷酸二酯键互相连接而成的多聚物，以多个磷壁酸分子组成长链形式穿插于肽聚糖层中。按其结合部位不同，分壁磷壁酸和膜磷壁酸两种。前者的一端通过磷脂与肽聚糖上的胞壁酸共价结合，后者又称脂磷壁酸（LTA），其长链末端糖脂与细胞膜外层糖脂共价结合，两者的另一端均伸出肽聚糖层游离于外。磷壁酸有很强的抗原性，是革兰阳性菌的重要表面抗原。

此外，某些革兰阳性菌细胞壁表面尚有一些特殊的表面蛋白质组分，如 A 群链球菌的 M 蛋白，金黄色葡萄球菌的 A 蛋白等，有抗吞噬作用。

3. 革兰阴性菌细胞壁特殊组分

革兰阴性菌细胞壁较薄，除含有 1 ~ 2 层的肽聚糖结构外，尚有其特殊组分外膜（图 1-5）。

外膜是革兰阴性菌细胞壁的主要结构，由脂质双层、脂蛋白和脂多糖三部分组成。脂质双层的结构类似细胞膜，其中有微孔蛋白形成的约 1nm 的微孔，可允许水溶性小分子通过。脂蛋白使脂质双层连接在肽聚糖层上。由脂质双层向细胞外伸出的是脂多糖（lipopolysaccharide，LPS）。脂多糖包括脂质 A、核心多糖和特异多糖三个组成部

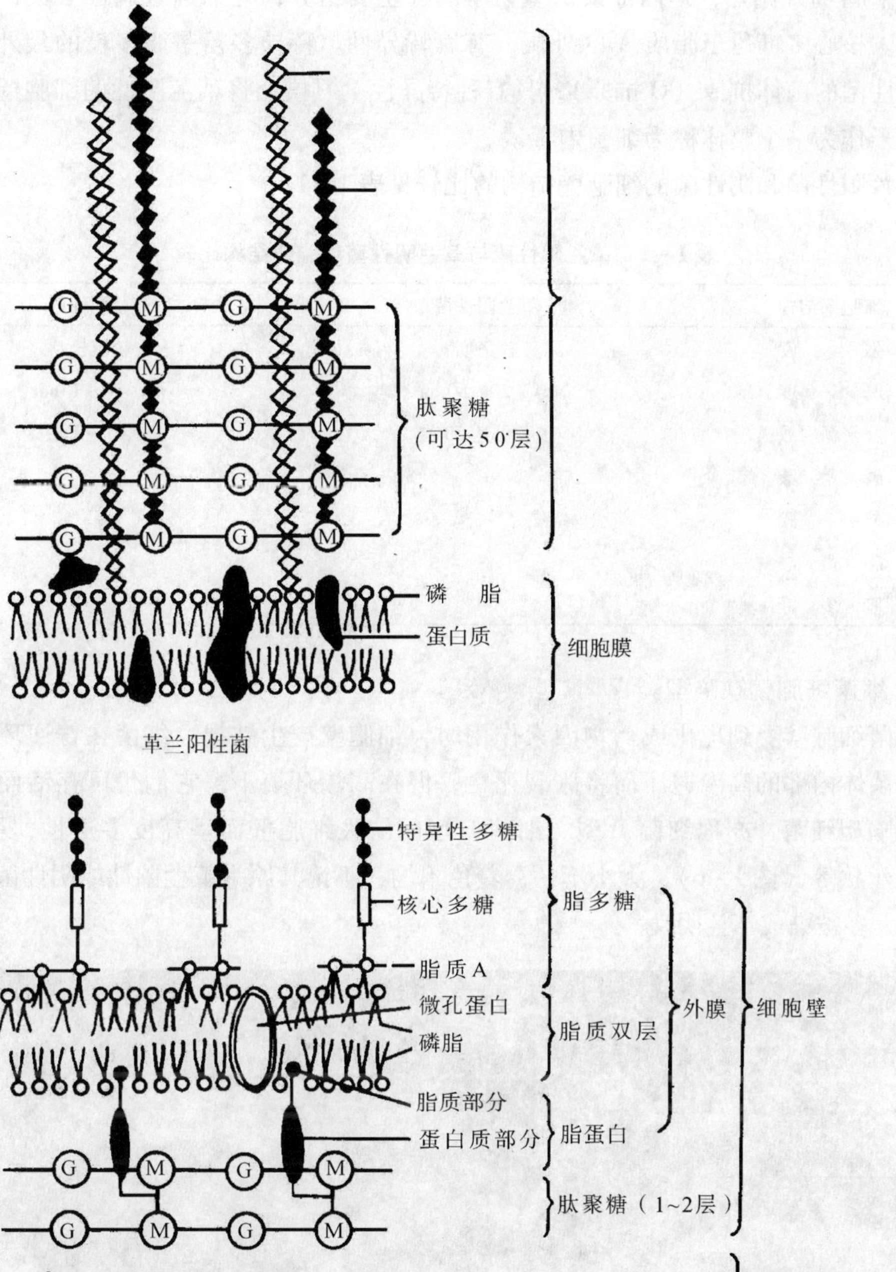

图1－5　细菌细胞壁结构模式图

分，其中脂质A耐热，是内毒素的生物学活性主要组分，与细菌致病性有关，无种属特异性。核心多糖位于脂质A的外层，有属特异性。特异多糖是脂多糖的最外层，是革兰阴性菌的菌体抗原（O抗原），具有种特异性。习惯上将革兰阴性菌细胞壁中的脂多糖分子作为一个整体称为细菌内毒素。

革兰阳性菌和阴性菌的细胞壁结构的比较见表1－1。

表1－1 革兰阳性菌与革兰阴性菌细胞壁结构比较

细胞壁结构	革兰阳性菌	革兰阴性菌
强　　度	较坚韧	较疏松
厚　　度	厚，20～80nm	薄，10～15nm
肽聚糖层数	多，可达50层	少，1～3层
磷 壁 酸	+	－
外　　膜	－	+
脂 蛋 白	－	+
脂 多 糖	－	+

4. 细菌细胞壁缺陷型

细菌细胞壁受到理化或药物因素作用时，细胞壁产生缺损，细菌在普通环境中不能耐受菌体内部的高渗透压而将胀裂死亡，但在高渗环境下，它们仍可存活而成为细胞壁缺陷型细菌，亦称细菌L型。细菌L型因缺失细胞壁而呈高度多形性，呈球状、杆状和丝状等（图1－6），大小不一，着色不均，不论其原为革兰阳性或阴性菌，形成L型后大多被染成革兰阴性。

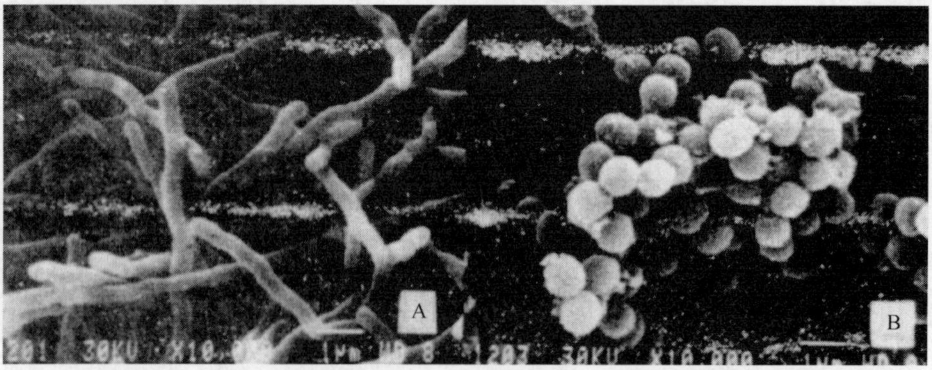

图1－6 葡萄球菌L型（×1000）

A. 临床标本分离出的丝状L型菌落； B. 丝状L型菌落回复后

（二）细胞膜

细胞膜（cell membrane）是位于细胞壁内侧，紧包在细胞质外面的一层柔软有弹性、具有半渗透性的生物膜。其基本结构是脂质双层并镶嵌有多种蛋白质，这些蛋白质是具有特殊作用的酶和载体蛋白。膜不含胆固醇是与真核细胞的区别点。

细胞膜向胞浆内凹陷折叠成囊状物，内含管状、板状或泡状结构，称为中介体，多见于革兰阳性菌，与细胞分裂、呼吸、胞壁合成和芽胞形成有关。

（三）细胞质

细胞质（cytoplasm）是由细胞膜包裹着的溶胶性物质，基本成分是水、蛋白质、脂类、核酸及少量的糖和无机盐。

1. 质粒

质粒（plasmid）位于细菌细胞质中，是染色体外的遗传物质。是环状闭合的双链DNA分子，可以自我复制，传给子代。并可几个质粒共存于一个菌体内。质粒控制的遗传性状并非细菌生命活动所必需，失去质粒的细菌仍能正常生活。

2. 核蛋白体

又称核糖体，化学成分为RNA和蛋白质。当mRNA与核蛋白体连成多聚核蛋白体时，即成为合成蛋白质的场所。细菌核蛋白体沉降系数为70S，由50S和30S两个亚基组成；真核细胞的核蛋白体为80S，由60S和40S两个亚基组成。链霉素能与细菌核蛋白体的30S亚基结合，红霉素能与50S亚基结合，从而干扰蛋白质的合成而导致细菌的死亡，但对人体细胞则无影响。

3. 胞质颗粒

多为细菌储存的营养物质，包括多糖、脂类、多磷酸盐等。颗粒的大小和数量可因菌种、菌龄、培养环境等而有变化。一般而言，营养充足时颗粒多而大；营养缺乏时颗粒少而小，甚或消失。

胞质颗粒中较为常见的是异染颗粒，多见于白喉棒状杆菌、鼠疫耶尔森菌、结核分枝杆菌等。异染颗粒的主要成分是RNA和多偏磷酸盐，嗜碱性强，用特殊染色可染成比菌体颜色更深或与菌体颜色不同的颗粒。

（四）核质

细菌是原核型细胞，没有典型的细胞核，无核膜和核仁。其DNA疏松地分布在胞浆中的某一区域，称之为核质（nuclear material），又称拟核或核区。核质具有与细胞核相同的功能，控制细菌的生命活动。

二、细菌的特殊结构

（一）荚膜

某些细菌在其生长过程中，合成并分泌一层黏液性物质包围在细胞壁外，具有一定外形、界限清晰、性质稳定，则称为荚膜（capsule）。若其界限不清、性质不稳定且较厚则称为黏液层；若其较薄则称微荚膜。大多数细菌的荚膜是多糖，炭疽芽胞杆菌等少数菌荚膜为多肽。一般在动物体内或营养丰富的培养基中容易形成荚膜，在普通培养基上则易消失。荚膜不易着色，普通染色只能见到菌体周围有未着色的透明圈。如用墨汁作负染色，则荚膜显现更为清楚（图1－7）。

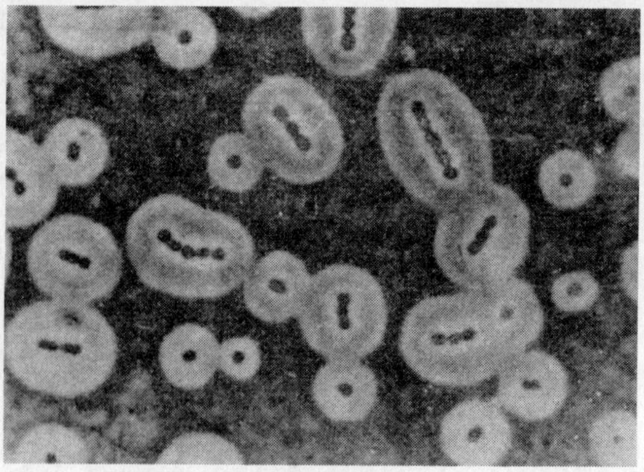

图1－7　细菌的荚膜（墨汁负染）

细菌荚膜的意义：①与致病性有关。荚膜具有抵抗宿主吞噬细胞的吞噬和消化作用以及抵抗体液因子的杀菌作用。荚膜还具有抗干燥作用；营养缺乏时荚膜还可作为营养物而被吸收。②用于细菌的鉴别分型。荚膜具有抗原性，与同型抗血清结合发生反应后即逐渐增大，出现荚膜肿胀反应，可藉此将细菌定型。

（二）鞭毛

鞭毛（flagellum）是某些菌体上附有的细长并呈波状弯曲的丝状物，少者仅1～2根，多者达数百根，为细菌的运动器官，可作为鉴别细菌的指标之一。化学成分为蛋白质，通常称为H抗原，须用电子显微镜观察或经特殊染色法使鞭毛增粗后才能在普通光学显微镜下看到（图1－8）。

根据鞭毛的数量和部位，可将有鞭毛菌分成4类（图1－9）。①单毛菌：只有一根鞭毛，位于菌体一端，如霍乱弧菌；②双毛菌：菌体两端各有一根鞭毛，如空肠弯曲菌；③从毛菌：菌体一端或两端有一丛鞭毛，如铜绿假单胞菌；④周毛菌：菌体周身遍布许多鞭毛，如伤寒沙门菌（图1－8）。

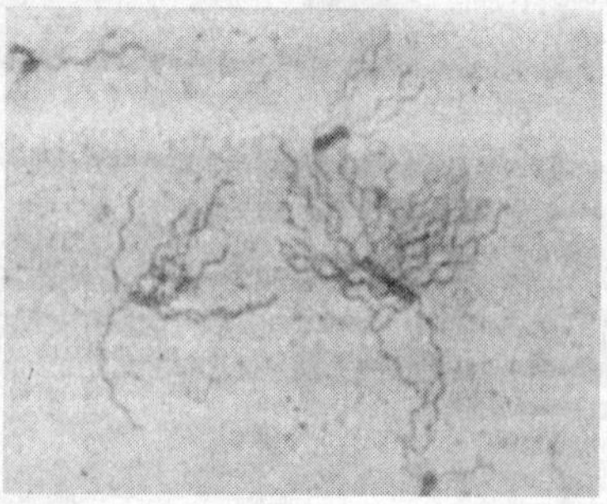

图1－8　伤寒沙门菌的鞭毛

（鞭毛染色　×1824）

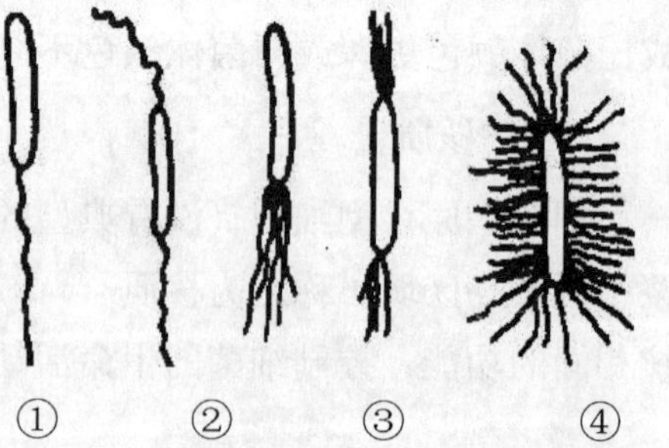

图1－9　细菌的鞭毛示意图

①单毛菌；②双毛菌；③丛毛菌；④周毛菌

（三）菌毛

许多革兰阴性菌和少数革兰阳性菌菌体表面附着有极其纤细的蛋白性丝状物，称为菌毛（pilus）。菌毛比鞭毛更细、更短而直。其化学组分是菌毛蛋白，与细菌的运动无关。菌毛在普通光学显微镜下看不到，必须用电子显微镜观察（图 1－10）。

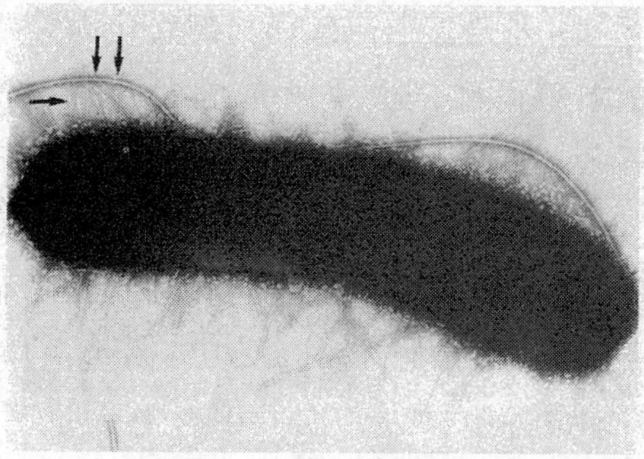

图 1－10　大肠埃希菌（透射电镜　×42500）

↓↓ 鞭毛；菌毛→

菌毛分普通菌毛和性菌毛两种。

1. 普通菌毛

遍布菌体表面，具有黏附于宿主细胞表面的作用，细胞借此黏附于消化道、呼吸道和泌尿生殖道的黏膜上皮细胞。无普通菌毛的细菌则易随肠蠕动或尿液冲洗作用而被排出体外。

2. 性菌毛

仅见于少数革兰阴性菌。数量少，一个细菌只有 1～4 根。比普通菌毛长而粗，中空呈管状。性菌毛由质粒携带的一种称为致育因子的基因编码，又称 F 菌毛。带有性菌毛的细菌称为 F^+ 菌或雄性菌，无性菌毛为 F^- 菌或雌性菌。当 F^+ 菌与 F^- 菌相遇时，F^+ 菌的性菌毛与 F^- 菌的相应性菌毛受体结合，F^+ 菌体内的质粒或核质片段等遗传物质可通过中空的性菌毛等进入 F^- 菌体内。

（四）芽胞

某些细菌在一定的环境条件下，细胞浆脱水浓缩，在菌体内部形成一个圆形或卵圆形小体，称为芽胞（spore）。芽胞含有的核质、酶和合成菌体的结构，能保存细菌的全部生命活性。但芽胞代谢过程减慢，对营养物质的需求降低，分裂繁殖停止，是细菌的休眠状态。在营养供应充足，并有热、酸等刺激物作用下，芽胞皮质肽聚糖被自溶酶溶解，水分进入，芽胞发芽形成新的菌体。一个细菌只形成一个芽胞，一个芽胞经发芽后也只能生成一个具有繁殖能力的细菌体，细菌数量并未增加，因而芽胞不是细菌的繁殖方式，只是细菌的休眠状态。与芽胞相比，未形成芽胞而具有繁殖能力的菌体可称为繁殖体。产生芽胞的细菌都是革兰阳性菌。

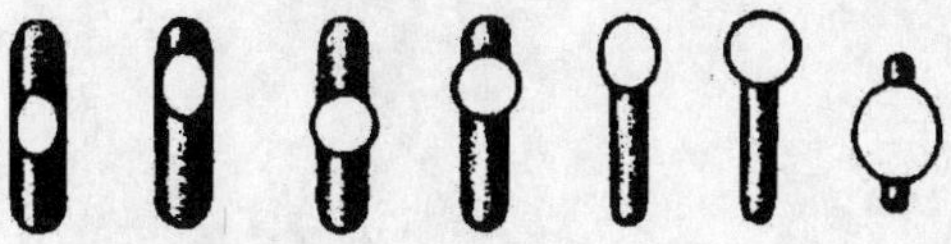

图 1－11　细菌芽胞形态与位置模式图

芽胞的大小、形状、位置等随菌种而异，有重要的鉴别价值（图 1－11）。例如炭疽芽胞杆菌的芽胞为卵圆形、比菌体小，位于菌体中央；破伤风梭菌芽胞正圆形，比菌体大，位于顶端，状如鼓锤；肉毒梭菌芽胞呈椭圆形，比菌体大，位于次极端，形似网球拍。

成熟的芽胞具有多层厚膜结构（图 1－12）。芽胞核心含有细菌的核质和蛋白质。核心的外层依次为内膜、芽胞壁、皮质、外膜、芽胞壳和外衣，将其层层包裹，成为坚实的球状体，常致密，对热力、干燥、辐射、化学消毒剂等理化因素均有强大的抵抗力。一般细菌繁殖体在 80℃ 水中迅速死亡，而有的细菌芽胞可耐 100℃ 沸水数小时。

芽胞并不直接引起疾病，但转化为繁殖体后就能迅速大量繁殖而致病。杀灭芽胞最可靠的方法是高压蒸汽灭菌。

芽胞抵抗力强的原因有：①芽胞有多层致密的厚膜，起保护作用，化学药物和紫外线不易透入。②芽胞含水量少，约占菌体的40%，蛋白质遇热不易凝固变性。③芽胞核心和皮质中含有大量耐热的吡啶二羧酸（DPA）钙盐，是芽胞独有的成分，在细菌繁殖体中则不存在。芽胞中的酶类与DPA结合后，即能获得对热的高度抵抗力。

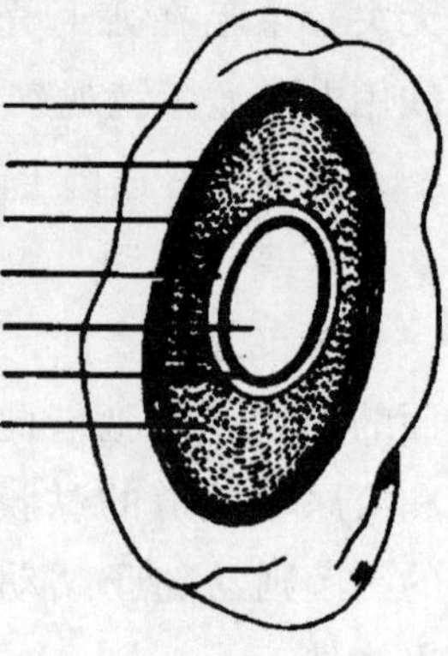

图1－12 细菌芽胞的结构示意图

第三节 细菌的形态与结构的检查方法

一、显微镜放大法

1. 普通光学显微镜

普通光学显微镜是细菌形态学检查中最常用的方法，一般细菌都大于0.25μm，在油镜放大1000倍，均可清楚看到。

2. 电子显微镜

电子显微镜是以电子流代替光线，以电磁圈代替放大透镜的放大仪器。电子波长极短，约为0.005nm，能分辨1nm的微粒，可观察细菌内部的超微结构。

二、不染色标本检查法

细菌标本不经染色，用悬滴法或压片法，直接以显微镜或暗视野显微镜观察，可看到活菌形态的轮廓、动力和繁殖方式等。因细菌是无色半透明体，直接观察形态不很清楚，一般只用于观察细菌的运动。

三、染色标本检查法

由于细菌的等电点在pI 2～5之间，在近于中性的环境中多带负电荷，易与带正电荷的碱性染料结合。在染色过程中为增加染料和细菌的亲和力，常加媒染剂。媒染剂本身不是染料，但可促进或增强染料和被染物的结合力。常用的细菌染色法有：

（一）单染色法

仅用一种染料进行染色，如美蓝染色法。用此法可把各种细菌染成一种颜色，可观察细菌的大小、形态与排列。

（二）鉴别染色法

用两种以上的染料染色，将不同细菌染成不同的颜色，既能观察细菌的大小、形态与排列，还能鉴别细菌不同的染色性。常用的有革兰染色法和抗酸染色法。

1. 革兰染色法

革兰染色法（Gram stain）是丹麦细菌学家革兰所发明，应用广泛，是细菌学上最经典的染色方法。通过革兰染色法可以将细菌染成紫色的革兰阳性（G^+）菌和革兰阴性（G^-）菌两大类。

2. 抗酸染色法

抗酸染色法（acid－fast stain）可鉴别抗酸性杆菌和非抗酸性杆菌。结核分枝杆菌、麻风分枝杆菌等抗酸性杆菌染成红色，而非抗酸性细菌则染成蓝色。

3. 特殊染色法

细菌的特殊结构如鞭毛、荚膜、芽胞以及细胞壁、异染颗粒等，用上述染色法不易着色，必须用特殊染色法才能着色。

小结　细菌是一类形体微小、结构简单、必须借助显微镜才能观察到的微生物。广义的细菌包括细菌、放线菌、支原体、衣原体、立克次体、螺旋体，本书中的细菌专指广义概念中的细菌。细菌的基本结构包括：细胞壁、细胞膜、细胞质、核质、核蛋白体。特殊结构包括：荚膜、鞭毛、菌毛、芽胞。

细胞壁的主要成分为肽聚糖，由聚糖骨架、四肽侧链和/或五肽交联桥组成。荚膜为某些细菌合成并分泌一层黏液性物质包围在细胞壁外，具有一定外形、界限清晰、性质稳定。鞭毛是某些菌体上附有的细长并呈波状弯曲的丝状物，少仅1～2根，多者达数百根，为细菌的运动器官。菌毛为许多革兰阴性菌和少数革兰阳性菌菌体表面附着的极其纤细的蛋白性丝状物，比鞭毛更细、更短而直硬，普通光学显微镜下看不到，必须用电子显微镜观察。分普通菌毛和性菌毛两种。芽胞是某些细菌在一定的环境条件下，由于细胞浆脱水浓缩，在菌体内部形成一个圆形或卵圆形小体。芽胞不是细菌的繁殖方式，只是细菌的休眠状态。

思考题

1. 简述细菌的基本结构、特殊结构及其功能。
2. 比较革兰阳性菌与革兰阴性菌细胞壁结构。
3. 细菌芽胞具有强大抵抗力的可能因素有哪些？

（王华民　刘　珊）

第二章

细菌的生理

细菌的新陈代谢是从周围环境中摄取营养的同时排出多种代谢产物的过程。细菌的代谢产物中对人类有益的如抗生素、乙醇、醋等；对人类有害的如毒素、腐败物质等；有些则有助于鉴别菌种，如色素等。

第一节　细菌的生长繁殖

一、细菌的化学组成

细菌的化学组成包括水和固体成分。水占菌体重量的80%，固体成分仅占15%～20%。固体成分包括蛋白质、糖类、脂类、核酸、无机盐等，以蛋白质含量最多。此外，细菌还有一些特殊的物质，如肽聚糖、磷壁酸、二氨基庚二酸、吡啶二羧酸等，这些物质仅见于细菌和其他一些原核细胞，在真核生物细胞中尚未发现。

细菌的核酸与其遗传、变异和蛋白质的合成有密切关系，包括RNA和DNA两种。RNA主要存在于细胞质和细胞膜中，一般约占固形成分的10%；DNA则主要存在于染色体和质粒中，约占固形成分的3%左右。DNA碱基中的鸟嘌呤（G）和胞嘧啶（C），在四种碱基总量中所占的百分比，在一定范围内变化不大，故可利用G+C组分mol%测定作为细菌分类的主要依据之一，G+C含量不同的细菌可肯定不属于同一菌属。

二、细菌生长繁殖的条件

（一）充足的营养物质

细菌生长繁殖需要的营养物质如下：

1. 水分

占细菌湿重的80%～90%，是组成细菌的重要成分之一。营养物质的吸收、渗透、分泌、排泄及代谢过程中的生化反应均需在有水的条件下进行。

2. 碳源

用于合成菌体的糖类、脂类、蛋白质、核酸等成分，并为细菌代谢提供能源。病原菌的碳源主要有葡萄糖、麦芽糖、甘油等。

3. 氮源

用于合成菌体的蛋白质、酶、核酸等。提供病原菌氮源的主要是蛋白质及其水解产物，如蛋白胨、氨基酸等。

4. 无机盐类

细菌需要钾、钠、钙、镁、硫、磷等无机盐，其主要功能是构成菌体成分、调节细胞渗透压和酸碱平衡，以及激活与构成细菌的酶类。

5. 生长因子

指某些细菌生长所必需而自身又不能合成的有机化合物，主要是B族维生素，如核黄素、生物素、硫胺素、泛酸等。它们主要是作为某些辅酶或酶辅基的组分。

(二) 适宜的酸碱度

大多数病原菌的最适pH为7.2～7.6。在此pH条件下细菌的酶活性强，生长繁殖旺盛。个别细菌如霍乱弧菌在pH8.4～9.2的碱性条件下生长最好。结核分枝杆菌在pH6.5～6.8为最适宜。

(三) 合适的温度

大多数病原菌生长最适温度为37℃，与人体体温相似。个别细菌如鼠疫耶尔森菌生长最适温度为28℃～30℃。

(四) 必要的气体环境

病原菌生长繁殖需要的气体是氧和二氧化碳。一般细菌在代谢过程中自身产生的二氧化碳即可满足需要。有些细菌如脑膜炎奈瑟菌、淋病奈瑟菌、牛布鲁菌等，在初次人工培养时，需要提供5%～10%的二氧化碳才能生长。

根据各种细菌对氧气的需要不同，可分为四类。

1. 专性需氧菌

这类细菌有完善的酶系统，需要分子氧作为最后的受氢体以完成呼吸作用，在无游离氧的环境中不能生长，如结核分枝杆菌。

2. 微需氧菌

在低氧压下生长良好，高氧压对其有抑制作用，如空肠弯曲菌等。

3. 兼性厌氧菌

在有氧和无氧环境中均能生长，但在有氧时生长较好，大多数病原菌属此类，如葡萄球菌。

4. 专性厌氧菌

缺乏完善的呼吸酶系统，只能进行无氧发酵，它们不能利用分子氧，而且游离氧对其有毒性作用，如破伤风梭菌。

专性厌氧菌在有氧环境中不能生长，可能原因如下：①缺乏氧化还原电势（Eh）高的呼吸酶如细胞色素和细胞色素氧化酶等。在有氧的环境中培养基中的营养物质为氧化型，Eh 较高。在氧化还原过程中，Eh 高的物质可氧化 Eh 低的物质，反之不能。细菌必须具有 Eh 比它们更高的呼吸酶如细胞色素和细胞色素氧化酶，才能氧化环境中的营养物质。专性厌氧菌缺乏这类高 Eh 呼吸酶，所以在有氧环境中不能生长。②缺乏分解有毒氧基团的酶：细菌在有氧环境中代谢时，常产生具有强烈杀菌作用的超氧离子（O^{2-}）和过氧化氢（H_2O_2）。需氧菌有超氧化物歧化酶（SOD）和触酶。前者将超氧离子还原成过氧化氢，后者将过氧化氢分解为水和分子氧。有的细菌则产生过氧化物酶（peroxidase），将 H_2O_2 还原成无毒的水分子。专性厌氧菌缺乏这三种酶，故在有氧时受有毒氧基团的影响，就不能生长繁殖。

三、细菌繁殖的方式与速度

细菌以二分裂方式无性繁殖，在适宜条件下，繁殖速度极快，多数细菌只需 20 ~ 30 分钟即可分裂一次，称为一代（个别细菌分裂缓慢，如结核分枝杆菌繁殖一代，需 12 ~ 24 小时）。但是细菌的繁殖不可能始终保持很高的速度，而是有一定的规律（图 2 - 1）。

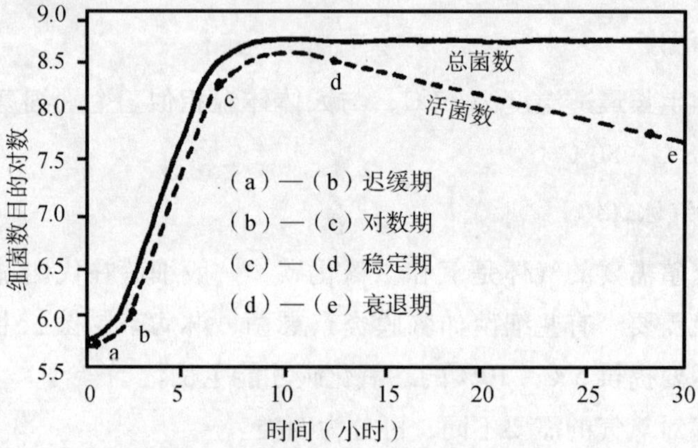

图 2 - 1　细菌的生长曲线

细菌的生长繁殖分四个时期：①迟缓期：为最初培养 1 ~ 3 小时，是细胞适应新环境，为繁殖作准备的阶段。此时细菌代谢活跃，体积增大，但不分裂，菌数不增加。②对数期：培养至 8 ~ 18 小时，细菌生长繁殖迅速，菌数按几何级数增长，细菌数目呈对数直线上升。此期中细菌的形态、大小、染色性典型，对抗生素敏感。研究细菌最好选用此期的细菌。③稳定期：由于培养环境中营养物质大量消耗，代谢产物积累及 pH 的改变，细菌生长繁殖速度下降，繁殖数与死亡数趋于平衡。细菌形态与生理特性发生变化。细菌的代谢产物、抗生素及芽胞等多在此期产生。④衰退期：细菌繁殖减慢或停止，死菌数迅速超过活菌数。

第二节　细菌的人工培养

人工培养细菌对细菌感染性疾病的诊断与治疗，以及生物制品的研制等具有实际意义。

一、培养基

将适合于细菌需要的各种营养物质在无菌的条件下配制而成的营养基质。培养基必须含有碳源、氮源、无机盐、生长因子、水等物质，pH 调节至7.2～7.6，经灭菌后即可使用。培养基分为以下几种：

1. 基础培养基

含细菌所需的基本营养成分，能满足一般细菌生长繁殖的需要。最常用的是肉汤培养基，为液体培养基，其成分是牛肉浸膏或肉汤、蛋白胨、氯化钠、水等。若在肉汤中加入2%～3%琼脂，可制成固体琼脂培养基。琼脂是由海藻中提取的多糖类，加热至100℃时可溶解，冷却至45℃时即可凝固，是一种良好的赋形剂。若在肉汤中加入0.2%～0.5%的琼脂，可制成半固体培养基。

2. 营养培养基

在基础培养基中加入葡萄糖、血液、血清、酵母浸膏等物质、专供营养要求较高的或有特殊需求的细菌生长。如血琼脂培养基是最常用的营养培养基。

3. 选择培养基

利用不同细菌对某些化学物质敏感性不同的性质，在培养基中加入一定量的化学物质，抑制某些细菌的生长，利于另一些细菌的繁殖，从而将目的菌选择出来，这类培养基称为选择培养基。如SS培养基，其中含有胆盐、枸橼酸、煌绿等能抑制革兰阳性菌及大肠埃希菌的生长，同时煌绿对沙门菌、志贺菌属等革兰阴性致病菌具有刺激生长的作用，所以常用于肠道病原菌的分离选择培养。

4. 鉴别培养基

利用各种细菌分解糖和蛋白质的能力不同，在培养基中加入作用底物和指示剂，细菌在此类培养基中生长后，分解不同底物产生不同物质，用化学方法检测，从而达到鉴别细菌的目的。如糖发酵管、中国蓝培养基等。

5. 厌氧培养基

专性厌氧菌须在无氧环境中才能生长，进行厌氧培养一般采用两种方法：①将细菌接种在普通的营养培养基上，然后置无氧环境中培养，如厌氧袋、厌氧罐、厌氧箱。②厌氧培养基培养法：在培养基中加入还原性物质或还原剂以降低培养基的氧化还原电位。接种细菌后在培养基表面覆盖凡士林或用石蜡封闭，以免外界空气进入，使培养基本身成为无氧环境。如疱肉培养基。

二、细菌在培养基中的生长现象

将细菌接种到培养基中，置37℃培养箱中孵育18～24小时后，即可观察到生长现象。生长缓慢的细菌，培养时间可延长至数日或数周，方能看到生长现象。

1. 细胞在液体培养基中的生长现象

大多数细菌在液体培养基中呈均匀混浊生长；专性需氧菌生长后在液面形成菌膜，液体澄清或稍混；少数细菌在液体底部生长形成絮状沉淀物，沉淀物上的液体仍清澈，如链球菌等。

2. 细菌在固体培养基上的生长现象

用划线分离法将细菌接种在琼脂平板培养基表面，经培养后可见由单个细菌繁殖形成的肉眼可见的细菌集团，称为菌落（colony）。一个菌落是由一个细菌繁殖而来，故可用作纯种的分离。菌落的大小、形状、色泽、边缘、透明度、凹凸、湿润度和溶血现象，可因细菌的种类和所用的培养基不同而有差异。菌落的特征是鉴别细菌的重要依据之一。当细菌在固体培养基表面密集生长时，多个菌落融合形成菌苔。细菌在半固体培养基中生长时，因培养基中琼脂含量少，硬度低，有鞭毛的细菌可沿穿刺线生长并向四周游动扩散，使培养基呈混浊状，穿刺线模糊不清。无鞭毛的细菌只沿穿刺线生长，而线周围的培养基仍透明澄清。所以半固体培养基可用作检查细菌有无鞭毛和动力。

第三节　细菌的代谢产物及意义

细菌的代谢包括分解代谢和合成代谢两方面。分解代谢是将复杂的营养物质降解为简单的化合物，为合成菌体组分提供原料和能量。合成代谢是将简单的小分子化合物合成复杂的菌体组分，以保证细菌的生长繁殖。

一、细菌的分解代谢产物及生化反应

细菌的分解代谢产物因各种细菌所具有的酶不完全相同而有所差异，可藉此鉴定细菌。各代谢产物可通过生化试验的方法检测，通常称为细菌的生化反应。常见的有：

（一）糖类分解产物

绝大多数细菌都能利用糖类生成丙酮酸，进一步因细菌的酶及环境不同，生成的中间及终末产物各异，有的产酸或产气，有的生成醇类。

1. 糖发酵试验

不同细菌分解糖类的能力和代谢产物不同。例如大肠埃希菌能发酵乳糖和葡萄糖，而伤寒沙门菌只能发酵葡萄糖。又大肠埃希菌有甲酸解氢酶，能将发酵糖类生成的甲酸进一步分解为 CO_2 和 H_2，故产酸并产气，以“⊕”表示；而伤寒沙门菌缺乏该酶，发酵葡萄糖仅产酸不产气，以“+”表示。

2. VP 试验

大肠埃希菌和产气杆菌均能发酵葡萄糖，产酸产气。但产气杆菌能使丙酮酸脱羧，生成中性的乙酰甲基甲醇，后者在碱性溶液中被空气中分子氧所氧化，生成二乙酰；

二乙酰与培养基中含胍基的化合物发生反应，生成红色化合物，是为 VP 试验阳性。而大肠埃希菌不能生成乙酰甲基甲醇，故 VP 试验为阴性。

3. 甲基红试验

在 VP 试验中，产气杆菌分解葡萄糖产生的 2 分子酸性的丙酮酸转变为 1 分子中性的乙酰甲基甲醇，故最终的酸类较少，培养液 pH > 5.4；以甲基红作指示剂时溶液呈橘黄色，是为甲基红试验阴性。大肠埃希菌分解葡萄糖时，丙酮酸不转变为乙酰甲基甲醇，故培养液酸性较强，pH≤4.5，甲基红指示剂呈红色，则为甲基红试验阳性。

（二）蛋白质分解产物

1. 吲哚（靛基质）试验

有些细菌如大肠埃希菌、变形杆菌、霍乱弧菌等能分解培养基中的色氨酸生成吲哚（靛基质）。但因靛基质无色，不能观察，若在培养物中加入靛基质试剂（对二甲基氨基苯甲醛），则与吲哚结合生成玫瑰吲哚显红色，是为吲哚试验阳性。

2. 硫化氢试验

有些细菌如变形杆菌、乙型副伤寒沙门菌等能分解胱氨酸、甲硫氨酸等含硫氨基酸，生成硫化氢。若与醋酸铅或硫酸亚铁，则生成黑色的硫化铅或硫化亚铁。

3. 尿素酶试验

变形杆菌有尿素酶，能分解培养基中的尿素产生氨，使培养基的碱性增加，用酚红指示剂检测呈红色，是为尿素酶试验阳性。沙门菌无尿素酶，培养基无改变，则为尿素酶试验阴性。

（三）枸橼酸盐利用试验

某些细菌（如产气杆菌）能利用枸橼酸盐作为惟一的碳源，可分解枸橼酸盐生成碳酸盐，并分解培养基中的铵盐生成氨，使培养基由酸性变为碱性，从而使培养基中的指示剂溴麝香草酚蓝（BTB）由淡绿色转为深蓝色，是为枸橼酸盐利用试验（citrate utilization test）阳性。大肠埃希菌不能利用枸橼酸盐为惟一碳源，在该培养基上不能生长，培养基颜色不改变，为枸橼酸盐试验阴性。

细菌的生化反应对鉴别细菌有重要作用。吲哚（I）、甲基红（M）、VP（V）、枸橼酸盐利用（C）四种试验常用于鉴定肠道杆菌，合称为 IMViC 试验。对这四种试验的结果：大肠埃希菌是 + + − −，而产气杆菌则为 − − + +。

现代临床细菌学方法已普遍采用微量、快速的生化鉴定手段，将从临床标本分得的纯培养物加至事先加有多种相应底物和指示剂的微孔板，经数小时的短期培养即可得到准确鉴定结果。

二、细菌的合成代谢产物

细菌除合成菌体自身成分外，同时还合成一些其他代谢产物。

1. 热原质

许多革兰阴性菌及一些革兰阳性菌能合成一种物质，注入人体或动物体能引起发热反应，故名热原质（pyrogen）。革兰阴性菌热原质即其细胞壁的脂多糖组分。革兰阳性菌则是一种致热多糖。热原质耐高温，加压蒸汽灭菌121℃、20分钟亦不被破坏。用吸附剂和特殊石棉滤板可除去液体中的大部分热原质，蒸馏法效果更好，玻璃器皿需在250℃高温干烤30分钟或180℃干烤2小时，才能破坏热原质。因此，在制备和使用注射药剂过程中应严格遵守无菌操作，防止细菌污染。

2. 毒素和侵袭性酶

细菌产生的毒素有外毒素和内毒素两类。外毒素是蛋白质，主要在细菌生长繁殖过程中释出；产毒菌大多为革兰阳性菌，少数是革兰阴性菌。内毒素存在于革兰阴性菌的胞壁中，即脂多糖，当菌体死亡崩解后才游离出来。外毒素毒性强于内毒素。

某些细菌还能产生具有侵袭性的酶，可损伤机体组织，促进细菌的侵袭、扩散。例如产气荚膜梭菌的卵磷脂酶，链球菌的透明质酸酶等。

3. 色素

某些细菌在营养丰富、氧气充足、温度适宜时，能产生不同颜色的色素。细菌色素有两种。一种为水溶性，能弥散至培养基等周围环境中；例如铜绿假单胞菌产生的色素，可使培养基呈现绿色，其感染的脓液及纱布等敷料也均带绿色。另一种为脂溶性，只存在于菌体，不扩散至含水的培养基中；例如金黄色葡萄球菌产生的色素只使其菌落显色，培养基颜色不变。细菌色素有助于鉴别细菌。

4. 抗生素

由某些微生物在代谢过程中产生的一类化学物质，能抑制或杀死某些病原微生物和肿瘤细胞。抗生素大多由放线菌和真菌产生，细菌产生的少，只有多粘菌素、杆菌肽数种。

5. 细菌素

某些细菌产生的一类具有抗菌作用的蛋白质。与抗生素不同的是其作用范围狭窄，仅对与产生菌有近缘关系的细菌有杀伤作用。例如大肠埃希菌产生的细菌素称为大肠菌素，只作用于同种或遗传学上相近种的菌株。细菌素的这种狭谱作用特性，可被用来进行某些细菌的分型，但无治疗意义。

6. 维生素

细菌能合成某些维生素除供自身所需外，还能分泌至周围环境中。例如人体肠道内大肠埃希菌合成的维生素 B_6、B_{12}、K_2 等，人体可吸收利用。用抗生素杀灭肠道的大肠埃希菌，可引起人体的维生素B、K等缺乏症。

第四节　细菌的分类、命名原则

细菌属于原核生物界，分类层次和其他生物相同，也是界、门、纲、目、科、属、种。种（species）是细菌的基本分类单位，生物学性状基本相同的细菌群构成菌种。性状相同的若干菌种构成属（genus）。同一种的细菌，性状基本相同，但某些方面有差异时，差异明显的称为亚种（subspecies）或变种（variety）；差异微小的称为型（type），例如根据抗原结构的差异分为各血清型。将不同来源的同种细菌称为菌株（strain），例如从10例患者体内分离得到的伤寒沙门菌，即为10株伤寒沙门菌。

细菌的命名采用拉丁文双名法，每个菌名由两个拉丁名组成，例如结核分枝杆菌拉丁名为 *Mycobacyerium tuberculosis*，前词第一字母大写为属名；后词均小写是种名。

小结　细菌的化学组成包括水和固体成分。水占菌体重量的80%，固体成分仅占15%～20%。固体成分包括蛋白质、糖类、脂类、核酸、无机盐等，以蛋白质含量最多。

细菌生长繁殖需要的营养物质有：水分、碳源、氮源、无机盐类、生长因子。大多数病原菌的最适 pH 为7.2～7.6，最适温度为37℃。根据细菌对氧气的需要不同，可分四类：专性需氧菌、微需氧菌、兼性厌氧菌、专性厌氧菌。细菌以简单的二分裂方式无性繁殖。多数细菌在适宜条件下需20～30分钟即可分裂一次，称为一代。细菌培养基可分为：基础培养基、营养培养基、选择培养基、鉴别培养基、厌氧培养基。细菌经培养后可见由单个细菌繁殖形成的肉眼可见的细菌集团，称为菌落。

细菌的分解代谢产物及生化反应对于细菌有鉴别意义，常用的糖类分解产物的试验包括：糖发酵试验、VP试验、甲基红试验。蛋白质分解产物的试验包括：吲哚（靛基质）试验、硫化氢试验、尿素酶试验。细菌的合成代谢产物包括：热原质、毒素和侵袭性酶、色素、抗生素、细菌素、维生素。

思考题

1. 简述细菌的合成代谢产物及其临床意义。
2. 简述细菌的培养方法及其条件。
3. 用于培养细菌的培养基按其用途和物理性状可分为哪几种？

（刘　珊）

第三章

细菌的分布与消毒灭菌

细菌的生命活动与环境密切相关。适宜的环境能促进细菌的生长繁殖。环境不适宜时，可引起细菌的变异或抑制、杀灭细菌。了解细菌分布的场所和种类，认识人体正常菌群的作用和菌群失调，对建立无菌观念、严格无菌操作、预防医院内感染、正确使用消毒灭菌的方法等，均有重要意义。

第一节　细菌的分布

一、细菌在自然界的分布

土壤中具有细菌生长繁殖必须的物质，是细菌繁殖的良好场所，也是水及空气中细菌的主要来源。土壤中的细菌多数为非病原菌，仅有少数病原菌，来自人和动物排泄物，以及患传染病死亡的人、畜尸体。但多数病原菌在土壤中很容易死亡，有芽胞的细菌，如炭疽芽胞杆菌、破伤风梭菌、产气荚膜梭菌则可长期存活，并能通过创伤或战伤感染。所以，当人体创伤处污染泥土时，要严防破伤风梭菌和产气荚膜梭菌等的感染。水中细菌来自土壤、尘埃、垃圾、人畜排泄物等。水中病原菌可能有伤寒沙门菌、痢疾志贺菌、霍乱弧菌等。所以，水源的污染常可引起消化系统传染病的暴发流行。空气中的细菌主要来自土壤、尘埃和高声说话、喷嚏及咳嗽产生的飞沫。在人口密集的公共场所或医院，空气中细菌种类和数量显著增多。空气中常见的病原菌主要有结核分枝杆菌、白喉棒状杆菌、溶血性链球菌、金黄色葡萄球菌等。这些微生物均可直接进入人体呼吸道引起各种疾病。

二、细菌在正常人体的分布

人体的体表及与外界相通的腔道，如口腔、鼻咽腔、肠道、泌尿生殖道、眼结膜等部位，存在着不同种类和一定数量的细菌。

细菌在皮肤损伤时可侵入引起化脓性感染。口腔中的唾液可清除细菌，但因有适合细菌生长的温度、湿度、有丰富的食物残渣、脱落的黏膜上皮细胞和黏液，故口腔中细菌的数量和种类很多。胃酸可以杀死细菌，所以胃内一般无菌。但胃功能障碍或胃酸分泌减少时，胃中可出现细菌。小肠中由于胰液、胆汁呈弱碱性，对细菌生存有利，但由于肠液中含有溶菌酶等杀菌物质，细菌含量仍很少。大肠中有大量细菌，菌量占大便干重的1/3。其中厌氧性球菌、杆菌和兼性厌氧性杆菌占菌数的90%以上。上呼吸道黏膜上除常有葡萄球菌、甲型链球菌、卡他球菌、类白喉棒状杆菌和大肠埃希菌等外，有时可能有致病的肺炎链球菌、金黄色葡萄球菌、乙型溶血性链球菌等存在，在机体抵抗力减弱时可引起局部或周身感染。由于支气管黏膜细胞的纤毛运动不断清除细菌，使呼吸道下段的气管和支气管内细菌逐渐减少，所以，正常人的支气管末梢和肺泡是无菌的。在尿道口、外阴部、阴道及子宫颈有细菌存在。阴道内大量的乳酸杆菌，可酵解上皮细胞的糖原产生大量乳酸，使阴道环境保持在 pH 4.0～5.0 之间，因而能抑制有害微生物的生长，维持阴道的自净作用。健康妇女子宫颈外口一般有厌氧菌存在，子宫腔内是无菌的。眼结膜由于泪液的冲洗和溶菌酶的杀菌作用，通常无菌，有时有表皮葡萄球菌和结膜干燥球菌存在。除上述部位外，正常人体的血液、内脏、骨骼、肌肉等部位，均无菌。

三、人体正常菌群及其意义

正常人体的体表及其与外界相通的腔道黏膜上，存在着不同种类和一定数量的细菌（或微生物），这些细菌通常对人体是无害的，称为正常菌群（normal flora）或正常微生物群。

1. 正常菌群对人体的有利作用

在正常情况下，人体和正常菌群之间，以及菌群中各种细菌之间互相制约互相依赖，保持一定的生态平衡。这些菌群不仅对人体无害，还有以下有利作用：①促进消化作用：肠道正常菌群可把不溶性的蛋白质、糖类转化为可溶状态，促进人体的消化与吸收。②营养作用：正常菌群中的大肠埃希菌、乳链球菌等能合成维生素 B_2、B_{12}、泛酸、叶酸以及维生素 C、K 等，供机体利用。双歧杆菌产酸造成的酸性环境，可促进机体对维生素 D、钙、铁的吸收。③生物屏障作用：正常菌群的存在，对致病菌的入侵有拮抗作用。如大肠埃希菌可以产生大肠菌素，抑制痢疾志贺菌的生长。④免疫作用：正常菌群可以刺激机体免疫系统的发育和成熟。

2. 正常菌群转化为条件致病菌

在特定条件下，正常菌群与机体之间的生态平衡可被破坏，在正常条件下不致病，在特殊情况下能引起疾病的细菌，称为条件致病菌或机会致病菌（opportunistic bacterium）。正常菌群致病的特定条件有：①机体免疫功能低下；②正常菌群寄居部位发生变迁：如外伤、手术、留置导尿管等使大肠埃希菌进入腹腔、泌尿道或血液等；③不适当的抗菌药物治疗。

3. 菌群失调及菌群失调症

正常菌群中各种细菌的数量与比例发生大幅度的改变，生态系中出现了不平衡状态，称为菌群失调（flora disequilibrium）。严重的菌群失调使机体表现出临床症状者，称为菌群失调症。后者可见于长期接受广谱抗生素治疗的某些病人，其体内的大肠埃希菌、类杆菌等大量被杀灭，对抗生素不敏感的菌株，如金黄色葡萄球菌、白假丝酵母菌等乘机繁殖成优势菌，引起假膜性肠炎、白假丝酵母菌性肺炎等疾病。由于这些疾病往往是在抗菌药治疗原有感染疾病中，因菌群失调诱发的第二次感染，所以，临床上又称为二重感染。患二重感染的病人抵抗力低下，细菌对抗菌药物不敏感，治疗难度大，应严加预防，避免发生。

第二节　消毒与灭菌

细菌为单细胞生物，极易受外界条件的影响。可以采用多种物理、化学或生物学方法来抑制或杀死外环境中的病原微生物，以切断传播途径。

消毒（disinfection）是指杀死物体上病原微生物，但不一定能杀死含芽胞的细菌和非病原微生物的方法。消毒的药品称为消毒剂。一般消毒剂在常用的浓度下，只对细菌的繁殖体有效，对其芽胞则需要提高消毒剂的浓度和延长作用的时间。灭菌（sterilization）是指杀灭物体上所有微生物，包括病原微生物和非病原微生物、细菌的繁殖体和芽胞的一切方法。防腐（antisepsis）是指防止或抑制微生物生长繁殖的方法，细菌一般不死亡。同一种化学药品在高浓度时为消毒剂，低浓度时为防腐剂。无菌（asepsis）不含活菌的意思。防止细菌进入人体或其他物品的操作技术，称为无菌操作。进行微生物学实验、外科手术、医疗操作等过程，均需要严格的无菌操作。

一、物理消毒灭菌方法

主要有热力灭菌法、辐射灭菌法和滤过除菌法。

（一）热力灭菌法

细菌对高温的抵抗力，可因细菌的种类、生长期和有无芽胞而异。大部分无芽胞的细菌在56～60℃中经30～60分钟死亡，100℃时迅速死亡。有芽胞的细菌对高温有抵抗力，如炭疽芽胞杆菌芽胞可耐煮沸10分钟，破伤风梭菌芽胞则需煮沸3小时才死亡。

热力灭菌法分干热灭菌和湿热灭菌两类。

1. 常用的湿热灭菌法

（1）高压蒸汽灭菌法　最常用、最有效的灭菌方法。高压蒸汽灭菌器是一个密闭的蒸锅，加热时先放出锅内冷空气，再密闭，使锅内蒸汽不能外泄。锅内蒸汽压力愈大，温度也随之升高。通常在1.05kg/cm^{2}的蒸汽压力下，温度达121.3℃，维持15～30分钟后，可杀灭一切细菌芽胞和微生物。凡是耐高温又不怕潮湿的物品，如敷料、手术衣、生理盐水和一般培养基，均可用此法灭菌。

（2）煮沸法　在一个大气压下，100℃煮沸5分钟能杀死一般细菌的繁殖体。芽胞则要煮沸1～2小时或更长时间才死亡。煮沸法常用于饮水或食具、注射器、手术器械等物品的消毒，水中加入2% $NaHCO_3$ 可提高沸点达105℃，即可促进芽胞的杀灭，又能防止金属生锈。

（3）流通蒸汽消毒法　又称常压蒸汽消毒法，是利用一个大气压下100℃的水蒸气进行消毒，常用蒸笼或阿诺氏蒸锅进行，经15～30分钟可杀死细菌繁殖体，但芽胞常不能全部被消灭。如果把经流通蒸汽加热的物品放置37℃孵箱过夜（不超过16小时），使其中芽胞变成繁殖体，次日再经流通蒸汽加热，如此重复3次，可达到灭菌的目的，称为间歇灭菌法。常用于不耐高温的营养物品，如含糖或含血清的培养基灭菌。

（4）巴氏消毒法　巴斯德首创。是用较低温度杀灭液体中无芽胞的病原菌，但不影响消毒物品的营养成分及香味的消毒方法。加热温度为61.1℃～62.8℃经30分钟，或71.7℃经15～30秒钟，常用于不耐高温的物品消毒，如牛奶、酒类等。

2. 常用的干热灭菌法

（1）焚烧和烧灼　直接用火焰灭菌，是一种彻底的灭菌方法，仅用于废弃的污染物品或死于传染病的人或动物尸体的烧毁。在急用情况下，金属器械的灭菌，可放在搪瓷或金属盘中，倒入少许95%的乙醇，点火燃烧后可达到灭菌的目的。但此法可使锐利器械变钝并失去光泽，一般不宜应用。微生物实验时，接种环和试管口可通过火焰烧灼灭菌。

（2）干烤法　利用密闭的电热干烤箱加热空气进行灭菌。干烤箱通电后加热至160℃～170℃，维持2～3小时，可杀灭一切微生物包括芽胞。本法仅用于玻璃器皿、瓷器、油类制剂、粉剂药品等的灭菌。

在灭菌温度和时间相同的情况下，以湿热灭菌法效果为佳。原因是：①湿热条件下，菌体吸收水分，使菌体蛋白质易于凝固变性。②湿热蒸汽的穿透力比干热空气强、故能较快提高灭菌物品内部的温度。③热蒸汽与被灭菌的物品表面接触时气态变为液态，放出大量潜热，能迅速提高灭菌物品的温度。

（二）辐射灭菌法

主要包括紫外线和电离辐射。

1. 日光与紫外线

日晒是有效的杀菌方法。病人的衣服、被褥、书报等用直射日光曝晒数小时，可杀死大部分微生物。日光中杀菌的成分主要是紫外线。紫外线的波长在200～300nm时，有杀菌作用，其中以265～266nm杀菌力最强，易被DNA吸收。紫外线穿透力弱，玻璃、尘埃、纸张、水蒸气均能阻挡紫外线，故仅适用于手术室、婴儿室、烧伤病房、传染病房和无菌室的空气消毒，亦可用于不耐热物品的表面消毒。杀菌波长的紫外线对人体皮肤、眼睛均有损伤作用，使用时要注意防护。

2. 电离辐射

包括X射线和γ射线，它们可将原子或分子放出电子变成离子。如水分子电离可产生H^+和OH^-，这些离子有很强的还原与氧化作用，能直接杀伤细菌。也可与液体中的氧分子结合形成H_2O_2，从而使细菌损伤或死亡。电离辐射主要用于不耐热的塑料、橡胶制品、中草药和食品的消毒与灭菌。

（三）滤过除菌法

用物理阻留的方法将液体中或空气中的细菌除去，以达到无菌的目的。所用的器具是滤菌器。滤菌器的除菌能力取决于滤板或滤膜的孔径。常用的有玻璃器G5、G6型以及蔡氏滤器EK滤板及0.45μm以下孔径的薄膜滤器。滤菌器仅可除去细菌，不能除去病毒、支原体、衣原体等微生物。滤过除菌主要用于不耐高温的血清、抗生素、药液等物质。现代医院的手术室、烧伤病房以及无菌制剂室，已逐步采用高效滤菌器，即用醋酸纤维膜制成滤膜，以除去空气中直径小至0.3μm的微粒，有效率达99.97%。实验室使用的超净台为垂直层流，空气通过滤器可保持操作局部的环境无菌。

二、化学消毒灭菌法

不同化学消毒剂的杀菌机制不同，有以下几类：①菌体蛋白质变性或凝固，例如酚类（高浓度）、醇类、重金属盐类（高浓度）、酸碱类、醛类；②干扰细菌的酶系统和代谢，例如某些氧化剂、重金属盐类（低浓度）与细菌的—SH结合使有关酶失去活性；③损伤细菌细胞膜，例如酚类（低浓度）、表面活性剂、脂溶剂等，能降低细菌细胞膜的表面张力并增加其通透性，胞外液体内渗，细菌破裂。消毒防腐药物一般都对人体组织有害，只能外用或用于环境消毒。

（一）常用消毒剂的种类及对微生物的作用

常用消毒剂有酚类（如石炭酸、来苏）、醇类（如乙醇）、重金属盐类（如红汞、硫柳汞、硝酸银）、氧化剂（如高锰酸钾、过氧化氢、过氧乙酸）、卤素及其化合物（氯、漂白粉、碘酒）、醛类（如甲醛、戊二醛）、表面活性剂（如苯扎溴铵、度米芬）、酸碱类（如醋酸、氢氧化钠、生石灰）、染料（如龙胆紫）。常用消毒剂的选用参见表3－1。

（二）影响消毒剂作用的因素

1. 消毒剂的性质、浓度和作用时间

各种消毒剂的理化性质不同，对微生物的作用大小就有差异。例如表面活性剂对革兰阳性细菌的杀菌效果比对革兰阴性细菌强；龙胆紫对葡萄球菌作用显著。一般是消毒剂浓度与消毒效果成正比。但95%的乙醇消毒效果反不如75%为好，因高浓度乙醇使包在细菌表面的蛋白迅速脱水而凝固，影响乙醇进入菌体内。消毒剂的作用时间愈长，消毒效果愈强。

表 3-1　常用消毒剂的种类、作用机制与用途

类别	作用机制	常用消毒剂	用途
酚类	1. 蛋白质变性 2. 损伤细胞膜 3. 灭活酶类	3%～5%石炭酸 2%来苏 0.01%～0.05%氯己定	地面、器具表面的消毒、皮肤消毒 术前洗手、阴道冲洗等
醇类	1. 蛋白质变性与凝固 2. 干扰代谢	70%～75%乙醇 50%～70%异丙醇	皮肤、体温计消毒
重金属盐类	1. 氧化作用 2. 蛋白质变性与沉淀 3. 灭活酶类	0.05%～0.1%升汞 2%红汞 0.1%硫柳汞 1%硝酸银 1%～5%蛋白银	非金属器皿的消毒 皮肤、黏膜、小创伤消毒 皮肤消毒、手术部位消毒 新生儿滴眼、预防淋病奈瑟菌感染
氧化剂	1. 氧化作用 2. 蛋白质沉淀	0.1%高锰酸钾 3%过氧化氢 0.2%～0.3%过氧乙酸 2.0%～2.5%碘伏 0.2%～0.5ppm 氯 10%～20%漂白粉	皮肤、尿道消毒，水果消毒 创口、皮肤黏膜、塑料玻璃 器材消毒 皮肤消毒 饮水消毒 地面、厕所与排泄物消毒
表面活性剂	1. 损伤细胞膜 2. 灭活氧化酶等酶活性 3. 蛋白质沉淀	0.05%～0.1%苯扎溴铵 0.05%～0.1%度米芬	外科手术洗手，皮肤黏膜消毒，浸泡手术器械 皮肤创伤冲洗，金属器械、棉织品、塑料、橡皮类消毒
烷化剂	菌体蛋白质、核酸的烷基化	10%甲醛 50mg/1000ml 环氧乙烷 2%戊二醛	浸泡，物体表面消毒，空气消毒 手术器械、敷料等消毒 精密仪器、内窥镜等消毒
染料	1. 对核酸有亲和力，影响繁殖 2. 干扰氧化过程	2%～4%龙胆紫	浅表创伤消毒
酸碱类	1. 破坏细胞膜和细胞壁 2. 蛋白质凝固	5～10ml/m³ 醋酸加等量水蒸发 生石灰（按 1:4～1:8 比例加水配成糊状）	空气消毒 地面、排泄物消毒

2. 细菌的种类与数量

各种细菌的化学组成及结构不同，同种细菌因培养环境和培养时间不同，消毒效果也不同。例如结核分枝杆菌对酸、碱比其他细菌有较强的抵抗力；细菌芽胞比繁殖体对消毒剂的抵抗力强；幼龄菌比老龄菌对消毒剂敏感。

3. 温度与酸碱度

杀菌过程是一种化学反应，反应速度随温度升高而增快，故温度高消毒效果好。例如金黄色葡萄球菌在酚类消毒剂中，在 20℃时比在 10℃时杀菌时间缩短 5 倍。细菌在适宜的 pH 环境中抵抗力较强，在 pH 偏高或偏低的环境中，更易被消毒剂杀死。

4. 有机物的影响

一般情况下，细菌常与某些有机物（如血清、血细胞、脓汁等）混在一起，这些

有机物对细菌有保护作用，并与消毒剂的活性基团结合，从而影响其杀菌效果。因此，临床上用消毒剂消毒皮肤与器械时，必须洗净后再消毒。对于痰、呕吐物、粪便，宜选择受有机物影响较小的漂白粉、生石灰及酚类化合物。

小结 细菌在土壤、水源、空气、人体中广泛分布。正常人体的体表及其与外界相通的腔道黏膜上，存在着不同种类和一定数量的细菌，这些细菌通常对人体是无害的，称为正常菌群或正常微生物群。这类在正常条件下不致病，在特殊情况（机体免疫功能低下、寄居部位变迁、不适当的抗菌药物治疗）下能引起疾病的细菌，称为条件致病菌或机会致病菌。正常菌群中各种细菌的数量与比例发生大幅度的改变，生态系中出现了不平衡状态，称为菌群失调。

消毒指杀死物体上病原微生物，但不一定能杀死含芽胞的细菌和非病原微生物的方法。灭菌指杀灭物体上所有微生物，包括病原微生物和非病原微生物、细菌的繁殖体和芽胞的一切方法。防腐指防止或抑制微生物生长繁殖的方法，细菌一般不死亡。同一种化学药品在高浓度时为消毒剂，低浓度时为防腐剂。无菌是不含活菌的意思。防止细菌进入人体或其他物品的操作技术，称为无菌操作。

思考题

1. 在温度和时间相同的情况下，为什么湿热灭菌法比干热法好？
2. 简述紫外线的作用机制和注意事项。
3. 简述化学消毒剂的杀菌机制。

（刘 珊）

第四章

细菌的遗传与变异

在一定的环境条件下，细菌的形态、结构、代谢、毒力、抗原性以及对药物的敏感性等性状相对稳定，并能代代相传，子代与亲代表现为相似性，这种现象称为遗传（heredity）；若子代与亲代之间存在不同程度的差异时，这种现象称为变异（variation）。遗传使细菌的生物学性状保持相对稳定，以维持其种属的繁衍；变异性可使细菌产生变种和新种，有利于细菌的生存和进化。

第一节 细菌的变异现象

细菌可自发地或人为地发生变异，其变异现象或变异发生的机制均是多样的。

一、形态上的变异

在异常环境中如含青霉素、氯化锂等药物，或在陈旧的培养物中，正常的细菌形态、大小发生变异。

二、结构与抗原性的变异

1. 荚膜

有荚膜的细菌，在特定条件下可丧失形成荚膜的能力。例如炭疽芽胞杆菌在动物体内或某些特殊的培养基中可形成荚膜，而在普通培养基中，则不能产生。

2. 鞭毛

有鞭毛的细菌，在某种培养条件下，可以失去鞭毛。鞭毛抗原称 H 抗原，菌体抗原称 O 抗原。H→O 变异即指的是由有鞭毛到无鞭毛的变异，失去了运动性的同时，也失去了 H 抗原。

3. 芽胞

能形成芽胞的细菌，在一定条件下可丧失其形成芽胞的能力。例如将炭疽芽胞杆菌长时间培养于43℃下，可丧失形成芽胞的能力，其毒力也相应减弱。

三、菌落变异

细菌的菌落最常见的有两种类型，即光滑型（S 型）和粗糙型（R 型）。细菌的菌落从光滑型变为粗糙型时，称 S→R 变异。在正常情况下，较少出现 R→S 的回归变异。

四、毒力变异

细菌的毒力有增强或减弱的变异。让细菌连续通过易感动物，可使其毒力增强。将细菌长期培养于不适宜的环境中或反复通过不易感的动物时，可使其毒力减弱。

五、营养缺陷型的变异

当细菌失去了合成某种生长因子的能力时，所发生的变异型称为营养缺陷型。例如一般的大肠埃希菌能在培养基中以铵盐为氮源合成色氨酸而生长，但营养缺陷型的大肠埃希菌只在含有它需要的色氨酸培养基中才能生长。这种变异菌株对研究细菌代谢产物的生物合成途径及作为杂交、转化、转导等研究中的标记菌种有重要意义。

六、抗药性的变异

细菌对许多抗菌药物是敏感的，但发现在使用某些药物治疗疾病过程中，其疗效逐渐降低，甚至无效。这是由于细菌对该种药物产生了抵抗力，这种现象为耐药性变异。

第二节　细菌遗传变异的物质基础

一、细菌染色体

细菌染色体是一个环状双螺旋 DNA 长链，在细菌内呈超螺旋形式缠绕成团。细菌的 DNA 也按碱基配对原则进行复制，复制过程中子代 DNA 碱基若发生变化，就会使子代发生变异而出现新的性状。

二、质粒

质粒存在于胞质中，是细菌内染色体外的遗传物质，也是双股、闭合环状双螺旋 DNA，但有时也可以呈线状或超螺旋状，它可以自身复制。

质粒不是细菌生命活动所必需的，可以自行丢失（频率 $10^{-8} \sim 10^{-2}$）或经人工处理而消除。质粒还可以从一个细菌转移至另一个细菌，携带的性状也随之转移。质粒的转移可以通过性菌毛的接合，也可以通过以噬菌体为载体或直接进入另一个细菌而转移。

医学上重要的质粒有：①致育质粒或 F 质粒：编码有性生殖。有 F 质粒的细菌有性菌毛，为雄菌；无 F 质粒的细菌无性菌毛，为雌菌。②毒力质粒或 Vi 质粒：编码细菌毒力。③R 质粒或耐药性因子：决定细菌对抗生素或重金属盐类的耐药性。④Col 质粒：决定大肠埃希菌产生大肠菌素。

第三节　细菌变异的发生机制

细菌的遗传性变异，主要通过基因突变、基因的转移与重组两种方式实现。

一、基因突变

突变包括基因突变和染色体突变两种。基因突变是由于个别碱基的置换、插入或缺失引起的，影响到一个或几个基因的改变，称为点突变。染色体突变是由于大段的转位因子的转位，同时涉及许多基因的改变，经常导致细菌的死亡。细菌突变有以下规律。

1. 可以自发突变，也可以诱发突变

自发突变是指细菌在外界条件下不经人工处理而自然发生的变异。突变率一般在 $10^{-9} \sim 10^{-8}$。诱发突变是用人工方法诱导细菌产生的突变。能够诱导细菌产生变异的因素有高温、X 射线、γ 射线、紫外线等物理因素，以及金属离子、化学试剂、抗生素和药物等化学因素。

2. 突变与选择

突变是随机的，不定向的。细菌突变所产生的突变株极少，存在于未突变的细菌群体中，常难于大量繁殖而可能被淘汰。只有当未变异的细菌在不适宜生长繁殖而突变株能繁殖的条件下，突变株才有机会被选择出来。影印培养法可证明耐药菌是自发产生的，由抗生素将其选择出来。将少量细菌涂布在琼脂平板上，待细菌长成分散的单个菌落后，取一块包有无菌丝绒的压模，在琼脂平板表面轻轻按印，丝绒表面即粘有细菌菌落的印迹。将此丝绒压模按印在另一个含抗生素的琼脂平板表面，经培养后可见平板上有个别耐药菌菌落生长。根据含抗生素平板上耐药菌菌落的位置，可在原来无抗生素的平板上找出相应的菌落。这些菌落中的细菌从未接触过抗生素，但对抗生素已有抗性（图4－1）。此实验证明突变是自发的，随机的；突变是在接触抗生素之前就已经发生，抗生素只是起筛选作用，而不是起诱导作用。

3. 转位因子与突变

转位因子是细菌基因组中能改变自身位置的一段 DNA 序列。转位因子从染色体的一个位置转移到另一位置，从质粒至染色体或质粒至质粒的行为称为转位。转位因子按结构与功能的不同分为两类：①插入序列（insertion sequence，IS），结构简单，仅 750～2000 个碱基对。除插入功能外，没有其他已知功能，不带有其他遗传信息。IS 既可独立存在，也可成为转座子的一部分。②转座子（transposon，Tn），结构比较复杂，由 2000～8000 碱基对组成。Tn 两端的反向重复序列具有插入功能，事实上就是已知的 IS。中心序列带有遗传信息，如抗生素耐药基因、产细菌毒素基因等。这些遗传信息可

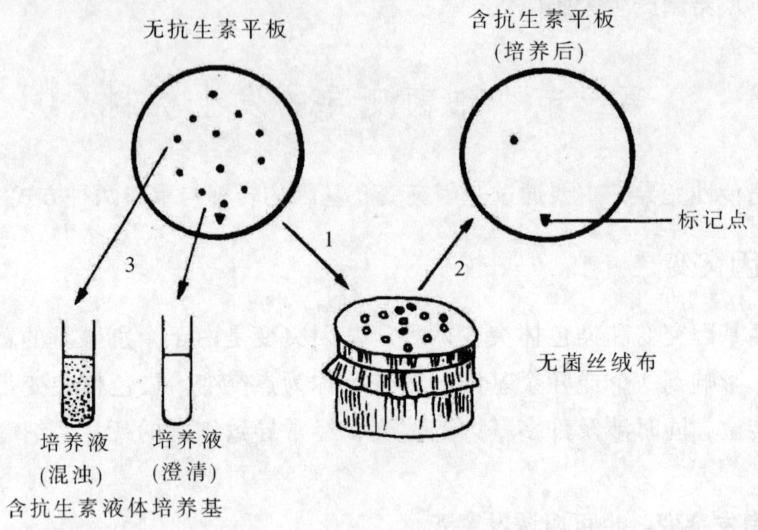

图 4-1　影印培养示意图

随 Tn 的插入而转移引起突变或基因转移。

二、细菌基因的转移和重组

遗传物质由一个细菌（供体菌）进入另一个细菌（受体菌），使受体菌获得供体菌的某些特性，称为基因转移。转移的基因可与受体菌基因进行重组。基因转移和重组的方式有接合、转化、转导、溶源性转换和细胞融合等方式。

（一）转化

转化（transformation）是供体菌游离的 DNA 片段直接进入受体菌，使受体菌获得新的性状过程。诱导转化的 DNA 可以是细菌溶解后释放的，也可以用人工方法提取而获得的。

转化现象首先是 1928 年由 Griffith 在肺炎链球菌中发现（图 4-2）。肺炎链球菌根据其荚膜多糖抗原不同，可分为Ⅰ、Ⅱ、Ⅲ等型。用加热杀死的Ⅲ型有荚膜的肺炎链球菌（死ⅢS 型）和活的Ⅱ型无荚膜的肺炎链球菌（活ⅡR 型），分别给两组小鼠注射，小鼠均不死。将死ⅢS 型与活ⅡR 型混合在一起给小鼠注射，则小鼠死亡，并能从死鼠血中分离出活的ⅢS 型肺炎链球菌。后经 Avery（1944 年）证实，转化的本质是死菌 DNA 被活菌摄取，并能稳定地遗传给子代细菌，故小白鼠发病死亡。细菌发生转化与下列因素有关：①供体菌与受体菌的 DNA 应具有同源性，即亲缘关系愈近，转化率愈高；②受体菌应处于感受态，此时细菌表面有较多的吸附 DNA 的受体，容易吸收供体菌的 DNA 而发生转化。

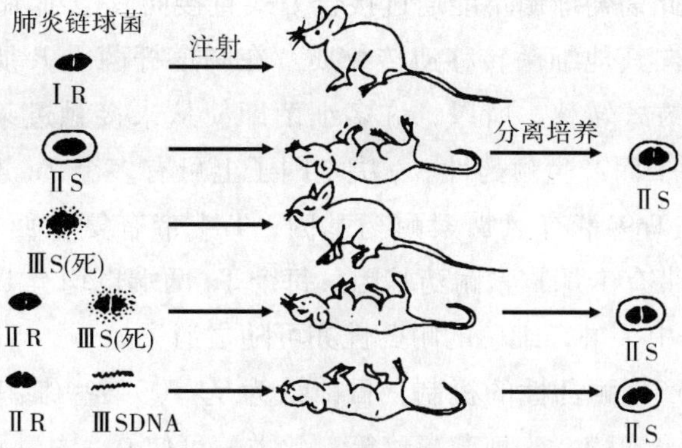

图 4－2　小鼠体内肺炎链球菌的转化试验

（二）接合

接合（conjugation）是供体菌通过性菌毛相互沟通，将供体菌的遗传物质（质粒或染色体）转移给受体菌。质粒有接合性质粒和非接合性质粒。接合性质粒有 F 质粒、R 质粒、Col 质粒、毒力质粒等。

1. F 质粒的接合

F 质粒编码性菌毛。当 F^+ 菌与 F^- 菌接触时，F^+ 菌的性菌毛末端与 F^- 菌表面受体结合，菌毛缩短使两菌紧靠并沟通，F^+ 菌中 F 质粒的一条 DNA 进入 F^- 菌体内，从而使 F^- 菌获得 F^+ 菌的性状，长出性菌毛，而原来的 F^+ 菌仍为 F^+ 菌（图 4－3）。

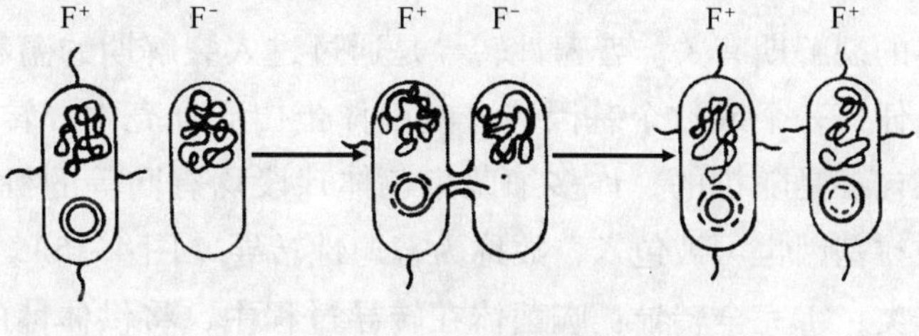

图 4－3　接合时 F 质粒的转移与复制

2. R 质粒的接合

R 质粒上可含有一种或多种耐药性基因。R 质粒的结构分两部分，即耐药传递因子（RTF）和耐药决定因子（γ 决定因子）（图 4－4）。耐药传递因子编码性菌毛，功能与 F 质粒相似。耐药决定因子编码对抗菌药物的耐药性。这两部分可以单独存在，也可以结合在一起成为一个复合物。但必须两部分结合在一起时，才能将耐药性转移给其他细菌。例如金黄色葡萄球菌的 R 质粒，因它只带有编码产生青霉素酶的耐药决定因子，而

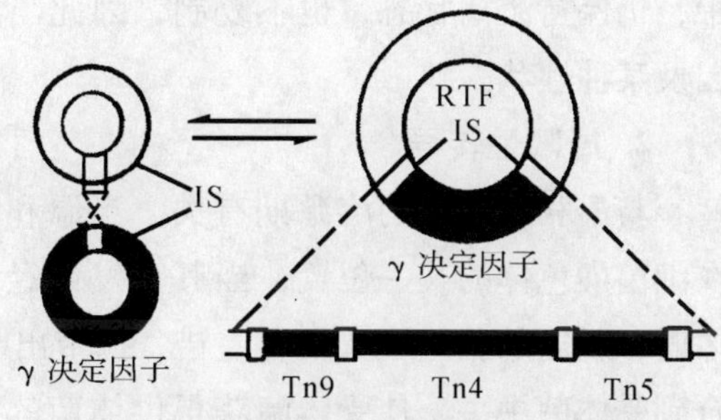

图 4－4　R 质粒结构图

无耐药传递因子，因此葡萄球菌不能通过接合方式直接向其他细菌传递耐药决定因子，而以噬菌体转导方式向其他细菌转移遗传物质。在肠道杆菌中 R 质粒具有上述两部分结构，则可通过接合方式转移。所以，许多细菌即使从未接触过某些药物，也可从耐药菌株直接获得 R 因子而产生耐药性。γ 决定因子上可有多个 Tn 连接相邻排列是造成多重耐药的原因。如 Tn9 带有氯霉素耐药基因；Tn4 带有氨苄西林、磺胺、链霉素、Hg^{2+} 耐药基因；Tn5 带有卡那霉素耐药基因。每个 Tn 两端也均有 IS 可以自由结合。如果 R 质粒在传递过程中丢失，细菌的耐药性亦可随之消失。

R 质粒决定细菌产生耐药性的机制，目前认为是：①某些细菌的 R 质粒可编码产生各种钝化酶，如青霉素酶、头孢菌素酶等，此类酶可使 β－内酰胺类抗生素的内酰胺环发生水解，使它形成不具抗菌活性的化合物。②R 质粒可通过控制某些细菌的细胞膜，使其通透性发生改变，以阻止四环素、异烟肼等药物进入菌体内发挥作用。③质粒控制细菌改变接受药物的作用部位。如链霉素的抗菌作用是通过它与细胞核蛋白体上 30S 亚单位结合，从而影响细菌蛋白质的生物合成过程。R 质粒可控制细菌 30S 亚单位发生改变，使链霉素不能与细菌结合。因此，链霉素不能发挥杀菌作用。

（三）转导

转导（transduction）是以温和噬菌体为媒介，将供体菌的遗传物质转移到受体菌中，使受体菌获得供体菌部分遗传性状的过程。根据噬菌体转导的性状范围，可分为普遍性转导和局限性转导。

1. 普遍性转导

与温和噬菌体的裂解期有关。普遍性转导是通过进入裂解期的温和噬菌体为媒介，将供体菌染色体上任何一个或数个基因装入噬菌体蛋白质外壳中，转导给受体菌的过程。由于这种错误包装是随机的，许多细菌染色体片段均有同等的机会被包入噬菌体外壳蛋白，甚至质粒基因也可被包入，故称为普遍性转导（图 4－5）。

普遍性转导分类：①完全转导：噬菌体在转导过程中，将供体菌的 DNA 片段，通过交换整合在受体菌的 DNA 中，成为受体菌的一部分，并随染色体同步复制，随细菌分裂而分配给子代菌体中，使受体菌及其子代均表现出供体菌的某些性状。②流产转导：噬菌体在转导过程中带出供体菌的 DNA 片段至受体菌，但未整合在受体菌的 DNA 中，仍保持游离状态，也不复制，因此当细菌分裂时始终只有一个子代细菌保留此基因及某种性状。

2. 局限性转导

与温和噬菌体的溶源期有关。当温和噬菌体进入溶源期时，以前噬菌体形式整合在细菌染色体的某一位置，当其自发或经诱导终止溶源状态，前噬菌体脱离细菌染色体时，脱离的碱基位置发生差错，携带出与它紧密连锁的细菌 DNA 片段，并转移、整合到受体菌中去，使受体菌获得供体菌的某种遗传性状。由于所转移的只限于供体菌 DNA 上的个别特定的基因，所以称为局限性转导。如大肠埃希菌温和噬菌体 λ 可整合

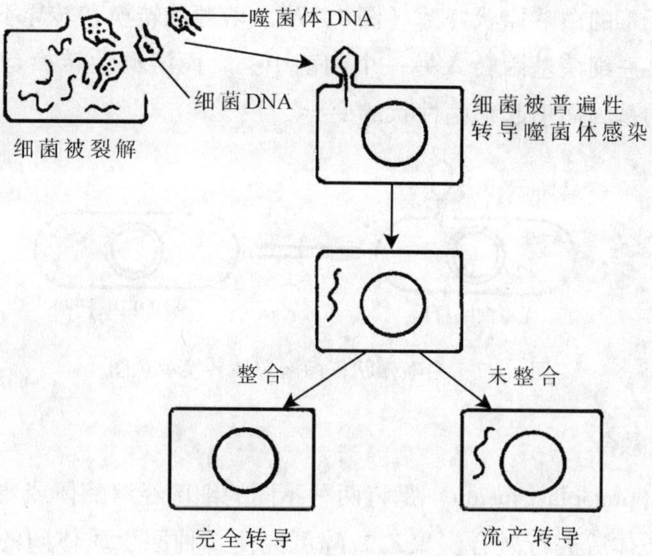

图4-5　普遍性转导模式图

入大肠埃希菌染色体上半乳糖基因（gal）及生物素基因（bio）之间，则该噬菌体只能转导半乳糖基因或生物素基因进入受体菌中（图4-6）。金黄色葡萄球菌对青霉素、氯霉素、四环素和红霉素等的耐药性基因，也可通过噬菌体的转导，将耐药性传递给敏感菌。

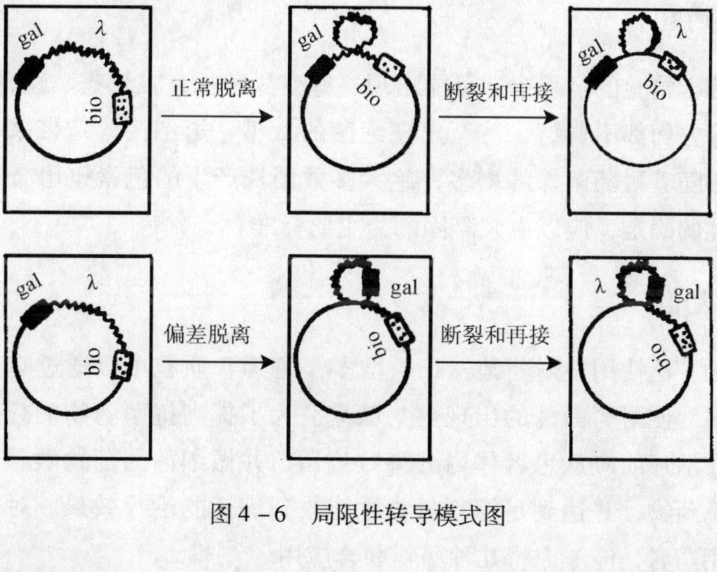

图4-6　局限性转导模式图

（四）溶源性转换

溶源性转换（lysogenic conversion）是侵入细菌的噬菌体在溶源期可以前噬菌体形式在细菌内与细菌的染色体发生重组，导致细菌的基因型发生改变而获得新的性状。例如无毒的白喉棒状杆菌感染了β-棒状杆菌噬菌体后，此噬菌体以溶源状态整合到细菌中去，使无毒的白喉棒状杆菌变为产毒素的白喉棒状杆菌。当丢失β-棒状杆菌噬菌体后，又可变为无毒的白喉棒状杆菌（图4－7）。溶源性转换和转导不同，转导是通过噬菌体介导，将某一细菌基因转入另一个细菌中去，而溶源性转换是噬菌体将本身的基因，变为细菌的基因而引起细菌性状的变异。

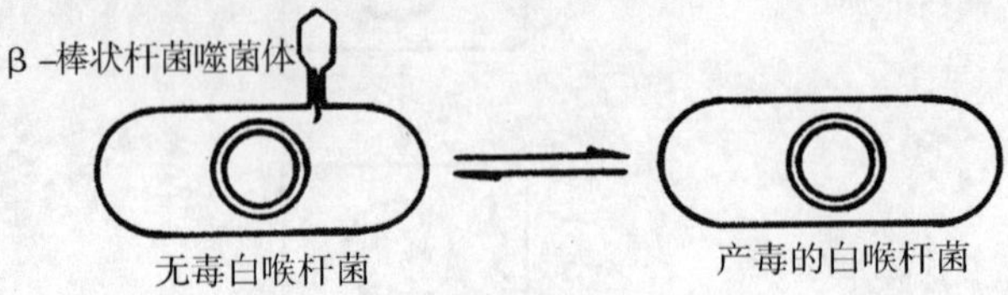

图4－7　白喉棒状杆菌溶源性转换示意图

（五）原生质融合

原生质融合（protoplast fusion）是将两种不同的细菌经溶酶体或青霉素处理失去细胞壁而变为原生质体后进行融合。聚乙二醇可促使二种原生质体间的融合。融合的双倍体细胞寿命很短，但染色体可以发生重组，可获得多种不同表型的重组融合体。融合体经培养可返回有细胞壁的细菌，从中再选出所需要的重组菌。

第四节　细菌变异在医学中的应用

一、诊断方面

在临床细菌学检验的过程中，可能出现一些变异菌株，在形态、菌落、生化反应、毒力、抗原性等方面都不典型，甚至出现细菌的L型，给细菌鉴定带来一定困难。如金黄色葡萄球菌随着耐药菌株的增多，绝大多数菌株产生的色素也由金黄色变为灰白色，对其致病性的确定，应以血浆凝固酶为主要标准。

二、治疗方面

抗菌药物的广泛使用使耐药菌株日益增多，尤其R质粒可以通过噬菌体或性菌毛在细菌之间转移，使耐药菌株的出现更为频繁。为了提高抗菌药物的疗效，防止耐药菌株的扩散，在治疗前应从患者体内分离致病菌，并做细菌的药物敏感试验，根据试验结果选用敏感药物，并达到足够剂量，才能收到满意的治疗效果。对于某些慢性传染病需要长期用药者，应考虑将几种药物联合应用。

三、预防方面

现在使用的活菌苗，如卡介苗、炭疽及鼠疫菌苗，都是病原微生物的减毒变异株制成的。只有在未能获得理想减毒变异株时，才制成死菌苗。在制备死菌苗时，也应选择光滑型菌落的细菌，才能取得较好的免疫效果。

四、基因工程方面

基因工程是根据遗传变异中细菌基因可转移和重组而获得新性状的原理，从供体细胞 DNA 上切取所需要的目的基因，然后结合到载体（质粒或噬菌体）上，再将此重组体转移到一个受体细菌内，此细菌经表达并扩增就能得到大量目的基因的产物。

小结　在一定的环境条件下，细菌的形态、结构、代谢、毒力、抗原性以及对药物的敏感性等性状相对稳定，并能代代相传，子代与亲代表现为相似性，这称为遗传；若子代与亲代之间存在不同程度的差异时，这称为变异。

细菌的变异现象包括：形态上的变异、结构与抗原性的变异、菌落变异、毒力变异、营养缺陷型的变异、抗药性的变异。细菌遗传变异的物质基础包括细菌染色体和质粒。

细菌的遗传性变异，主要通过基因突变、基因的转移与重组两种方式实现。基因突变是由于个别碱基的置换、插入或缺失引起的，影响到一个或几个基因的改变，称为点突变。染色体突变是由于大段的转位因子的转位，同时涉及许多基因的改变，经常导致细菌的死亡。基因转移和重组的方式有接合、转化、转导、溶源性转换和原生质融合等方式。

思考题

1. 简述细菌的变异现象。
2. 简述普遍性转导与局限性转导的区别。

（刘　珊）

第五章

细菌的感染与免疫

细菌侵入宿主后与宿主防御功能相互作用引起不同程度的病理过程，称为细菌感染。能使宿主致病的为病原菌（pathogenic bacterium）或致病菌（pathogen），不能造成宿主感染的为非病原菌（nonpathogenic bacterium）或非致病菌（nonpathogen）。在自然界中绝大多数细菌为非致病菌，只有少数为致病菌。

第一节　细菌的致病性

细菌对宿主能引起疾病的性能称为致病性（pathogenicity）。病原菌致病力的强弱程度称为毒力（virulence），即致病性的程度，是量的概念。毒力常用半数致死量（median lethal dose，LD_{50}）或半数感染量（median infective dose，ID_{50}）表示。即在一定时间内，通过一定接种途径，能使一定体重或年龄的某种动物半数死亡或感染需要的最小细菌数或毒素量。

病原菌的致病作用与其毒力、侵入机体的数量以及侵入途径有密切的关系。

一、细菌的毒力

构成细菌毒力的要素是侵袭力和毒素。

（一）侵袭力

病原微生物突破宿主机体的防御功能，并能在体内一定部位定居、繁殖和扩散的能力，称为侵袭力（invasiveness）。

1. 菌体表面结构

（1）黏附因子　细菌引起感染首先黏附在宿主的呼吸道、消化道或泌尿生殖道等黏膜上皮细胞，以免被呼吸道的纤毛运动、肠蠕动或黏液分泌等活动所清除。然后，在局部繁殖。

具有黏附作用的细菌结构，称为黏附因子或黏附素。一般在革兰阴性菌为菌毛。革兰阳性菌的黏附因子是菌体表面的毛发样突出物，例如A群链球菌的膜磷壁酸。

菌毛的黏附作用具有组织特异性。例如志贺菌黏附于结肠黏膜，产毒性大肠埃希菌黏附于小肠黏膜，A族链球菌黏附于咽喉部。

（2）荚膜和微荚膜　荚膜具有抵抗吞噬和体液中杀菌物质的作用，使病原菌能留在宿主体内迅速繁殖，当失去荚膜后能迅速被吞噬和清除。如肺炎链球菌荚膜。A 群链球菌的 M 蛋白、伤寒沙门菌的 Vi 抗原，以及某些大肠埃希菌 K 抗原等微荚膜，其功能与荚膜相同。

2. 侵袭性酶类

属胞外酶，一般不具有毒性，但在感染过程中可协助病原菌抗吞噬或扩散。主要侵袭性酶有：

（1）透明质酸酶　可溶解结缔组织中起黏合作用的透明质酸，使细胞间隙扩大，有利于细菌及其毒素的扩散。如溶血性链球菌能产生此酶，故链球菌感染时，其病变有显著的扩散倾向。

（2）链激酶　又称溶纤维蛋白酶。致病性链球菌能产生链激酶，能激活血浆中的溶纤维蛋白酶原，转变为溶纤维蛋白酶，此酶能溶解纤维蛋白凝块，促使链球菌及其毒素产物扩散。

（3）胶原酶　为蛋白水解酶，产气荚膜梭菌能产生此酶，分解结缔组织中的胶原纤维，促进该菌在组织内扩散。进入组织液的细菌可通过淋巴管进入淋巴结，若不能被清除，则可在其中繁殖，并通过输出淋巴液扩散至远处淋巴结或血液中。

（4）SIgA 酶　有些病原菌能分泌 SIgA 酶，破坏 SIgA 对黏膜的免疫保护作用。

（5）血浆凝固酶　是病原性葡萄球菌产生的胞外酶。其作用是使血浆中的纤维蛋白原转变为纤维蛋白，使血浆发生凝固。凝固物沉积在菌体表面或病灶周围，保护细菌不被吞噬细胞吞噬和杀灭。

（二）毒素

细菌毒素（toxin）按其来源、性质和作用等不同分为外毒素（exotoxin）和内毒素（endotoxin）两类。

1. 外毒素

（1）来源　细菌生长繁殖过程中产生并分泌到菌体外的毒性物质。许多革兰阳性菌和部分革兰阴性菌均能产生。但少数细菌的外毒素合成后存在于细菌细胞内，当细菌溶解后才释放出来，如痢疾志贺菌、产肠毒素的大肠埃希菌。

（2）化学成分与抗原性　化学成分是蛋白质，性质不稳定，不耐热，易被热、酸、碱、蛋白酶破坏。如白喉毒素 58～60℃ 1～2 小时，破伤风外毒素 60～80℃ 20 分钟即破坏，但葡萄球菌肠毒素例外，能耐 100℃ 30 分钟。外毒素经 0.3%～0.4% 甲醛作用后，可成为失去毒性而仍保留抗原性的类毒素。外毒素与类毒素抗原性强，可刺激机体产生抗毒素。抗毒素可中和游离外毒素的毒性作用。

（3）毒性与致病作用　外毒素毒性极强，极微量即可使易感动物死亡。各种外毒素均对组织器官有高度的选择性，只能与特定的组织受体结合，引起特有的临床症状。例如破伤风外毒素主要与中枢神经系统抑制性突触前膜结合，阻断抑制性介质释放，引起骨骼肌强直性痉挛收缩；肉毒毒素主要作用于胆碱能神经轴突末梢，干扰乙酰胆碱释放，引起肌肉松弛性麻痹，出现软瘫。

多数外毒素由 A 和 B 两个亚单位组成，A 亚单位是毒素的活性部分，即毒性中心；B 亚单位无毒性，能与敏感细胞膜上特异性受体结合，决定毒素对机体细胞的选择亲和性。每个亚单位单独对机体无致病作用，必须同时存在才能发挥毒性作用。

根据外毒素对细胞的亲和性及作用机制，可分为细胞毒素、神经毒素、肠毒素三大类（表 5－1）。

表 5－1　主要的细菌外毒素

类　型	细　菌	外毒素	作用机制	症状和体征
神经毒素	破伤风梭菌	痉挛毒素	阻断神经元之间的抑制性冲动的传导	骨骼肌强直性痉挛
	肉毒梭菌	肉毒毒素	抑制乙酰胆碱能神经释放乙酰胆碱	肌肉松弛性麻痹
细胞毒素	白喉棒状杆菌	白喉毒素	抑制细胞蛋白质的合成	肾上腺出血、心肌损伤、外周神经麻痹
		α－外毒素	抑制细胞蛋白质的合成	化脓性感染
肠毒素	霍乱弧菌	肠毒素	激活腺苷酸环化酶，提高 cAMP 水平	小肠上皮细胞过度分泌，腹泻、呕吐
	产毒性大肠埃希菌	肠毒素	不耐热肠毒素同霍乱肠毒素，耐热肠毒素使细胞内 cGMP 提高	同霍乱肠毒素
	产气荚膜梭菌	肠毒素	同霍乱肠毒素	呕吐、腹泻
其他	葡萄球菌	表皮剥脱毒素	表皮与真皮脱离	表皮剥脱性病变
	A 群链球菌	致热外毒素	破坏毛细血管内皮细胞	猩红热皮疹

2. 内毒素

（1）来源　是革兰阴性菌细胞壁的外层结构，只有当细菌死亡裂解或用人工方法裂解菌体后，才能游离释放出来。

（2）化学成分与特性　主要化学成分是 LPS。脂多糖位于胞壁外膜的最外层，由 O－特异性多糖、非特异性核心多糖、类脂 A 三部分组成（图 5－1）。O－特异性多糖链游离于菌体表面，由 3～5 个单糖组成的基本单位重复连接成为多糖链，具有种的特异性。核心多糖位于中间层，同属细菌该结构相同，有属的特异性，但在不同属细菌之间可有交叉抗原。类脂 A 在内层，是一种特殊的糖磷脂，是内毒素主要的毒性成分，无种属特异性。

内毒素耐热，加热 100℃ 1 小时不能破坏，必须经 160℃ 2～4 小时才能灭活。不能用甲醛脱毒成为类毒素。有免疫原性，可刺激机体产生特异性抗体。

（3）致病作用　各种内毒素引起的病理变化及临床症状基本相似，一般情况下引起发热及白细胞反应。在严重感染，大量内毒素入血时，则可引起糖代谢紊乱、细胞生物氧化过程障碍、影响肾上腺功能、巨噬细胞系统功能减低、血液中多种酶系统被

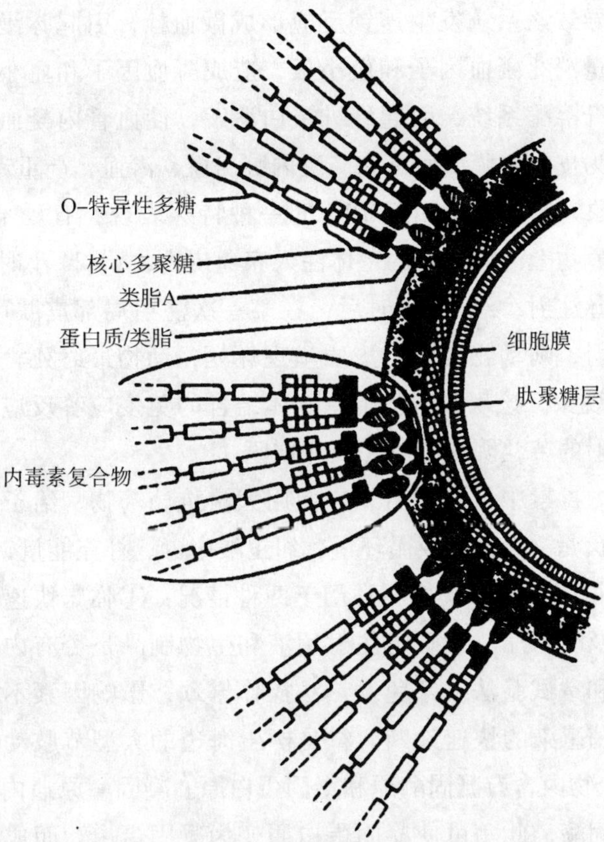

图 5－1　内毒素结构示意图

激活，发展为内毒素中毒性休克、弥漫性血管内凝血（DIC），危及生命。

发热反应　少量内毒素（1ng）入血即可引起发热反应。内毒素被吞噬细胞吞饮后，细胞释放出内源性致热原、TNF－α、IL－1、IFN－β_2，经血流到达下丘脑，并通过刺激下丘脑释放 PGE_2，作用于体温调节中枢引起发热。

白细胞反应　内毒素能使大量白细胞黏附于微血管壁，引起血循环中白细胞急剧下降，但数小时后白细胞数又增多，12～24 小时达高峰。这是由于脂多糖诱生的中性粒细胞释放因子刺激骨髓，使骨髓中大量白细胞入血的缘故。内毒素本身也有致有丝分裂作用。但伤寒沙门菌内毒素可使白细胞减少，原因不明。

内毒素血症与内毒素休克　当血液中细菌或病灶内细菌释放大量内毒素入血时，可导致内毒素血症。内毒素作用于血小板、白细胞、补体系统、激肽系统等，形成和释放组胺、5－羟色胺、前列腺素、激肽等血管活性介质，使小血管收缩和舒张功能紊乱而造成微循环障碍，表现为血液淤滞于微循环、循环血量减少、血压下降、组织器官毛细血管灌注不足、缺氧、酸中毒等，严重时则形成以微循环衰竭和低血压为特征的内毒素休克。

弥漫性血管内凝血　内毒素可直接激活凝血系统，也可通过损伤血管内皮细胞间接激活凝血系统，导致该系统发生连锁反应形成微血栓，引起弥漫性血管内凝血。由于血管内凝血，大量消耗凝血因子和血小板，造成凝血因子和血小板减少。内毒素还能直接激活和促进纤溶酶系统，引起纤维蛋白溶解，使血管内凝血又被溶解，因而可有出血现象，表现为皮肤黏膜出血点和广泛内脏出血、渗血，严重者可导致死亡。

Shwartzman 现象　是内毒素引起 DIC 的一种特殊表现，有局部和全身两种类型。若将革兰阴性菌培养物上清或杀死的菌体注入家兔皮内，8～24 小时后再以同样或另一种革兰阴性菌行静脉注射；约 10 小时后，在第一次注射局部皮肤可出现出血和坏死。如两次均为静脉注射，则动物两侧肾皮质呈现坏死，动物最终死亡。以上分别是局部和全身 Shwartzman 现象。该现象不是抗原抗体结合的免疫应答反应，因两次注射仅隔短时间，且两次注射的革兰阴性菌可无交叉抗原。

因此，对严重内毒素中毒的患者，应使用大量抗菌药物、给予足量的肾上腺皮质激素、改善微循环状况、补充有效循环量、纠正酸中毒、补充能量，及时抢救。

（4）内毒素的检测　内毒素检测常用于两种情况：①临床快速诊断患者是否发生内毒素血症，以便及时治疗。②确定注射用液和生物制品是否有内毒素污染。检测方法常用家兔发热法和鲎试验法。家兔发热法操作繁琐，影响因素不易控制，而鲎试验已应用于革兰阴性菌感染的快速诊断。鲎是栖生海边的大型节肢动物，其体内血细胞（变形细胞）溶解产物内含有凝固酶原和凝固蛋白原。凝固酶原遇内毒素，可被激活转化成具有活性的凝固酶，此酶可使凝固蛋白原变为凝固蛋白，而成凝胶状态。鲎试验高度敏感，可测出极微量（0.01～1ng/ml）的内毒素，比家兔发热法敏感 10～100 倍。

细菌外毒素与内毒素的区别见表 5－2。

表 5－2　细菌外毒素与内毒素的区别

区别要点	外毒素	内毒素
来源	革兰阳性菌及部分革兰阴性菌分泌或溶解后释放出	革兰阴性菌细胞壁组成成分，菌体裂解后释放出
化学成分	蛋白质	脂多糖
稳定性	60～80℃ 30 分钟被破坏	160℃ 2～4 小时被破坏
抗原性	强，易刺激机体产生抗毒素。甲醛处理后脱毒形成类毒素	较弱，能刺激机体产生抗体，不能制成类毒素
生物学活性	毒性强，各种细菌外毒素对组织器官有选择性毒害作用，引起特殊临床症状	毒性较弱，各种细菌毒性反应大致相似，引起发热、白细胞变化、微循环障碍、休克、DIC 等

二、细菌的侵入数量

细菌毒力愈强，引起感染所需的菌数愈小；反之则需菌量大，呈反比关系。例如毒力特别强大的鼠疫耶尔森菌，在无特异性免疫力的机体中，有数个菌侵入就可发生感染；但如毒力弱的沙门菌属中能引起食物中毒的病原菌，常需摄入数亿个菌才导致急性胃肠炎。

三、细菌的侵入部位

有了一定毒力和足够数量的病原菌，若侵入易感机体的部位不适宜，仍是不能引起感染。例如伤寒沙门菌必须经口侵入；脑膜炎奈瑟菌应经呼吸道途径侵入；破伤风梭菌的芽胞进入深部创伤，在厌氧环境中才能发芽。

第二节　机体的抗菌免疫

机体抗菌免疫可分为非特异性免疫和特异性免疫。病原菌侵入机体首先遇到非特异性免疫功能的抵抗，一般经 7 ~ 10 天，才产生特异性免疫。

一、非特异性免疫

非特异性免疫又称先天免疫，是机体在长期种系发育和进化过程中，逐渐建立并完善的天然防御功能。其特点是：①生来就有的，受遗传基因控制并能稳定传给后代；②无特定性，对各种细菌均有一定的防御能力。非特异性免疫是由机体的天然屏障结构、吞噬细胞以及正常组织体液中的抗菌物质共同构成的。

（一）屏障结构

1. 皮肤与黏膜

机体抗感染的第一道防线，包括完整的皮肤黏膜及其附属的纤毛、腺体以及寄居的正常菌群。皮肤黏膜除有机械阻挡作用外，还可分泌多种杀菌物质，例如皮肤汗腺分泌乳酸；皮脂腺分泌脂肪酸都具有杀菌或抑菌作用；唾液、泪液及上呼吸道分泌物中存在的溶菌酶、胃液中胃酸、肠道中分泌的多种蛋白酶，也都有杀灭微生物的作用。寄居在人的体表以及与外界相通的腔道中的正常菌群可与致病菌竞争空间和营养及产生抗生素、细菌素等代谢产物，对病原菌有拮抗和抑制作用。

2. 血脑屏障

由软脑膜、脉络丛、脑血管内皮细胞和星状胶质细胞组成。研究发现，抗感染的血脑屏障的组织主要是脑血管内皮细胞。血脑屏障具有阻挡病原微生物、毒素及大分子物质从血液进入脑组织或脑脊液的作用，从而保护中枢神经系统。婴儿的血脑屏障发育尚未完善，故易发生脑膜炎、脑炎等感染。

3. 血胎屏障

由母体子宫内膜的基蜕膜和胎盘绒毛膜组成。母体和胎儿小分子营养物质可以交流，大分子和病原体不能通过，故胎儿一般不易被感染。但在妊娠 3 个月内，血胎屏障发育尚未健全，母体中的病原微生物或某些药物可经胎盘侵入胎儿，影响胎儿正常发育，造成畸形或死胎。因此在妊娠早期应尽量避免感染，不用或尽可能少用药物。

（二）吞噬细胞

分小吞噬细胞和大吞噬细胞，前者为外周血液中的中性粒细胞和嗜酸性粒细胞。后者又称单核吞噬细胞系统，由单核细胞和巨噬细胞组成。单核细胞在血液中存留2～3天后进入组织中，在组织中进一步分化成巨噬细胞。

当病原菌通过皮肤黏膜伤口侵入机体后，首先被毛细血管内游出的中性粒细胞包围，多数情况下，病原菌被吞噬消灭。少数未被杀灭的则经淋巴管到达局部淋巴结，被淋巴结内的巨噬细胞吞噬杀死。淋巴结的这种过滤作用在机体的防御功能上占有重要地位。只有极少数毒力强、数量多的病原菌可突破淋巴结的防御侵入到血液及其他器官，然后再由血液及该器官中的巨噬细胞继续进行吞噬杀灭。

1. 吞噬杀菌过程

一般分为三个阶段。

（1）吞噬细胞与病原菌接触　这种接触可通过随机相遇和趋化因子吸引。肺炎链球菌、链球菌等细菌多糖物质、补体活化裂解产物 C_{3a}、C_{5a}、$C\overline{567}$以及组织损伤所释放的酶类，均能使吞噬细胞向感染部位移位集中，此为阳性趋化作用。但伤寒沙门菌、铜绿假单胞菌等革兰阴性菌的内毒素，以及破伤风梭菌等的外毒素，可以麻痹吞噬细胞，阻止吞噬细胞移动，此为阴性趋化作用。

（2）识别和吞入病原菌　对细菌等大颗粒物质，由吞噬细胞伸出伪足，将细菌包围并摄入细胞浆内，此为吞噬作用。另一种是吞饮作用，当病毒等较小物质与吞噬细胞接触时，由胞膜内陷形成吞饮小泡，将其包绕在内。

（3）杀灭病原菌　吞噬体形成后，细胞内的溶酶体向吞噬体靠近，并融合成吞噬溶酶体。溶酶体内的酶、乳铁蛋白及吞噬细胞的杀菌素等可将病原菌杀死，最后将不能被消化的残渣排至细胞外（图5-2）。

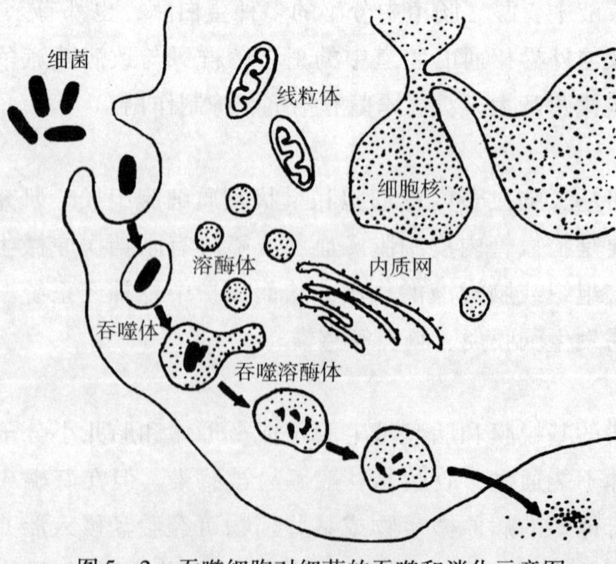

图5-2　吞噬细胞对细菌的吞噬和消化示意图

2. 吞噬作用的结果

病原菌被吞噬的后果随细菌的种类、毒力以及机体的免疫状态而异。一般化脓性细菌，在被吞噬5~10分钟死亡，30~60分钟被消化，称为完全吞噬。结核分枝杆菌、麻风分枝杆菌、布鲁菌、伤寒沙门菌等细胞内寄生菌，以及某些病毒，在缺乏免疫力或免疫力低下的机体中，虽然吞噬细胞将其吞噬，但不能被杀死，称为不完全吞噬。不完全吞噬可使病原菌在吞噬细胞内受到保护，可以免受抗体和体液中杀菌物质的影响，甚至有的病原菌可在吞噬细胞内繁殖，使吞噬细胞裂解，或随游走的吞噬细胞经淋巴、血液向其他部位散播，导致炎症向全身扩散。

（三）体液中抗微生物物质

人体的正常体液和组织中含有多种杀灭或抑制微生物的物质，包括补体、溶菌酶、乙型溶素、干扰素、Tuftsin等。

1. 补体系统

是正常人和动物血清中一组球蛋白，由巨噬细胞、肝、脾、肠上皮细胞等组织细胞产生。补体经不同途径被激活后，具有溶菌、细胞毒、趋化、黏附、促进吞噬及增强抗感染的作用。补体缺陷病患者常发生严重的细菌感染。

2. 溶菌酶

是一种低分子碱性蛋白，主要来源于吞噬细胞。广泛存在于唾液、泪液、乳汁、血清、汗、尿、肠分泌物以及吞噬细胞溶酶体内。作用于革兰阳性菌的细胞壁肽聚糖，导致裂解。由于革兰阴性菌肽聚糖外尚有脂多糖和脂蛋白存在，故溶菌酶对革兰阴性菌不能单独起溶菌作用。

3. 乙型溶素

是存在于血清中的碱性多肽，来源于血小板，可作用于革兰阳性菌细胞膜，使细菌溶解，但对革兰阴性菌无作用。

4. 干扰素

病毒、细菌内毒素、原虫及人工合成的物质（如聚肌胞）等可诱导多种组织细胞产生干扰素（IFN）。IFN具有免疫调节、抗肿瘤、抗病毒作用。

5. Tuftsin

1970年研究者在Tufts大学发现的一种物质，故名。它来源于脾脏，也存在于血清中。吞噬细胞上有Tuftsin受体，Tuftsin具有促吞噬作用和增强吞噬细胞杀肿瘤细胞能力。

二、特异性免疫

特异性免疫是机体在生活过程中，与病原微生物及其代谢产物等抗原物质接触，或接种疫苗而获得的免疫，在出生后建立，故又称后天获得性免疫，不能遗传。特异性免疫具有明显的针对性，机体接受某一病原微生物刺激后所产生的免疫力，只能对该病原微生物起作用。包括体液免疫和细胞免疫两大类。

1. 胞外菌感染的免疫

胞外菌感染指机体发生感染时，病原菌主要停留在血液、淋巴液和组织液中。其免疫过程主要为特异性抗体、补体及巨噬细胞的协同作用将病原微生物破坏清除。葡萄球菌、链球菌、肺炎链球菌、脑膜炎奈瑟菌以及厌氧芽胞梭菌等许多革兰阳性菌的感染均属胞外感染，中性粒细胞在消灭和清除这类病原菌中起到重要的作用。病原菌与 IgG 与 IgM 形成复合物，激活补体导致细菌的溶解。由呼吸道、消化道及泌尿生殖道侵入机体的病原菌，可受到这些部位黏膜表面的分泌型 IgA 的防御作用，分泌型 IgA 能同黏膜表面相应的细菌、毒素或过敏原相结合，阻止侵入黏膜，中断感染的发生。

2. 胞内感染免疫

病原菌侵入机体后，进入宿主细胞内生长繁殖引起的感染称胞内菌感染。如结核分枝杆菌、布鲁菌、麻风分枝杆菌、伤寒沙门菌等属于此类。体液免疫对这类菌作用不大，因抗体不能进入细胞内，对这类菌的清除杀灭主要靠细胞免疫。胞内菌侵入机体，虽然可被吞噬细胞吞噬，但不能将其杀死消化。这种不完全吞噬反而有助于病原菌的扩散，只有当机体产生了针对被病原菌感染的特异性细胞免疫才能杀死细胞内寄生菌。

特异性致敏的淋巴细胞（Tc）再次与同一细菌抗原接触后，可直接发挥杀伤作用，也可释放多种淋巴因子，作用于巨噬细胞增强其杀菌能力，如干扰素是巨噬细胞最强的活化剂。

3. 对外毒素的免疫

白喉棒状杆菌、破伤风梭菌等病原菌侵入人体后，只在入侵的局部生长繁殖，不进入血流，但其产生的外毒素可扩散入血，造成毒血症。外毒素可刺激机体产生抗毒素。抗毒素主要是血循环中的 IgG 或黏膜表面的分泌型 IgA，具有中和外毒素作用，对机体具有很强的保护力。

小结 细菌对宿主能引起疾病的性能称为致病性。病原菌致病力的强弱程度称为毒力。构成细菌毒力的要素是侵袭力和毒素。病原微生物突破宿主机体的防御功能，并能在体内一定部位定居、繁殖和扩散的能力，称为侵袭力。毒素可分为外毒素和内毒素两类。外毒素是细菌生长繁殖过程中产生并分泌到菌体外的毒性物质。外毒素经甲醛作用后，可成为失去毒性而仍保留抗原性的类毒素。内毒素是革兰阴性菌细胞壁的外层结构，只有当细菌死亡裂解或用人工方法裂解菌体后，才能游离释放出来。化学成分是脂多糖（LPS）。

机体抗菌免疫分为非特异性免疫和特异性免疫。非特异性免疫是机体在长期种系发育和进化过程中，逐渐建立并完善的天然防御功能。特异性免疫是机体在生活过程中，与病原微生物及其代谢产物等抗原物质接触，或接种疫苗而获得的免疫。

思考题

1. 简述构成细菌侵袭力的物质基础。
2. 内毒素与外毒素的区别有哪些？
3. 何谓细菌的毒力？试述决定细菌毒力的物质基础。

（刘　珊）

第六章

细菌感染的诊断与防治原则

致病菌能引起多种感染和传染病，其诊断除可根据临床症状、体征和一般检验外，采取合适的临床标本进行细菌学和血清学检验，在确诊病因上极为重要。

第一节　细菌感染的诊断

一、细菌学诊断

（一）标本采集与送检过程的注意事项

（1）采集标本时应注意无菌操作，尽量避免杂菌污染。

（2）根据致病菌在患者不同病期的体内分布和排出部位，采取不同标本。例如流行性脑脊髓膜炎病人取脑脊液、血液或出血瘀斑；伤寒病人在病程1~2周内取血液，2~3周时取粪便。

（3）采集标本应在使用抗菌药物之前，否则这种标本在分离培养时要加入药物拮抗剂。使用青霉素的加青霉素酶、磺胺药的加对氨苯甲酸。采取局部病变标本时，不可用消毒剂，必要时宜以无菌生理盐水冲洗，拭干后再取材。

（4）尽可能采集病变明显部位的材料。例如菌痢患者取其沾有脓血或黏液的粪便，肺结核病人取其干酪样痰液等。

（5）标本必须新鲜，采集后尽快送检。

（6）送检过程中，除不耐寒冷的脑膜炎奈瑟菌、淋病奈瑟菌等要保暖外，多数菌可冷藏运送。粪便标本中含杂菌多，常置于甘油缓冲盐水保存液中。

（二）致病菌的检验程序

主要有直接涂片镜检、分离培养、生化试验、血清学试验等。有的尚需作动物试验、药物敏感试验等。近年来发展的细菌学快速检验技术尚有气相色谱、核酸杂交和多聚酶链反应（polymerase chain reaction，PCR）等技术。

1. 直接涂片检查

凡在形态和染色性上具有特征的致病菌，直接涂片染色后镜检有助于初步诊断。

例如痰中查见抗酸性细长杆菌，脓液中发现革兰阳性葡萄串状球菌，或咽喉假膜中有异染颗粒的棒状杆菌时，可分别初步诊断为结核分枝杆菌、葡萄球菌或白喉棒状杆菌。在某些情况下，也可在直接涂片后，以特异性荧光抗体染色在荧光显微镜下观察。

2. 分离培养

原则上所有标本均应作分离培养，以获得纯培养后进一步鉴定。原为无菌部位采取的血液、脑脊液等标本，可直接接种至营养丰富的液体或固体培养基。从正常菌群存在部位采取的标本，应接种至选择或鉴别培养基。接种后放37℃孵育，一般经16～20h大多可生长良好或形成菌落。少数如布鲁菌、结核分枝杆菌生长缓慢，分别需经3～4周和4～8周才长成可见菌落。分离培养的阳性率要比直接涂片镜检高，但需时较久。因此，急性传染病时，可根据病人临床表现和直接涂片镜检结果做出初步诊断并及时治疗，不必等待培养报告，以免贻误治疗时间。

3. 生化试验

不同致病菌具有不同的酶系统，故其代谢产物不尽相同，藉此可对一些致病菌进行鉴别。现已有多种微量、快速、半自动或自动的细菌生化反应试剂条（板）和检测仪器研制成功。

4. 血清学试验

采用含有已知特异抗体的免疫血清与分离培养出的未知纯种细菌进行血清学试验，可以确定致病菌的种或型。常用方法是玻片凝集试验，在数分钟内就能得出结果。免疫荧光、协同凝集、对流免疫电泳、酶免疫、间接血凝、乳胶凝集等试验可快速、灵敏地检测标本中的微量致病菌特异抗原。

5. 动物试验

主要用于分离、鉴定致病菌，测定菌株产毒性等。常用实验动物有小鼠、豚鼠和家兔等。接种途径有皮内、皮下、腹腔、肌内、静脉、脑内和灌胃等。

6. 药物敏感试验

药敏试验对指导临床选择用药，及时控制感染有重要意义。方法有纸碟法、小杯法、凹孔法和试管法等，以单片纸碟法和试管稀释法常用。

7. 分子生物学技术

近年来应用核酸杂交和PCR技术检测致病微生物核酸是临床诊断学的重大发展。

（1）核酸杂交技术　原理是应用放射性核素或生物素、地高辛、辣根过氧化物酶等非放射性物质标记的已知序列核酸单链作为探针，在一定条件下，按照碱基互补原则与待测标本的核酸单链退火形成双链杂交体。然后，通过杂交信号的检测，鉴定样本中有无相应的病原体基因及其分子大小。

（2）PCR技术　是一种无细胞的分子克隆技术，能在体外经数小时的处理即可扩增成上百万个同一基因分子。基本步骤为：从标本中提取DNA作为扩增模板；选用一对特异寡核苷酸作为引物，经不同温度的变性、退火、延伸等使之扩增；扩增产物作溴乙锭染色的凝胶电泳，紫外光灯下观察特定碱基对数的DNA片段；出现橙红色电泳条带者为阳性。

二、血清学诊断

人体受致病菌感染后，其免疫系统被刺激后发生免疫应答而产生特异性抗体。抗体的量常随感染过程而增多，表现为效价（titer）或称滴度的升高。因此，用已知的细菌或其特异性抗原检测患者体液中有无相应特异抗体和其效价的动态变化，可作为某些传染病的辅助诊断。一般采取病人的血清进行试验，故这类方法通常称为血清学诊断（serological diagnosis）。

机体血清中出现某种抗体，除患与该抗体相应的疾病外，亦可因曾受该菌隐性感染或近期预防接种所致。因此必须有抗体效价明显高于正常人的水平或随病程递增才有诊断价值。血清学诊断试验最好取患者急性期和恢复期双份血清标本，当后者的抗体效价比前者升高≥4倍者方有意义。

第二节 细菌感染的防治原则

一、人工主动免疫

人工主动免疫（artificial active immunity）是将疫苗（vaccine）或类毒素接种于人体，使机体产生获得性免疫力的一种防治微生物感染的措施，主要用于预防。

死疫苗 选用免疫原性强的细菌，经人工大量培养后，用理化方法杀死而成。死疫苗的优点是易于保存，一般4℃ 1年左右。缺点是接种剂量大，注射的局部和全身性不良反应较大，且需接种多次。为减少接种次数，可将不同种类的死疫苗适当混合组成联合疫苗。

活疫苗 用减毒或无毒力的活病原体制成。活疫苗的菌株可以从自然界发掘，或通过人工培育筛选。活疫苗接种后，减毒或无毒菌仍可在宿主体内有一定的生长繁殖，如轻型或隐性感染。一般只需接种一次，剂量较小，不良反应轻微或无；而免疫效果优于死疫苗，因能同时产生细胞免疫和体液免疫两种应答，而死疫苗只产生体液免疫应答；且免疫较持久。活疫苗的缺点是需冷藏保存，且保存期短，可制成冻干制剂来克服。

类毒素 细菌外毒素经0.3%～0.4%甲醛液作用3～4周后，毒性消失，但仍保持免疫原性。这种类毒素中加入适量磷酸铝或氢氧化铝等吸附型佐剂，就成为精致吸附类毒素。它们在机体内吸收缓慢、能较长时间刺激机体以增强免疫效果。

亚单位疫苗 根据细菌抗原分析，查明不同致病菌的主要保护性免疫原存在的组分，然后将之制成的疫苗称为亚单位疫苗。然后采用化学方法将这些免疫原物质予以抽取、纯化；亦可通过基因工程生产。

DNA 重组疫苗　通过 DNA 重组技术制备所需的疫苗。例如福氏志贺菌 2a 株与大肠埃希菌 MH 株的杂交株疫苗，带有宋内志贺菌表面抗原质粒的伤寒沙门菌 Ty21a 重组疫苗等。

核酸疫苗　或称 DNA 疫苗、基因疫苗，是将能编码引起保护性免疫应答的病原体免疫原基因片段和质粒载体直接注射入宿主体以表达目的免疫原，进而诱出保护性体液抗体和以特异性 CTL 为代表的保护性细胞免疫的新型疫苗。核酸疫苗具有外源基因直接在宿主体细胞内完成表达和后加工，能完整的保留产物的天然结构和免疫原性；能同时诱生机体的体液免疫和细胞免疫；若选择目的基因合适，可诱发异源性保护免疫；可大量制备，有成本低廉等优点。目前，学者们对核酸疫苗的确切作用机制，以及接种人体的安全性等问题正在继续深入研究之中。

治疗性免疫　近年许多临床试验表明，相应的病原体疫苗对结核病、单纯疱疹、乙型肝炎、利什曼病等慢性复发性感染患者可增强其免疫应答，显示不同程度的疗效。这主要是疫苗可与药物起协同作用，促进患者的康复。

二、人工被动免疫

当宿主已受感染，采用人工主动免疫已为时过晚，此时宜行人工被动免疫（artificial passive immunization）。人工被动免疫是注射含有特异性抗体的免疫血清或纯化免疫球蛋白抗体，或细胞因子等细胞免疫制剂，使机体即刻获得特异性免疫。但这些免疫物质不是病人自己产生，故维持时间短。人工被动免疫主要用于治疗或紧急预防（表 6－1）。

表 6－1　人工主动免疫和人工被动免疫的区别

区别项目	人工主动免疫	人工被动免疫
免疫物质	抗原	抗体或细胞因子等
免疫出现时间	慢，2～4 周	快，立即
免疫维持时间	长，数月～数年	短，2～3 周
主要用途	预防	治疗或紧急预防

抗毒素　一般用细菌类毒素或外毒素多次免疫马匹，待马匹产生高效价抗毒素后采血，分离出血清，提取其免疫球蛋白精制成抗毒素制剂。抗毒素能中和相应外毒素。目前我国的白喉和破伤风的抗毒素均用马来制造，因而使用这种异种抗毒素时应注意 I 型超敏反应问题。

胎盘球蛋白、丙种球蛋白　胎盘球蛋白是从健康产妇的胎盘和婴儿脐带血中提制而成，主要含有丙种球蛋白。从胎盘球蛋白提出的丙种球蛋白，称为胎盘丙种球蛋白；若从正常成人血清中提取的称为人血清丙种球蛋白。因大多成人经历常见消化道和呼吸道传播致病菌的隐性感染，有的曾患过某些传染病，故其血清（或胎盘）中可含有多种病原体抗体。这种制剂源自人血清球蛋白，对病人虽有同种抗原问题存在，但由于免疫原性较弱，一般不会发生超敏反应。因这类制剂不是专门制备针对某一特定病原体的特异抗体，故其免疫效果不如高效价的特异免疫球蛋白抗体。

细胞免疫制剂　参与细胞免疫的有关细胞和细胞因子较多，相互间的调控关系复杂。因此，细胞免疫制剂在抗菌感染免疫中的应用不多；而主要试用于一些病毒性疾病和肿瘤中，如转移因子、干扰素、IL－2、LAK 细胞（lymphokine－activated cell）等。

小结　细菌感染的诊断包括：细菌学诊断和血清学诊断。在细菌学诊断中，标本采集与送检过程应注意：采取标本时应注意无菌操作；根据致病菌在体内分布和排出部位，采取不同标本；采集标本尽量在使用抗菌药物之前；尽可能采集病变明显部位的材料；采集后尽快送检；送检过程中，妥善保存细菌。致病菌的检验程序主要有直接涂片镜检、分离培养、生化试验、血清学等试验等。血清学诊断是用已知的细菌或其特异性抗原检测患者体液中有无相应特异抗体和其效价的动态变化。

细菌感染的防治原则包括人工主动免疫和人工被动免疫。人工主动免疫是将疫苗或类毒素接种于人体，使机体产生获得性免疫力的一种防治微生物感染的措施，主要用于预防。人工被动免疫是注射含有特异性抗体的免疫血清或纯化免疫球蛋白抗体，或细胞因子等细胞免疫制剂，使机体即刻获得特异性免疫。

思考题

1. 简述人工自动免疫与人工被动免疫的区别。
2. 简述活疫苗与死疫苗的主要区别。

（刘　珊）

第七章

球　菌

球菌包括革兰阳性球菌和革兰阴性球菌两类。前者有葡萄球菌、链球菌、肺炎链球菌等；后者有脑膜炎球菌、淋病奈瑟菌等。对人有致病作用的球菌称为病原性球菌。因主要引起化脓性炎症，如疖、痈、蜂窝织炎、脓肿等，故又称为化脓性球菌。

第一节　葡萄球菌属

葡萄球菌属（*staphylococcus*）是最常见的化脓性球菌之一，80%以上的化脓性疾病由它引起。本菌广泛分布于自然界和人、动物的皮肤及与外界相通的腔道中，大部分是非致病菌。本属菌在皮肤上生存时间较久，常隐藏在毛囊、汗腺和皮脂腺内，在进行注射、外科手术和接生时，一定要严格消毒，防止化脓性炎症发生。

一、生物学特性

（一）形态与染色

葡萄球菌呈球形，直径0.4～1.2cm，排列不规则，常堆积呈葡萄串状（图7－1）。在脓汁或液体培养基中生长，常成双或短链状排列，易与链球菌混淆。无鞭毛，无芽胞，个别菌株可形成荚膜。革兰染色阳性，衰老死亡或被吞噬细胞吞噬后以及对青霉素耐药的某些株常染成革兰阴性。

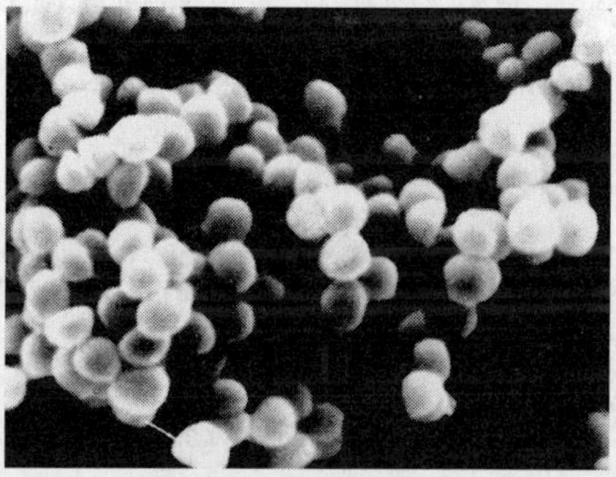

图7－1　葡萄球菌

（扫描电镜×13500）

（二）培养特性

葡萄球菌营养要求不高，在普通培养基上生长良好，为需氧菌或兼性厌氧菌，也有少数是专性厌氧菌。最适生长温度为37℃。最适pH为7.4左右，耐盐性强，能在含10%～15%的NaCl培养基上生长。在普通琼脂平板上可生长成圆形。凸起、光滑、湿润、不透明的菌落，直径1～2cm。菌种不同产生的色素可不同，如金黄色、乳白色、柠檬色，色素为脂溶性，不溶于水，只是显色菌落。在血液琼脂平板上，多数致病性葡萄球菌的菌落周围可形成狭窄透明溶血环。在肉汤培养基中呈均匀混浊生长，管底稍有沉淀，轻轻震动，沉淀物即上升且易消失。

（三）生化反应

多数葡萄球菌能分解葡萄糖、麦芽糖和蔗糖产酸不产气。致病菌能分解甘露醇，非致病菌株一般无此作用。

（四）抗原

主要的有两种即蛋白质抗原和多糖抗原。

1. 蛋白质抗原

为完全抗原，主要是葡萄球A蛋白（SPA）。90%以上的金黄色葡萄球菌有SPA，在细胞壁表面。SPA可与人和多种哺乳动物血清中IgG的Fc段发生特异性结合，因此，SPA有两种意义：①具有抗吞噬作用。因为SPA能与吞噬细胞争夺血清中IgG的Fc受体，拮抗血清中IgG对吞噬细胞的调理作用；②SPA能与血清中IgG分子的Fc段受体结合，而IgG的Fab段仍能与相应的抗原发生特异性结合，故可用此结合反应设计一种快速诊断方法用于抗原或抗体的检测，如协同凝集反应。

2. 多糖抗原

具有型特异性，存在于细胞壁。

（五）分类

根据色素和生化反应等的不同分为两类：①金黄色葡萄球菌，能产生金黄色色素和血浆凝固酶，有A蛋白，分解甘露醇，在血琼脂平板上菌落周围形成狭窄透明溶血环，致病力强；②表皮葡萄球菌，多数产生乳白色色素，少数产生柠檬色色素，不产生血浆凝固酶和A蛋白，不分解甘露醇，在血琼脂平板上菌落周围无溶血环，致病力弱或无。

（六）抵抗力

本属菌是无芽胞菌中抵抗力最强者，在干燥的脓、痰中可存活数月，80℃30分钟才被杀死，在5%苯酚（石炭酸）、1%升汞中10～15分钟死亡，1/20万～1/10万的龙胆紫能抑制其生长，故常用龙胆紫治疗皮肤浅表创伤，对磺胺类药中度敏感，对青霉素、红霉素、金霉素、庆大霉素较敏感，但易产生耐药性。

二、致病性与免疫性

（一）致病物质

病原性葡萄球菌能产生多种侵袭性酶类和毒素，主要有以下几类：

1. 血浆凝固酶

能使人及家兔的血浆凝固。在感染部位使血浆中的纤维蛋白原转变为纤维蛋白，并沉积于菌体表面，阻碍吞噬细胞的吞噬与杀灭作用。纤维蛋白原还可沉积在病灶周围，阻止药物或体内杀菌物质与细菌接触，利于细菌繁殖。纤维蛋白大量形成能限制细菌扩散。葡萄球菌引起的化脓性感染多为局限性，与血浆凝固酶有关。

2. 葡萄球菌溶血素

一种外霉素，多数致病性葡萄球菌能产生此毒素。根据抗原性不同，可分为 5 种（α、β、γ、σ、ε），对人有致病作用的主要是 α 溶血素。此毒素对白细胞、血小板和多种组织细胞有破坏作用，能引起小血管收缩，导致局部组织缺血和坏死。α 毒素抗原性强，经甲醛处理可制成类毒素，用以预防葡萄球菌感染。

3. 肠毒素

是一种外毒素，约 1/3 的金黄色葡萄球菌能产生此毒素，有多个血清型，大多数型别能引起急性胃肠炎即食物中毒，以 A、D 型最多见。肠毒素耐热，煮沸 30 分钟不能完全破坏，也不受胰蛋白酶影响。

4. 杀白细胞素

是一种外毒素。能破坏中性粒细胞和巨噬细胞，故能抵抗宿主细胞的吞噬作用，增强细菌的侵袭力。

此外，有些金黄色葡萄球菌尚能产生红疹毒素，剥脱性毒素以及葡激酶、透明质酸酶、酯酶、耐热核糖核酸酶等酶类。

（二）所致疾病

葡萄球菌可经皮肤黏膜等创伤、汗腺、毛囊等多种途径侵入人体，引起化脓性炎症。主要引起的疾病有：

1. 局限性化脓性炎症

如毛囊炎、疖、痈、蜂窝织炎、伤口化脓、脓肿、脓疱疮等。还可引起脑膜炎、胸膜炎、骨髓炎、中耳炎、肺炎、气管炎等。化脓灶多为局限性且有明显的界限、脓汁黄而黏稠。

2. 食物中毒

食入有肠毒素污染的食物后，在 1 ~ 6 小时潜伏期后，即出现恶心、呕吐、腹痛、腹泻等急性胃肠炎症状，一般以呕吐为主。

3. 假膜炎肠炎

又称葡萄球菌性肠炎。有些人因长期服用广谱抗生素，引起正常菌群失调，耐药的葡萄球菌可乘机在肠道中大量繁殖而产生毒素，引起呕吐、腹泻等肠炎症状，排出大量水样便和黏膜状物。由于炎症渗出，肠黏膜坏死和细菌等使肠黏膜被上一层炎性假膜，故而得名。

4. 中毒性休克综合征

由产生肠毒素 F 的金黄色葡萄球菌引起。主要表现为高热、头痛、腹泻、红斑皮疹、低血压或休克等症状，病死率高。

（三）免疫性

病后机体能产生一定的免疫力，但免疫力维持时间短，可再次感染。

三、微生物学检查

（一）标本

不同病种采集不同标本。例如化脓性灶采集脓液，败血症采集血液，食物中毒采集呕吐物、粪便、剩余食物等。

（二）检查法

1. 直接涂片检查

用标本直接涂片，革兰染色，镜检，根据形态、排列、染色性作出初步诊断。

2. 分离培养与鉴定

脓液标本直接种在血琼脂平板上。血液标本，先经肉汤增菌，再接种血琼脂平板，生长后观察菌落特征，挑取可疑菌落涂片，革兰染色，镜检，并作血浆凝固酶试验。

致病性葡萄球菌的主要特点是：金黄色色素，少数为浅黄色或白色；菌落周围有狭窄透明溶血环；血浆凝固酶试验阳性。

食物中毒除了作细菌分离鉴别，还可将标本种于肉汤培养基后，将肉汤培养物的滤过液注射入6～8周龄小猫腹腔中，经4小时左右出现呕吐、腹泻、体温升高或死亡等现象，提示有肠毒素存在。

四、防治原则

预防：增强体质，提高机体免疫力；注意个人卫生，严格消毒，隔离，防止医源性感染；加强饮食卫生管理，防止葡萄球菌引起的食物中毒。

治疗：根据药物敏试验选用敏感的抗生素。

第二节　链球菌属

链球菌属（*streptococcus*）广泛分布于自然界和上呼吸道及胃肠道等处，大部分无致病性。少数可引起人类疾病，主要是引起各种化脓性炎症，如丹毒、蜂窝织炎、痈等，还可引起猩红热、产褥热及链球菌性变态反应性疾病等。链球菌属中对人类致病的主要是A群链球菌和肺炎链球菌。分类如下：

（1）按溶血作用分类　根据血琼脂平板上的溶血情况，将链球菌分为三类：

甲型（α）溶血性链球菌　菌落周围可见狭窄半透明的草绿色溶血环（称甲型溶血环），故又称草绿色链球菌。溶血环内的绿色物质是由于细菌产生的过氧化氢使血红蛋白氧化成正铁血红蛋白所致。甲型溶血性链球菌是鼻咽部正常菌群，在一定条件下可引起亚急性细菌性心内膜炎。

乙型（β）溶血性链球菌　能产生强烈的溶血素，菌落周围形成宽大透明的溶血环（称乙型溶血环），故又称为溶血性链球菌。此菌致病力强，常引起人类多种疾病。

丙型（γ）链球菌　菌落周围无溶血环，故又称不溶血性链球菌。一般无致病性。

（2）按抗原结构分类　链球菌抗原结构复杂。链球菌用于分类的抗原结构有两种：

多糖抗原　又称 C 抗原。根据多糖抗原的不同，可将链球菌分为 A～H. K～V20 个群，对人类致病的 90% 为 A 群。

蛋白质抗原　位于多糖抗原的外层，故又称表面抗原，此抗原分为 M、R、T、S 四种。与致病性有关的是 M 蛋白抗原。A 群链球菌根据 M 蛋白抗原的不同又可分为 60 多个型。

一、A 群链球菌

（一）生物学特性

1. 形态与染色

菌体呈球形或卵圆形，直径 0.5～1μm，常呈链状排列，链的长短不一，随着菌种生长环境而异，在液体培养基中形成长链，约 20～30 个菌细胞（图 7－2）；在固体培养基中或脓液中常呈短链，成双或 4～8 个短链。无芽胞、无鞭毛，幼龄有荚膜，革兰染色阳性，在陈旧培养基中或被吞噬细胞吞噬后，可能为阴性。

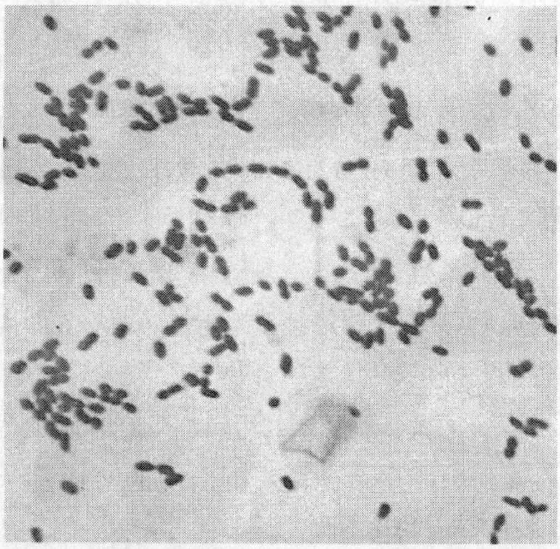

图 7－2　链球菌（革兰染色）

2. 培养特性

营养要求较高，普通培养基中生长不良，需加入血液、血清、腹水等的培养基才能生长良好。为需氧或兼性厌氧菌，最适温度为 37℃，pH 为 7.4～7.6，在血琼脂平板上形成灰白色、表面光滑、有乳光、半透明或不透明，直径为 0.5～0.75nm 的圆形突起的微小菌落。不同的菌株菌有不同的溶血现象。在血清肉汤中易形成长链，管底呈絮状沉淀生长。

3. 生化反应

链球菌一般不分解菊糖，不被胆汁或 10% 去氧胆酸钠溶解，可作为甲型溶血性链球菌和肺炎链球菌鉴别时参考。

4. 抵抗力

链球菌的抵抗力不高，除 D 族等少数链球菌耐受 60℃ 30 分钟外，其他链球菌可被

60℃ 30分钟杀死。在干燥尘埃中可生存数月，乙型溶血性链球菌对青霉素、红霉素、四环素和磺胺等药物敏感。对青霉素少见耐药菌株。

（二）致病性与免疫性

1. 致病物质

A族链球菌有较强的侵袭力、胞外酶及外毒素。

（1）M蛋白　A族链球菌细胞壁中蛋白成分。具有抗吞噬和抗吞噬细胞内杂菌作用。M蛋白具有抗原性，作用于机体可产生抗M蛋白的抗体，两者在一定条件下形成免疫复合物可引起急性肾小球肾炎等变态反应性疾病。

（2）透明质酸酶　又称扩散因子。此酶能分解疏松结缔组织间的透明质酸，使病菌在组织间扩散。

（3）链激酶　又称链球菌溶纤维蛋白酶。能使血液中的纤维蛋白酶原变为纤维蛋白酶，阻止血浆凝固或溶解血块，有利于细菌在组织中扩散。

（4）链道酶　又称链球菌DNA酶。能分解脓液中高度黏稠的DNA，使脓液稀薄，有利于细菌扩散。

（5）链球菌溶血素　由乙型溶血性链球菌产生。链球菌溶血素有两种：

链球菌溶血素O(SLO)　绝大部分A族及少数G、C族链球菌能产生。此毒素是一种含—SH的蛋白质，对氧敏感，缺氧时—SH被氧化成—S—S—，暂时失去溶血能力，若加入亚硫酸钠或半胱氨酸钠等还原剂，可恢复溶血能力。细胞膜上的胆固醇是SLO的—SH结合部位，两者结合后，细胞膜上出现微孔，细胞溶解。SLO对哺乳动物的白细胞、血小板、巨噬细胞、心肌细胞等有毒性作用。

SLO抗原性强，人感染2～3周后，80%～90%的病人血清中出现抗SLO的抗体。病愈后可维持数月甚至年余，效价在1∶400以上，可作为诊断近期链球菌感染或风湿热活动期的依据之一。

链球菌溶血素S(SLS)　此溶血素对氧稳定，对热和酸敏感，不易保存，无抗原性。血琼脂平板菌落周围出现的溶血环为此溶血素所致。动物实验SLS对多种组织细胞有毒性作用。

（6）致热外毒素　又称红疹毒素或猩红热毒素。其是人类发热的主要毒性物质，由A族链球菌溶源性菌产生。

2. 所致疾病

链球菌感染的疾病90%由A族链球菌引起，主要有：

（1）急性化脓性炎症　经皮肤黏膜侵入机体，引起局部化脓性炎症。如丹毒、脓肿、蜂窝织炎、痈等，还可引起淋巴管炎、淋巴结炎，侵入血流引起败血症及多发性脓肿。本菌常侵犯上呼吸道黏膜引起扁桃腺炎、咽喉炎、扁桃体周围炎等。化脓性炎症特征是：明显扩散，界限不清，脓液稀薄，带血性。

（2）猩红热　链球菌可经飞沫传播，通过咽喉黏膜引起咽喉炎、扁桃体炎。产生致热毒素，毒素进入血流，出现全身红疹，高热等症状。

(3) 链球菌引起的变态反应性疾病 患有链球菌感染的咽喉炎、扁桃腺炎后，患者可发生风湿热或急性肾小球肾炎。病变部位未检出A族链球菌，但检出A族链球菌的抗原抗体复合物，提示可能与链球菌感染后引起的变态反应有关。

急性肾小球肾炎 临床表现为蛋白尿、浮肿、高血压等症状。A族链球菌感染后，血清中可检出高滴度的M蛋白抗原与其相应的M蛋白抗体形成的免疫复合物。这些复合物沉积于肾小球基底膜；激活补体，导致损伤，属第Ⅲ型变态反应，也可能是A族链球菌的某些抗原物质与肾小球基底膜细胞有共同抗原，这些抗原物质刺激机体产生相应抗体与肾小球基底膜细胞结合形成免疫复合物，激活补体，导致肾小球基底膜损伤，属第Ⅱ型变态反应。

风湿热 临床表现主要为关节炎、全心炎。主要由A族链球菌引起。其发病机制可能是M蛋白的复合物沉积于心瓣膜及关节滑膜上，激活补体，造成心脏和关节的组织损伤，属第Ⅲ型变态反应。或者是A族链球菌的多糖抗原与心瓣膜，关节组织的糖蛋白、链球菌的细胞壁抗原与心肌成分有共同抗原，由此导致心瓣膜、关节组织以及心肌组织的损伤，属第Ⅱ型变态反应。

亚急性细菌性心内膜炎 通常由甲型溶血性链球菌引起。甲型溶血性链球菌是口腔鼻咽部正常菌群，当拔牙或摘除扁桃体时，细菌侵入血流，若心内膜已有缺损或损伤，病菌就在损伤部位附着繁殖，引起亚急性细菌性心内膜炎。

3. 免疫性

人体感染链球菌后，机体可获得一定的免疫力。但由于链球菌型别多，各型之间无交叉免疫力，可再次感染。

（三）微生物学检查

1. 标本

根据链球菌所致疾病不同采集不同标本。如皮肤黏膜化脓性炎症取脓液；鼻咽喉的化脓性炎症取棉拭子；败血症取血液；风湿热患者取血清测定链球菌溶血素“O”抗体。

2. 直接镜检

脓液（血液标本经增菌后）涂片革兰染色、镜检，如找到革兰阳性球菌，呈链状排列，可初步诊断。

3. 分离培养鉴定

将标本接种于血琼脂平板37℃温箱培养24小时，根据菌落特征及溶血情况作出初步鉴定。必要时可作生化反应鉴定。

4. 抗链球菌溶血素“O”的测定

疑为风湿热或肾小球肾炎，测定患者血清中抗链球菌溶血素“O”抗体，滴度在1∶400以上，有辅助诊断意义。

（四）防止原则

对皮肤黏膜创伤要及时消毒处理，防止感染。患急性咽喉炎，扁桃体炎要彻底治疗，防止或减少风湿热或急性肾小球肾炎发生。

治疗应作药物敏感试验，选用敏感药物进行治疗。

二、肺炎链球菌

肺炎链球菌（*S. pneumoniae*）在自然界中广泛分布，亦常寄居于正常人鼻咽腔中，多数不致病，少数有致病性，是细菌性肺炎的主要病原菌。

（一）生物学性状

1. 形态与染色

革兰染色阳性，菌体呈矛头状或瓜子仁状，常成对排列，钝端相对。在临床标本中细菌亦可呈单个或短链状排列。无鞭毛。无芽胞。有毒菌株在机体内常形成宽大的荚膜，人工培养后荚膜逐渐消失。

2. 培养特性

兼性厌氧。营养要求较高，须在含有血液或血清的培养基中才能生长。最适生长温度为37℃，最适 pH 为7.4～7.8。在血平板上孵育后生长的菌落为细小、圆形略扁、灰白、半透明状，直径0.5～1.5nm，菌落周围有 α 溶血环，与甲型溶血性链球菌菌落极为相似。如培养时间超过48 小时，肺炎链球菌产生的自溶酶可使菌体逐渐溶解，菌落中心下陷呈脐窝状。在血清肉汤培养基中孵育，初期呈混浊生长，稍久后亦因菌体自溶而使培养液变澄清。自溶酶可被胆汁或胆盐等物质激活，促进菌体的溶解，因此，胆汁溶菌试验可作为肺炎链球菌与甲型溶血性链球菌的鉴别试验之一。

3. 生化反应

肺炎链球菌可分解葡萄糖、麦芽糖、乳糖、蔗糖等，产酸不产气。大多数新分离菌株可分解菊糖，菊糖发酵试验鉴别肺炎链球菌和甲型溶血性链球菌时有一定参考价值。

4. 抗原构造与分型

（1）荚膜多糖抗原　根据荚膜多糖抗原的不同，可将肺炎链球菌分为 84 个血清型，分别以 1、2、3、4……表示，其中以 3 型毒力最强。同一型别的肺炎链球菌还可因荚膜多糖的差异分为不同的亚型。

（2）菌体抗原　C 特异多糖抗原存在于肺炎链球菌细胞壁中，为各型共有。此抗原在钙离子存在时，可与血清中的 C 反应蛋白结合。C 反应蛋白不是抗体，而是血清中的一种 β 球蛋白，正常人血清中含量甚微，急性感染时可高达 2～100 倍，感染控制后又迅速恢复至正常水平。临床上常可用肺炎链球菌的 C 多糖来测定血清中的 C 反应蛋白，作为急性炎症和活动性风湿病的辅助诊断。C 反应蛋白与菌体中的 C 多糖抗原结合后可激活补体，并能增强吞噬细胞的吞噬功能。

5. 抵抗力

抵抗力弱，加热56℃15~20分钟即死亡。对一般化学消毒剂均敏感。有荚膜的菌株抵抗力较强，耐干燥，在干燥痰液中可存活1~2个月。对青霉素、红霉素等多种抗生素敏感。

（二）致病性与免疫性

荚膜是肺炎链球菌的主要致病因子，具抗吞噬作用，可使细菌在体内大量繁殖。当有荚膜的光滑（S）型菌株失去荚膜成为粗糙（R）型时，毒力即降低或消失。

肺炎链球菌主要引起人类大叶性肺炎，以1、2、3型引起者多见，其中3型肺炎链球菌能产生大量荚膜物质，毒力最强，病死率较高。

肺炎链球菌在正常人的口腔及鼻咽部经常存在，一般不致病，只形成带菌状态。当机体免疫力低下时，尤其是麻疹等呼吸道病毒感染后，易造成本菌的继发感染。

肺炎链球菌感染后，可以获得同型特异性免疫，主要为荚膜多糖型特异性抗体，抗体具调理吞噬作用。但由于肺炎链球菌型别多，各型之间无交叉免疫，故可再感染其他型别而患病。

（三）微生物学检查

根据病种，可取痰液、脓汁、血液、脑脊液标本进行分离培养及鉴定。

痰液、脓汁、脑脊液沉渣等可直接涂片、革兰染色、镜检。如发现典型的革兰阳性双球菌，可作出初步诊断。分离培养时，上述标本可直接接种于血平板上，如系血液标本则须先经肉汤增菌。培养后如发现有草绿色溶血环的可疑菌落，则应与甲型链球菌区别。胆汁溶菌试验、菊糖发酵试验是阳性常用的方法，必要时可作小白鼠毒力试验和荚膜肿胀试验予以鉴别。在上述试验中，肺炎链球菌均为阳性，而甲型链球菌均为阴性。

（四）防治原则

肺炎链球菌对青霉素、林可霉素等敏感，本菌对磺胺药易产生耐药性。

第三节 奈瑟菌属

奈瑟菌属（*Neisseria*）是一群革兰阴性双球菌。无鞭毛、无芽胞，有菌毛。奈瑟菌属包括脑膜炎奈瑟菌、淋病奈瑟菌、干燥奈瑟菌、微黄奈瑟菌、浅黄奈瑟菌等，对人有致病性的仅有脑膜炎奈瑟菌和淋病奈瑟菌。

一、脑膜炎奈瑟菌

脑膜炎奈瑟菌（*N. meningitidis*），是流行性脑脊髓膜炎（流脑）的病原菌。

（一）生物学性状

1. 形态与染色

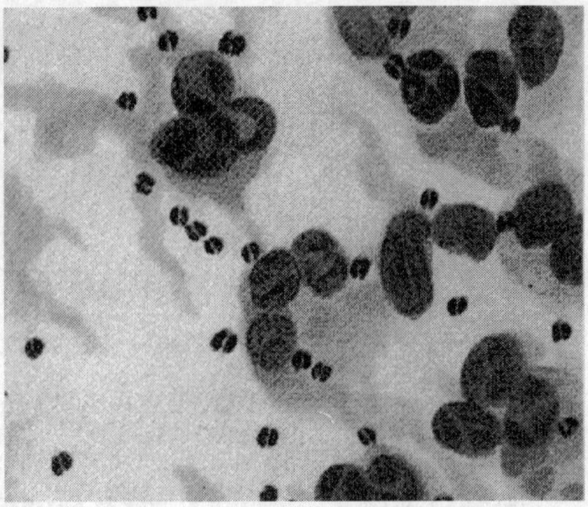

图7-3 脑膜炎奈瑟菌

革兰染色阴性。菌体为肾形或豆形（图7-3），人工培养后可成卵圆形或球状，直径0.6~0.8μm。多为成对排列，两菌接触面平坦或略向内陷，也可见单个或4个菌体相连。培养时间稍久后菌体大小常不一致，着色亦深浅不均。在患者脑脊液的中性粒细胞内常见到形态典型的双球菌，新分离菌株大多有荚膜和菌毛。

2. 培养特性

营养要求较高，需在含有血清、血液等培养基中方能生长。常用培养基为巧克力平板，系经80℃加热的血液琼脂培养基，因血液加热后呈巧克力色而得名。专性需氧，初次分离时需供给5%~10%的二氧化碳。最适生长温度37℃，低于30℃或高于40℃均不能生长。最适pH为7.4~7.6。在巧克力平板上孵育24小时后，形成直径1.0~1.5mm的无色、透明圆形、凸起、光滑、似露滴状的菌落。在血琼脂平板上不溶血，在血清肉汤中呈混浊生长。细菌可产生自溶酶，人工培养物如不及时移种，超过48小时细菌即死亡。

3. 生化反应

大多数菌株分解葡萄糖和麦芽糖，产酸不产气。氧化酶试验阳性。

4. 抗原构造与分类

脑膜炎奈瑟菌的抗原构造较为复杂，其中与分类有关的主要是荚膜多糖抗原。根据荚膜多糖抗原的不同脑膜炎奈瑟菌分为12个血清群，对人类致病的多属A、B、C群。目前我国流行的血清群95%为A群，其次为B群及C群；国外主要流行菌群已转为B群和C群。

5. 抵抗力

抵抗力弱。对干燥、寒冷、热、紫外线等均极敏感。室温下3小时或加热55℃5分钟内即死亡。在75%乙醇、0.1%苯扎溴铵、1%苯酚溶液中均迅速死亡。

（二）致病性与免疫性

1. 致病物质

包括荚膜、菌毛和内毒素。新分离的菌株有荚膜和菌毛，荚膜具抗吞噬作用，增加菌体对机体的侵袭力，可使细菌在机体内大量繁殖；菌毛可介导细菌黏附至易感细胞表面，利于细菌的侵入。内毒素是最主要的致病因子，对血管的侵害极大，引起坏死性出血。导致高热、毛细血管栓塞、出血、皮肤瘀斑、肾上腺出血等，严重时可发生DIC及中毒性休克。

2. 所致疾病

脑膜炎奈瑟菌是流脑的病原菌。细胞通过飞沫传播，病菌首先侵入人体鼻咽部，依靠菌毛吸附在黏膜的上皮细胞表面，引起局部感染。大多只表现为鼻咽炎或带菌状态，仅2%～3%患者出现流行性脑脊髓膜炎的症状。潜伏期为2～3天，长者可达10天。

流脑病情轻重不一，可分为普通型、暴发型和慢性败血型。普通型和暴发型以儿童及青少年多见。病菌经鼻咽部繁殖后侵入血流，引起菌血症或败血症。病人突发寒战、高热、皮肤黏膜上出现出血点或瘀斑，继而细菌通过血脑屏障引起脑脊髓膜化脓性炎症，出现典型的流脑症状。少数病人为暴发型，起病急剧凶险。慢性败血型少见，大多为成人患者，病情可迁延数日。

3. 免疫性

病后或隐性感染后均可获得免疫力。机体对脑膜炎奈瑟菌的免疫以体液免疫为主。群特异性多糖抗体和型外膜蛋白抗体（IgG、IgM、SIgA）有调理吞噬作用，并可激活补体发挥溶菌作用。母体的IgG类抗体可穿过胎盘，故6个月内婴儿患流脑者少见。儿童血脑屏障发育尚不成熟，因此流脑发病率较高。

（三）微生物学检查

送检标本包括病人的脑脊液、血液或刺破出血瘀斑的渗出物，带菌者的鼻咽拭子等。

1. 直接涂片检查

（1）脑脊液 取离心后沉淀物涂片，革兰染色，镜检。如在中性粒细胞内、外见有革兰阴性肾形双球菌，可作出初步诊断。

（2）瘀斑渗出物 用碘酊、乙醇消毒病变皮肤，以无菌针头挑破瘀斑，挤出少量渗出液，制成印片，干燥后革兰染色、镜检。此法阳性率可达80%左右，利于早期诊断。

2. 分离培养与鉴定

脑膜炎奈瑟菌抵抗力弱，对低温、干燥均极敏感，故标本采集后应注意保暖并立即送检。接种的培养基亦宜预温，最好为床边接种。血液标本需先经血清肉汤增菌，脑脊液经离心后取沉淀接种巧克力平板。平板置含5%～10% CO_2 的环境中孵育。培养后挑取可疑菌落涂片染色检查，并作生化反应和凝集试验鉴定。

3. 快速诊断法

因脑膜炎奈瑟菌易自溶，故患者脑脊液和血清中有可溶性抗原存在，可用已知抗体快速检测相应抗原。

（四）防治原则

流行期间应注意及时隔离病人，带菌者可适当服用抗生素或磺胺类药物。目前我国对易感儿童已广泛应用 A 群和 C 群脑膜炎奈瑟菌荚膜多糖菌苗，保护率在 90% 以上。脑膜炎奈瑟菌对青霉素、磺胺药、氯霉素等敏感。磺胺药易穿过血脑屏障，故治疗效果较好。

二、淋病奈瑟菌

淋病奈瑟菌（*N. gonorrhoeae*），是目前我国发病人数最多的性传播疾病——淋病的病原菌。

（一）生物学性状

1. 形态与染色

形态与脑膜炎奈瑟菌相似，革兰染色阴性，常成对排列，直径 0.6 ~ 0.8μm（图 7 - 4）。脓汁标本中细菌常位于中性粒细胞内，分布不匀，从数个到数十个不等，慢性淋病时则多存在于细胞外。无芽胞、无鞭毛、有菌毛和荚膜。

2. 培养特性

营养要求高，常用培养基为巧克力血琼脂平板，或选用加入万古霉素、多粘菌素的选择培养基。初次分离时须供给 5% ~ 10% CO_2，最适生长温度 37℃，最适 pH 为 7.5。孵育 24 ~ 48 小时后，形成圆、凸起、灰白色、直径 0.5 ~ 1.0mm 的光滑型菌落。

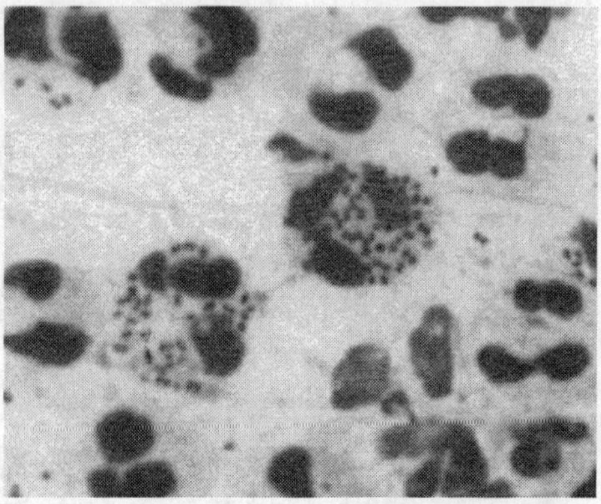

图 7 - 4　淋病奈瑟菌

3. 生化反应

淋病奈瑟菌只分解葡萄糖，产酸不产气。不分解其他糖类。氧化酶试验阳性。

4. 抵抗力

对理化因子的抵抗力弱，对热、冷、干燥等极度敏感。55℃仅存活 5 分钟，100℃立即死亡，室温下能存活 1 ~ 2 天；在干燥环境下，仅能存活 1 ~ 2 小时，但在不完全干燥的条件下，例如附着于衣物和被褥中则能生活 18 ~ 24 小时，在厚层脓液或湿润的物体上能存活数天。对消毒剂，尤其是可溶性银盐极敏感，1:4000 硝酸酸银溶液作用 2 分钟、1% 苯酚作用 1 ~ 3 分钟均能杀死本菌。对青霉素和磺胺敏感，但耐药菌株日益增多。

（二）致病性

1. 致病物质

主要致病物质是表面结构，如菌毛、荚膜、外膜蛋白等。

有毒株可借助菌毛吸附于泌尿生殖道黏膜，不易被尿液冲去，失去菌毛后细菌毒力亦消失。荚膜等有抗吞噬作用，即使被吞噬，也可在吞噬细胞中存活。外膜蛋白PⅠ可破坏中性粒细胞膜的结构，导致膜损伤；PⅡ分子参与淋病奈瑟菌间及淋病奈瑟菌与宿主细胞间的黏附作用；PⅢ分子可抑制杀菌抗体的活性。此外，淋病奈瑟菌尚能产生IgA1蛋白酶，可破坏黏膜表面的特异性IgA1，使细菌能在黏膜上存活并繁殖。

2. 所致疾病

淋病奈瑟菌是淋病的病原菌。淋病是世界上发病率最高的性传播性疾病。人是淋病奈瑟菌的惟一宿主。

淋病主要通过性接触传播，细菌进入泌尿生殖道而感染。男性患者主要引起急性尿道炎，如不及时治疗，可上行感染引起前列腺炎、输精管炎、附睾炎等；女性患者主要侵犯子宫颈及尿道，造成化脓性炎症，如未及时治疗，也可上行感染造成子宫内膜炎、输卵管炎、盆腔炎等。球菌感染扩散至生殖系统，引起慢性炎症时，常可导致不育。母体患淋菌性阴道炎或子宫颈炎者，其胎儿出生通过产道时常可感染淋病奈瑟菌而患淋病奈瑟菌性结膜炎。

（三）微生物学检查

1. 标本

泌尿生殖道脓性分泌物。

2. 直接涂片镜检

脓性分泌物涂片、固定、革兰染色后镜检。如在中性粒细胞内见有数量不等的革兰阴性双球菌，有诊断价值。有报道男性患者急性期分泌物直接涂片检出率高达98%，女性患者阳性率略低，约50%～70%。

3. 分离培养与鉴定

淋病奈瑟菌极娇嫩，采取标本后应注意保暖、保湿，并及时送检。标本应接种至预温的巧克力血琼脂平板或淋病奈瑟菌选择培养基上，在含5%～10% CO_2 环境下孵育24～48小时，挑取可疑菌落进一步作生化反应鉴定。

（四）防治原则

淋病是一种性病，应采取综合治理措施，加强卫生宣传教育。患者诊断明确后，要彻底治疗，治疗首选药物为青霉素，但近年来耐青霉素菌株日益增多。婴儿出生时，不论母亲有无淋病，均应立即以1%硝酸银溶液滴眼，以预防新生儿淋病性结膜炎的发生。

第四节 肠球菌属

肠球菌（*Enterococcus*）为院内感染的重要病原菌，不仅可引起尿路感染、皮肤软组织感染，还可引起危及生命的腹腔感染、败血症、心内膜炎和脑膜炎，由于其固有耐药性，所致感染治疗困难。

一、生物学特性及分类

圆形或椭圆形、呈链状排列的革兰阳性球菌，无芽胞，无鞭毛，为需氧或兼性厌氧菌。对营养要求较高，在含有血清的培养基上生长良好。在血平板上经37℃培养18小时后，可形成灰白色、不透明、表面光滑、直径0.5～1mm大小的圆形菌落，不同的菌株表现为不同的溶血现象。与同科链球菌的显著不同在于本菌在生化反应上能耐受高盐和胆汁培养基，并对许多抗菌药物表现为固有耐药。

根据其利用糖类的特征可将肠球菌分为3组：第一组以鸟肠球菌为代表；第二组以粪肠球菌、屎肠球菌为代表；第三组以坚韧肠球菌为代表。其中对人类致病者主要为粪肠球菌和屎肠球菌。在临床分离菌中粪肠球菌占85%～95%、屎肠球菌占5%～10%，其余少数为坚韧肠球菌和其他肠球菌。

二、致病性

一般而言，肠球菌的毒力不高。与金黄色葡萄球菌和化脓性链球菌相比，肠球菌对大多数动物的半数致死量（LD_{50}）值相当高，而且肠球菌很少引起蜂窝织炎和呼吸道感染。

肠球菌只有在宿主组织寄殖，耐机体非特异及免疫防御机制，并引起病理改变，才能导致感染。黏附测定显示肠球菌可通过细菌表面表达的为黏附素，吸附至肠道、尿路上皮细胞及心脏细胞。

1. 尿路感染

为粪肠球菌所致感染中最为常见的，绝大部分为院内感染。据报道16%的院内尿路感染由肠球菌引起，仅次于大肠埃希菌居第2位。其发生多与留置导尿管、其他器械操作和尿路结构异常有关。一般表现为膀胱炎、肾盂肾炎，少数表现为肾周围脓肿等。

2. 腹腔、盆腔感染

在肠球菌感染中居第2位。

3. 败血症

在肠球菌感染中居第3位。

4. 心内膜炎

约5%～20%的心内膜炎由肠球菌引起，为引起心内膜炎的第3位病原菌。

三、耐药性

肠球菌由于其细胞壁坚厚，对许多抗生素表现为固有耐药。

（1）对青霉素敏感性较差，对头孢菌素类耐药。主要机制为细菌产生一种特殊的青霉素结合蛋白（PBP），后者与青霉素的亲和力减低，从而导致耐药。

（2）对氨基糖苷类耐药。

（3）肠球菌有抗万古霉素的基因，分为 Van A ～E5 个型，Van A 基因位于转座子上，有高度的耐药性。

小结 球菌包括革兰阳性和阴性球菌两类。前者有葡萄球菌、链球菌、肺炎链球菌等；后者有脑膜炎奈瑟菌、淋病奈瑟菌等。主要引起化脓性炎症。

葡萄球菌，常堆积呈葡萄串状。营养要求不高。多数能分解葡萄糖、麦芽糖和蔗糖，产酸不产气。致病菌能分解甘露醇。抗原主要有蛋白质抗原和多糖抗原。蛋白质抗原主要是葡萄球 A 蛋白（SPA）。葡萄球菌分为两类：①金黄色葡萄球菌，能产生金黄色色素和血浆凝固酶，可形成透明溶血环，致病力强；②表皮葡萄球菌，多数产生乳白色色素，少数产生柠檬色色素，不产生血浆凝固酶和 A 蛋白，不分解甘露醇，无溶血环形成，致病力弱或无。葡萄球菌在无芽胞菌中抵抗力最强。所致疾病主要有：局限性化脓性炎症、全身化脓性炎症、食物中毒、假膜炎肠炎、中毒性休克综合征。

链球菌常呈链状排列。营养要求较高。分为三类：①甲型溶血性链球菌。②乙型溶血性链球菌。③丙型链球菌。

奈瑟菌属是一群革兰阴性双球菌。无鞭毛、无芽胞，有菌毛。对人有致病性的仅有脑膜炎奈瑟菌和淋病奈瑟菌。脑膜炎奈瑟菌是流行性脑脊髓膜炎（流脑）的病原菌。淋病奈瑟菌为淋病的病原菌。

肠球菌为圆形或椭圆形、呈链状排列的革兰阳性球菌，对营养要求较高。对人类致病者主要为粪肠球菌和屎肠球菌。一般而言，肠球菌的毒力不高。临床表现：尿路感染、腹腔、盆腔感染、败血症、心内膜炎。由于其固有耐药性，所致感染治疗困难。

思考题

1. 简述链球菌的分类依据。
2. 简述金黄色葡萄球菌的致病物质及所致疾病。
3. 简述链球菌的分类及其特点。

（刘 珊 王华民）

第八章

肠道杆菌

第一节 概 述

肠道杆菌（*Enteric bacilli*）是一大群寄居在人类和动物肠道中，生物学性状近似的革兰阴性杆菌，随人和动物的排泄物广泛分布于土壤、水和腐物中。大多数肠道杆菌是肠道的正常菌群，常寄居于人和动物的肠道内，与机体呈共生状态，平衡微生态环境，使机体免受其他病原菌的侵犯。但当宿主免疫力降低或细菌寄居部位改变时也可成为条件致病菌而引起疾病，如大肠埃希菌、变形杆菌等。少数肠道杆菌是致病菌，例如伤寒沙门菌、痢疾志贺菌、致病性大肠埃希菌等，导致人类某些肠道传染病。

肠道杆菌属于肠杆菌科（*Enterobacteriaceae*），根据生化反应、抗原结构、核酸杂交和序列分析，目前肠杆菌科已有 44 个属，170 多个种，其中与医学关系较密切的列于表 8－1。

表 8－1 肠杆菌科中与医学关系密切的菌属、代表菌及主要区别

属	代表种	动力	乳糖	葡萄糖	VP	靛基质	脲酶	H_2S
埃希菌属	大肠埃希菌	+/－	⊕	⊕	－	+	－	－
志贺菌属	痢疾志贺菌	－	－/L	+	－	+/－	－	－
沙门菌属	伤寒沙门菌	+	－	+	－	－	－	－/+
	其他沙门菌	+	－	⊕	－	－	－	+/－
克雷伯菌属	肺炎克雷伯菌	－	⊕	⊕	+	－	+/－	－
肠杆菌属	产气肠杆菌	+	⊕	⊕	+	－	－	－
变形杆菌属	普通变形杆菌	+	－	⊕	－/+	+	+	+
耶尔森菌属	小肠结肠炎耶尔森菌	+/－	－	+	+	+/－	+/－	－

注：+. 产酸或阳性；⊕. 产酸产气；－. 不产酸或阴性；L. 迟缓发酵

一、形态结构与染色

中等大小（0.3～1.0μm×1～6μm）的革兰阴性杆菌。无芽胞。多数有周鞭毛，能运动。少数有荚膜或包膜。致病菌大多有菌毛。

二、培养特性

兼性厌氧或需氧。营养要求不高，在普通琼脂平板上生长繁殖后形成直径 2～3mm、中等大小、湿润、光滑、灰白色的菌落。在 SS 培养基上，致病菌不分解乳糖，菌落无色，非致病菌多能分解乳糖产酸，菌落呈红色。在血琼脂平板上，有些菌落可产生溶血环。在液体培养基中，呈均匀混浊生长。

三、生化反应

生化反应活泼，能分解多种糖类、蛋白质和有机酸，形成不同代谢产物，可用以鉴别细菌。乳糖发酵试验在初步鉴别肠道致病菌和非致病菌上有重要意义，前者一般不分解乳糖，而后者多数能分解乳糖。

四、抗原结构

抗原结构复杂，主要有菌体(O)抗原、鞭毛(H)抗原和荚膜(K)或包膜抗原、菌毛抗原和肠道杆菌共同抗原。

1. O 抗原

存在于革兰阴性菌细胞壁的脂多糖（LPS）层，具有属特异性。O 抗原耐热，100℃数小时不被破坏。新从病人标本中分离出的肠道杆菌均有 O 抗原，菌落呈光滑（S）型。在人工培养基上多次传代、转种和保存日久后，脂多糖失去其 O 特异多糖，此时菌落变为粗糙（R）型，是为 S—R 型变异。R 型菌株的致病性显著低于 S 型菌株。

2. H 抗原

存在于鞭毛蛋白中。不耐热，60℃ 30 分钟即被破坏。细菌失去鞭毛后，H 抗原消失，运动也随之消失；同时 O 抗原外露，是为 H－O 变异。

3. 荚膜或包膜抗原

位于 O 抗原外围，具有型特异性，为多糖类，能阻抑 O 凝集现象，加热 60℃30 分钟可去除该抗原的阻断作用。重要的荚膜或包膜抗原有伤寒沙门菌的 Vi 抗原、大肠埃希菌的 K 抗原等。

4. 菌毛抗原

化学组成为蛋白质，能干扰 O 凝集现象。煮沸可破坏菌毛。

5. 肠道杆菌共同抗原

肠道杆菌共同抗原（Enterobacteria common antigen，ECA）存在于肠道杆菌的表面，为氨基糖聚合物。所有肠杆菌科细菌都有 ECA，而其他细菌一般没有。ECA 在细菌鉴定和分类中有一定意义。

五、抵抗力

因无芽胞，对理化因素抵抗力不强。60℃30 分钟即死亡。易被一般化学消毒剂杀灭，常用氯进行饮水消毒。但在自然界中生存能力强，在水、冰中可生存数月。胆盐、煌绿等染料对大肠埃希菌等非致病性肠道杆菌有选择性抑制作用，故常加入选择培养基中，分离粪便中致病性肠道杆菌。

六、变异

肠道杆菌易出现变异菌株。除自发突变外，更因相互间存在着密切的微生态关系，可以通过转导、接合或溶原性转换等转移遗传信息，引起受体菌有关生物学性状的改变而导致变异。这种现象在宿主体内和自然环境中均可发生，其中最常见的是耐药性转移，此外尚有毒素产生、生化反应特性改变，以及 H－O 抗原和 S－R 菌落变异等。肠道杆菌的易变性在其致病力、细菌学诊断，以及预防和治疗中都有重要意义。

第二节　埃希菌属

埃希菌属（*Escherichia*）的细菌一般不致病，为人和动物肠道中的正常菌群。其中以大肠埃希菌（*E. coli*）最为重要。本菌寄居于肠道，婴儿出生后数小时肠道就出现有大肠埃希菌并伴随终生。该菌在肠道内一般不致病，并能利用食物残渣合成维生素 B 和 K，供人体吸收利用；其分解代谢产物和产生的大肠菌素能抑制痢疾志贺菌等病原菌的生长；其生命活动能促进肠道淋巴结的发育，促进 SIgA 的分泌，对人体有利。当人体免疫力下降或该菌侵入肠外组织或器官时，可致肠道外感染。某些血清型菌株毒力较强，能直接引起肠道感染，称之为致病性大肠埃希菌。在环境卫生和食品卫生学上，大肠埃希菌常被作为粪便污染的卫生学检测指标。

一、生物学性状

1. 形态染色

大小为 0.4～0.7μm×1～3μm，革兰阴性杆菌（图 8－1）。无芽胞。多数有周身鞭毛，能运动。有菌毛。有些菌株有包膜。

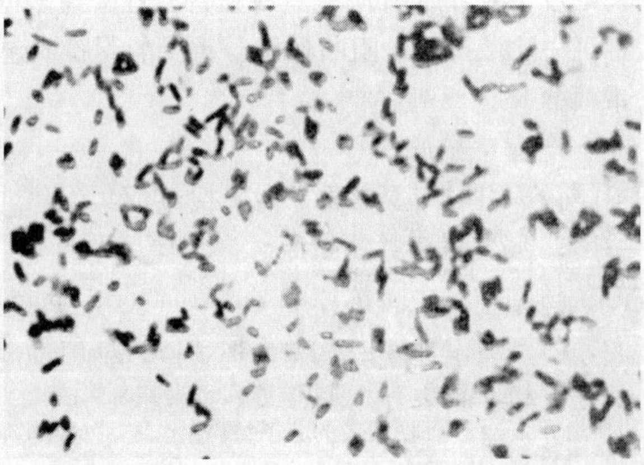

图 8－1　大肠埃希菌（×1500）

2. 培养特性

兼性厌氧。营养要求不高，在普通琼脂平板上生长良好，37℃培养 24 小时后形成直径 2～3mm 圆形、湿润、光滑、凸起、灰白色的菌落。在肠道选择培养基（如 SS 琼脂培养基）上因能分解乳糖产酸而形成有色菌落，与志贺菌、沙门菌等致病菌易区别。

3. 生化反应

活泼，能分解葡萄糖等多种糖类，产酸并产气。多数菌株能迅速分解乳糖产酸产气。典型大肠埃希菌的靛基质试验、甲基红试验、VP 试验和枸橼酸利用试验四项试验（IMViC 试验）为“＋ ＋ － －”。

4. 抗原构造

复杂，主要有 O、H 和 K 三类抗原。O 抗原超过 170 种，是分群的基础。H 抗原超过 50 种。K 抗原在 100 种以上。K 抗原过去分为不耐热的 L、B 抗原和耐热的 A 抗原。现在，K 抗原指酸性的多糖荚膜抗原。大肠埃希菌 K 抗原分为 2 组（组 1 和组 2）。表示大肠埃希菌血清型别的方法按 O：K：H 排列，如 O111：K58（B4）：H2。

5. 抵抗力

对理化因素抵抗力不强。60℃30 分钟即死亡。在水、冰中可存活数周至数月，在温度较低的粪便中存活更久。胆盐、煌绿等染料对本菌有选择性抑制作用。对庆大霉素、卡那霉素、妥布霉素、链霉素等均敏感，但易产生耐药性。耐药者对丁胺卡那霉素、西咪替丁等较敏感，但耐药性也呈逐年上升趋势。

二、致病性

（一）致病物质

1. 定居因子

定居因子（Colonization factor，CF）又称黏附素，是质粒控制产生的特殊菌毛，能黏附于肠黏膜细胞上，使细菌不被肠蠕动或肠分泌液清除，构成感染的第一步。CF 抗原性很强，能刺激机体产生特异性抗体。

2. 肠毒素

由肠产毒型大肠埃希菌产生的肠毒素有两种，由质粒控制。

（1）不耐热肠毒素（Heat labile enterotoxin，LT） 是蛋白质，对热不稳定，65℃ 30 分钟即失去活性。由 A、B 两个亚单位组成。B 亚单位与肠黏膜细胞表面的神经节苷脂（GM_1）结合，有利于 A 亚单位激活肠黏膜细胞上的腺苷酸环化酶，使细胞内 ATP 转化为 cAMP，胞浆内 cAMP 增加，导致肠黏膜细胞过度分泌，肠腔积液，引起腹泻。

（2）耐热肠毒素（Heat stable enterotoxin，ST） 对热稳定，100℃20 分钟不被破坏。ST 分 STa 和 STb 两种。STa 毒性强，能激活肠黏膜细胞上的鸟苷酸环化酶，使细胞内 cGMP 升高，导致肠黏膜细胞过度分泌，肠腔积液而致腹泻。

3. 志贺样毒素

志贺样毒素（Shiga－liketoxin，SLT）由肠出血型大肠埃希菌产生，该毒素能使 Vero 细胞产生病变，故又称 Vero 毒素（Vero toxin，VT）。SLT 分两型，SLT－Ⅰ与痢疾志贺菌的志贺毒素（Shiga toxin，ShT）基本相同，SLT－Ⅱ与 ST 有 60% 同源性。SLT 可引起血性腹泻。

4. 溶血素

是外毒素，能溶解红细胞和其他组织细胞，引起细胞因子释放和诱发炎症反应。

5. 其他

内毒素 LPS、抗吞噬作用的 K 抗原等。

（二）所致疾病

1. 肠道外感染

大肠埃希菌在肠道内一般是不致病的，但如移位侵入肠道外的组织或器官则可引起肠外感染，以化脓性炎症最为常见。肠外感染中以泌尿系统感染为主，例如尿道炎、膀胱炎、肾盂肾炎。亦可引起肺炎、腹膜炎、胆囊炎、阑尾炎、手术创口感染等。在婴儿，老年人或免疫力极低下的病人，大肠埃希菌可引起败血症。在新生儿，可引起大肠埃希菌性脑膜炎。

2. 肠道感染

某些血清型大肠埃希菌可引起人类腹泻。引起肠道感染的大肠埃希菌主要有五组（表 8－2）。

表 8－2　引起腹泻的大肠埃希菌种类及特点

细菌	作用部位	易感人群	致病机制	症状	常见 O 血清型
ETEC	小肠	旅游者 婴幼儿	ST 和 LT 肠毒素，大量分泌液体和电解质；定居因子	水泻、腹痛、低热	6、8、15、25、27、63、119、125、126、127、128、142
EPEC	小肠	婴儿	黏附和破坏黏膜上皮细胞	发热、恶心、呕吐、非血性便	26、55、86、111、114、125、126、127、128、142
EIEC	大肠	成人和儿童	侵袭和破坏结肠黏膜上皮细胞	菌痢样脓血便、发热、头痛	78、115、148、153、159、167
EHEC	大肠	5 岁以下感染率最高	SLT 和 EHEC 肠溶血素	血性腹泻、痉挛性腹痛、低热	157、26、28ac、111、112ac、124、136、143、144、152、164
EAEC	小肠	婴幼儿	聚集性黏附，产生 EAST，致大量液体分泌	持续性水样便、呕吐、低热	42、44、3、86、878

（1）肠产毒型大肠埃希菌（Enterotoxigenic *E. coli*，ETEC）　能产生 ST 和/或 LT。多数菌株还有定居因子。它是婴幼儿和旅游者腹泻的最常见病原菌。临床上可表现轻度腹泻，也可出现严重的霍乱样水泻。鉴定 ETEC 主要是测定大肠埃希菌肠毒素，血清型可供参考。常见血清型有 O_6，O_8 等。

（2）肠致病型大肠埃希菌（Enteropathogenic *E. coli*，EPEC）　是婴儿腹泻的重要病原体，严重者可死亡，成人少见。不产生肠毒素，也无侵袭力。主要在十二指肠、空肠和回肠上段大量繁殖，致使黏膜上皮细胞结构和功能受损，导致严重腹泻。常见血清群有 O_{111}、O_{128}、O_{55}、O_{114} 等。

（3）肠侵袭型大肠埃希菌（Enteroinvasive *E. coli*，EIEC）　主要侵犯较大儿童和成人，引起类似菌痢的腹泻。腹泻呈脓血便，有里急后重，故又称志贺样大肠埃希菌。不产生肠毒素，但有侵袭力。能侵入结肠黏膜上皮细胞、生长繁殖，死亡后产生内毒素，使细胞破坏，形成炎症和溃疡，引起腹泻，大便为粘液血性便。许多菌株无动力，生化反应与抗原构造也与痢疾志贺菌相似，若不注意，易误诊为痢疾志贺菌。它也可引起豚鼠角膜结膜炎。常见血清群有 O_{78}、O_{115}、O_{148} 等。

（4）肠出血型大肠埃希菌（Enterohemorrhagic *E. coli*，EHEC） 可产生志贺样毒素。引起出血性结肠炎。主要血清型为 O_{157}：H_7。

（5）肠集聚型大肠埃希菌（Enteroaggregative *E. coli*，EAEC） 产生毒素和黏附素，引起婴儿持续性腹泻，伴脱水，偶有便血。

三、微生物学检查

（一）临床细菌学检查

1. 标本

肠道外感染以无菌操作采集中段尿、血液、脓汁、脑脊液、痰等，腹泻则取粪便。

2. 分离培养与鉴定

粪便直接接种于肠道选择培养基。血液标本需先经肉汤培养基增菌，再接种于血琼脂平板，其他标本直接接种血琼脂平板进行分离培养。37℃孵育 18～24 小时后，观察菌落形态，初步鉴定根据 IMViC（＋＋－－）试验，最后鉴定根据系列生化反应。致病性大肠埃希菌需进一步分群定型，可选用 ELISA、基因探针等方法检测肠毒素和毒力因子。尿路感染除检测大肠埃希菌外，还应计数中段尿细菌总数，每毫升尿含菌≥10 万时才有诊断价值。实验研究表明，此标准仅适合革兰阴性菌感染，金黄色葡萄球菌等革兰阳性菌感染达不到此数，判断结果时应加以注意。

（二）卫生细菌学检查

寄居于肠道的大肠埃希菌随粪便排出，可污染周围环境、水源和食品。样品检出大肠埃希菌愈多，表示粪便污染愈严重，并间接表明可能有肠道致病菌污染。因此，水、食品等常以细菌总数和大肠菌群数作为卫生细菌学检查的指标。细菌总数是指每毫升或每克样品中所含的细菌数。大肠菌群指数一般指 1000ml 饮水中的大肠菌群数。大肠菌群系指在 37℃24 小时内发酵乳糖产酸产气的肠道杆菌，包括埃希菌属、枸橼酸杆菌属、克雷伯菌属及肠杆菌属。我国卫生标准规定：大肠菌群数在每升饮水中不得超过 3 个；每 100ml 瓶装汽水、果汁中不得超过 5 个。

四、防治原则

疫苗接种预防已在畜牧业领域中开展了广泛研究。在家畜中，用菌毛疫苗防治新生畜崽腹泻已获得成功，为制备人类致泻大肠埃希菌菌毛疫苗的研究带来希望。

一种以预防人类 ETEC 感染为目的，使用人工合成的 ST 产物与 LT B 亚单位交联的疫苗正在研究中。运用 O_{157} LPS 抗原作为主要的疫苗成分预防 O_{157}感染的疫苗也正在考虑中。

本菌对磺胺、链霉素、卡那霉素、妥布霉素、氯霉素、庆大霉素、西咪替丁、吡哌酸等较敏感，可用来治疗大肠埃希菌感染。许多菌株具有 R 因子，易产生耐药性，应根据药敏结果，选用抗菌药物治疗。对腹泻病人应及时校正水和电解质平衡。母乳中 SIgA 可中和大肠埃希菌肠毒素，故母乳喂养婴儿可减少婴儿腹泻的发生。

污染的水和食品是 ETEC 最重要的传染媒介，EHEC 则常由污染的肉类和未消毒的牛奶引起，充分的烹饪可减少 ETEC 和 EHEC 感染的危险。

第三节 志贺菌属

志贺菌属（*Shigella*）的细菌，通常称痢疾杆菌，是人类细菌性痢疾（菌痢）最常见的病原菌。1898 年由 Shiga 首先发现，故得名。此外，还有许多病原生物如某些沙门菌、变形杆菌、侵袭性大肠埃希菌、阿米巴原虫、鞭毛虫等，在临床上均能引起类似菌痢的症状。

一、生物学特性

（一）形态染色与培养特性

为革兰阴性杆菌，0.5～0.7μm×2～3μm，无荚膜，无芽胞，无鞭毛，有菌毛（图 8－2）。需氧或兼性厌氧。营养要求不高，在普通琼脂平板上经 24 小时生长，形成直径达 2mm，半透明的光滑型菌落，但宋内志贺菌菌落较大，较不透明并常呈粗糙型。在肠道选择培养基上生长的菌落因不分解乳糖而呈无色半透明，易与大肠埃希菌菌落区别。

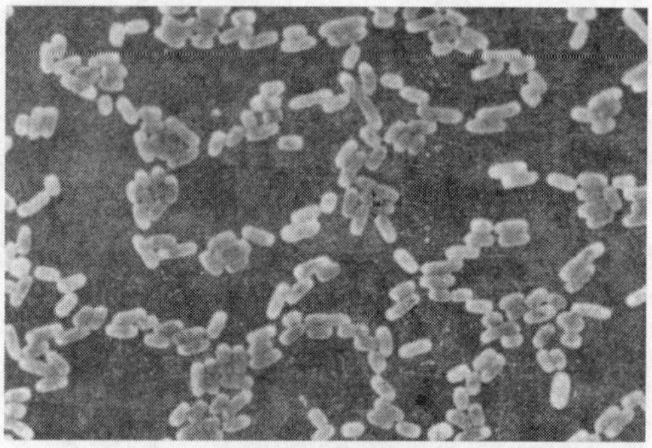

图 8－2 福氏志贺菌
（扫描电镜 ×2400）

（二）生化反应

本属菌生化反应能力较其他肠道杆菌为弱。发酵葡萄糖一般产酸不产气。除宋内志贺菌个别菌株迟缓发酵乳糖外，一般不发酵乳糖。在克氏双糖管中，斜面不发酵，底层产酸不产气不产生 H_2S。不分解尿素。IMVIC 试验为“－＋－－”。

（三）抗原构造与分类

本属菌有 O 和 K 两种抗原，无 H 抗原。K 抗原在细菌分类上无意义，但 K 抗原可阻止 O 抗原与相应 O 抗体发生凝集，加热后可消除此种阻抑作用。O 抗原是分类的依据，有群和型两种特异抗原。根据O抗原不同将志贺菌属分为A、B、C、D四群和40多个血清型（含亚型），见表8-3。我国以福氏志贺菌多见，其次是宋内志贺菌。

表8-3 志贺菌属的抗原分类

菌种	群	型	亚型	甘露醇	鸟氨酸脱羧酶
痢疾志贺菌	A	1~10	8a、8b、8c	-	-
福氏志贺菌	B	1~6、X，Y变型	1a、1b、2a、2b、3a、3b、3c、4a、4b	+	-
鲍氏志贺菌	C	1~18		+	-
宋内志贺菌	D	1		+	+

除A群外，B、C、D群均能发酵甘露醇。除D群外，A、B、C群均无鸟氨酸脱羧酶。四群中以A群的临床症状最重，D群的临床症状最轻。宋内志贺菌有两个变异相，即Ⅰ相和Ⅱ相。Ⅰ相为光滑型，有毒性，常见于急性期患者；Ⅱ相为粗糙型，无毒性，主要见于恢复期患者、慢性患者及带菌者。

（四）抵抗力

志贺菌较其他肠道杆菌的抵抗力为弱。60℃10分钟可杀死。对酸和一般消毒剂敏感，1%苯酚15分钟可杀死。在粪便内由于其他细菌产酸或噬菌体作用，可使志贺菌在数小时内死亡，故采集病人粪便做志贺菌培养时，应迅速送检或使用含有缓冲剂的保存液。但在污染物品及瓜果、蔬菜上，志贺菌可存活10~20天。对氯霉素、磺胺、链霉素、呋喃唑酮敏感，但易产生耐药性。此种耐药性往往可经R因子传递。对诺氟沙星、环丙沙星、氧氟沙星敏感且耐药菌株少。许多中草药如地榆、黄连、马齿苋等有抑制本菌生长的作用。

（五）变异性

1. S-R变异

菌落由S型变为R型时，常伴有抗原构造、生化反应及毒力的变异。在人体内因变异失去典型生化反应和抗原性，给细菌鉴定带来困难且影响培养阳性率。

2. 耐药性变异

此变异在志贺菌属中极为常见。由于磺胺及抗生素类药物的广泛应用，志贺菌的耐药菌株日益增多，即便是偏远地区分离的志贺菌也常见4~8种抗药谱，严重影响临床疗效。国内志贺菌对氯霉素、链霉素和磺胺的耐药率为80%~100%。有时耐药性变异伴有毒力变异，例如依赖链霉素才能生长的菌株（称依链株；Sd株），其毒力减弱，但仍保持抗原性，可制成活疫苗供预防用。

二、致病性与免疫性

（一）致病物质

主要是侵袭力和内毒素，有的菌株尚产生外毒素。

1. 侵袭力

指本菌侵袭结肠黏膜上皮细胞的能力。主要是菌毛能与回肠末端和结肠黏膜上皮细胞上的糖脂结合，使细菌黏附在上皮细胞上，继而穿入上皮细胞，在细胞内繁殖，并向周围扩散，在黏膜固有层内形成感染病灶。细菌侵入肠壁是致病先决条件，细菌一般不入血。侵袭力受质粒（如福氏志贺菌140MD，宋内志贺菌120MD）和染色体上的基因控制。

2. 内毒素

各种志贺菌均有强烈的内毒素。其毒性作用有三个方面：①作用于肠黏膜，使其通透性升高，促进内毒素吸收，引起一系列中毒症状，如发热、神志障碍、中毒性休克及DIC。②毒素破坏肠黏膜，形成炎症、溃疡，产生脓血便。③作用于肠壁自主神经，导致肠功能紊乱，肠蠕动共济失调和痉挛，尤以直肠括约肌痉挛明显，因而发生腹痛、里急后重症状。

3. 外毒素

A群志贺菌Ⅰ型和Ⅱ型菌株产生的外毒素称志贺毒素（Shiga toxin，STX），与EHEC产生的毒素相同，有相同的生物学活性：①神经毒性：将毒素注入家兔和小鼠可使中枢神经系统受损，引起动物麻痹和死亡；②细胞毒性：对人肝细胞、肠黏膜细胞有毒性，可使细胞变性坏死；③肠毒素毒性：有类似大肠埃希菌肠毒素、霍乱弧菌肠毒素的活性，可致水样泻。

ST的分子量为70 000。一般由1个A亚单位与5个B亚单位组成。A亚单位又可分A_1和A_2，借二硫键联结。B亚单位与肠壁黏膜上皮细胞的毒素受体（神经节苷脂）结合，把A亚单位带入细胞内。A_1是毒素活性中心，能与细胞60S核蛋白体结合，使延长因子Ⅰ、Ⅱ对核蛋白体亲和性降低，从而抑制蛋白质合成。

（二）所致疾病

本属菌引起细菌性痢疾（菌痢）。传染源是病人和带菌者，一般不感染动物。主要经消化道传播。人类对志贺菌易感，只需10～150个志贺菌即可引起疾病。常见的志贺菌感染有三种类型。

1. 急性菌痢

（1）急性典型菌痢　具有菌痢的典型症状，如发热、腹痛、腹泻、脓血黏液便、里急后重等。

（2）急性非典型菌痢　主要表现为腹泻、有黏液但无脓血，低热或体温正常，易误诊，影响治疗，可自愈，也可变慢性或带菌。

（3）急性中毒性菌痢 有少数儿童可能对本菌内毒素特别敏感。无明显消化道症状，主要表现为明显的全身中毒症状：高热（40℃或以上）、重度毒血症致使微血管收缩或舒张功能紊乱，造成微循环衰竭、感染性休克、中毒性脑炎和DIC等。病死率很高。各型志贺菌均可引起。

2. 慢性菌痢

病程超过2个月，迁延不愈。急性期治疗不适当、营养不良、胃酸过低、伴有肠寄生虫病或免疫功能低下者易患慢性菌痢。由于粪便中志贺菌较少且生物特性常有变异故培养阳性率甚低。

近年有不少志贺菌引起肠外感染的报道。年老体弱、婴幼儿及免疫功能低下者，有可能引起败血症。宋内志贺菌I型能引起溶血尿毒综合征；此外，志贺菌还可引起急性骨髓炎、尿路感染等。

感染志贺菌后，有些人可成为健康带菌者，是菌痢重要传染源，不宜从事饮食行业，炊事和保育工作。部分人可为恢复期带菌者和慢性带菌者，也是菌痢传染源。

（三）免疫性

菌痢为肠道感染，极少菌血症，故SIgA在肠黏膜表面抗感染中有一定作用。病后免疫力不长久，不稳固，这可能与菌型多、缺乏型间交叉免疫性有关。

三、微生物学检查

从病人或带菌者粪便中分离病原菌是临床常用的实验室诊断方法。一般应在发病早期和在服药前采取粘液脓血便，疑中毒性痢疾者取肛门拭子。标本应立即送检，进行分离培养。如不能立即送检，应保存于30%甘油缓冲盐水或专门的运送培养基内。

（一）分离鉴定病原菌

将标本先行增菌或直接接种于肠道选择培养基（如SS琼脂、麦康凯琼脂、中国蓝琼脂）上，37℃孵育18~24小时。取无色较透明的可疑菌落，进行生化反应和血清学试验，以确定菌群（种）和菌型。

（二）快速诊断法

1. 免疫凝集法

将粪便标本与志贺菌抗血清在玻片上混匀，在光镜下观察有无凝集现象。

2. 免疫荧光菌球法

将标本接种于含有荧光素标记的志贺菌免疫血清液体培养基中，经37℃孵育4~8小时。如标本中有相应型别的志贺菌存在，则生长繁殖后与荧光抗体凝集成带有荧光的菌球。在低倍或高倍荧光显微镜下容易检出。此法简便、快速、特异性高。

3. 协同凝集试验

先用志贺菌IgG型抗体与葡萄球菌A蛋白（SPA）结合作为诊断试剂，用来测定病人粪便中有无志贺菌可溶性抗原。凝集为阳性。

4. 胶乳凝集试验

用志贺菌抗血清致敏胶乳，使之与粪便中的志贺菌抗原发生凝集反应。也可用志贺菌抗原致敏胶乳，来诊断粪便中有无志贺菌抗体。

5. 分子生物学方法

采用PCR技术、基因探针技术检测与志贺菌致病性有关的大质粒。

四、防治原则

菌痢的防治除对患者和带菌者进行早期诊断、早期治疗，以控制和消灭传染源外，加强饮水、食品卫生管理，防蝇灭蝇均非常重要。

目前已研制成功多种志贺菌菌苗，进入临床实验阶段。所研制的疫苗有两类，其中一类是口服减毒活菌苗，如链霉素依赖株、福氏2a型诱变的温度敏感株、Y型福氏志贺菌减毒活疫苗等。近年来，针对我国痢疾主要流行型别是福氏2a和宋内志贺菌的特点，研制了福氏2a与宋内双价志贺菌菌株FSM2117、FS双价菌苗株，均已进行了人体安全及免疫原性观察，证明双价菌苗口服安全、有免疫原性，在儿童一次口服得到了保护效果。双价菌苗即将提供人群应用，其他型别的志贺工程菌苗也在研制中。

治疗志贺菌感染的药物颇多，如复方新诺明、呋喃唑酮、庆大霉素、氨苄西林、黄连素治疗有较好疗效。目前用吡哌酸、西咪替丁、环丙沙星、氧氟沙星治疗，疗效好。但该菌很易出现多重耐药株，给防治工作带来很大困难。

第四节 沙门菌属

沙门菌属（*Salmonella*）是一大群生化反应和抗原构造相似的革兰阴性杆菌。常寄生于人和动物肠道中，以抗原构造为分类的主要依据。自1885年Salmon等首次分离出猪霍乱沙门菌以来已发现沙门菌至少有2500多个血清型。我国有200多个血清型。其中绝大多数为动物致病菌，少数对人致病，如伤寒沙门菌和甲、乙、丙型副伤寒沙门菌；有些菌株对人和动物均能致病，如猪霍乱沙门菌、鼠伤寒沙门菌和肠炎沙门菌。

一、生物学性状

（一）形态结构与染色

大小为0.6～1.0μm×2～4μm，革兰阴性杆菌（图8－3）。除鸡沙门菌和雏鸭沙门菌等个别例外，绝大多数都有周鞭毛、能运动。无芽胞，一般无荚膜，多数有菌毛。

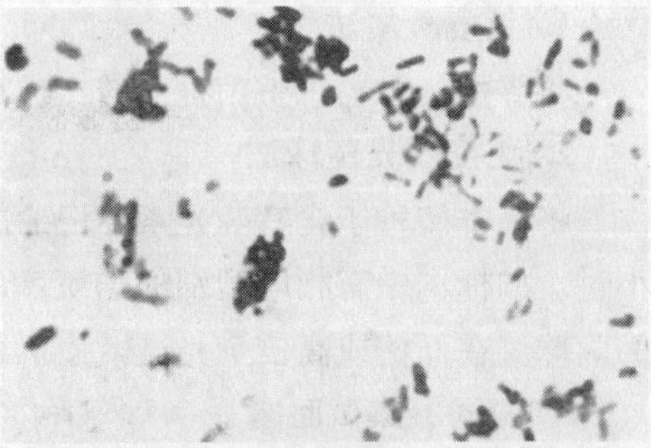

图8－3 伤寒沙门菌（×1000）

（二）培养特性与生化反应

兼性厌氧。营养要求不高，在普通琼脂平板上能生长，形成中等大小、无色半透明的光滑型菌落。肉汤中加入胆汁或胆盐，因能对抗血液中的抑菌物质，促进本菌生长，常用于伤寒与副伤寒患者血液或骨髓的增菌培养。生化反应较有规律，在肠道选择培养基上因不分解乳糖，菌落呈无色透明，易与大肠埃希菌菌落区别。不产生靛基质，不分解尿素，甲基红试验阳性，V－P试验阴性。大多数菌种能产生 H_2S，对葡萄糖、甘露醇发酵，除伤寒沙门菌不产气外，其他沙门菌均产酸产气。生化反应对本属菌的鉴别有重要参考价值（表8－4）。

表8－4 主要沙门菌的生化特性

菌名	葡萄糖	乳糖	靛基质	硫化氢	枸橼酸盐	甲基红	VP	赖氨酸脱羧酶
甲型副伤寒沙门菌	⊕	－	－	－/＋	－	＋	－	－
肖氏沙门菌	⊕	－	－	＋＋＋	＋/－	＋	－	＋
鼠伤寒沙门菌	⊕	－	－	＋＋＋	＋	＋	－	＋
希氏沙门菌	⊕	－	－	＋	＋	＋	－	＋
猪霍乱沙门菌	⊕	－	－	＋/－	＋	＋	－	＋
伤寒沙门菌	＋	－	－	－/＋	－	＋	－	＋
肠炎沙门菌	⊕	－	－	＋＋＋	－	＋	－	＋

注：＋. 阳性/产酸；⊕. 产酸产气；－. 阴性

（三）抗原构造

本属菌有复杂抗原构造，一般可分O抗原、H抗原和Vi（毒力）抗原三种。常见沙门菌的抗原成分见表8－5。

1. O抗原

为细菌细胞壁脂多糖，耐热，100℃数小时不被破坏。O抗原种类多，常以1，2，3…等阿拉伯数字表示。其中有的O抗原是某些细菌所特有，有些为几种细菌所共有。分类时将具有共同O抗原的沙门菌归为一组，可将沙门菌分成A～Z、O_{51}～O_{67}（O_{64}缺）共42群（组）引起人类疾病的沙门菌多在A～E组。O抗原刺激机体产生IgM类抗体。

2. H抗原

为鞭毛抗原，不耐热。分第Ⅰ相和第Ⅱ相两种。第Ⅰ相特异性高，又称特异相，以a、b、c…表示。第Ⅱ相特异性低，为数种沙门菌所共有，称非特异相，以1、2、3…表示。每一组沙门菌，根据H抗原的不同，可将组内细菌分为种和型。H抗原刺激机体产生IgG类抗体。

3. Vi抗原

存在于新从病人标本中分离的伤寒沙门菌、希氏沙门菌等少数细菌表面，是覆盖在细菌细胞壁 LPS 外的荚膜多糖抗原。不稳定，加热 60℃或人工培养后易消失。能阻止 O 抗原与 O 抗体的凝集反应。抗原性弱，刺激机体产生的抗体效价低。当体内有菌存在时，有一定 Vi 抗体，细菌清除后，抗体也随之消失，故测定 Vi 抗体有助于检出伤寒、副伤寒带菌者。

表 8 – 5 常见沙门菌的抗原成分

组别	菌型	O 抗原	H 抗原	
			第Ⅰ相	第Ⅱ相
A	甲型副伤寒沙门菌	1、2、12	a	–
B	肖氏沙门菌	1、4、5、12	b	1、2
	鼠伤寒沙门菌	1、4、5、12	i	1、2
C	希氏沙门菌	6、7、Vi	c	1、5
	猪霍乱沙门菌	6、7	c	1、5
D	伤寒沙门菌	9、12、Vi	d	–
	肠炎沙门菌	1、9、12	g、m	–

（四）抵抗力

不强，65℃15 分钟死亡。70% 乙醇、5% 石炭酸 5 分钟死亡。水中存活 2 ~ 3 周，粪便中可存活 1 ~ 2 月，在冰中能存活更长时间。对煌绿、胆盐等染料抵抗力强，故上述物质常用于制备沙门菌的选择培养基。

对氯霉素极敏感，耐药者对氨苄青霉素、呋喃唑酮、复方新诺明敏感。

二、致病性与免疫性

（一）致病物质

沙门菌有较强的内毒素和一定的侵袭力，个别菌株可产生肠毒素。

1. 侵袭力

沙门菌有毒株以菌毛吸附于小肠黏膜上皮细胞表面，进而侵入细胞，并穿过上皮细胞层到达皮下组织，细胞在此被吞噬细胞吞噬，但不被杀灭，在细胞内继续生长繁殖，成为细胞内寄生菌。这种抗吞噬作用与 O 抗原和 Vi 抗原有关。

2. 内毒素

沙门菌死亡裂解后释放的内毒素，可致宿主体温升高，白细胞数减少和中毒性休克。还可激活补体系统生成趋化因子，吸引白细胞，使肠道局部发生炎症反应。

3. 肠毒素

某些沙门菌如鼠伤寒沙门菌可产生肠毒素，其性质与肠产毒素型大肠埃希菌产生的肠毒素类似，可引起水样便。

（二）所致疾病

人类沙门菌感染主要有三种类型。

1. 肠热症

即伤寒和副伤寒。伤寒沙门菌引起伤寒，以及甲型副伤寒沙门菌、肖氏沙门菌、希氏沙门菌引起的副伤寒。伤寒与副伤寒的致病机制和临床症状相似，但伤寒一般比副伤寒病程长（约4周），症状重。现以伤寒为例。

传染源为病人和带菌者。病菌随传染源的粪便、污染水源或食物，经口进入胃，如未被胃酸杀死则到达小肠上部，以菌毛吸附在小肠黏膜表面，而后穿过肠黏膜上皮细胞，侵入肠壁淋巴组织，被巨噬细胞吞噬并在其胞质中生长繁殖，部分细菌经淋巴液到达肠系膜淋巴结大量繁殖。此时无症状，称潜伏期。典型伤寒病程有三个阶段：

初期（病程第一周）：病菌在肠系膜淋巴结大量繁殖后，经胸导管进入血流，引起第一次菌血症，病人出现发热、乏力、全身酸痛等前驱症状。病菌随血流进入肝、脾、肾、骨髓、胆囊等器官中，被器官中吞噬细胞吞噬，并在其中大量繁殖。此期，血液、骨髓中含有大量细菌。血清中开始出现伤寒菌抗体。一般O抗体（IgM型）出现早，H抗体出现稍晚，可随病程而升高。

极期（病程第二、三周）：在肝、脾、肾、骨髓、胆囊中大量繁殖的细菌再次入血，引起第二次菌血症，并释放大量内毒素，加重全身中毒症状。此时症状最重，持续高热、相对缓脉、皮肤因毛细血管被细菌栓塞而出现玫瑰疹、骨髓被抑制而致外周血白细胞减少、肝脾肿大。胆囊中细菌随胆汁排至肠道，一部分随粪便排出体外，一部分再次侵入肠壁淋巴组织，使已致敏的淋巴组织发生Ⅳ型超敏反应，导致局部组织坏死、溃疡，若不注意饮食易引起肠出血和肠穿孔。肾可见变性肿胀、DIC，有时可发生免疫复合物型肾小球肾炎。肾中细菌可随尿排出。此期，血液、骨髓培养仍为阳性，粪便培养阳性率高，血清抗体开始升高。

恢复期（第三周以后）：特异性免疫逐渐建立，血清抗体增高，细胞免疫功能增强，机体对内毒素的耐受力增强，临床症状趋向缓和，若无并发症，于第四周开始病情逐渐好转而痊愈。此期血培养阳性率很低，粪便培养阳性率仍高，血清抗体效价增高。

目前肠热症的临床症状以轻型和不典型者为主，这与早期、广泛使用抗生素有关。部分患者恢复后可继续排菌3周～3月，称恢复期带菌者，少数人可排菌达1年以上。带菌者是伤寒的重要传染源，不宜从事饮食服务业和保育等工作。

2. 食物中毒（急性胃肠炎）

是最常见的沙门菌感染，由于摄入大量鼠伤寒沙门菌、猪霍乱沙门菌、肠炎沙门菌等污染的食物引起。潜伏期短，一般为6～24小时，主要症状有发热、恶心、呕吐、腹痛、腹泻等。病程短，多在2～4天完全恢复。病后很少有慢性带菌者。常为集体性食物中毒。

3. 败血症

常由猪霍乱沙门菌、希氏沙门菌和肠炎沙门菌等引起。多见于儿童和免疫力低下的成人。病菌侵入肠道后，很快进入血流，故肠道症状不明显，败血症症状严重，有高热、寒战、厌食、贫血等。病菌随血流至组织、器官导致感染，如脑膜炎、骨髓炎、胆囊炎、心内膜炎等。

（三）免疫性

肠热症后可获得牢固免疫力，很少再感染。自发病第二周起血中开始出现特异性抗体，至第3～4周抗体大量增加，但抗体量的多少，与病情轻重不成正比。伤寒免疫以细胞免疫为主，因为抗体仅能杀灭细胞外的细菌，对于细胞内的细菌有赖于细胞免疫。食物中毒病程短，故免疫力不显著，其恢复与局部生成分泌型IgA有关。

三、微生物学检查

（一）病原菌分离与鉴定

1. 标本

肠热症因病程不同分别采取不同标本。第1周取外周血，第2周起取粪便，第3周起还可取尿液，第1～3周均可取骨髓液。食物中毒取粪便、呕吐物和可疑食物。败血症取血液。

2. 分离培养与鉴定

血液（5ml）和骨髓（0.5ml）标本先用胆汁肉汤培养基增菌，粪便和经离心沉淀的尿沉渣可直接接种于SS琼脂平板或中国兰琼脂平板等肠道选择培养基上，经37℃ 18～24小时培养后，挑取无色透明的可疑菌落，接种于双糖铁半固体培养基上，并涂片染色。若疑为沙门菌，再继续作系列生化反应，符合沙门菌条件时，再用沙门菌多价抗血清及伤寒、副伤寒单价血清做玻片凝集试验予以鉴定。

（二）血清学试验——肥达试验

用已知伤寒沙门菌O、H抗原和甲型副伤寒沙门菌、肖氏沙门菌、希氏沙门菌H抗原与病人血清做半定量凝集试验，以测定患者血清中相应抗体的含量，协助诊断伤寒和副伤寒，此种试验称肥达试验（Widal test）。

伤寒菌抗体在起病第2周开始出现，随病程而增加，于恢复期达高峰。肥达试验的结果，必须根据抗体含量的多少，增长情况，结合临床症状、病期、地区特点等进行综合分析。判定结果时，必须考虑以下几点：

1. 正常抗体水平

正常人因隐性感染和预防接种，血清可有一定量的伤寒或副伤寒抗体，其效价随地区而有差异。一般是O凝集价≥1∶80，H凝集价≥1∶160，副伤寒H凝集价≥1∶80，才有诊断价值。

2. 动态观察

伤寒自发病第二周血清学试验阳性，以后随病程周期增加。病程中应每5~7天进行一次复查，抗体效价依次递增或恢复期效价增加≥4倍者有诊断意义。若病程第三周效价仍在1∶80以下，排除体液免疫功能缺陷，感染伤寒的可能性不大。

3. H与O抗体在诊断上的意义

人体感染伤寒或预防接种后，体内都有O、H抗体的产生，但两种抗体在体内的消长情况不同。O抗体为IgM型，出现早，维持时间短，仅几个月，消失后不易受非特异性抗原（指伤寒、副伤寒沙门菌以外的细菌）刺激而重新出现。H抗体为IgG型，出现稍晚，维持时间长，达数年，消失后易受非特异性抗原刺激而出现凝集效价短暂的回升。因此，若O、H凝集效价均超过正常值，则伤寒或副伤寒感染的可能性大；若两者均低，则伤寒的可能性甚小；若H凝集价高而O凝集价低于正常值，则可能是以往预防接种或非特异性回忆反应的结果；若O凝集价高而H凝集价不高，则可能是感染早期或与伤寒沙门菌有共同O抗原的其他沙门菌感染引起的交叉反应。

4. 其他

有少数病例，在整个病程中，肥达试验始终在正常范围内。其原因可能是早期应用大量抗生素治疗或免疫功能低下等原因。

总之，肥达试验是诊断肠热症的一种辅助诊断，分析结果时应同临床资料密切结合。

伤寒不同病期血、粪、尿中病菌和特异凝集素检出阳性率见图8-4。

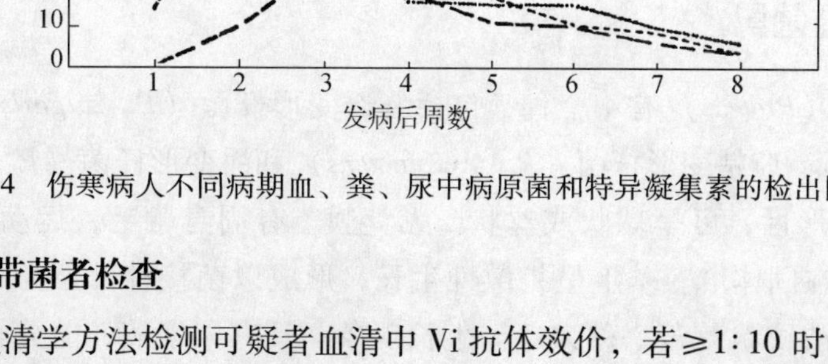

图8-4 伤寒病人不同病期血、粪、尿中病原菌和特异凝集素的检出阳性率

（三）伤寒带菌者检查

一般先用血清学方法检测可疑者血清中Vi抗体效价，若≥1∶10时，再反复取粪便或尿等进行病原菌分离培养，以确定是否为带菌者。

四、防治原则

一般预防措施为及早发现病人，隔离治疗。注意灭蝇，加强饮水及食品卫生管理。

特异性预防为预防接种伤寒、副伤寒菌苗。目前采用 Ty21a 口服减毒活疫苗进行特异性预防效果较好，而且安全、稳定，副作用小，有效期至少 3 年。

治疗首选药物为氯霉素，能抑制胞外菌生长，对胞内菌无作用，停药后易复发，故疗程要足。亦可用氨苄西林、诺氟沙星、氧氟沙星、头孢唑啉、丁胺卡那霉素等治疗。

第五节 其他菌属

一、克雷伯菌属

克雷伯菌属（*Klebsiella*）共有 7 个种，对人致病的主要有肺炎克雷伯菌（*K. pneumoniae*），革兰阴性，球杆菌，无芽胞和鞭毛，多数菌株有菌毛。与其他肠杆菌科的细菌相比，最显著的特点是有较厚的多糖荚膜，在普通培养基上形成较大的灰白色黏液型菌落，以接种环挑之易拉成丝。在肠道鉴别培养基上可以发酵乳糖，呈现有色菌落。具有 O 抗原和 K 抗原。肺炎克雷伯菌有 3 个亚种：

1. 肺炎亚种

又称肺炎杆菌，存在于人类肠道、呼吸道以及水和谷物中，当机体免疫力降低或长期大量使用抗生素导致菌群失调时引起感染，常见有肺炎、支气管炎、泌尿道和创伤感染，有时引起严重的败血症、脑膜炎、腹膜炎等。目前是除大肠埃希菌外的医源性感染中最重要的条件致病菌。

2. 鼻炎亚种

又称臭鼻杆菌。主要引起慢性萎缩性鼻炎，有恶臭。

3. 鼻硬结亚种

又称鼻硬结杆菌。主要侵犯鼻咽部，引起组织坏死及慢性肉芽肿病变。

二、变形杆菌属

变形杆菌属（*Proteus*）有 4 个种，包括普通变形杆菌（*P. vulgaris*）、奇异变形杆菌（*P. mirabilis*）、产粘变形杆菌（*P. myxofaciens*）和潘变形杆菌（*P. permeri*）。革兰阴性，有明显多形性，可呈球状或丝状。无荚膜，有周身鞭毛，运动活泼，有菌毛。营养要求不高，在固体培养基上呈扩散性生长，形成以菌接种部位为中心，厚薄交替的，同心圆形的波纹状菌苔，称为迁徙生长现象。具有尿素酶，能分解尿素，这是本菌属的一个重要特征。不发酵乳糖，在肠道选择培养基上形成圆形、半透明无色菌落。产生 H_2S 的菌种在 SS 培养基上菌落中心呈黑色，与沙门菌十分相似，可用尿素发酵试验加以区别。

普通变形杆菌 X_{19}、X_2 和 Xk 菌株的菌体 O 抗原与斑疹伤寒立克次体和恙虫病立克次体有共同抗原，故可用 OX_{19}、OX_2 和 OXk 代替不易获得的立克次体抗原与相应患者血清作凝集试验，称为外斐试验，可用于辅助诊断有关的立克次体病。

变形杆菌为肠道的正常菌群，但在一定条件下可成为机会致病菌。奇异变形杆菌和普通变形杆菌是仅次于大肠埃希菌引起泌尿系统感染的主要病原菌。有的菌株还可引起食物中毒、肺炎、心内膜炎、乳突炎、脑膜炎、创伤及烧伤感染等。也有的能引起夏季婴儿腹泻及新生儿败血症。另外，肾结石和膀胱结石的形成可能与变形杆菌感染有关。

三、枸橼酸杆菌属

枸橼酸杆菌属（*Citrobacter*）有 12 个种，包括弗劳地枸橼酸杆菌（*C. freundii*）、异型枸橼酸杆菌（*C. diversus*）、无丙二酸盐枸橼酸杆菌（*C. amalonaticus*）等。革兰阴性杆菌，有周身鞭毛，无芽胞，能形成荚膜。营养要求不高，菌落呈灰白色、湿润、隆起、边缘整齐。发酵乳糖，产生硫化氢。其 O 抗原与沙门菌和大肠埃希菌常有交叉。

枸橼酸杆菌广泛存在于自然界中，是人和动物肠道的正常菌群，也是机会致病菌。弗劳地枸橼酸杆菌引起胃肠道感染，德国报道有的菌株产生 Vero 毒素，曾爆发出血性肠炎流行，并有溶血性尿毒综合征并发。异型枸橼酸杆菌可引起新生儿脑膜炎和败血症。无丙二酸盐枸橼酸杆菌偶可自粪便标本中分离到。有时枸橼酸杆菌与产黑色素类杆菌等革兰阴性无芽胞厌氧菌合并感染。

四、肠杆菌属

肠杆菌属（*Enterobacter*）有 14 个种，革兰阴性粗短杆菌，周身鞭毛，无芽胞，有的菌株有荚膜。营养要求不高，在普通琼脂平板上形成湿润、灰白或黄色的黏液状大菌落。发酵乳糖，不产生硫化氢。

肠杆菌属是肠杆菌科中最常见的环境菌群，但不是肠道的常居菌群，偶尔可从粪便和呼吸道中分离到，为条件致病菌。产气肠杆菌和阴沟肠杆菌常可从临床标本中分离到，与泌尿道、呼吸道和伤口感染有关，偶引起败血症和脑膜炎。一般不引起腹泻。杰高维肠杆菌可引起泌尿道感染，从呼吸道和血液中亦曾分离出。坂崎肠杆菌引起的新生儿脑膜炎和败血症，死亡率可高达 75% 左右。泰洛肠杆菌可从血液和脑脊液分离出；阿氏肠杆菌亦曾从血液、粪便、尿液、呼吸道分泌液和伤口渗出液等标本中分离到。

小结 肠道杆菌（*Enteric bacilli*）是一大群寄居在人类和动物肠道中，生物学性状近似的革兰阴性杆菌。无芽胞，大多数有菌毛，多数为周毛菌，生化反应活泼，能分解多数糖类和蛋白质，形成不同代谢产物，常用以区别不同菌属和菌种。其中乳糖发酵试验可初步鉴别肠道非致病菌与致病菌，一般非致病菌能分解乳糖，而致病菌多数不能；在肠道选择培养基 SS 平板上形成有色或无色菌落，有鉴别意义；抗原构造复杂，是肠道杆菌分类、分型和鉴定的重要依据。

大肠埃希菌是人类和动物肠道中的正常菌群，当宿主免疫力下降或菌侵入肠外组织或器官，可引起肠外感染。某些血清型可致人类腹泻，称为致病性大肠埃希菌。卫生学上以大肠菌群数作为饮水、食品被粪便污染的指标。

志贺菌属是人类细菌性痢疾的病原菌。分为 A、B、C、D 四个群。致病物质有菌毛、内毒素和志贺毒素。临床分为急性细菌性痢疾和慢性细菌性痢疾两型。

沙门菌属中少数血清型如伤寒沙门菌、甲型副伤寒沙门菌、肖氏沙门菌和希氏沙门菌是人的病原菌，对人类有直接的致病作用，引起肠热症。部分沙门菌是人畜共患病的病原菌，可引起人类食物中毒或败血症。肥达试验可作为肠热症的辅助诊断。

思考题

1. 患者，男性，20 岁，两天前出现腹痛，腹泻，大便每日 10 余次，初为糊状，后为脓血黏液便，有明显里急后重感，病前一周曾外出旅行体检：T 37.8℃，呈轻度脱水状，肠鸣音亢进，WBC 12×10^9/L。

问题：该病人可能受什么病原体感染？患的是什么病？试述确诊本病的病原学检查法。

2. 男，26 岁，因高热，寒战，腹部不适 1 周入院。入院时体温 39℃，脉搏 86 次/分钟，呼吸 28 次/分钟，神志迟钝，食欲欠佳，舌红，右上胸有淡红色皮疹 3 个，心肺无异常，肝大肋下 2cm，脾肋下可触及，血常规 WBC 5.2×10^9/L，中性粒细胞 56%，淋巴细胞 38%，单核细胞 6%。

请问：某男可能患什么病？应用你已有的微生物学知识做出实验室诊断。

（牛莉娜）

第九章

弧菌属与螺杆菌属

第一节　弧　菌　属

一、霍乱弧菌

霍乱弧菌（*V. cholerae*）是烈性传染病霍乱的病原菌。自1817年以来，霍乱曾在世界上引起过七次大流行，前6次均由霍乱弧菌古典生物型引起，1961年开始的第7次大流行由霍乱弧菌El Tor生物型引起。1992年一个新的流行株O139（Bengal）被发现，这是首次由非O1群霍乱弧菌引起的流行。

（一）生物学性状

1. 形态与染色

霍乱弧菌菌体呈弧形或逗点状，大小为0.5～0.8μm×1.5～3μm，革兰染色阴性（图9－1）。经人工培养后常失去典型形态，呈杆状，不易与肠道杆菌区别。一端有一根粗而长的鞭毛（图9－2），运动非常活泼。取病人米泔水样粪便或培养物作悬滴观察，细菌呈穿梭样或流星状运动。粪便直接涂片染色检查，可见其相互衔接如“鱼群”状。有菌毛，无芽胞，有些菌株（包括O139）有荚膜。

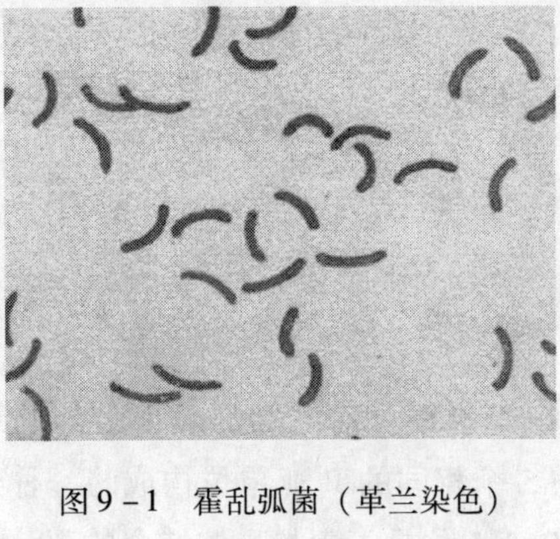

图9－1　霍乱弧菌（革兰染色）

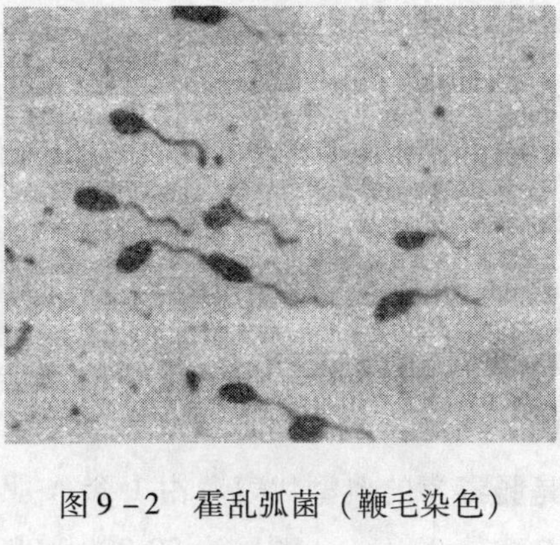

图9－2　霍乱弧菌（鞭毛染色）

2. 培养特性和生化反应

兼性厌氧，营养要求不高，在普通琼脂培养基上生长良好。生长繁殖温度范围广（18～37℃），一般可在外界环境中生存。耐碱不耐酸，在 pH 8.8～9.0 的碱性蛋白胨水或碱性琼脂平板上生长良好，因其他细菌不易生长，故初次分离霍乱弧菌常用碱性蛋白胨水增菌。此菌可在无盐环境中生长，而其他致病性弧菌不能。在碱性琼脂平板上培养 24 小时以后，形成圆形、无色透明或半透明、扁平 S 形菌落。霍乱弧菌在 TCBS（thiosulfate－citrate－bile－sucrose）培养基上生长良好，菌落呈黄色，培养基呈暗绿色。霍乱弧菌氧化酶试验阳性；过氧化氢酶试验阳性；能发酵多种常见的糖类，产酸不产气；不发酵阿拉伯胶糖；吲哚试验阳性，能还原硝酸盐。

3. 抗原构造与分型

霍乱弧菌有耐热的 O 抗原及不耐热的 H 抗原，后者无特异性。根据 O 抗原不同，现已有 155 个血清群，其中 O1 群、O139 群引起霍乱，其余的血清群可引起人类胃肠炎等疾病，但从未引起霍乱流行。

O1 群霍乱弧菌根据其菌体抗原上 3 种抗原因子组成的不同，又可分为 3 个血清型：小川型（Ogawa）、稻叶型（Inaba）和彦岛型（Hikojima）（表 9－1）。

表 9－1　霍乱弧菌 O1 群血清型

血清型（抗原组分）	O1 多克隆抗体	O1 单克隆抗体			出现频率	造成流行
		A	B	C		
小川型（AB）	+	+	+	－	常见	是
稻叶型（AC）	+	+	－	+	常见	是
彦岛型（ABC）	+	+	+	+	极少见	未知

注：“+”凝集；“－”不凝集

根据表型差异，O1 群霍乱弧菌的每一个血清型还可分为 2 个生物型，即古典生物型和 El Tor 生物型。古典生物型不溶解羊红细胞，对 50U 的多粘菌素敏感，可被第Ⅳ群噬菌体裂解，而 El Tor 生物型则相反。

4. 抵抗力

本菌对热和一般消毒剂敏感，100℃ 1～2 分钟或 55℃ 10 分钟即可死亡。不耐酸，在正常胃酸中仅可存活 4 分钟。以 1 份漂白粉加 4 份水处理病人的排泄物或呕吐物 1 小时可达到消毒目的。

（二）致病性与免疫性

1. 致病物质

（1）霍乱肠毒素（cholera toxin）　霍乱肠毒素是目前已知的最为强烈的致泄毒素，是肠毒素的典型代表。由 1 个 A 亚单位与 5 个相同的 B 亚单位构成的一种热不稳定性多聚体蛋白，分子量为 80 000～90 000。B 亚单位是毒素与受体结合的部分，它能与小肠黏膜上皮细胞上的神经节苷脂受体（GM_1）结合，介导A亚单位进入细胞。A亚单位在发挥毒性作用前经蛋白酶分解为A1和A2两条多肽，其中A_1是毒性部分，能使细胞内腺苷环化酶（cAMP）活性增加，最终导致细胞内cAMP浓度增高，大量肠液分泌，出现严重的腹泻及呕吐。

（2）鞭毛、菌毛及其他毒力因子　活泼的鞭毛运动有利于穿过小肠黏膜表面的黏液层。普通菌毛可起黏附与定植作用。O139群除具有上述致病物质外，还存在多糖荚膜和特殊LPS毒性决定簇，功能是抵抗血清中杀菌物质的作用并能黏附到小肠黏膜上。

2. 所致疾病

霍乱为一种烈性肠道传染病，为我国甲类法定传染病。在自然条件下，人类是霍乱弧菌的惟一易感者。传染源为患者与带菌者。主要通过污染的水源或食物经口摄入，黏附于小肠黏膜表面并迅速繁殖，弧菌本身不侵入肠黏膜上皮细胞和肠腺，致病作用主要靠霍乱肠毒素。典型病例一般在感染2～3天后突然出现剧烈腹泻及呕吐，排出如米泔水样便。严重者可出现脱水、电解质紊乱、代谢性酸中毒及心律不齐等。如未经治疗，死亡率可达50%～75%，如能及时补充液体和电解质，死亡率可小于1%。

霍乱病愈后有些病人可短期带菌，一般在2周以内，少数El Tor生物型病例，病后带菌可长达数月至数年，病菌主要存在于胆囊中。

3. 免疫性

病后可获得牢固免疫力，再感染者少见。

（三）微生物学检查

霍乱是烈性传染病，对首例病人应快速、准确地作出病原学诊断，并及时报告疫情。标本主要取米泔水样便或呕吐物，也可肛拭。采集的标本应严格包装，由专人尽快送检。

1. 直接镜检

革兰染色阴性弧菌，悬滴法观察细菌呈穿梭样运动有助于诊断。

2. 分离培养

标本先接种于碱性蛋白胨水，于37℃孵育6～8小时增菌后直接镜检并作分离培养。目前常用的选择培养基为TCBS。挑选可疑菌落进行生化反应及与O1群多价和单价血清作玻片凝集反应。目前还需与O139群抗血清做凝集反应。其他常用分离培养基还有碱性平板、血平板和TTGA培养基等。

（四）防治原则

预防为主，加强水源管理；培养良好的个人卫生习惯；加强检疫。

接种O1群霍乱弧菌死菌苗，可增强人群的特异性免疫力，但保护率仅50%左右。目前国内外均在研制口服菌苗，包括B亚单位－全菌灭活口服疫苗、减毒重组活菌苗、基因工程减毒活疫苗等。O139群尚无预防性疫苗。

及时补充液体和电解质是治愈霍乱的关键。抗生素可减少外毒素的产生，加速细菌清除。常用抗菌药物有四环素、多西环素、呋喃唑酮、氯霉素等。

二、副溶血性弧菌

副溶血性弧菌（*V. parahaemolyticus*）主要存在于近海的海水、海底沉积物和鱼类、贝类等海产品中。该菌引起的食物中毒是我国沿海地区最常见的一种食物中毒。根据菌体 O 抗原不同，现已有 13 个血清群。

1. 生物学性状

本菌与霍乱弧菌的一个显著差别是嗜盐，在含 35g/L NaCl 的培养基中生长良好。在普通血平板上不溶血或只产生 α 溶血。在特定条件下，某些菌株在含高盐（7%）的人 O 型血或兔血及 D-甘露醇作为碳源的 Wagatsuma 琼脂平板上可产生 β 溶血，称为神奈川现象（kanagawa phenomenon，KP）。KP^+ 菌株为致病性菌株。本菌不耐热，90℃ 1 分钟即可杀死；在 1% 醋酸或 50% 食醋中 1 分钟即死亡。

2. 致病性

引起食物中毒的确切致病机制尚不明确。已基本肯定 KP^+ 菌株为致病性菌株，现已分离出两种致病因子，一种为耐热直接溶血素，动物试验表明具有细胞毒和心脏毒作用。另一致病因子为耐热相关溶血素，生物学功能与耐热直接溶血素相似。

副溶血性弧菌引起的食物中毒经海产品或盐腌渍品传播。本病常年均可发生，主要症状为腹痛、腹泻、呕吐与发热。粪便多为水样，少数有血水样。一般恢复较快，病后免疫力不强，可重复感染。

3. 微生物学检查与防治原则

取患者粪便、肛拭或剩余食物（或创面材料），直接接种于 SS 琼脂平板或嗜盐菌选择平板。如出现可疑菌落，进一步做生化反应和耐盐生长试验，最后做血清学诊断进行鉴定。最近已发展了基因探针杂交及 PCR 快速诊断法，可直接从标本中检测耐热毒素基因。治疗可用抗菌药物，如庆大霉素、复方 TMP-SMZ，严重病例需输液及补充电解质。

第二节　螺杆菌属

幽门螺杆菌是螺杆菌属的代表菌种。其感染呈全球性分布，已证明与慢性胃炎、消化性溃疡密切相关，与胃淋巴瘤及胃癌的发生也相关。

一、生物学性状

菌体呈螺旋形弯曲、单极、多鞭毛、末端钝圆，革兰染色阴性。菌体长约 2～4μm，宽约 0.5～1.0μm。常排列成 S 形或海鸥状。电子显微镜下菌体一端或两端可有多根带鞘鞭毛，运动活泼。微需氧，最适生长温度为37℃。营养要求较高，培养时需加入血液或血清，还需一定湿度（相对湿度98%）。培养3～6天可见细小、针尖状、无色透明菌落。生化反应不活泼，不分解糖类，过氧化氢酶和氧化酶试验阳性。能产生大量尿素酶，具有高活性快速尿素酶反应，是区别于其他弯曲菌的重要依据之一，有鉴定意义。

二、致病性与免疫性

幽门螺杆菌在人群中的感染十分普遍，据估计，全球平均50%的人被感染，尤其发展中国家感染率甚至可达人口的90%以上。传染源主要是人，传播途径主要为粪-口途径。儿童及接触幽门螺杆菌的医务工作者是感染的高危人群。胃窦为定植的最佳部位。大量证据表明，幽门螺杆菌与慢性胃炎、胃及十二指肠溃疡密切相关，还与胃腺癌、胃黏膜相关B淋巴细胞瘤（MALT）有较高的相关性。其致病物质及致病机制尚不清楚，目前认为细菌的鞭毛、黏附素、尿素酶、蛋白酶、空泡毒素等可能与致病有关。本菌对胃酸敏感，因此在胃中定植、致病的前提是克服胃酸的杀菌作用。此菌能产生一种酸抑制蛋白，可抑制胃酸的产生；另外，产生的大量尿素酶能分解尿素产氨，氨不仅中和胃酸，还能包绕细菌对其起到保护作用，使之不被胃酸杀灭。局部组织损伤与炎症跟尿素酶的代谢产物、黏液酶、空泡毒素、脂多糖等的作用有关。幽门螺杆菌感染可刺激机体产生IL-8、PAF，再次引起胃酸大量分泌，造成胃上皮细胞程序性死亡。

人体感染后能产生IgM、IgG等特异性抗体，并能维持数年之久，但是否对机体有保护作用尚不明确。

三、微生物学检查

在胃窦及十二指肠处取多块组织活检，同时进行尿素酶试验、分离培养、血清学检查是诊断幽门螺杆菌感染的可靠办法。目前常用的快速诊断方法有：尿素酶试验、检测幽门螺杆菌或其产物产生的特异性抗体、核酸检测。另外，粪便抗原检测有望替代血清学检测成为常规筛选方法。

四、防治原则

目前尚无有效的针对幽门螺杆菌感染的预防措施，疫苗仍在研制中。治疗主要用抗酸剂或胶体铋剂与两种抗菌药物联合的三联疗法，常用的抗菌药物有阿莫西林、甲硝唑、替硝唑、克拉霉素等。

小结　弧菌属细菌是一大群菌体短小、弯曲成弧形或逗点状的革兰阴性菌。在自然界中分布广泛，以水中最多。大多为非致病菌。致病菌中以霍乱弧菌、副溶血性弧菌最为重要。主要引起人类霍乱及食物中毒。霍乱为一种由霍乱弧菌引起的烈性肠道传染病，在自然件下，人类是霍乱弧菌的惟一易感者，传染源为患者与带菌者。螺杆菌属是近年来确定的一个新菌属，共有23个种。螺杆菌属与人及动物的胃肠炎、消化性溃疡、肝炎及肝癌等的发生相关。

思考题

1. 简述霍乱弧菌的生物学特性及致病特点。
2. 举例说明幽门螺杆菌的致病性。

（王永霞）

第十章

厌氧性细菌

第一节　厌氧芽胞梭菌属

厌氧芽胞梭菌属是一群革兰染色阳性，能形成芽胞的大杆菌，芽胞直径比菌体宽，使菌体膨大呈梭形而得名。本菌属现有157个种，其中大多为严格厌氧菌，主要分布于土壤、人和动物肠道，仅少数为致病菌。常见的致病菌有破伤风梭菌、产气荚膜梭菌、肉毒梭菌等，它们都能产生强烈的外毒素和侵袭性酶类，引起破伤风、气性坏疽、食物中毒等。

一、破伤风梭菌

破伤风梭菌（*C. tetani*）是引起破伤风的病原菌。该菌寄生于人与动物消化道中，芽胞可在干燥的土壤或尘埃中存活数年，极易感染伤口。据统计世界上每年约有100万人感染，死亡率在30%～50%之间，其中一半的死亡病例为新生儿。

（一）生物学性状

菌体细长，大小0.5～1.7μm×2.1～18.1μm，芽胞正圆形，比菌体粗，位于菌体顶端，使细菌呈鼓槌状，为本菌典型特征（图10－1）。有周鞭毛，无荚膜。革兰染色阳性。严格厌氧。在血平板上，37℃培养48小时后始见薄膜状爬行生长物，伴β溶血。生化反应不活泼，不发酵糖类，不分解蛋白质。芽胞通常在100℃ 1小时可完全被破坏。

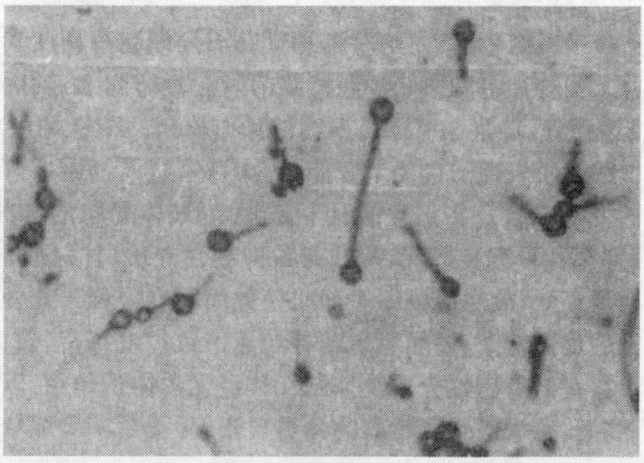

图10－1　破伤风杆菌（×2000）

（二）致病性与免疫性

破伤风梭菌由伤口侵入机体，发芽繁殖，分泌外毒素致病。因本菌为专性厌氧菌，感染的重要条件是伤口出现厌氧微环境。窄而深的伤口（如刺伤），有泥土或异物污染，或大面积创伤、烧伤、坏死组织多，局部组织缺血，或同时伴有需氧菌或兼性厌氧菌混合感染，均可造成伤口局部的厌氧环境，有利于破伤风梭菌繁殖。该菌无侵袭力，其致病作用完全有赖于细菌所产生的毒素。本菌能产生对氧敏感的破伤风溶血毒素和由质粒编码的破伤风痉挛毒素，是引起破伤风的主要致病物质。

破伤风痉挛毒素是一种神经毒素，毒性极强，仅次于肉毒毒素，为不耐热的蛋白质，65℃30 分钟即被破坏。腹腔注入小鼠的半数致死量为 0.15μg，对人的致死量小于 1μg。破伤风痉挛毒素对中枢神经系统，尤其是脊髓前角细胞和脑干神经细胞有高度亲和力，局部伤口中产生的痉挛毒素通过淋巴和血流到达中枢神经系统而致病。毒素通过重链与脊髓及脑干组织细胞膜表面的神经节苷脂结合进入细胞。轻链为毒性部分，可阻止抑制性神经介质的释放，干扰抑制性神经元的协调作用，使肌肉运动的兴奋与抑制失调，导致伸肌与曲肌同时强烈收缩，骨骼肌出现强直痉挛。

破伤风潜伏期可从几天至几周，与原发感染部位距离中枢神经系统的距离有关。典型症状为咀嚼肌痉挛所致的苦笑貌和持续性背肌痉挛所致的角弓反张。早期症状还有漏口水、出汗、激动、心律不齐、脱水等。

破伤风免疫属外毒素免疫，主要靠抗毒素的中和作用。但由于极微量的破伤风痉挛毒即可致病，而如此微量的毒素还不足以引起免疫，故病愈后不易获得牢固的免疫力。获得有效免疫的途径是进行人工免疫。

（三）微生物学检查

根据病史和典型的症状即可作出诊断，一般不做微生物学检查。必要时可进行分离培养和动物实验。

（四）防治原则

正确处理伤口，及早彻底清创，防止厌氧微环境形成。我国目前采用百白破三联制剂，对 3～6 个月儿童进行免疫，可同时获得对这三种病的免疫力。对有可能引发破伤风的外伤，立即再接种一次类毒素，对伤口污染严重又未经过基础免疫者，可立即注射破伤风抗毒素（tetanus antitoxin，TAT）作紧急预防。对已发病者应早期、足量使用 TAT，一旦毒素与细胞受体结合，抗毒素就不能中和其毒性作用了。抗菌治疗可采用四环素、红霉素等。

二、产气荚膜梭菌

产气荚膜梭菌（*C. perfringens*）广泛分布于自然界以及人和动物肠道中，能引起人和动物多种疾病。

（一）生物学性状

1. 形态与染色

两端几乎平切的革兰阳性粗大杆菌，0.6～2.3μm×1.3～19.0μm。芽胞呈椭圆形，位于次极端，不大于菌体。在人或动物创伤组织中可形成荚膜（图 10－2），无鞭毛。

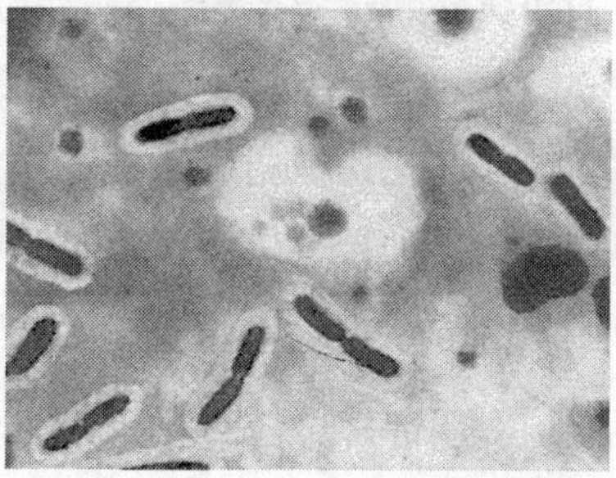

图 10－2　产气荚膜杆菌（×1000）

2. 培养及生化特性

厌氧，但不十分严格，繁殖速度快，37℃ 8 分钟即繁殖一代。在血平板上形成圆形、半透明菌落，多数菌株有双层溶血环，内环由 θ 毒素引起的完全溶血，外环为 α 毒素引起的不完全溶血。在蛋黄琼脂平板上，菌落周围出现乳白色浑浊圈，若在培养基中加入 α 毒素的抗血清，则不出现浑浊，此现象称为 Nagler 反应，为本菌的特点。代谢活跃，能分解多种糖类产生大量气体；在牛乳中分解乳糖产酸而使酪蛋白凝固，产生的大量气体将凝固的酪蛋白冲成蜂窝状，气势凶猛，此现象称为“汹涌发酵”。

根据细菌产生外毒素的性质和致病性不同，可将产气荚膜梭菌分成 A、B、C、D、E 5 个毒素型。对人致病的主要为 A 型，C 型可引起坏死性肠炎。其他型别则在动物中引起腹泻及肠炎等。

（二）致病性

1. 致病物质

产气荚膜梭菌有荚膜，侵袭力强。能产生 10 多种外毒素，其中 4 种主要毒素中，α 毒素最为重要，每种毒素型均能产生，以 A 型产生量最大。α 毒素能溶解红细胞、白细胞、血小板和组织细胞等，引起溶血、组织坏死、血管内皮损伤，促进血小板凝聚，导致血栓形成、局部组织缺血。α 毒素还可作用于心肌，使血压下降，心率减慢，出现休克，是气性坏疽的主要死因。此外，很多 A 型菌株和少数 C、D 型菌株还能产生肠毒素，主要作用于回肠，引起腹泻。近来发现肠毒素还可作为超抗原参与致病。

2. 所致疾病

（1）气性坏疽　多见于战伤，60%～80% 由 A 型引起，但也见于大面积创伤。潜伏期短，一般为 8～48 小时。由于发酵肌肉和组织中的糖类，产生大量气体，造成气肿；同时由于局部水肿，挤压软组织和血管，影响血液供应，造成组织坏死。严重病例表现为局部组织胀痛剧烈，水气夹杂，触摸有捻发感，并有恶臭。细菌产生的毒素和组织坏死的毒性产物被吸收入血，引起毒血症、休克。死亡率达 40%～100%。

（2）食物中毒　A 型的某些菌株产生肠毒素。食入被大量本菌污染的食物（主要是肉类）后，可引起食物中毒。表现为剧烈的腹痛、腹胀、腹泻，约 1～2 天自愈。

（三）微生物学检查

1. 直接涂片镜检

这是极有价值的快速诊断法。从创口深部取材涂片，染色镜检，见革兰阳性粗大杆菌，白细胞少且形态不典型，伴有其他杂菌等三个特点即可报告初步检测结果。早期快速诊断可避免病人最终截肢或死亡。

2. 分离培养及动物实验

取坏死组织制成悬液，接种于血平板或疱肉培养基中，厌氧培养，取培养物涂片镜检，并进行生化反应鉴定。必要时可做动物实验。

（四）防治原则

对局部感染应尽早治疗，切除感染和坏死组织，必要时截肢以防病变扩散。大剂量使用青霉素等抗生素。有条件者可使用气性坏疽多价抗毒素和高压氧舱法治疗。

三、肉毒梭菌

肉毒梭菌（*C. botulinum*）在自然界中分布广泛，但主要存在于土壤中。在厌氧条件下，能分泌极剧烈的肉毒毒素，主要引起肉毒中毒和婴儿肉毒病。

（一）生物学性状

肉毒梭菌为革兰阳性短粗杆菌，芽胞呈椭圆形、粗于菌体，位于次极端，使细菌呈汤匙状或网球拍状（图 10－3）。无荚膜，有周身鞭毛。严格厌氧。营养要求不高，在普通琼脂平板上即可生长；血琼脂平板上形成较大而不规则的菌落，有 β 溶血。有些菌株在卵黄培养基上的菌落周围出现混浊圈。根据细菌外毒素的抗原性不同，可将肉毒梭菌分成 7 个型（A、B、C、D、E、F、G），引起人类疾病的有 A、B、E、F 型，以 A、B 型最为常见。肉毒梭菌芽胞抵抗力很强，需经高压蒸汽 121℃30 分钟或干热 180℃5～15 分钟方能杀死。肉毒毒素不耐热，煮沸 1 分钟即可被破坏。

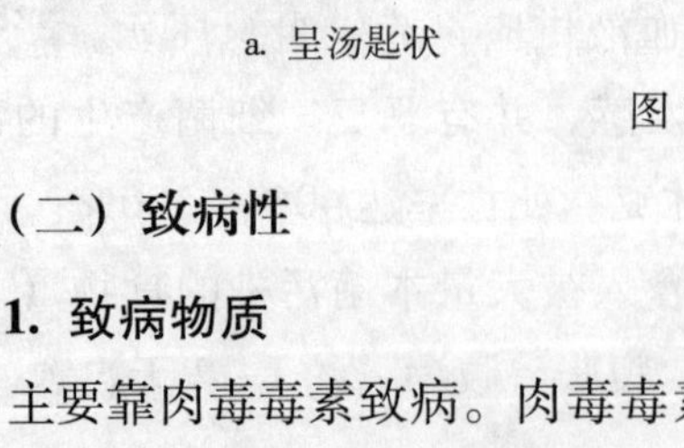

a. 呈汤匙状

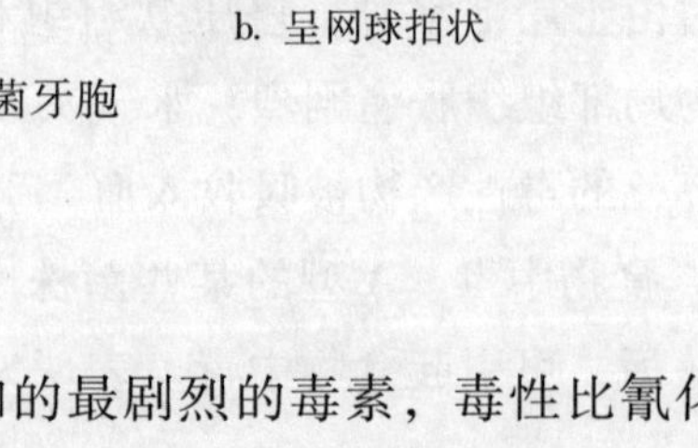

b. 呈网球拍状

图 10－3　肉毒梭菌芽胞

（二）致病性

1. 致病物质

主要靠肉毒毒素致病。肉毒毒素是目前已知的最剧烈的毒素，毒性比氰化钾强 1 万倍。纯化结晶的肉毒毒素 1mg 能杀死 2 亿只小鼠，对人的致死剂量约为 0.1μg。肉毒毒素是一种嗜神经毒素，结构与破伤风毒素相似。作用部位为颅脑神经核、外周神经肌肉接头处及植物神经末梢，阻碍神经递质乙酰胆碱的释放，影响神经冲动的传递，导致肌肉弛缓性麻痹，产生软瘫。

2. 所致疾病

（1）食物中毒　又称肉毒中毒。食品在制作过程中被肉毒梭菌芽胞污染，进食后可发生食物中毒。引起食物中毒的食品，多为发酵豆制品（臭豆腐、豆瓣酱等）、发酵面制品及香肠等。肉毒中毒患者胃肠症状少见，主要为运动神经末梢麻痹。患者先有乏力、软弱、头痛等不典型症状，然后从眼肌麻痹开始，出现视力模糊、复视、斜视、瞳孔散大、眼睑下垂等。以后发展至咽部肌肉麻痹造成吞咽、咀嚼困难，进而膈肌麻痹，呼吸困难。很少见肢体麻痹。不发热，神智清楚。重症者可死于呼吸困难与衰竭。死亡率一般 A 型为 60% ~70%。

（2）婴儿肉毒病　可因食用被肉毒梭菌芽胞污染的食品（如蜂蜜）而感染，首发症状常为便秘，还可出现吸吮无力，吞咽困难，全身肌张力减退等。严重者因呼吸肌麻痹而猝死。

（三）微生物学检查

肉毒中毒主要为肉毒毒素所致，故检出细菌并无诊断价值。在怀疑为婴儿肉毒病的粪便中检出本菌，并证实可产生毒素，则诊断意义较大。另外，将可疑食物或呕吐物标本煮沸 1 小时杀死无芽胞杂菌后厌氧培养来分离本菌。还可通过动物实验检测毒素。

（四）防治原则

主要加强食品的卫生管理与监督。适于加热的食品在进食前加热煮沸以破坏肉毒毒素。对病人应尽早根据症状作出诊断，早期足量注射多价抗毒素，对治疗本病有较好效果，可使病死率明显降低。同时应加强护理与对症治疗。婴儿肉毒病以支持疗法为主。

第二节　无芽胞厌氧菌

无芽胞厌氧菌种类繁多，包括革兰阳性及阴性杆菌和球菌，为人体正常菌群，在一定条件下可作为条件致病菌引起内源性感染。感染涉及范围广，几乎遍及临床各科。临床感染中约 60% 有厌氧菌存在，其中 90% 为无芽胞厌氧菌。感染无特定病型，且不易检出，对常用抗生素不敏感，因此在诊断和治疗上都较困难，是临床一些“无菌性感染”、“原因不明发热”、某些感染性疾病迁延不愈和反复发作的重要原因之一。

无芽胞厌氧菌有 30 多个菌属，200 余个菌种，与人类关系密切的主要有 10 个属。

一、革兰阴性无芽胞厌氧杆菌

以类杆菌属中的脆弱类杆菌最为重要，主要分布于结肠和口腔。在无芽胞厌氧菌感染中，占临床厌氧菌分离株的25%。菌体大小不一，形态呈多形性，有荚膜。梭杆菌菌体延伸成梭形，其余菌属形态都非常小。除类杆菌在培养基上生长迅速外，其余均生长缓慢，需3天以上。

二、革兰阳性无芽胞厌氧杆菌

革兰阳性无芽胞厌氧杆菌主要有丙酸杆菌属、真杆菌属、乳杆菌属及双歧杆菌属等7个属，在临床厌氧菌分离株中，占22%，其中57%为丙酸杆菌，23%为真杆菌。除丙酸杆菌属中的痤疮丙酸杆菌、贪婪丙酸杆菌外，其他菌属为正常菌群，在维护肠道正常功能、抗感染、抗肿瘤、提高机体免疫力等方面有重要作用。

三、厌氧性球菌

厌氧性球菌中有临床意义的是消化链球菌，主要寄居于阴道。在临床厌氧菌分离株中仅次于脆弱类杆菌，占20%～35%，但大多为混合感染。本菌属生长缓慢，培养需5～7天。

四、微生物学检查及防治原则

1. 标本采集

无芽胞厌氧菌大多是人体正常菌群，采集标本时注意避免正常菌群的污染。最可靠的标本是切取或活检得到的组织标本及从感染深部吸取的渗出物或脓汁。

2. 直接涂片镜检

脓汁标本可直接涂片染色后观察细菌的形态特征、染色性等，供判断结果时参考。

3. 分离培养与鉴定

是证实无芽胞厌氧菌感染的关键。最常用的培养基是牛心脑浸液血平板。接种后置于37℃厌氧培养48～72小时。挑取生长的菌落接种于2块血平板，分别置有氧和无氧环境中培养48小时，如无菌生长，继续培养至1周作最后观察，在两种环境中都能生长的是兼性厌氧菌，只在无氧环境中生长的为专性厌氧菌。获得纯培养后，再作菌种鉴定。

近来亦有用气相色谱法检测细菌代谢终末产物中的脂肪酸和醇类，能迅速正确地鉴定无芽胞厌氧菌的种类。核酸杂交、PCR等分子生物学技术可对一些重要的无芽胞厌氧菌作出快速诊断。

4. 防治原则

伤口彻底清创，维持局部良好的血液循环，预防出现厌氧微环境。治疗上正确选用抗生素，大多数无芽胞厌氧菌对甲硝唑、氯霉素、亚胺培南、替卡西林等敏感。万古霉素多用于治疗革兰阳性厌氧菌感染。由于无芽胞厌氧菌常与其他需氧或兼性厌氧菌混合感染，治疗选药时应全面考虑。目前尚无特异性预防方法。

小结　厌氧性细菌是生长和代谢不需要氧气，利用发酵而获得能量的一群细菌。根据能否形成芽胞分为两大类：有芽胞的厌氧芽胞梭菌属和无芽胞厌氧菌。厌氧芽胞梭菌属是一群革兰染色阳性，能形成芽胞的大杆菌，常见的致病菌有破伤风梭菌、产气荚膜梭菌、肉毒梭菌等，引起破伤风、气性坏疽、食物中毒等。无芽胞厌氧菌包括革兰阳性及阴性杆菌和球菌，为人体正常菌群，但可作为条件致病菌引起内源性感染。

思考题

1. 简述破伤风梭菌的生物学特性、感染条件及致病机制。
2. 简述产气荚膜梭菌的培养特性，举例说明该菌引起疾病的特点。

（王永霞）

第十一章 分枝杆菌属与放线菌属

第一节 结核分枝杆菌

结核分枝杆菌（*M. tuberculosis*）是引起结核病的病原菌，以肺结核最为多见。据WHO最新报道，目前全球约1/3的人口感染了结核分枝杆菌，每年新增结核病例约900万，95%分布在发展中国家。我国亦是结核病高发国之一，近年来我国肺结核的发病率和死亡人数占法定报告传染病的第一位。

一、生物学性状

1. 形态与染色

结核分枝杆菌为细长略带弯曲的杆菌，约1～4μm×0.4μm（图11－1），呈单个或分枝状排列，无鞭毛及芽胞。电镜下可见细胞壁外有一层荚膜，对菌体起保护作用。衰老及应用抗结核药物等情况下可出现多形性，如球形、串珠形和丝状等。

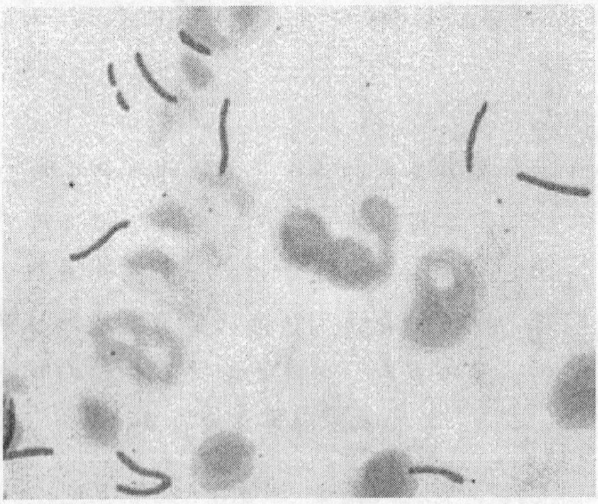

图11－1 结核分枝杆菌（×1000）

2. 培养特性与生化反应

专性需氧，最适生长温度为37℃。营养要求高，初次培养常用含蛋黄、甘油、马铃薯、无机盐和孔雀绿等的罗氏培养基。生长缓慢，12～24小时繁殖一代，接种后培养3～4周才出现肉眼可见的菌落。典型菌落呈颗粒状、结节状或菜花状，乳白色或米黄色，干燥，不透明。在液体培养基中易形成皱褶的菌膜浮于表面。生化反应不活泼，不发酵糖类。人型结核分枝杆菌硝酸盐还原试验及烟酸试验均阳性，而牛型结核分枝杆菌为阴性。

3. 抵抗力

结核分枝杆菌对干燥的抵抗力特别强，在干燥痰液中可存活6~8个月。但对湿热、紫外线及乙醇敏感，在液体中加热62~63℃15分钟、煮沸或直射日光下2~3小时即被杀死。结核分枝杆菌对酸（3% HCl或6% H_2SO_4）或碱（4% NaOH）有抵抗力，15分钟不受影响。故常以酸碱处理有杂菌污染的标本和消化标本中的黏稠物质。

4. 变异性

结核分枝杆菌易对链霉素、利福平、异烟肼等抗结核病药物产生耐药性，耐药菌株常伴随活力和毒力降低；另外，结核分枝杆菌的毒力、菌落等也易发生变异。将有毒的牛型结核分枝杆菌在含甘油、胆汁、马铃薯的培养基中培养13年经230次传代，获得减毒株，用于预防结核病，即卡介苗（*Bacillc* Calmette - Guerin，BCG）。

二、致病性

结核分枝杆菌无内毒素，也不产生外毒素及侵袭性酶类，主要靠菌体成分致病，特别是细胞壁中所含的大量脂质。

（一）致病物质

1. 脂质

脂质含量与结核分枝杆菌的毒力呈平行关系，含量越高毒力越强。脂质的毒性成分主要有：①磷脂：能促使单核细胞增生，形成结核结节及干酪样坏死；②脂肪酸：与抗酸性有关，其中6，6 - 双分枝菌酸海藻糖能破坏细胞线粒体膜，影响细胞呼吸，抑制白细胞游走和引起慢性肉芽肿。因与有毒结核分枝杆菌的索状生长有关，故又称索状因子；③蜡质D：是一种肽糖脂与分枝菌酸的复合物，具有佐剂作用，与迟发型超敏反应有关；④硫酸脑苷脂和硫酸多酰基化海藻糖：是有毒株细胞壁上的成分，可抑制吞噬体与溶酶体融合，使结核分枝杆菌在吞噬细胞内长期存活。

2. 蛋白质

结核分枝杆菌含有多种蛋白质成分，其中结核菌素是主要成分。其本身无毒，但与蜡质D结合可诱发较强的迟发型超敏反应。

3. 多糖与核酸

多糖主要包括半乳糖、甘露醇、阿拉伯糖等，可使中性粒细胞增多，引起局部病灶细胞浸润。结核分枝杆菌的核糖体核糖核酸是本菌的免疫原之一，与机体的特异性细胞免疫有关。

4. 荚膜

主要成分为多糖，有利于结核分枝杆菌的黏附与穿入，抑制溶酶体与吞噬体融合，有保护菌体的作用。

（二）所致疾病

结核分枝杆菌可通过呼吸道、消化道及损伤的皮肤黏膜等多种途径侵入易感机体，引起多种组织器官的感染，其中以肺结核最为多见。

1. 肺部感染

肺部感染可分为原发感染和原发后感染两大类。

（1）原发感染　原发感染是指首次感染结核分枝杆菌，儿童多见。含有结核分枝杆菌的飞沫或尘埃经呼吸道进入肺泡，引起炎症，称为原发灶。继而引起原发综合征。原发综合征常能自愈，但病灶内常有一定量的结核分枝杆菌长期潜伏，可作为日后内源性感染的来源。仅极少数患者因免疫力低下，结核分枝杆菌经淋巴、血流扩散至全身，导致全身粟粒性结核或结核性脑膜炎。

（2）原发后感染　多发生于成年人。主要为内源性感染，极少由外源性感染引起。由于机体已形成特异性细胞免疫，故对结核分枝杆菌有较强的局限能力，病灶常局限于局部，主要表现为慢性肉芽肿性炎症，形成结核结节，发生纤维化或干酪样坏死。病变常发生在肺尖部。

2. 肺外感染

部分肺结核患者体内的结核分枝杆菌可经血液、淋巴液以及痰菌被咽入消化道等引起肺外结核病，如脑、肾、骨、关节、泌尿生殖系及消化系结核。

三、免疫性与超敏反应

1. 免疫性

人类对结核分枝杆菌的感染率很高，但发病率不高，这表明人类对结核分枝杆菌有较强的免疫力。抗结核免疫属于传染性免疫或有菌免疫，即指只有当结核分枝杆菌或卡介苗在体内存在时，机体才有免疫力，当体内结核分枝杆菌或卡介苗消失后，抗结核免疫也随之消失。抗结核免疫主要是细胞免疫，致敏的淋巴细胞可产生多种细胞因子，如 TNF－α、IFN－γ、IL－2、IL－6 等可增强对结核分枝杆菌的杀灭、清除作用。

2. 超敏反应

结核分枝杆菌感染机体后，细胞免疫与迟发型超敏反应同时存在。可用郭霍现象（Koch phenomenon）来说明，将微量的有毒结核分枝杆菌初次注入健康豚鼠皮下，10～14 天后局部溃烂，附近淋巴结肿大，结核分枝杆菌扩散至全身，表现为原发感染的特点。若以同量的有毒结核分枝杆菌注入曾感染过结核但已康复的豚鼠皮下，在 1～2 天内局部迅速出现溃疡，但易愈合，邻近淋巴结不肿大，细菌亦很少扩散，表现为原发后感染的特点。从郭霍现象可见，再感染时机体已有一定免疫。但再感染时溃疡发生快，说明在产生免疫的同时有迟发型超敏反应的参与。

3. 结核菌素试验

结核菌素试验是应用结核菌素来测定机体对结核分枝杆菌能否发生迟发型超敏反

应的一种皮肤试验，以判断机体对结核分枝杆菌有无免疫力。

结核菌素试剂有两种，一种是旧结核菌素（old tuberculin，OT），另一种为纯蛋白衍生物（purified protein derivative，PPD）。PPD 有两种，即 PPDC 和 BCGPPD，前者来自人结核分枝杆菌，后者来自卡介苗。

试验方法目前多采用 PPD 法。规范试验方法为取 PPDC 和 BCGPPD 各 5 单位，分别注入两前臂皮内，48 ~ 72 小时后，红肿硬结小于 5mm 者为阴性反应；超过 5mm 者为阳性；≥15mm 为强阳性。两侧红肿中若 PPDC 侧大于 BCGPPD 侧时为感染，反之则可能为接种卡介苗所致。

此试验可用于：①选择卡介苗接种对象和免疫效果的测定；②作为婴幼儿结核病诊断的参考；③测定肿瘤等患者的细胞免疫功能；④在未接种过卡介苗的人群中调查结核病的流行情况等。

四、微生物学检查

1. 标本采集

根据感染部位不同，可采集痰、支气管灌洗液、尿、粪便、脓汁、胸水、腹水、脑脊液等。

2. 直接涂片镜检

直接涂片或集菌后涂片，用抗酸染色镜检，结核分枝杆菌染成红色，而其他非抗酸性细菌及细胞等呈蓝色。若找到抗酸性杆菌，需进一步分离培养确定是否为结核分枝杆菌。如果标本含菌量少，为提高检出率可先集菌后检查。对于杂菌较多的标本（如痰液、粪便等）需先用 4% NaOH、3% HCl 或 6% H_2SO_4 处理再集菌。

3. 分离培养

将处理后的标本滴加于含血清的液体培养基或涂于玻片上浸入液体培养基内，1 ~ 2 周后取沉淀物作涂片或取出玻片染色镜检，可快速获得结果，并可进一步做生化、药敏等鉴定和区分结核分枝杆菌与非结核分枝杆菌。

4. 动物试验和快速诊断

将集菌后的材料注入豚鼠腹股沟皮下，观察淋巴结、肺、肝等器官有无结核病变，并作形态、培养等检查。近年来已将 PCR 技术应用于结核分枝杆菌 DNA 鉴定，1 ~ 2 天即出结果，可用于早期和快速诊断。此外，核酸探针、RFLP、色谱分析技术等也应用到结核分枝杆菌的鉴定中，具有快速、微量、敏感等优点。

近年来患者标本中常分离出结核分枝杆菌 L 型，多次检出 L 型可作为结核病活动的指标之一。

五、防治原则

1. 预防

加强卫生宣教，及早发现并隔离、治疗患者。卡介苗为减毒活疫苗，接种该疫苗是用于预防结核病的特异性方法。目前我国规定出生后即接种卡介苗，7 岁、12 岁对结核菌素试验阴性者再复种一次，一般在接种后 6 ~ 8 周可产生免疫力，并维持 5 年左右。

2. 治疗

结核病的治疗在于控制病情，促进病灶愈合，消除症状和防止复发。常用的抗结核病药物有异烟肼、利福平、链霉素、吡嗪酰胺、乙胺丁醇、对氨基水杨酸钠等。为避免耐药菌株的产生，抗结核治疗应坚持早期、联合、适量、规律和全程使用敏感药物的原则。

第二节　麻风分枝杆菌

麻风分枝杆菌（*N. leprae*）简称麻风杆菌，是麻风病的病原菌，是已知分枝杆菌中惟一能侵犯人和动物周围神经的细菌，也是至今惟一不能人工培养的细菌。麻风是一种慢性传染病，流行地区广泛。主要集中在非洲、亚洲和拉丁美洲，我国不少地区以前有麻风病例，经积极防治后，目前病例已大大减少。

一、生物学性状

麻风分枝杆菌在形态上酷似结核分枝杆菌，是一种典型的胞内菌。刮取病变组织或局部渗出物标本，涂片可见大量麻风分枝杆菌存在于细胞内。这种细胞的胞浆呈泡沫状，称麻风细胞。这是区别于结核分枝杆菌的重要一项。

二、致病性与免疫性

麻风主要通过呼吸道、破损的皮肤黏膜和密切接触等方式传播。患者是主要的传染源，尤其是瘤型麻风患者。根据机体的免疫状态、病理变化和临床表现可将大多数患者分为瘤型麻风和结核样型麻风两型。少数患者处于两型之间，又可分为两类，即界线类与未定类，该两类可向两型转化。在我国以结核样型与未定类患者较多，瘤型较少。结核样型麻风占 60% ~70%，常为自限性，病变主要发生在皮肤和外周神经组织。皮肤真皮层的病变类似结核结节。神经受累处的皮肤常出现感觉障碍。瘤型麻风占 20% ~30%，主要侵犯皮肤黏膜，并累及神经系统，感染后产生的大量免疫复合物沉积在皮肤和黏膜下，形成红斑和结节，面部结节融合可呈狮面状。人对麻风分枝杆菌的抵抗力较强，主要靠细胞免疫。

三、微生物学检查

主要靠涂片染色镜检。从患者鼻黏膜或皮肤病变处取标本涂片，抗酸染色检查。一般瘤型和界线类患者标本中找到抗酸染色阳性的杆菌有诊断意义。也可用金胺染色荧光显微镜检查以提高阳性率。病理活检也是较好的诊断方法。麻风菌素试验对诊断无实用意义，但可评价患者的细胞免疫状态，瘤型麻风因有免疫抑制而呈阴性反应。

四、防治原则

麻风病目前尚无特异性疫苗预防。防治主要依靠普查，特别是在麻风病流行地区开展定期的群众性普查，早期发现病例，早期隔离治疗。由于麻风分枝杆菌与结核分枝杆菌有共同抗原，在某些麻风病高发区用卡介苗来预防，收到一定效果。

治疗药物主要有砜类，如氨苯砜、苯丙砜等。利福平也有较强的抗菌作用。目前多主张几种药物联合应用，以防耐药性产生。

第三节　放线菌属

放线菌属（*Actinomyces*）为原核细胞型微生物，广泛分布于自然界，种类繁多，为人体的正常菌群成员，可引起内源性感染。对人致病的主要有衣氏放线菌，牛放线菌可使牛和猪患病。另外，医学上许多重要的抗生素，如氨基糖苷类、蒽环类、β－内酰胺类、大环内酯类等均为放线菌产生的。

一、生物学性状

革兰染色阳性，非抗酸性丝状菌，菌丝细长无分隔，有分枝，直径0.5～0.8μm。放线菌以裂殖方式繁殖，培养比较困难。在患者的病灶和脓汁中可找到肉眼可见的黄色小颗粒，称“硫磺颗粒”，是放线菌在病变中形成的菌落。压片后镜检可见菌丝末端膨大呈棒状、放射状，形似菊花，故将该菌称为放线菌。用革兰染色，菊花形中央部位的菌丝为阳性，四周菌丝末端膨大部分为阴性。

二、致病性与免疫性

放线菌大多寄居于人和动物口腔、上呼吸道、消化道及泌尿生殖道，属于正常菌群。当机体抵抗力降低、口腔卫生不良、拔牙或口腔黏膜受损时，可致内源性感染，引起放线菌病。放线菌病是一种软组织的化脓性炎症，若无继发感染，多呈慢性肉芽肿，好发于面颈部，也可进入胃肠道和肺部，引起相应感染。

放线菌病患者血中可找到多种抗体，但这些抗体既无诊断意义，对机体也无保护作用。机体对放线菌的免疫主要靠细胞免疫。

三、微生物学检查

放线菌病最主要和最简单的检查方法是在标本中寻找有无硫磺颗粒。取颗粒制成压片后，在显微镜下检查是否有放线状排列的菌丝。必要时取脓、痰标本作厌氧培养，放线菌生长缓慢，常需培养2周以上，才可见菌落生长。亦可取活组织切片染色检查。

四、防治原则

注意口腔卫生，及时治疗口腔疾病。对于脓肿与瘘管应进行外科清创，同时配合应用大剂量抗生素治疗，首选青霉素，亦可用红霉素、林可霉素和磺胺类药物。

小结 分枝杆菌属是一类细长略弯曲的杆菌，有分枝生长的趋势。能引起人类疾病的主要有结核分枝杆菌、牛分枝杆菌、麻风分枝杆菌，多引起慢性感染，如结核病、麻风病等。放线菌属为原核细胞型微生物，可引起内源性感染。对人致病的主要有衣氏放线菌，医学上许多重要的抗生素，如氨基糖苷类、β－内酰胺类等均由放线菌产生。

思考题

1. 简述结核分枝杆菌脂质成分的致病作用。
2. 放线菌属中对人类有致病作用的主要有哪些？怎样鉴别？

（王永霞）

第十二章

动物源性细菌

第一节　布鲁菌属

布鲁菌属（*Brucella*）因最早由英国医师 David Bruce 首先分离出而得名，是人畜共患传染病的病原菌。本属中使人致病的有羊布鲁菌（*B. melitensis*）、牛布鲁菌（*B. abortus*）、猪布鲁菌（*B. suis*）和犬布鲁菌（*B. canis*），我国以羊布鲁菌为主，其次为牛布鲁菌。

一、生物学性状

1. 形态与染色

革兰阴性短小杆菌。无芽胞及鞭毛，光滑型菌株有微荚膜。

2. 培养特性

需氧，牛布鲁菌在初分离时需 5% ~ 10% CO_2。营养要求高，在血琼脂平板或肝浸液琼脂平板上 37℃ 培养 48 小时可见无色透明、光滑型小菌落。血琼脂平板上不溶血。大多能分解尿素和产 H_2S，根据产生 H_2S 的多少和对碱性染料抑菌作用敏感性不同，可鉴别羊、牛、猪布鲁菌。

3. 抗原构造和分型

布鲁菌有两种抗原物质：A 抗原（牛布鲁菌菌体抗原）和 M 抗原（羊布鲁菌菌体抗原）。不同布鲁菌所含的两种抗原比例不同，借此可鉴别菌种，如牛布鲁菌 A∶M 为 20∶1，羊布鲁菌 A∶M 为 1∶20，而猪布鲁菌 A∶M 为 2∶1。针对 A、M 抗原的凝集试验可鉴别三种布鲁菌（表 12 – 1）。

4. 抵抗力

抵抗力较强，在水中可存活 4 个月，在土壤、毛皮、病畜的脏器和分泌物中可生存数周至数月。但在湿热 60℃ 20 分钟、日光直射下 20 分钟可死亡，对常用消毒剂和广谱抗生素较敏感。

表 12-1 主要布鲁菌的特性与鉴别

项目	牛布鲁菌	羊布鲁菌	猪布鲁菌
CO_2 需求	+	–	–
脲酶试验	+	不定	+
H_2S 产生	+	–	+/–
含染料培养基中生长			
1:50 000 碱性复红	+	+	–
1:20 000 硫堇	–	+	+
凝集试验			
抗 A 因子血清	+	–	+
抗 B 因子血清	–	+	+

二、致病性与免疫性

1. 致病物质

主要是内毒素，荚膜和侵袭性酶（透明质酸酶、过氧化氢酶等）增强了该菌的侵袭力，可经完整皮肤黏膜感染人体。

2. 所致疾病

布鲁菌感染可引起乳腺炎、睾丸炎、子宫炎等，还可引起母畜流产。人类对布鲁菌普遍易感，细菌可通过消化道、皮肤及呼吸道和眼结膜等多种途径进入体内，到达局部淋巴结，进入潜伏期，大约 1~6 周。细菌在淋巴结中大量繁殖，突破淋巴结进入血流，引起菌血症。由于内毒素的作用患者可出现发热。随后细菌进入肝、脾、骨髓等脏器细胞，发热也渐消退。细菌繁殖到一定数量时再度入血，如此反复，使患者的热型呈波浪式，临床上称为波浪热。此外，患者还表现为虚弱、出汗、关节疼痛、淋巴结肿大等症状和体征，病程一般持续数周至数月。感染易转为慢性，在全身各处引起迁徙性病变，体内分离不到布鲁菌。

3. 免疫性

机体对布鲁菌的免疫以细胞免疫为主。机体产生的 IgM 和 IgG 型抗体可发挥免疫调理作用。各菌种和生物型之间可出现交叉免疫。

三、微生物学检查

患者的血液、骨髓、尿液、关节渗出液等均可作为分离病原菌的标本，以血液标本最常用。急性期做血培养，亚急性期取骨髓分离。将标本接种于双相肝浸液培养基，大多阳性培养物 4~7 天长出菌落。根据涂片染色镜检、H_2S 产生、染料抑菌试验、玻片凝集试验等鉴定型别。若 30 天仍无菌生长则报告阴性。根据抗体出现的时间，还可进行血清学试验来测定患者血清中的抗体水平。发病 1~7 天后血清中出现 IgM 抗体，抗体水平达 1∶200 有诊断意义。一般发病后 3 周出现 IgG 抗体，且持续时间较长，故对诊断慢性布鲁菌病有重要意义。另外，取布鲁菌素或布鲁菌蛋白提取物 0.1ml 作皮内注射，阳性可诊断慢性或曾患过布鲁菌病。

四、防治原则

控制和消灭家畜传染源是最重要的预防措施。另外，可通过免疫接种达到预防目的，免疫接种以畜群为主。疫区人群也应接种减毒活疫苗。治疗方面，急性和亚急性患者，WHO 推荐首选方案是联合应用利福平和多西环素，神经系统受累者选用四环素和链霉素。对于慢性病例，除进行上述治疗外，还应进行脱敏和对症治疗。

第二节　耶尔森菌属

耶尔森菌属（*Yersinia*）属于肠杆菌科，现已知 13 个种和亚种。与人类关系密切的有鼠疫耶尔森菌、小肠结肠炎耶尔森菌和假结核耶尔森菌。

鼠疫耶尔森菌（*Y. pestis*）是鼠疫的病原菌。鼠疫是一种自然疫源性烈性传染病，人类鼠疫是通过带菌鼠蚤叮咬、接触或食入已感染动物等途径被感染。

（一）生物学性状

1. 形态与染色

革兰染色阴性，两端钝圆，两极浓染的卵圆形短小杆菌，有荚膜，无鞭毛和芽胞。常单个散在，偶成双或短链。菌体形态、大小在不同标本中变化较大，如在动物尸体或新鲜脏器中出现典型的菌体形态，而在陈旧培养物或脓液中可呈多形性或膨大呈球形。

2. 培养特性

兼性厌氧，适宜生长温度为 27～30℃。营养要求不高，在普通培养基上形成无色透明、中央隆起、边缘扁平呈花边样的小菌落。在肉汤培养基中形成菌膜和絮状沉淀，液体不混浊。稍加摇动后菌膜呈“钟乳石”状下沉，有鉴别意义。

3. 抗原构造

该菌抗原结构复杂，至少有 18 种抗原，重要的有 F1、V/W、外膜蛋白和鼠毒素等。

（1）F1 抗原　即荚膜抗原，具有抗吞噬作用，与毒力有关。抗原性强，相应抗体有免疫保护作用。

（2）V/W 抗原　V 抗原存在于胞质中，W 抗原位于菌体表面，两者常同时产生，具有抗吞噬作用，与毒力有关。

（3）外膜蛋白　与细菌突破宿主的防御机制有关。

（4）鼠毒素（murine toxin，MT）　是一种具有剧烈毒性作用的外毒素。主要作用于心血管系统，引起毒血症和休克。MT 具有良好的抗原性，经处理可制成类毒素，用于免疫动物制备抗毒素。

4. 抵抗力

对理化因素抵抗力较弱。湿热 70～80℃ 10 分钟或 100℃ 1 分钟死亡。10g/L 苯酚 20 分钟内可将痰液中的病菌杀死。但在土壤和蚤粪中能存活 1 年左右。

（二）致病性与免疫性

鼠疫耶尔森菌的储存宿主为啮齿类动物，传播媒介主要是鼠蚤。人患鼠疫后，可通过人蚤或呼吸道在人群中传播。鼠疫常见有 3 种临床类型：

1. 腺鼠疫

主要为严重的急性淋巴结炎。以腹股沟和腋下淋巴结炎多见，可出现局部肿胀、化脓和坏死。

2. 肺鼠疫

患者多表现为寒战、高热、咳嗽、胸痛、咯血及全身中毒症状。多于 2～4 天内因呼吸或心力衰竭而死亡。死亡病人的皮肤常呈黑紫色，故有“黑死病”之称。

3. 败血症型鼠疫

此型最为严重。患者体温可升高达 39～40℃，出现休克和 DIC，皮肤黏膜广泛出血，可伴发脑膜炎、肺炎等，多迅速恶化而死亡。

鼠疫病后可获得牢固免疫力，再次感染者罕见。主要为体液免疫。

（三）微生物学检查

鼠疫为我国法定甲类强制管理的传染病，标本应送到有严格防护措施的专业实验室检测。根据病型不同，标本可取淋巴结穿刺液、脓液、痰液、血液、脑脊液等，直接涂片染色镜检。将标本接种于血琼脂平板或 0.025% 亚硫酸钠琼脂平板等，挑取可疑菌落进一步鉴定。必要时做噬菌体裂解试验、血清凝集试验等。特异而敏感的免疫学诊断方法有血凝试验、ELISA 等。另外，PCR 技术检测核酸，具有快速、敏感的特点，可用于流行病学调查和紧急情况下的检测。

（四）防治原则

灭鼠、灭蚤是消灭鼠疫的根本措施。一旦发现患者应尽早隔离，并立即上报卫生防疫机构。加强国境、海关检疫。在流行地区对人群进行预防接种。对可疑病例，早期应用抗生素可降低死亡率。常用抗生素有氨基糖苷类、四环素、磺胺药及链霉素。

第三节 炭疽芽胞杆菌

炭疽芽胞杆菌（*B. anthracis*）归属于需氧芽胞杆菌属，是人类历史上第一个被发现的病原菌，也是本属中最主要的致病菌，可引起人和动物炭疽病。

一、生物学性状

（一）形态与染色

致病菌中最大的为革兰阳性粗大杆菌，两端截平，常呈长链状排列，似竹节。在体内或含血清的培养基中形成荚膜，无鞭毛。芽胞呈椭圆形，位于菌体中央，宽度小于菌体。

（二）培养特性

需氧或兼性厌氧，营养要求不高，在普通培养基上生长良好。适宜生长温度为30～35℃，在普通琼脂培养基上形成灰白色粗糙型菌落，低倍镜观察可见卷发状边缘。在肉汤中形成长链而呈絮状沉淀生长。可液化明胶。在血琼脂平板上菌落具有黏性，可出现拉丝现象。

（三）抗原构造

抗原分为两部分，一部分是结构抗原，包括荚膜、菌体和芽胞等抗原成分；另一部分是炭疽毒素复合物。

1. 炭疽毒素

由保护性抗原、致死因子和水肿因子三种蛋白质组成，注射动物可出现炭疽病的典型中毒症状。此毒素具有抗吞噬作用和免疫原性。

2. 荚膜多肽抗原

具有抗吞噬作用，与细菌毒力有关。

3. 芽胞抗原

由芽胞的外膜和皮质等组成，具有免疫原性和血清学诊断价值。

4. 菌体多糖抗原

与毒力无关，由于耐热，此抗原在病畜皮毛或腐败脏器中经长时间煮沸仍可与相应抗体发生沉淀反应，称Ascoli热沉淀反应，有利于流行病学调查。

（四）抵抗力

芽胞在干燥土壤或皮毛中能存活数年至20余年，牧场一旦被污染，传染性可持续数十年。芽胞对化学消毒剂的抵抗力也很强。但对碘及氧化剂敏感。

二、致病性与免疫性

（一）致病物质

荚膜和炭疽毒素是两个主要的致病物质。荚膜具有抗吞噬作用，有利于炭疽芽胞杆菌在体内繁殖和扩散。炭疽毒素主要损害微血管内皮细胞，增加血管壁通透性引起水肿，还可抑制、麻痹呼吸中枢引起呼吸衰竭而死亡。

（二）所致疾病

炭疽芽胞杆菌可经皮肤、呼吸道和胃肠道进入机体引起炭疽病。

1. 皮肤炭疽

最多见，约占病例的95%以上。病菌经皮肤损伤处侵入机体，局部形成小疖，继而形成水疱、脓疮，最后出现坏死和黑色焦痂，故名炭疽。

2. 肠炭疽

以全身中毒症状为主，患者亦可出现连续性呕吐、肠麻痹及血便，2~3 天内死于毒血症。

3. 肺炭疽

表现为寒战、高热、呼吸困难、胸痛等，但很快因全身中毒而死亡。

以上三型均可并发败血症，偶见炭疽性脑膜炎，死亡率极高。

（三）免疫性

病后可获得持久的免疫力，再感染者少见。

三、微生物学检查

根据炭疽病的不同类型分别采集脓液、痰液、渗出液、粪便及血液送检。炭疽动物尸体严禁解剖，必要时可割取耳朵或舌尖送检。标本革兰染色镜检，如发现有荚膜的典型竹节状革兰阳性大杆菌，结合临床症状体征即可初步诊断。将标本接种于血琼脂平板和碳酸氢钠琼脂平板，用青霉素串珠试验、噬菌体裂解试验等进行鉴定。必要时可进行动物试验。另外，也可用免疫学方法检测抗体和炭疽毒素，PCR 技术检测核酸。

四、防治原则

病畜严格隔离或处死深埋，严禁煮食和解剖。我们还应警惕利用炭疽芽胞杆菌进行的生物恐怖活动。特异性预防用炭疽减毒活疫苗。治疗以青霉素为首选药物，可与庆大霉素或链霉素联合使用。

小结 动物源性细菌是人兽共患病的病原菌，以动物为传染源。主要包括布鲁菌属、耶尔森菌属、芽胞杆菌属、巴通体属等。布鲁菌属常引起母畜传染性流产，人类通过与病畜接触或食用染菌肉类、乳制品等感染。耶尔森菌属中与人类关系密切的有鼠疫耶尔森菌、小肠结肠炎耶尔森菌与假结核耶尔森菌，可引起鼠疫、小肠结肠炎等疾病。炭疽芽胞杆菌是一类需氧、能形成芽胞的革兰阳性大杆菌，广泛分布于土壤、水和空气中，能引起人、畜炭疽病。

思考题

1. 临床常见的人兽共患病的病原菌有哪些?
2. 简述炭疽芽胞杆菌的致病作用及所致疾病的特点。

（王永霞）

第十三章

其他致病菌

第一节　白喉棒状杆菌

白喉棒状杆菌（*C. diphtheriae*）属棒状杆菌属，俗称白喉杆菌。是引起白喉的病原菌，白喉是一种急性呼吸道传染病，因患者咽喉部出现灰白色假膜而得名。

一、生物学性状

1. 形态与染色

菌体细长弯曲，粗细不一，常一端或两端膨大呈棒状，排列不规则，呈栅栏状、V字形或L形。无荚膜、鞭毛及芽胞。革兰染色阳性。异染颗粒染色法可见异染颗粒（图13-1），是本菌的特征之一。

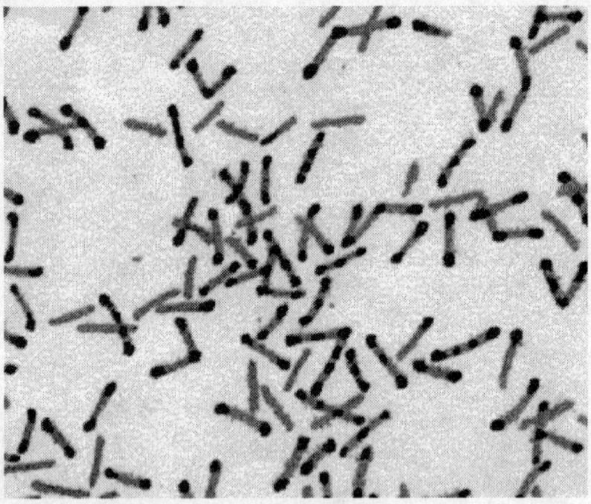

图13-1　白喉棒状杆菌（Neisser染色）

2. 培养特性

需氧或兼性厌氧，在含全血或血清的培养基上生长良好。在含有凝固血清的吕氏培养基上生长迅速，菌体形态典型，异染颗粒明显。在含有0.03%～0.04%亚碲酸钾血琼脂平板上生长时，能将碲盐还原为元素碲，使菌落呈黑色或灰色。

3. 抵抗力

白喉棒状杆菌对湿热较敏感，100℃ 1分钟或58℃ 10分钟即被杀死。对一般消毒剂敏感，1%苯酚、3%来苏儿10分钟内即可杀死。对干燥、日光、寒冷抵抗力强，在干燥的假膜中能存活3个月以上。

4. 变异性

细菌的形态、菌落和毒性均可发生变异。当无毒株白喉棒状杆菌携带β棒状杆菌噬菌体时，便可成为产白喉毒素的产毒株且能遗传下去。

二、致病性与免疫性

1. 致病物质

白喉毒素是主要的致病物质，索状因子和K抗原也参与致病。白喉毒素是一种毒性及抗原性均较强的蛋白质，由A、B两个多肽链组成，A为毒性链，B为结合链，A链进入细胞内促使辅酶Ⅰ（NAD）上的腺苷二磷酸核糖（ADPR）与细胞内延伸因子2（EF2）结合，使之失活，蛋白质无法合成，从而破坏细胞正常生理功能，引起组织坏死。B链本身无毒，但能与心肌细胞、神经细胞等细胞表面受体结合，介导A链进入细胞内。索状因子是细菌表面的一种毒性糖脂，可破坏细胞的线粒体，影响细胞呼吸与磷酸化。K抗原具有抗吞噬作用，有利于细菌在黏膜表面定植。

2. 所致疾病

白喉多在秋冬季流行。传染源主要是患者和带菌者，主要经飞沫传播。易感部位以咽、喉、气管、鼻腔黏膜最常见，偶侵犯眼结膜、阴道及皮肤创口等。白喉的典型体征是在喉部有一个假膜，假膜与黏膜下组织紧密相连，不易拭去。咽、喉处的假膜脱落或水肿可引起呼吸道阻塞，甚至窒息死亡。细菌一般不入血。外毒素入血后，与易感细胞结合，引起心肌炎、声嘶、吞咽困难、膈肌麻痹等全身中毒症状。

3. 免疫性

人类对白喉棒状杆菌普遍易感。免疫主要靠抗毒素。病后、隐性感染或预防接种均可产生抗毒素而获得免疫力。新生儿可通过胎盘被动获得抗毒素，故6个月内不易感染白喉，但随着抗毒素水平下降，易感性增加，1～5岁最易感。

三、微生物学检查

1. 直接涂片镜检

用棉拭子从患者病变部位假膜及边缘取材，用美蓝或革兰染色法或Neisser染色法，镜检有典型异染颗粒的白喉棒状杆菌，结合临床症状可作初步诊断。

2. 分离培养

将标本接种于吕氏血清斜面上，培养6～12小时后，取培养物作涂片镜检，检出率比直接涂片高。培养至18小时可见灰白色小菌落，进一步做生化或毒力鉴定。另外，还可进行毒力试验，鉴别产毒白喉棒状杆菌与其他棒状杆菌。

四、防治原则

注射白喉类毒素是预防白喉的重要措施。目前我国应用白喉类毒素、百日咳菌苗、破伤风类毒素的混合制剂（DPT混合疫苗）进行人工主动免疫。对于白喉患者应早期、足量注射白喉抗毒素血清，并配合使用抗生素。

第二节 流感嗜血杆菌

流感嗜血杆菌（*H. infuenzae*）属于嗜血杆菌属，俗称流感杆菌。这类细菌在人工培养时必须提供血液或血液成分才能生长，故名嗜血杆菌。对人类有致病性的主要是流感嗜血杆菌。由于本菌首先从流感患者鼻咽腔中分离到，故被认为是引起流感的病原菌，后来流感病毒成功分离出，才明确流感嗜血杆菌只是流感时引起呼吸道继发感染的病原菌。

一、生物学性状

1. 形态与染色

流感嗜血杆菌为革兰阴性小杆菌或球杆菌，还可呈长杆状、球杆状或丝状等。无芽胞、鞭毛，有毒株初培养时幼龄菌有荚膜，陈旧培养物中荚膜常消失。

2. 培养特性

需氧或兼性厌氧。培养较困难，在普通培养基上不生长。生长需要V和X因子。最适生长温度为37℃。该菌在巧克力色血平板上生长良好，37℃培养18～24小时形成细小、无色透明、露滴状菌落。如与金黄色葡萄球菌于血平板上共同培养时，在金黄色葡萄球菌菌落周围的流感嗜血杆菌菌落较大，离金黄色葡萄球菌菌落越远的越小，此现象称为“卫星现象”，有助于流感嗜血杆菌的鉴定。

3. 抵抗力

流感嗜血杆菌抵抗力较弱，对热、干燥及一般消毒剂均敏感。56℃加热30分钟可被杀死。在干燥痰液中48小时内死亡。

二、致病性与免疫性

1. 致病物质

流感嗜血杆菌广泛寄居于人上呼吸道，冬季带菌率较高，易发病。致病物质主要为荚膜、菌毛、内毒素和IgA蛋白酶等。荚膜是本菌的主要毒力因子，有抗吞噬作用；内毒素的致病作用尚不清楚；菌毛有黏附和定植作用；IgA蛋白酶能水解SIgA，降低局部黏膜免疫力。

2. 所致疾病

包括原发感染与继发感染两种。原发感染多为化脓性感染，如化脓性脑膜炎、鼻咽炎、化脓性关节炎、心包炎等，以小儿多见。继发感染以成人多见，常继发于流感、麻疹、百日咳、结核病等，临床表现为慢性支气管炎、鼻窦炎、中耳炎等。

3. 免疫性

以体液免疫为主。感染后产生的抗荚膜多糖特异性抗体能增强吞噬作用和补体存在时的溶菌作用。此外，菌体外膜蛋白抗体也有促进补体介导的调理作用。

三、微生物学检查

根据所致疾病，采集痰液、脑脊液、鼻咽分泌物、脓液等，直接涂片染色镜检。或将标本接种于巧克力色琼脂平板上或血琼脂平板上分离培养。根据菌落特征、卫星现象等进行鉴定。另外，还可用免疫学方法检测抗原。

四、防治原则

目前已有国家制备b型流感嗜血杆菌荚膜多糖疫苗进行预防接种，也有将此疫苗与白喉内毒素或脑膜炎奈瑟菌外膜蛋白制成联合菌苗进行特异性预防。治疗可选用广谱抗生素，如氨苄西林、氯霉素等。

第三节 百日咳鲍特菌

百日咳鲍特菌（*B. pertussis*）属于鲍特菌属，简称百日咳杆菌。该菌属共有8个菌种，其中百日咳鲍特菌、副百日咳鲍特菌和支气管败血鲍特菌，是引起呼吸道感染的病原菌。百日咳鲍特菌是百日咳的病原菌，百日咳是儿童常见的急性呼吸道传染病。

一、生物学性状

1. 形态与染色

为革兰阴性、卵圆形短小杆菌。多单个分散存在，多次传代后可呈球杆状、丝状等多形性。无鞭毛及芽胞。有毒株有荚膜和菌毛。

2. 培养特性

专性需氧，最适生长温度为37℃，最适pH为6.8~7.0。生长缓慢，营养要求较高，初次分离时用含甘油、马铃薯、血液的鲍金培养基，培养2~3天后形成细小、光滑、不透明、银灰色的珍珠状菌落。生化反应弱，不分解糖类，不产生吲哚，不产生H_2S，不分解尿素等。

3. 抗原构造

有耐热菌体（O）抗原和不耐热荚膜（K）抗原。

4. 变异性

常发生菌落变异。新分离菌株呈S型，称为Ⅰ相菌，有荚膜，毒力强。人工培养后形成R型菌落，为Ⅳ相菌，无荚膜，无毒力。同时其形态、抗原构造、致病性等亦可发生变异。

5. 抵抗力

抵抗力弱，对干燥和一般消毒剂敏感。日光直射1小时或56℃加热30分钟可被杀死。在干燥尘埃中能存活3天。

二、致病性与免疫性

1. 致病物质

有荚膜、菌毛及产生的多种毒素等。百日咳毒素为一种外毒素，可引起纤毛上皮细胞的炎症和坏死。腺苷酸环化酶毒素能使巨噬细胞内cAMP增加，抑制巨噬细胞的吞噬和杀伤功能。血凝素能凝集红细胞，与黏附功能有关。

2. 所致疾病

百日咳鲍特菌主要通过飞沫传播，传染源为早期病人和带菌者。儿童易感。细菌不入血，主要造成局部损伤，引起炎症、坏死，抑制上皮细胞纤毛运动及破坏，黏稠分泌物增多且不能及时排出，导致剧烈咳嗽。百日咳临床病程可分为三期：①卡他期：似普通感冒，持续1~2周，传染性强。②痉咳期：此期出现阵发性痉挛性咳嗽，常伴鸡鸣样吼声及呕吐、呼吸困难等。一般持续1~6周。③恢复期：咳嗽减轻，鸡鸣样吼声消失，病情趋于恢复。完全恢复需要数周至数月。因病程较长，故名百日咳。

3. 免疫性

百日咳病后及预防接种后，可获得持久免疫力，很少再次感染。目前认为局部黏膜免疫起主要作用。

三、微生物学检查

百日咳鲍特菌的检查以分离培养为主。将鼻咽拭子直接接种于鲍金培养基进行分离培养，根据菌落特征、镜检结果及生化反应进行鉴定。再用百日咳鲍特菌I相免疫血清鉴定血清型。荧光抗体法检测抗原有利于快速诊断。也可用ELISA法检测病人血清中特异性IgM进行早期诊断。

四、防治原则

预防主要靠疫苗接种。目前常用白百破（白喉类毒素、百日咳菌苗、破伤风类毒素）三联疫苗进行特异性主动免疫，取得了良好的预防效果。治疗首选红霉素、氨苄西林等。

第四节　铜绿假单胞菌

铜绿假单胞菌（*P. aeruginosa*）属于假单胞菌属。在自然界分布极为广泛，土壤、空气、水、动植物、人体皮肤黏膜等处都有该菌分布。假单胞菌属目前已发现110个菌种，与人类关系密切的有铜绿假单胞菌、荧光假单胞菌和类鼻疽假单胞菌等。铜绿假单胞菌俗称绿脓杆菌，是一种常见的条件致病菌。由于本菌能产生一种蓝绿色的水溶性色素，感染伤口时形成绿色脓液，故名铜绿假单胞菌。

一、生物学性状

本菌为革兰染色阴性直或微弯的小杆菌。无芽胞，有荚膜和菌毛。单端有1~3根鞭毛，运动活泼。需氧。营养要求不高，在普通培养基上生长良好，最适生长温度为35℃，4℃不生长而42℃生长为本菌的一个特点。最适产毒温度为26℃。在普通琼脂平板上，菌落大小不一，形态各异，常互相融合，由于能产生带荧光的水溶性色素（青脓素与绿脓素）可使培养基呈黄绿色或蓝绿色。在血琼脂平板上有透明溶血环。本菌抵抗力强，对多种化学消毒剂和抗生素不敏感。56℃需1小时才可杀死细菌。

二、致病性与免疫性

本菌为人体正常菌群成员。当机体抵抗力降低时，可引起继发感染或混合感染。主要致病物质为内毒素，此外还有外毒素、菌毛、荚膜、胞外酶等。铜绿假单胞菌也分布于医院环境中，感染多见于皮肤黏膜受损部位，如烧伤、创伤或手术切口等，表现为局部化脓性炎症。也可引起中耳炎、角膜炎、尿道炎、心内膜炎、脓胸等，还可引起败血症、菌血症及婴儿严重的流行性腹泻。在医院感染中由该菌引起者占10%左右。在某些特殊病房，如烧伤病房、肿瘤病房等，感染率可高达30%。感染后产生的特异性抗体，尤其是SIgA对黏膜表面的免疫保护作用，也起到一定的抗感染作用。

三、微生物学检查与防治原则

根据不同感染部位采集相应标本。鉴定主要靠分离培养，根据形态、染色性、菌落特征、色素等进行鉴定。防治主要靠严格消毒及无菌操作，尽量减少医源性感染。治疗可用多粘菌素、庆大霉素等。

第五节　弯曲菌属

弯曲菌属（*Campylobacter*）共有21个菌种，对人致病的有空肠弯曲菌空肠亚种、大肠弯曲菌、胎儿弯曲菌等，以空肠弯曲菌空肠亚种最为常见。该属细菌广泛分布于家禽及野鸟等动物肠道内。主要引起人类的败血症及胃肠炎，为动物源性疾病。下面主要讲述空肠弯曲菌空肠亚种。

一、生物学性状

菌体细长，弧形、S形、螺旋形或海鸥状，革兰染色阴性。一端或两端有单鞭毛，运动活泼。无芽胞及荚膜。微需氧，营养要求较高，在42℃条件下，在含5% O_2、10% CO_2 和85% N_2 的环境中能生长良好。生化反应不活泼，不发酵糖类，氧化酶阳性。根据O抗原不同，该菌可分为42个血清型。抵抗力较弱，56℃5分钟即被杀死。干燥环境中仅存活3小时，培养物置冰箱中很快死亡，但置室温可存活2～24周。

二、致病性与免疫性

已检测到的致病物质有黏附素、细胞毒性酶类及肠毒素。其作用机制尚未完全清楚。该菌是散发性细菌性胃肠炎最常见的菌种之一。人体常通过摄入被该菌污染的食物、水源等感染。由于本菌对胃酸敏感，经口食入至少 10^4 个细菌才有可能致病。细菌进入人体后在小肠内繁殖，侵入肠上皮引起炎症。临床表现为痉挛性腹痛、腹泻、血便或果酱样便，还可出现头痛、不适、发热等全身症状。该病常为自限性，病程5～8天。

三、诊断与防治原则

取病人粪便涂片、染色、镜检，可见革兰阴性弧形或海鸥状弯曲菌，也可用悬滴法观察鱼群样运动或螺旋状运动。分离培养可用选择性培养基，于37℃和42℃微需氧环境下培养48～72小时。PCR技术可直接检出粪便中的弯曲菌。目前尚无特异性预防措施，主要是注意饮水和食品卫生，加强人、畜、禽类的粪便管理。治疗可用红霉素、氨基糖苷类抗生素等。

小结 白喉棒状杆菌一端或两端膨大呈棒状，故名棒状杆菌，是引起白喉的病原菌，由于患者咽喉部出现灰白色假膜，故名白喉。流感嗜血杆菌为革兰阴性小杆菌或球杆菌，常引起人类化脓性感染，小儿多见。百日咳鲍特菌是引起儿童百日咳的病原菌，儿童多见，治疗首选红霉素、氨苄西林等。铜绿假单胞菌是一种常见的条件致病菌，是医院感染的主要病原菌之一。能产生水溶性色素是本菌的重要特点。弯曲菌属细菌广泛分布于家禽及野鸟等动物肠道内，主要引起人类的败血症及胃肠炎。

思考题

1. 白喉棒状杆菌的致病因素有哪些？
2. 简述铜绿假单胞菌的致病机制及微生物学检查方法。

（王永霞）

第十四章

支原体、立克次体、衣原体

第一节　支　原　体

支原体（*mycoplasma*）是一类缺乏细胞壁、呈高度多形性、能通过滤菌器、能在无生命培养基中生长繁殖的最小原核细胞型微生物。

支原体首先由 Nocard 等在 1898 年从牛传染性胸膜肺炎的胸腔积液中发现，当时命名为牛胸膜肺炎微生物（PPO）。1937 年由 Dienes 首先从人体分离出此微生物。1967 年，将其正式命名为支原体。

支原体分布广泛，存在于人、植物、动物、组织培养物以及土壤、污水等中。支原体没有细胞壁，归属于柔膜体纲支原体目支原体科，下分 4 个属。4 个属中和人类疾病密切相关的是支原体属和脲原体属，支原体属有 119 种，脲原体属有 7 个菌种。从人体中分离出来的支原体有 16 个菌种，其中对人类致病的主要是肺炎支原体（*M. pneumoniae*）和解脲脲原体（*U. urealyticum*）。另外，人型支原体（*M. hominis*）、生殖支原体（*M. genitalium*）及发酵支原体等也有一定的致病性。近年来通过培养技术的不断改进，电子显微镜及分子生物学技术的应用，难培养的支原体新种陆续被分离出。

一、生物学性状

1. 形态与结构

支原体体积微小，大小一般为 0.3 ~ 0.5μm，可通过滤菌器。无细胞壁，不能维持菌体的固有形态，故形态上呈高度多形性，有球形、杆形、丝状和分枝状等（图 14－1）。革兰染色阴性，但不易着色。常以 Giemsa 染色为佳，染成淡紫色。细胞膜由外、中、内三层组成，内、外层含蛋白质和糖类，中间层为脂类，主要为磷脂。胆固醇位于磷脂分子之间，对保持细胞膜的完整性起到一定的

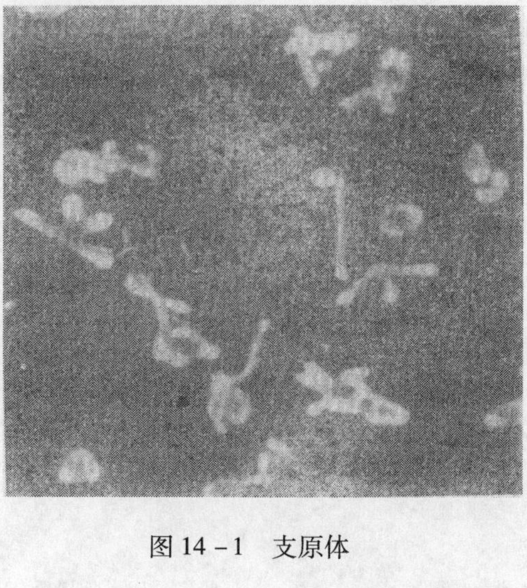

图 14－1　支原体

作用。两性霉素 B、皂素、洋地黄甙等凡能作用于胆固醇的物质均可破坏支原体的细胞膜令其死亡。有的支原体细胞膜外有一种由多聚糖组成的荚膜，有毒性，与其致病性相关。有的支原体（如肺炎支原体和生殖支原体等）具有一特殊顶端结构，能使其黏附在宿主的上皮细胞表面，有利于其侵入，与致病性有关。

2. 培养特性

支原体对营养的要求比一般细菌要高，须在其培养基中加入 10% ~20% 人或动物血清，为其提供生长繁殖所需的胆固醇和其他长链脂肪酸。多数支原体的适宜 pH 为 7.6 ~8.0，解脲脲原体为 5.5 ~6.5。支原体为兼性厌氧，以二分裂方式繁殖为主，也可见出芽、分枝等繁殖方式。支原体生长比较缓慢，在琼脂含量较少（<1.5%）的固体培养基上孵育 2 ~3 天后出现菌落。典型的菌落呈“荷包蛋”样（图 14 –2）。在低倍镜下可见菌落呈圆形，中心致密隆起，深入琼脂，外周包绕以颗粒。支原体也可以在鸡胚绒毛膜上或细胞培养中生长。

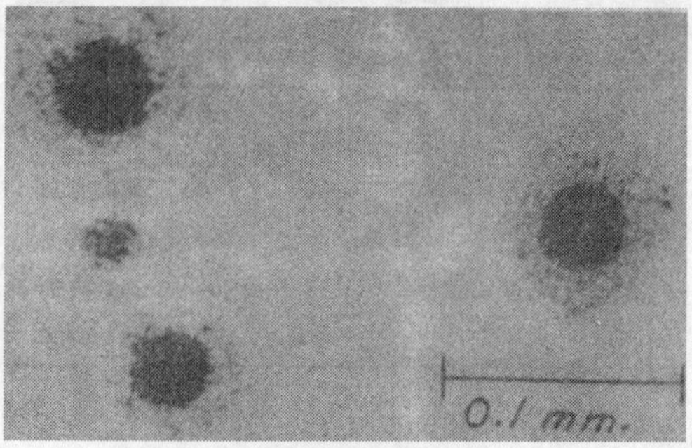

图 14 –2　支原体的菌落

3. 生化反应

根据支原体能否分解葡萄糖、水解精氨酸和尿素对其进行鉴别（表 14 –1）。

表 14 –1　人类主要支原体生物学性状

支原体	葡萄糖	精氨酸	尿素	还原四氮唑	pH
肺炎支原体	+	–	–	+	7.5
人型支原体	–	+	–	–	7.0
生殖支原体	+	–	–	+	7.5
解脲脲原体	–	–	+	–	6.0
穿透支原体	+	+	–	+	7.5

4. 抗原构造

支原体的抗原主要存在于细胞膜上，由蛋白质与糖脂组成。各种支原体均有型特异性抗原，交叉较少，在鉴定上具有重要意义。

5. 抵抗力

支原体因为没有细胞壁，容易被脂溶剂、清洁剂及常用的消毒剂，如酚、甲醛等灭活。对紫外线敏感。对青霉素、头孢菌素、万古霉素等干扰细胞壁合成的抗生素不敏感。对四环素、氯霉素、红霉素、链霉素、喹诺酮类抗生素等干扰蛋白质合成的抗生素敏感。

6. 与细菌 L 型的区别

细菌 L 型为细胞壁缺陷型，与支原体在生物学特性和致病性方面都非常相似，比如呈多形态，能通过滤菌器，对渗透压敏感，在固体培养基上形成“荷包蛋”样菌落等；两者均可引起泌尿生殖道感染，所以在进行支原体分离鉴定时应注意区别（表 14－2）。

表 14－2　支原体与细菌 L 型的区别

主要性状	支 原 体	细 菌 L 型
遗传	在遗传上与细菌无关	在遗传上与细菌相关
返祖	在任何情况下，不能变成细菌	在无诱导因素作用下，易回复为原菌
固体培养基	生长慢，菌落较小，直径 0.1～0.3mm	菌落稍大，直径 0.5～1.0mm
液体培养基	液体培养时混浊度极低	液体培养时混浊度低，可黏附于管壁或沉于管底
营养	生长时需要胆固醇	不一定需要胆固醇

二、主要致病性支原体

（一）肺炎支原体

肺炎支原体是引起人类原发性非典型肺炎的病原体，其病理变化以间质性肺炎为主，有时并有支气管肺炎。主要通过飞沫传播，多发生于夏秋季节，青少年多见。

肺炎支原体经飞沫侵入人体呼吸道后，利用其特殊顶端结构与宿主细胞受体相结合进而吸附于呼吸道上皮细胞上，从细胞膜上获得营养物质如胆固醇等，产生代谢产物过氧化氢，破坏宿主细胞。

肺炎支原体感染以隐性感染多见。临床症状一般较轻。主要以头痛、发热、咳嗽等呼吸道症状为主。X 线检查肺部呈羽毛状浸润。个别患者可伴有呼吸道以外的并发症，如心血管症状、神经症状和皮疹。这可能与免疫复合物形成和自身抗体的出现有关。

肺炎支原体感染后呼吸道局部黏膜产生 SIgA 对再次感染有较强的防御作用。

（二）解脲脲原体

解脲脲原体可引起泌尿生殖道感染，是引起非淋菌性尿道炎（NGU）的重要病原体，主要通过性接触传播。还可引起前列腺炎、盆腔炎、阴道炎、输卵管炎等，并能通过胎盘感染胎儿，引起流产、早产和死胎等。感染新生儿可引起新生儿呼吸道感染。解脲脲原体还能吸附于精子表面，阻碍精子的运动，干扰精子与卵子结合，并通过与精子有共同抗原，对精子造成免疫损伤，引起不孕症。

（三）其他支原体

1. 人型支原体

形态结构与解脲脲原体相似。寄居于泌尿生殖道中，主要通过性接触传播，可引起尿道炎、盆腔炎、输卵管炎、宫颈炎、阴道炎和肾盂肾炎等。

2. 生殖支原体

于1981年自非淋菌性尿道炎患者中分离出，形态似烧瓶状，能黏附在人类泌尿生殖道上皮细胞上，主要引起非淋菌性尿道炎。

3. 穿透支原体

于1991年自艾滋病患者尿中分离出，形态为杆状或长烧瓶状。顶端结构能黏附在人红细胞、单核细胞、$CD4^+$T淋巴细胞及泌尿道上皮细胞上，并能穿过细胞膜进入细胞内生长繁殖，造成宿主细胞损伤、死亡。目前认为，该支原体可能是艾滋病发病的一个辅助因素。

三、微生物学检查

（一）分离培养

取可疑患者的痰或咽拭子接种于含血清和酵母浸液的培养基中培养，典型的菌落呈“荷包蛋”样。分离的支原体可通过形态、糖发酵、溶血性及特异性抗血清作生长抑制试验与代谢抑制试验进一步鉴定。解脲脲原体的感染可采取患者泌尿生殖道标本进行检测。

（二）血清学检查

1. 冷凝集试验

在4℃的条件下，用患者血清与人O型红细胞混合过夜，出现凝集，而在37℃时凝集消失。但仅50%左右的肺炎支原体感染患者表现为阳性，为非特异性。此外，呼吸道合胞病毒感染、腮腺炎、流感等患者也可出现阳性。

2. 生长抑制试验（GIT）和代谢抑制试验（MIT）

将含有特异性抗血清纸片贴于接种有支原体的琼脂平板表面，若抗体与支原体相应则纸片周围生长的菌落受到抑制，为GIT。将支原体接种在一个含有抗血清与酚红的葡萄糖培养基中，若抗体与支原体相应，则支原体的生长代谢受到抑制，酚红不变颜色，为MIT。

（三）PCR技术

利用PCR技术检测患者标本中肺炎支原体DNA及通过检测患者标本中的尿素酶基因来检测解脲脲原体。

四、防治原则

肺炎支原体减毒活疫苗在动物实验中有预防效果，但在人群中的应用尚未见报道。预防解脲脲原体的感染主要通过加强宣传教育，注意性卫生安全来切断传播途径。

肺炎支原体感染可选择罗红霉素、阿奇霉素或喹诺酮类抗生素治疗。解脲脲原体感染可选择四环素类或喹诺酮类抗生素治疗。

第二节 立克次体

立克次体（*rickettsia*）是一类严格细胞内寄生的原核细胞型微生物，与节肢动物关系密切，是引起斑疹伤寒、恙虫病、Q 热等传染病的病原体。其名称是为纪念首先发现而后在研究中不幸牺牲的美国病理学家立克次（Howard Taylor Ricketts）而命名的。

立克次体的共同特点：①多引起自然疫源性疾病；②与节肢动物关系密切，以其作为传播媒介或储存宿主；③大小介于细菌和病毒之间；④多形态性，主要为球杆状；⑤专性细胞内寄生。

对人类致病的立克次体主要包括四个属：即立克次体属（*Rickettsia*）、柯克斯体属（*Coxiella*）、罗沙利马体属（*Rochalimaea*）与埃立克体属（*Ehrlichia*）。在我国分布的主要致病立克次体有：普氏立克次体、斑疹伤寒立克次体、Q 热柯克斯体及恙虫病立克次体等。

一、生物学性状

1. 形态与染色

球杆状或呈多形态性，大小介于细菌和病毒之间（0.3～0.6μm×0.8～2.0μm），革兰染色阴性，但不易着色。常用 Giemsa 及 Giemenez 法染色。用 Giemsa 法立克次体被染成紫蓝色，用 Gimenez 法立克次体被染成红色。立克次体在感染细胞内排列可呈单个、成双或聚集成团排列。在宿主细胞内，不同立克次体的寄居部位并不同，如普氏立克次体分散分布于胞浆中，恙虫病立克次体则多成堆排列分布于核旁，斑点热立克次体可分布于胞浆或核内，Q 热柯克斯体则在胞浆空泡（吞噬溶酶体）内繁殖。立克次体的结构及化学组成与革兰阴性菌相似。

2. 培养特性

立克次体酶系统不完善，缺乏细胞器，属专性细胞内寄生，只能在活的细胞内生长。以二分裂方式繁殖，生长缓慢。可用动物接种、鸡胚卵黄囊接种及细胞培养等方法进行分离培养。培养温度以 32℃～35℃最为适宜。

3. 抗原构造

立克次体主要抗原有两种：群特异性和型特异性抗原。斑疹伤寒等立克次体与普通变形杆菌 OX_{19}、OX_2、OX_K 菌株的菌体具有共同的耐热性多糖类属抗原。临床上常用普通变形杆菌 OX_{19}、OX_2、OX_K 菌株代替立克次体抗原进行非特异性凝集反应，检测人或动物血清中的相应抗体。这种交叉凝集试验称为外斐反应（Weil－Fellix reaction），可用于某些立克次体病的辅助诊断。

4. 抵抗力

多数立克次体的抵抗力与细菌繁殖体相似。56℃30 分钟可使之死亡，Q 热柯克斯林的抵抗力较强，能耐70℃数分钟。对四环素、土霉素、氯霉素等敏感，而磺胺类药物不仅不能抑制其生长，反而可促进其繁殖。

二、致病性与免疫性

（一）致病物质

主要为内毒素和磷脂酶 A 等。其内毒素的主要成分为脂多糖，生物学活性与肠道杆菌内毒素相似。磷脂酶 A 能溶解宿主细胞膜或吞噬体膜，有利于立克次体的侵入。立克次体表面的黏液层具有黏附和抗吞噬作用，增强其侵袭力。

（二）致病机制

立克次体通过节肢动物的叮咬、呼吸道、消化道或眼结膜等侵入人体后，与宿主细胞膜上的特异受体结合，继而被吞入细胞内。立克次体先在局部淋巴组织或小血管内皮细胞中进行生长繁殖。大量增殖后再次入血引起第二次菌血症并产生毒性物质，引起毒血症和一系列的临床症状。主要病变为受染细胞肿胀破裂、阻塞血管腔形成血栓、组织坏死、凝血机能障碍、DIC 等。晚期免疫复合物形成后，导致病理变化和临床症状的加重。

立克次体的抗感染免疫包括体液免疫和细胞免疫，但立克次体为细胞内感染，故以细胞免疫为主。病后可获得较强的免疫力。

（三）所致疾病

1. 流行性斑疹伤寒

由普氏立克次体引起，又称为虱传斑疹伤寒。患者是惟一传染源，体虱为主要传播媒介。传播方式为虱－人－虱（图 14－3）。虱叮咬病人受感染，立克次体在虱肠管上皮细胞内繁殖，并随粪便排出至另一个被叮咬人的皮肤上，经伤口进入机体。此外，干虱粪中的立克次体也可经呼吸道或眼结膜等途径感染人。该病多流行于冬春季节，好发于条件拥挤、卫生状况较差地区。人感染后，经两周左右的潜伏期骤然发病，出现高热、头痛、肌痛、皮疹等临床症状。有时伴有神经系统、心血管系统及其他实质性器官的损害。病后获得持久免疫力。

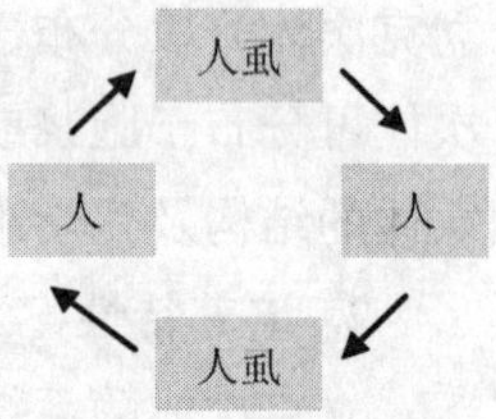

图 14－3 流行性斑疹伤寒传播方式

2. 地方性斑疹伤寒

由斑疹伤寒立克次体引起，又称鼠型斑疹伤寒。鼠是主要储存宿主，鼠蚤和鼠虱是主要传播媒介。传播方式见图 14－4。

立克次体在鼠蚤肠管上皮细胞内繁殖，然后随粪便排出。粪便中的立克次体可经破损皮肤或口、鼻、眼结膜侵入人体而致病，亦可因叮咬而感染。

临床特征与流行性斑疹伤寒相似，但发病缓慢、症状与体征较流行性斑疹伤寒轻、病程较短、一般很少累及中枢神经系统、心肌和肾脏等。病后可获得持久免疫力。

3. 恙虫病

由恙虫病立克次体引起。主要流行于东南亚、西南太平洋岛屿。国内主要见于东南和西南地区，特别是沿海各省如广东、海南、福建、广西和中国台湾等。恙虫病是一种自然疫源性疾病，主要流行于啮齿类动物。野鼠和家鼠为主要传染源，鸟类等也能感染或携带恙螨而成为传染源。恙螨是传播媒介，同时又是储存宿主。传播方式见图 14－5。

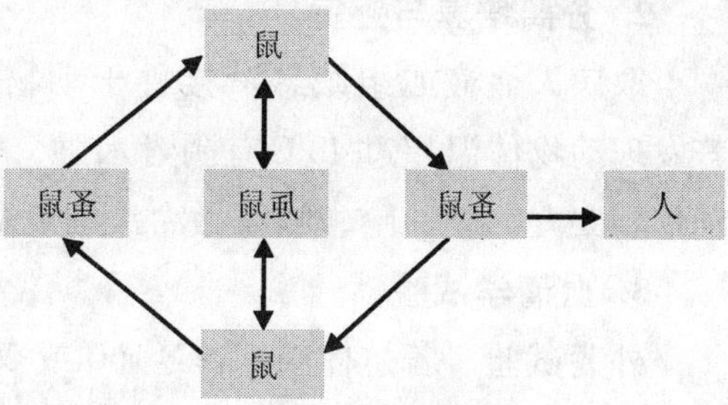

图 14－4　地方性斑疹伤寒传播方式

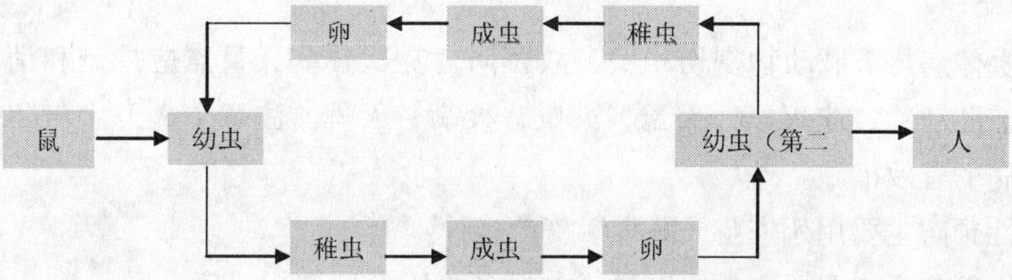

图 14－5　恙虫病立克次体的传播方式

恙虫病立克次体在恙螨体内寄居，经卵传代。人被恙螨幼虫叮咬后，立克次体经皮肤侵入，引起恙虫病。被叮咬处出现红色丘疹，形成水疱后破裂，中央溃疡、上盖黑色痂皮的“焦痂”。此为恙虫病特征之一。

立克次体在局部繁殖后侵入血流，释放的毒素，引起各内脏器官的炎症和变性。出现高热、皮疹、全身淋巴结肿大等临床症状，并可出现肺、肝、脾、脑等损害。病后可获得较持久的免疫力。

4. Q 热

由 Q 热柯克斯体引起。牛、绵羊等家畜是主要传染源和储存宿主。Q 热柯克斯体以吸血的蜱为传播媒介，经卵传代。受染动物的尿、粪含有大量 Q 热柯克斯体，尿、粪排出后污染环境，人可经接触、呼吸道、消化道等途径感染致病。临床症状表现为：发热、头痛、腰痛、腓肠肌痛等临床症状。严重者可发生心内膜炎。乳牛感染后可导致慢性乳腺炎，故未经消毒的乳制品亦可能引起传播。

三、微生物学检查

1. 标本采集

主要采集病人血液，于发病初期或急性期使用抗生素之前采血，做血清学试验尚需采集急性期和恢复期双份血清，以观察抗体 4 倍增长情况。流行病学调查时则需采集野生小动物和家畜的器官及节肢动物等。

2. 分离培养与鉴定

取病人血液或组织悬液接种于动物（豚鼠）腹腔。接种后，每天测量动物体温。若发现动物体温超过40℃有阴囊水肿，表示可能有立克次体感染。取接种部位的腹壁刮片、睾丸鞘膜、脑、脾等做涂片染色检查及用免疫学试验进行鉴定。

3. 血清学试验

外裴试验　若抗体滴度≥1∶160或双份血清滴度有4倍增长趋势，可辅助诊断某些立克次体病。但该试验为非特异性试验，判断结果时应结合流行病学和临床症状。

4. 分子生物学检测

PCR检测或是核酸探针检测。

四、防治原则

立克次体病与节肢动物密切相关，故预防立克次体病，重点应控制和消灭储存宿主及媒介节肢动物，应灭虱、灭蚤、灭鼠、灭螨、灭蜱。注意个人卫生与防护是预防立克次体病的有效措施。

特异性预防主要用死疫苗或减毒活疫苗接种。

可选择氯霉素、四环素类抗生素（包括多西环素）进行治疗。

第三节　衣　原　体

衣原体（*chlamydiae*）是一类严格细胞内寄生能通过细菌滤器并具有独特发育周期的原核细胞型微生物。

衣原体的共同特性：①革兰阴性，圆形或椭圆形；②有细胞壁，但无肽聚糖，只含微量胞壁酸；③严格细胞内寄生，有独特的发育周期，以二分裂方式繁殖；④含有DNA和RNA两种核酸；⑤有核蛋白体和独立的酶系统；⑥对多种抗生素敏感。

衣原体广泛寄生于人、哺乳动物及禽类。对人类致病的衣原体有沙眼衣原体、肺炎衣原体及鹦鹉热衣原体。衣原体感染较常见，发病率有上升趋势，应给予重视。

一、生物学性状

（一）形态、染色与发育周期

1. 形态与染色

在普通光学显微镜下观察衣原体可见两种大小、形态各异的颗粒。一种为小而致密的颗粒，称为原体（elementary body，EB）；一种为大而疏松的颗粒，称为网状体（reticulate body，RB）。原体具有强感染性，Giemsa染色呈紫色，Macchiavello染色呈红色。网状体，亦称为始体，以二分裂方式繁殖，为繁殖型，无感染性，Macchiavello染色呈蓝色。

2. 发育周期

衣原体在宿主细胞内生长繁殖时具有独特的发育周期。原体具有感染性，感染后吸附于易感细胞表面，通过吞饮作用进入细胞内，而后由宿主细胞膜包围形成空泡。原体在空泡内发育、增殖成网状体。网状体是代谢活跃，以二分裂方式繁殖，在空泡内形成许多子代原体，子代原体聚集，有膜包绕形成各种形态的包涵体。不同衣原体的包涵体形态及在宿主细胞的位置不尽相同，根据此特点可鉴别衣原体。子代原体成熟后即从破坏的感染细胞中释出，再感染新的易感细胞，开始新的发育周期（图 14－6）。一个发育周期约 48～72 小时。

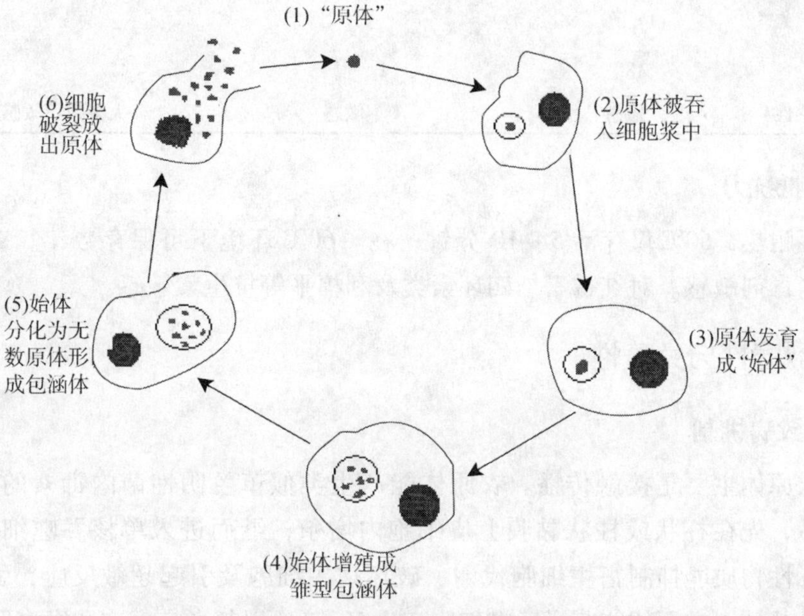

图 14－6　衣原体的发育周期

（二）培养特性

严格细胞内寄生，不能在人工培养基上生长繁殖。绝大多数能用鸡胚卵黄囊接种培养，可在卵黄囊膜内找到包涵体、原体和网状体颗粒。在某些原代或传代细胞株如 Hela－299、McCoy、FL 或 HL 细胞株中生长良好。

（三）抗原构造与分类

1. 抗原构造

衣原体有三种抗原即属特异性抗原、种特异性抗原及型特异性抗原。

2. 分类

根据抗原构造、包涵体特点及对磺胺类药物的敏感性，可将衣原体属分为沙眼衣原体（*Chlamydia trachomatis*）、肺炎衣原体（*Chlamydia pneumoniae*）和鹦鹉热衣原体（*Chlamydia psittaci*）三个种（表 14－3）。沙眼衣原体有三个生物变种，即沙眼生物变种、性病淋巴肉芽肿生物变种和鼠生物变种，每种衣原体又可分成不同的血清型（表14－3）。

表14－3　三种衣原体的性状比较

性状	沙眼衣原体	肺炎衣原体	鹦鹉热衣原体
自然宿主	人	人	鸟类、低等哺乳类
主要人类疾病	沙眼 性传播疾病 幼儿肺炎	肺炎 支气管炎	肺炎 不明原因发热
原体形态	圆、椭圆	梨形	圆、椭圆
包涵体糖原	+	－	－
血清型	18	1	4
对磺胺的敏感性	敏感	不敏感	大多数不敏感

（四）抵抗力

耐冷不耐热，60℃仅存活5～10分钟，在－60℃环境下可保存数年。对苯酚、甲醛溶液等消毒剂敏感。对红霉素、四环素类及利福平等抗生素敏感。

二、致病性与免疫性

（一）致病机制

沙眼衣原体主要是接触传播。衣原体能产生类似革兰阴性菌内毒素的毒性物质，侵入机体后，先在杯状或柱状黏膜上皮细胞内增殖，继而进入单核吞噬细胞内增殖。其产生的毒性物质能抑制宿主细胞代谢、破坏宿主细胞及引起超敏反应，引起相应的临床症状。此外，衣原体能刺激巨噬细胞产生IL－1，引起炎症反应和瘢痕形成。

（二）所致疾病

1. 沙眼

主要由沙眼生物型A、B、Ba和C血清型引起。传播方式为眼—眼或眼—手—眼。

沙眼衣原体感染结膜上皮细胞，并在其中繁殖形成包涵体。症状有流泪、黏性及脓性分泌物、结膜充血及滤泡增生等。晚期可出现结膜瘢痕、眼睑内翻、倒睫及角膜血管翳，严重者可导致失明。

2. 包涵体结膜炎

由沙眼生物型D、Da、E、F、G、H、I、Ia、J、K及Lza血清型感染引起。表现为婴儿型和成人型。婴儿型是婴儿经产道感染，引起化脓性结膜炎（也称包涵体脓漏眼），不侵犯角膜。成人型则由性接触、经手至眼、亦可因污染的游泳池水而感染，引起滤泡性结膜炎。

3. 泌尿生殖道感染

主要由沙眼生物型D～K血清型感染引起，经性接触传播，引起非淋菌性尿道炎。

男性多表现为尿道炎，可转变慢性并周期性加重，也可合并附睾炎、直肠炎及 Reiter 综合征（非对称性反应性多关节炎）。女性可引起尿道炎、宫颈炎、盆腔炎、输卵管炎等。输卵管炎反复发作可导致不孕症或宫外孕。

4. 性病淋巴肉芽肿

由沙眼衣原体的性病淋巴肉芽肿生物变种（LGV）生物型 L1、L2、L2a 及 L3 感染引起。主要通过性接触传播。侵犯男性腹股沟淋巴结，可引起化脓性淋巴结和慢性淋巴肉芽肿，常形成瘘管。侵犯女性会阴、肛门、直肠，引起皮肤瘘管及会阴 - 肛门 - 直肠狭窄与梗阻。

5. 呼吸道感染

主要由肺炎衣原体和鹦鹉热衣原体感染引起。表现为肺炎、支气管炎、咽炎、扁桃体炎和鼻窦炎等。沙眼衣原体可引起婴幼儿肺炎。

（三）免疫性

病后可获得型特异性免疫。免疫力不强，且短暂，常导致持续感染和反复感染。

三、微生物学检查

1. 直接涂片镜检

对急性期沙眼及包涵体结膜炎的患者采取眼穹隆部及结膜分泌物作涂片或从患者结膜病灶作刮片，用 Giemsa、碘液或荧光抗体染色镜检，观察上皮细胞内有无特殊包涵体。泌尿生殖道感染、性病淋巴肉芽肿患者可采取病变部位标本，染色镜检，观察有无衣原体或包涵体。

2. 分离培养

取感染组织渗出液或刮取物接种鸡胚卵黄囊或传代细胞进行分离培养，再以免疫荧光单克隆抗体或 ELISA 等进行鉴定。

3. 血清学试验

采用微量免疫荧光法进行抗衣原体抗体的检测。用该法测肺炎衣原体感染患者血清 IgG 和 IgM，明显增高者有诊断意义，而且能区分近期感染与既往感染。

4. 分子生物学检测

主要利用 DNA 探针核酸杂交技术及 PCR 技术，敏感性高，特异性强。

四、防治原则

无特异性预防沙眼方法，尚无有效的沙眼衣原体疫苗。主要以加强个人卫生，不共用毛巾及脸盆、避免接触传染等作为预防沙眼的主要措施。生殖道衣原体感染的预防与其他性病的预防相同。衣原体病应早期使用四环素及红霉素类抗生素进行治疗。

小结　本章节主要介绍了支原体、立克次体和衣原体的生物学性状、致病性及免疫性、微生物学检查和防治原则。支原体是一类缺乏细胞壁、呈高度多形性并能在无生命培养基中生长繁殖的最小原核细胞型微生物。立克次体是一类严格细胞内寄生的原核细胞型微生物，与节肢动物关系密切，是引起斑疹伤寒、恙虫病、Q 热等传染病的病原体。衣原体是一类严格细胞内寄生、能通过细菌滤器并具有独特发育周期的原核细胞型微生物。支原体、立克次体和衣原体可引起多种人类疾病，例如：人类原发性非典型肺炎、泌尿生殖道感染、流行性斑疹伤寒、沙眼、性病淋巴肉芽肿等。可通过涂片镜检、分离培养、血清学试验和分子生物学检测对支原体、立克次体和衣原体进行检测。选择不同的抗生素对支原体病、立克次体病和衣原体病进行治疗。

思考题

1. 试述肺炎支原体和解脲脲原体的致病性。
2. 试述立克次体的共同特点。
3. 试述衣原体的发育周期。

（陈锦龙）

第十五章

螺 旋 体

螺旋体（*spirochete*）是一类运动活泼、细长、柔软、弯曲呈螺旋状的原核细胞型微生物。基本结构与细菌相似，有细胞壁、核质，在细胞壁与外膜之间有轴丝，轴丝的屈曲与收缩使螺旋体能自由活动，繁殖方式为二分裂，对抗生素敏感。

螺旋体分布广，种类多。依其抗原性、螺旋数目、大小与规则程度及两螺旋的间距不同分为五个属，其中对人和动物致病的有三个属：钩端螺旋体属、疏螺旋体属和密螺旋体属。

第一节　钩端螺旋体

钩端螺旋体（简称钩体）种类多，包括问号状钩端螺旋体和双曲钩端螺旋体。问号状钩端螺旋体能引起人和动物的钩端螺旋体病（钩体病），为人兽共患病，呈世界性分布，我国绝大多数省份有不同程度的流行，南方各省最为严重。

一、生物学性状

（一）形态结构与染色

钩体大小长约 6 ~ 20μm，宽约 0.1 ~ 0.2μm，其螺旋盘绕细致、规则而紧密，一端或两端弯曲呈钩状，常呈 C、S 或 8 字形（图 15 – 1）。暗视野显微镜下可见钩体像一串发亮的细珠粒，运动活泼，革兰染色阴性，不易着色。常用 Fontana 镀银染色，染成棕褐色。也可以在暗视野显微镜下观察钩体的形态和运动情况。

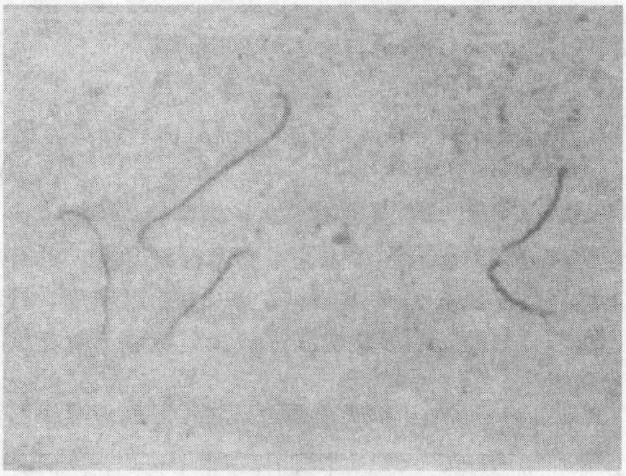

图 15 – 1　钩端螺旋体

（镀银染色　×1800）

（二）培养特性

钩端螺旋体能人工培养获得，但营

养要求较复杂。常用含10%兔血清或牛血清的Korthof培养基进行人工培养。血清不但可以促进钩体的生长，还能中和钩体生长过程中所产生的毒性代谢产物。适宜温度为28～30℃，pH7.2～7.6，生长缓慢，培养1～2周后，在液体培养基中，呈半透明云雾状生长。固体培养基上，菌落扁平、透明、不规则。生化反应不活泼，不分解糖类和蛋白质，能产生过氧化氢酶。

（三）抗原构造和分类

1. 属特异性抗原

为类脂多糖复合物，为钩体分群的依据，也用于钩体病的血清学诊断。

2. 群特异性抗原

为类脂多糖复合物，存在于钩端螺旋体的内部。

3. 型特异性抗原

为多糖与蛋白质复合物，是钩体分型的依据，存在于钩体的表面。目前，已发现有25个血清群，273个血清型，新的血清型别仍不断被发现。我国至少发现了19个血清群、161个血清型。

（四）抵抗力

对各种理化因素的抵抗力比其他致病性螺旋体要强，在水或湿土中可存活数周到数月，在钩体病的传播上具有重要意义。对热、干燥、日光直射的抵抗力较弱，60℃1分钟即死亡，在4℃冰箱中可存活2周以上。常用的消毒剂如10g/L漂白粉10～30分钟可将其杀死。对青霉素、庆大霉素等抗生素敏感。

二、致病性与免疫性

（一）致病物质

致病物质类似细菌的内毒素和外毒素。

1. 内毒素样物质

钩体的细胞壁中含有脂多糖样物质，其化学结构与细菌脂多糖不同，毒性也比细菌内的毒性低。也可以使动物发热，引起炎症和坏死。

2. 溶血素

不耐热，56℃ 30分钟失活，对氧稳定，作用类似磷脂酶C，能破坏红细胞膜产生溶血。注入小羊体内，可造成贫血、出血、肝肿大及黄疸等临床表现。

3. 细胞毒因子

可存在于钩体病患者或是感染钩端螺旋体动物的血浆中。将其注入小鼠脑内，1～2小时后观察，发现小鼠出现肌肉痉挛，呼吸困难而死亡。

4. 致细胞病变作用物质

该物质对胰蛋白酶敏感，56℃ 30分钟失活。某些型别的钩端螺旋体可产生致细胞病变物质，导致细胞退行性变。

（二）所致疾病

由钩体所引起的钩体病是人兽共患的传染病，其主要传染源和储存宿主为鼠类和猪，带菌率高，排菌时间长。动物感染后一般不发病，呈现为慢性或无状态的“带菌状态”，钩体在肾脏内生长繁殖，随着尿液不断排出体外，污染水源和土壤等自然环境。人通过田间作业、防洪、捕鱼等方式接触污染有钩端螺旋体的水或土壤后，钩体通过破损的皮肤或黏膜侵入人体，导致人感染。若孕妇感染钩体后，可通过胎盘感染胎儿造成流产。另外，尚可通过吸血昆虫得以传播。

钩端螺旋体通过破损的皮肤或黏膜侵入机体后，在局部生长繁殖，潜伏期1～2周，继而进入血液中继续迅速生长繁殖，引起钩体血症和毒血症。表现为乏力、发热、头痛、肌痛（尤以腓肠肌疼痛明显）、眼结膜充血、淋巴结肿大等症状。钩体还侵犯肝、肾、心、肺以及中枢神经系统，造成肝、肾功能的损害，甚至导致休克、黄疸、出血、心功能不全及脑膜炎等。钩端螺旋体感染所引起的疾病类型、病程长短、病程轻重与入侵机体的免疫状态、入侵钩体的型别、毒力和数量不同等因素密切相关，故个体间表现差异较大。临床上较为常见的是流感伤寒型、黄疸出血型、肺出血型及肾功能衰竭型等，其中最为凶险的是肺大出血，可导致患者死亡。部分患者在恢复期可能出现并发症，例如脑动脉炎、失明、瘫痪及脉络膜炎等，可能与超敏反应有关。

人类对钩体普遍易感，其发病率与是否接触被钩端螺旋体污染的水源或土壤有关，与机体的免疫状态也有关系。患者中，以农民、饲养员及农村青少年居多。

（三）免疫性

隐性感染或病后，可获得对同型菌株比较持久的免疫力，以体液免疫为主。感染钩端螺旋体1～2周后，体内可产生特异性抗体，发挥调理吞噬、ADCC等作用，破坏和溶解侵入体内的钩体。但是，在肾脏内的钩体不易被破坏。细胞免疫也发挥一定的作用。

三、微生物学检查

（一）病原学检查

1. 标本采集

疾病的不同阶段，采集不同的标本，7～10天内采集血液，第2周以后采集尿液，表现有脑膜炎症状者采集脑脊液。

2. 直接镜检

将采集的标本经过差速离心集菌后作暗视野镜检或用Fontana镀银染色法染色后镜检。亦可以用免疫荧光法或免疫酶染色法进行检查。

3. 分离培养

将标本接种于Korthof培养基，温度28℃～30℃，培养2～3周，若为阳性标本，培养基变混浊，用暗视野镜检，观察有无螺旋体生长，生长者，进一步采用血清学方法鉴定其血清群和血清型。

4. 动物试验

适用于伴有其他杂菌污染标本的检查，是分离钩端螺旋体的敏感方法。将伴有其他杂菌污染的标本接种于豚鼠或金地鼠的腹腔内，每日观察体温及发病情况，发现可疑者，采取血液、腹腔液等标本进行暗视野镜检、分离培养，并利用血清学方法进行鉴定。动物死后解剖病检。

（二）血清学检查

应在发病初期和病后2~3周各采取一次血液标本，有脑膜炎症状者可采集脑脊液标本，进行特异性抗体的检测。

1. 显微镜凝集试验

是目前应用最广泛的方法。用活的已知标准菌株或当地流行菌株作为抗原，分别同患者不同稀释度的血清反应，温度37℃，作用2小时，进行暗视野显微镜检查，阳性反应可见钩端螺旋体凝集成团，像蜘蛛状。若血清效价大于1∶400或双份血清标本效价增高4倍以上有诊断意义。

2. 间接凝集试验

把钩端螺旋体的属特异性可溶抗原吸附于载体上，然后进行玻片凝集试验检测患者血清中有无相应抗体，患者血清中若有相应的抗体，反应呈阳性。此法特异性和敏感性不如显微镜凝集试验高，但简便、快速，可用于钩体的快速诊断。

除上述血清学方法外，还可用酶联免疫吸附试验（ELISA）、间接免疫荧光试验等方法进行检测。

（三）分子生物学检查

分子生物学技术发展飞速，可以采用DNA探针技术及PCR技术。

四、防治原则

1. 预防

钩体病是一种人畜共患传染病，消灭传染源、切断传播途径和增强机体抗钩体免疫力是其预防的主要措施。做好防鼠、灭鼠，加强对带菌家畜的管理。保护水源，避免接触与污染的水或土壤。保护易感人群可用灭活的多价死疫苗进行接种。近年，我国研制的钩端螺旋体外膜疫苗，接种效果理想，副作用轻，推广使用，将成为新的预防钩体病的理想疫苗。

2. 治疗

抗菌治疗是最基本而有效的治疗措施，首选青霉素，过敏者可选庆大霉素、多西环素、氨苄西林等抗生素。

第二节 梅毒螺旋体

梅毒螺旋体（*Treponema pallidum*，TP）又称苍白密螺旋体，是引起人类梅毒的病原体。梅毒是一种性传播疾病（STD），且危害较为严重。

一、生物学性状

1. 形态结构与染色

梅毒螺旋体长约5～20μm，宽约0.1～0.2μm，由8～14个致密而规则的螺旋组成，两端尖直，运动活泼。采用普通染色法染色不易着色。常采用Fontana镀银染色，螺旋体被染成棕褐色。在电镜下观察，有轴丝，并可见外膜、内鞭毛及胞质膜，内鞭毛位于外膜与胞质膜之间，但与运动无关，轴丝才是梅毒螺旋体的运动器官。在暗视野显微镜下，可见梅毒螺旋体的形态及运动方式。

2. 培养特性

到目前为止，利用人工培养方法培养梅毒螺旋体尚未真正成功。一般接种在兔的睾丸或眼前房内，但生长很缓慢，常用于菌种的保存。

3. 抵抗力

抵抗力极弱，无论是对干燥和热，还是冷都特别敏感。4℃放置3天便死亡，故血库中血液在4℃冰箱储存3天以上者，无传染梅毒的危险性。离开人体后，干燥1～2小时便死亡。50℃作用5分钟死亡。对常用消毒剂敏感，10～20g/L苯酚（石炭酸）数分钟死亡。对青霉素、四环素、红霉素等抗生素敏感。

二、致病性与免疫性

（一）致病物质

梅毒螺旋体侵袭力极强，但其是否具有内、外毒素尚未被证实。其强大的侵袭力可能与其荚膜样物质和粘多糖酶有关。

1. 荚膜样物质

菌体表面的酸性粘多糖及唾液酸，具有抗吞噬的作用，并可以阻止大分子物质（如抗体）穿透，从而保护菌体。

2. 粘多糖酶

梅毒螺旋体利用表面的粘多糖酶可吸附到细胞表面，然后分解基质粘多糖。粘多糖被螺旋体分解后，导致组织、血管损伤破坏，从而表现为血管塌陷、炎症、坏死、溃疡等梅毒特征性病理变化。

（二）所致疾病

梅毒螺旋体所致疾病为梅毒。自然情况下，梅毒螺旋体只会感染人，故病人是惟一传染源。根据其传染方式的不同可把梅毒分为两种：先天梅毒和后天梅毒两种。先天梅毒是因为孕妇感染通过胎盘传给胎儿，后天梅毒通过性接触传染。

1. 先天梅毒

孕妇感染梅毒螺旋体，梅毒螺旋体随着血流通过胎盘传染给胎儿，所以先天梅毒也称为胎传梅毒。可以导致流产、早产或死胎，也可以引起胎儿畸形，也可能生出活的表现为梅毒疹、梅毒性鼻炎、实质性角膜炎、神经性耳聋、半月形门齿等症状的梅毒儿。

2. 后天梅毒

后天梅毒分为第一期、第二期和第三期梅毒，临床常表现为反复、隐伏及再发的特点。

（1）第一期梅毒　传染性强，破坏性小。通过性接触感染梅毒螺旋体后 3 ~ 4 周左右，局部出现无痛性硬下疳（硬结及溃疡），常见部位为外阴、阴茎、大小阴唇等，溃疡渗出液中含有大量梅毒螺旋体，传染性极强。一般 1 个月左右，硬下疳可自愈。进入机体血液循环中的梅毒螺旋体潜伏在体内，表现为无症状的潜伏期，时间约 2 ~ 3 个月，继而进入第二期。

第一期梅毒的早期发现、早期诊断在梅毒的防治上具有非常重要的意义。若能早期诊断并及时给予治疗，可彻底治愈，不再传染他人。

（2）第二期梅毒　传染性强，破坏性小。第二期梅毒常发生于硬下疳自愈后的一个月。表现为全身皮肤黏膜梅毒疹、全身淋巴结肿大，有时亦可累及骨、关节、眼和神经系统。在梅毒疹及淋巴结中存在有大量的梅毒螺旋体，传染性极强，第二期梅毒若不治疗，症状一般在 1 ~ 3 个月消退，但常发生复发性二期梅毒。一期、二期都属于早期梅毒。

（3）第三期梅毒　又称晚期梅毒，传染性小，破坏性大，可危及生命。常发生在感染后 2 年。病变不仅导致皮肤、黏膜溃疡坏死性损害，还表现为对内脏器官或组织的损害如动脉瘤、脊髓瘤或全身麻痹等。本期梅毒在病灶中较难查到梅毒螺旋体，故其传染性相对较小，但可损害多种脏器。

（三）免疫性

梅毒螺旋体感染免疫属于传染性免疫，即体内有梅毒螺旋体存在时具有免疫力，一旦体内没有梅毒螺旋体，其免疫力消失。主要以细胞免疫为主。梅毒螺旋体感染机体后被吞噬细胞吞噬杀伤，继而逐渐产生针对梅毒螺旋体的体液免疫和细胞免疫。但这种免疫力并不完全，不能完全清除体内的梅毒螺旋体，表现为潜伏状态，逐渐发展为第二期、第三期梅毒。梅毒患者在其体内可产生两类抗体。一类是抗梅毒螺旋体抗体，对机体起保护作用；另一类是抗磷脂抗体（反应素），没有保护作用，仅供血清学诊断。

三、微生物学检查

（一）病原学诊断

1. 标本采集

标本可采取硬下疳、梅毒疹的渗出液或淋巴结抽取液。

2. 直接镜检

标本采集后，直接用暗视野显微镜观察梅毒螺旋体形态和运动。

3. 其他方法

可用直接免疫荧光法或 ELISA 法进行检测。

（二）血清学诊断

1. 非螺旋体特异性抗原试验

用正常的牛心肌成分心脂质作为抗原，测定患者血清中是否含有反应素（抗脂质抗体），比较常用不加热血清反应素试验（USR 试验）、血浆反应素环状卡片快速试验（EPR 试验）等方法进行检测。均用于初筛，第一期梅毒阳性率可达 70% 左右，第二期梅毒可高达 100%，三期梅毒阳性率较低。这些试验方法所用抗原为梅毒非特异性抗原，系统性红斑狼疮、类风湿性关节炎等非梅毒疾病可出现假阳性反应，分析结果时应注意。

2. 螺旋体抗原试验

用梅毒螺旋体作为抗原，检测患者血清中是否含有抗梅毒螺旋体抗体，特异性强，可用于辅助诊断梅毒。常见有：

（1）荧光密螺旋体抗体吸附（FTA－ABS）试验　为间接免疫荧光试验，特异性强，敏感性高，可用于早期梅毒的诊断，但其操作较繁琐，且治疗后，数年甚至终身都可表现为阳性，不宜用于疗效的检测。

（2）梅毒螺旋体血凝试验（TPHA 试验）　是一种间接血凝试验，特异性及敏感性均高，可用于特异性诊断，其效价大于 1∶80 为阳性。

3. 分子生物学检查

PCR 技术与 DNA 探针技术相结合，可让敏感性显著提高，特异性有所增强，在诊断梅毒的应用上，前景非常广阔。

四、防治原则

梅毒是危害性较大的一种性传播疾病，预防的主要措施是加强性卫生教育和加强社会管理。一经确诊，特别是早期梅毒（包括一、二期梅毒）应及时彻底治疗，并控制传染源。治疗主要应用青霉素，足量、足疗程治疗，并定期监测患者体内抗体的动态变化。疗程结束后定期复查。在治疗 3～12 个月血清学诊断转阴者为治愈，否则继续治疗。

第三节　伯氏疏螺旋体

伯氏疏螺旋体是莱姆病的病原体。1977 年在美国康涅狄格州莱姆（Lyme）镇首先发现。莱姆病在世界上很多国家都有流行，我国自 1988 年首次从患者血液中分离出病原体。

一、生物学性状

1. 形态结构与染色

菌体细长，长约 10～40μm，宽约 0.2～0.3μm。有 5～10 个稀疏的螺旋，两端尖直，用暗视野显微镜观察，可见螺旋体运动活泼，表现为扭曲、抖动及翻转等多种运动形式。革兰染色阴性，但不易着色。采用 Giemsa 染色，螺旋体被染成淡紫色，镀银染色螺旋体呈棕褐色。

2. 培养特性

营养要求高，常用含有氨基酸、牛血清白蛋白及热灭活兔血清等营养物质的 BSK（Barbour－Stoenner－Kelly）培养基，微需氧，最适温度 32～34℃，pH7.5，5%～10% CO_2 促进生长，生长缓慢，培养需 2～3 周，可见边缘整齐细小菌落。

3. 抗原构造和分类

根据伯氏疏螺旋体分离株基因组的异质性，分为Ⅰ、Ⅱ、Ⅲ 3 个基因种。

二、致病性与免疫性

1. 致病性

莱姆病是一种自然疫源性传染病，人被感染有伯氏疏螺旋体的蜱叮咬后感染。传播媒介主要是硬蜱，被疫蜱叮咬后，伯氏疏螺旋体随蜱唾液侵入皮肤，在局部繁殖，潜伏期大约 3～30 天，叮咬部位出现一个或多个慢性游走性红斑。亦可经血液和淋巴液扩散至全身许多器官。早期临床表现为发热、无力、寒战、头痛及肌肉酸痛等症状，晚期临床表现为关节炎、心内膜炎及神经系统的异常等。

2. 免疫性

感染伯氏疏螺旋体后，机体可产生特异性抗体，其发挥体液免疫作用以清除伯氏疏螺旋体，另外，单核细胞和中性粒细胞也发挥很重要的抗感染作用。

三、微生物学检查

在莱姆病的病程中，伯氏疏螺旋体的数量始终较少，故微生物学检查主要依赖血清学诊断和分子生物学诊断。

1. 血清学诊断

检测患者血清中伯氏疏螺旋体的特异抗体。常用ELISA、免疫印迹技术等方法进行检测。

2. 分子生物学诊断

应用PCR技术检测标本中伯氏疏螺旋体DNA，敏感性高。

四、防治原则

预防为主，避免被蜱叮咬。人用疫苗尚在临床试验中。早期可选择多西环素、红霉素或阿莫西林口服治疗，晚期一般采用青霉素联合头孢曲松等静脉滴注。

第四节 回归热疏螺旋体与奋森疏螺旋体

一、回归热疏螺旋体

回归热是一种急性传染病，表现以周期性反复发作为特征。引起该病的病原体有两种：一是回归热疏螺旋体，体虱为其传播媒介，引起流行性回归热；另一是赫姆疏螺旋体，软蜱为其传播媒介，引起地方性回归热。我国流行的回归热主要是前者。传播媒介是节肢动物。

1. 生物学性状

回归热疏螺旋体与赫姆疏螺旋体形态相同。菌体呈波浪型，细长柔软，运动活泼。革兰染色阳性，Giemsa染色呈紫红色。

抗原极易变异。不同地区、不同病人所分离出来的菌株，其特异性抗原各不相同，甚至在同一病人的不同时期分离出来的菌株，其抗原性也存在明显差异，故常表现为反复发热。

2. 致病性与免疫性

回归热是一种自然疫源性疾病。传播媒介是节肢动物。人被节肢动物叮咬后，螺旋体可经抓痒造成的皮肤创口（虱传型）或是随节肢动物的唾液（蜱传型）进入人体，潜伏期1周左右，血中有大量螺旋体，病人表现为高热、头痛和肝脾肿大等临床症状。发热持续3～4天后骤退，但间隔1周左右，又再次发热，如此反复发作可达3～10次，故名回归热。病后所获得的免疫力不持久，主要是体液免疫。

3. 微生物学检查

取发热期病人血液标本，用暗视野显微镜或经Giemsa染色后镜检，若发现细如卷发的螺旋体，可确诊。

4. 防治原则

提高卫生水平，消灭人虱是预防回归热的主要措施。还需注意避免蜱叮咬。可选择金霉素和多西环素进行治疗。

二、奋森疏螺旋体

该螺旋体形态与回归热疏螺旋体相似，革兰阴性，常寄生在人类口腔。当机体免疫力下降时，大量繁殖，并协同梭形杆菌引起奋森咽峡炎、溃疡性口腔炎及口腔坏疽等。

微生物学检查可用棉拭子采集局部病变标本，进行涂片、革兰染色镜检，镜下可见革兰阴性螺旋体与梭形杆菌。

防治原则主要是预防为主，注意口腔清洁，提高营养，进行体育锻炼，提高免疫力，避免感染。治疗主要是及时清除坏死组织，局部冲洗，药物可选择青霉素。

小结 本章节主要介绍了螺旋体的生物学性状、致病性及免疫性、微生物学检查和防治原则。钩端螺旋体螺旋盘绕细致、规则而紧密，一端或两端弯曲呈钩状，常呈C、S或8字形，所引起的钩体病是人兽共患的传染病，治疗钩体病首选青霉素。梅毒螺旋体又称苍白密螺旋体，螺旋致密而规则，两端尖直，抵抗力极弱，所致疾病为梅毒，是一种性传播疾病（STD）。梅毒可分为先天梅毒和后天梅毒。后天梅毒可分为第一期、第二期和第三期梅毒。预防梅毒主要措施是加强性卫生教育和加强社会管理。伯氏疏螺旋体是莱姆病的病原体。莱姆病以预防为主，避免被蜱叮咬。回归热是由多种螺旋体感染引起一种急性传染病，表现以周期性反复发作为特征，病原体有两种：回归热疏螺旋体和赫姆疏螺旋体，提高卫生水平，消灭人虱是预防回归热的主要措施。

思考题

1. 试述钩端螺旋体的传播方式和致病过程。
2. 试述梅毒螺旋体的致病性和免疫性特点。

（陈锦龙）

第十六章 病毒的生物学特性

病毒（virus）是一种结构最简单、体积最微小的非细胞型微生物。完整、成熟的病毒颗粒称为病毒体（virion），它是病毒在宿主细胞外的结构形式，具有典型的形态、结构和感染性。

病毒的基本特点是：①体积微小：病毒大小以 nm 计算，介于 20 ~ 300nm 之间，能通过滤菌器，需用电子显微镜才能观察到。②非细胞结构：病毒缺乏细胞结构，无包膜病毒仅由一个核酸核心和一个蛋白质外壳组成。③基因组：只含一种类型核酸（RNA 或 DNA）。④严格的活细胞内寄生：病毒缺乏完整的酶系统，无细胞器，不能独立进行代谢活动，因此不能在无生命的培养基内生长繁殖，而只能寄生在活细胞内。⑤以复制方式繁殖：不同于细菌的二分裂繁殖方式，病毒以其基因组为模板，利用宿主细胞的物质条件，在宿主细胞内以复制的方式产生新的病毒颗粒。⑥抵抗力：一般耐冷不耐热，对抗生素不敏感。

病毒在自然界分布非常广泛，人、动物、植物、昆虫以及真菌和细菌等均可有寄生并引起感染。病毒与人类的健康关系密切，由微生物引起的疾病中，大多数是由病毒引起的。有些病毒的传播能力很强，短期内就能造成流行甚至大流行，如流行性感冒，曾多次引起世界性大流行；有些病毒进入人体后，侵犯重要器官，病死率很高，或虽不致死，却留下后遗症，如流行性乙型脑炎病毒感染引起的乙脑；有些病毒能形成持续性感染，病毒在体内延续数年甚至数十年之久，如人类免疫缺陷病毒（HIV）感染引起的艾滋病。此外，病毒与恶性肿瘤的发生有密切关系，如乙型肝炎病毒（HBV）与原发性肝癌关系密切。

病毒学（virology）是研究病毒本质、病毒与宿主相互作用和规律的一门较年轻的生物科学。医学病毒学是研究人类病毒的本质及其与人类疾病关系的一门科学。目的是为了更有效地防治和控制危害人类健康的病毒性疾病，保障人民的健康，造福于人类。

第一节 病毒的形态与结构

一、病毒的大小与形态

病毒极微小，能通过滤菌器，且各种病毒体大小差别悬殊，最大的病毒如痘类病毒直径约300nm，在光学显微镜下勉强可见，小的病毒如脊髓灰质炎病毒直径约30nm。绝大多数病毒的直径均小于150nm，在光学显微镜下不能看到，必需用电子显微镜来观察。病毒与其他微生物大小的比较见图16－1。

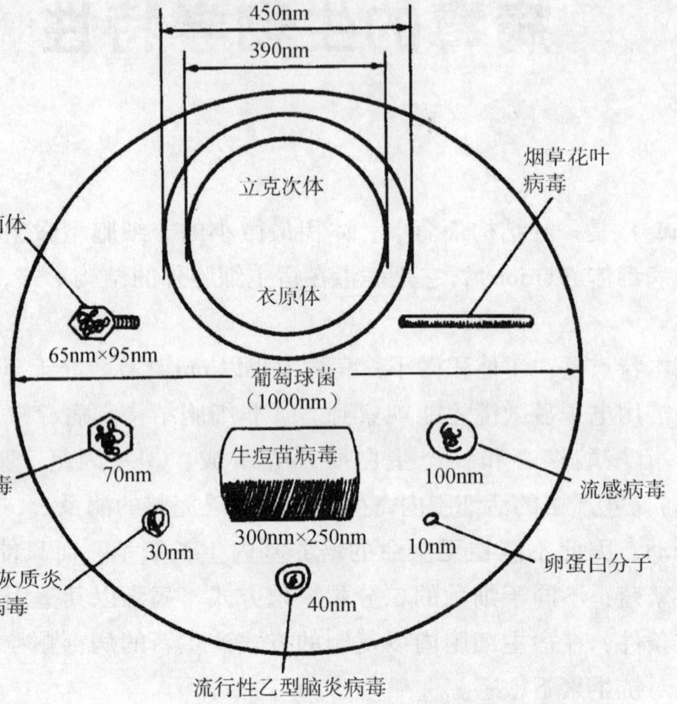

图16－1 病毒与其他微生物大小的比较

病毒的形态多种多样，多数病毒是球形或近似球形的，少数呈杆状（如烟草花叶病毒）、丝状（如初分离的流感病毒）、弹状（如狂犬病毒）、砖块状（如痘病毒）、蝌蚪状（如噬菌体）等（图16－2）。病毒大小的测量方法有滤过法、超速离心沉淀法、电子显微镜检测法等，其中以电子显微镜检测法最可靠。如果研究病毒结构，可用负染法、电离辐射和X线衍射法等。

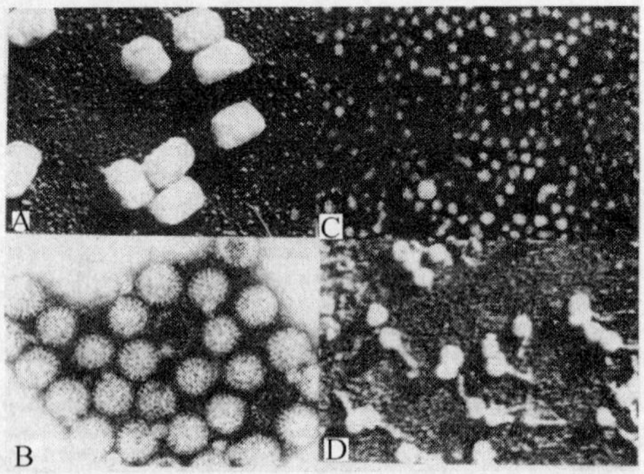

图16－2 几种病毒电镜图

A. 痘病毒 B. 轮状病毒 C. 乙型肝炎病毒 D. 细菌病毒（噬菌体）

二、病毒的结构与化学组成

（一）病毒的结构

病毒的基本结构为核心（core）和衣壳（capsid）两部分（图16－3），构成核衣壳。无包膜病毒即由核衣壳组成，包膜病毒在核衣壳外还包裹了一层包膜（envelope）。

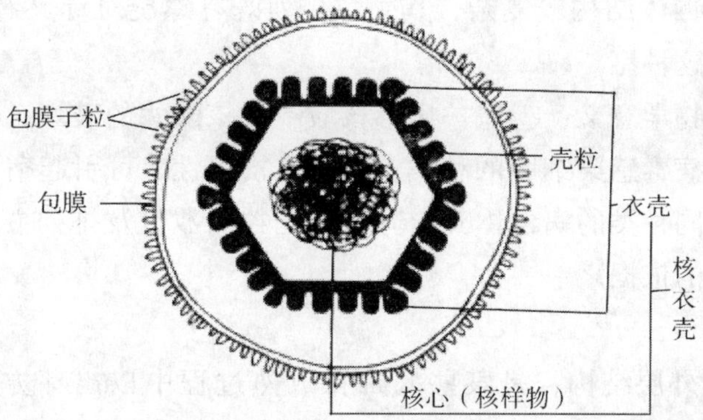

图 16－3　病毒结构模式图

1. 核心

位于病毒体的最里层，主要成分是核酸，构成病毒的基因组，携带了病毒全部的遗传信息。病毒的核心只含有 DNA 或 RNA 中的一种核酸。

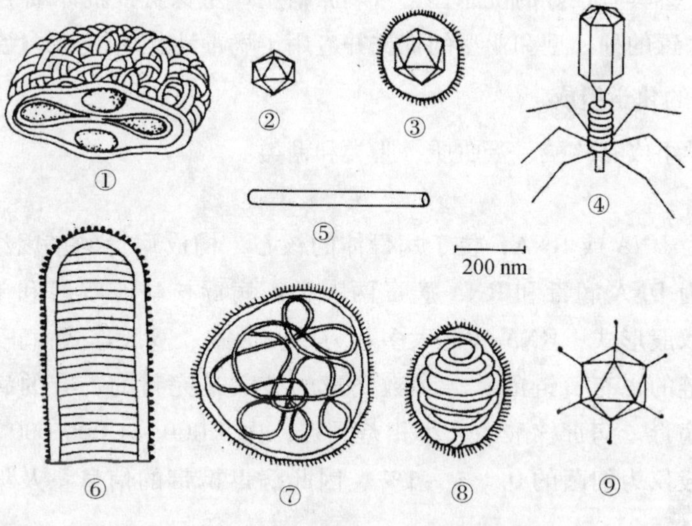

图 16－4　几种病毒体的形态与结构模式图

①痘病毒；②小 RNA 病毒；③披膜病毒；④噬菌体；⑤烟草花叶病毒；
⑥弹状病毒；⑦副粘病毒；⑧正粘病毒；⑨腺病毒

2. 衣壳

是包绕在病毒核心之外的一层蛋白质，由一定数量的壳粒组成。不同的病毒体，衣壳所含的壳粒数目不同，可作为鉴别和分类的依据（图 16－4）。根据壳粒数目和排列不同，病毒结构有几种对称类型：①螺旋对称型：壳粒沿着螺旋形的病毒核酸链对称排列，见于大多数杆状病毒、弹状病毒、正粘病毒和副粘病毒。②20 面体立体对称型：核酸浓集在一起形成球状或近似球状结构，衣壳围绕在外、壳粒排列成 20 面体对称型式，构成 12 个顶、20 个面、30 个棱的立体结构。大多数球状病毒呈这种对称型。

③复合对称型：病毒体结构较复杂，其壳粒排列既有螺旋对称又有立体对称的型式。痘病毒、噬菌体属这种型。

衣壳的主要生物学意义：①保护病毒核酸不受核酸酶的破坏；②和易感细胞表面的受体结合，决定病毒感染细胞的种类；③具有抗原性，可引起宿主产生抗病毒免疫或超敏反应；④不同种类的病毒体其衣壳所含壳粒的数目及排列方式各不相同，可作为病毒鉴别与分类的依据之一。

3. 包膜

包膜病毒的最外层结构，是某些病毒在成熟过程中以出芽方式向细胞外释放，穿过宿主细胞膜（核膜或胞浆膜）时获得，即包膜来源于宿主细胞。既含有宿主细胞膜（核膜或胞浆膜）的成分，又含病毒基因编码的糖蛋白成分，有助于病毒的感染。

有些病毒的包膜表面常有不同形状的突起，称为包膜子粒或刺突（spike），是由病毒基因编码的糖蛋白。刺突的主要作用：①特异性地吸附易感细胞表面的受体，增强病毒的感染性；②具有很好的抗原性，可刺激宿主产生保护性抗体或引起病理性免疫；③可作为区分病毒的种、型和亚型的依据并应用于病毒性疾病的特异性诊断。

（二）病毒的化学组成

病毒的化学组成有核酸、蛋白质、脂类和糖类。

1. 核酸

病毒核酸为 DNA 或 RNA，位于病毒体的核心，构成病毒的基因组。根据核酸类型可将病毒分为 DNA 病毒和 RNA 病毒两大类。病毒核酸有双股和单股形式。DNA 病毒大多数为双股形式，RNA 病毒大多数为单股形式。双股形式由正链和负链组成，单股形式有正链的也有负链的。大多数病毒的核酸是完整的，有的病毒核酸是分节段的，如流感病毒。病毒核酸的大小相差悬殊，由 5 000 ~4 000 000 个核苷酸不等。病毒基因组一般仅为细菌的 0.1% ~1%，因此病毒携带的信息量及编码的蛋白质比细菌少得多。

2. 蛋白质

蛋白质是病毒的主要成分，约占病毒体总重量的 70%。蛋白质构成病毒衣壳的全部成分和包膜的主要成分。病毒蛋白质具有以下 3 种功能：①保护病毒核酸，使其免受核酸酶或其他理化因素（紫外线、放射线等）的破坏。②构成病毒体表面的可与宿主细胞膜上相应受体结合的特异蛋白，参与病毒感染细胞的过程。③病毒体表面的蛋白质具有抗原性，能诱发机体的免疫应答，产生特异性抗体和致敏淋巴细胞。④构成病毒体的酶类。如流感病毒的神经氨酸酶，乙型肝炎病毒的 DNA 聚合酶，逆转录病毒的逆转录酶等。这些酶类对于病毒从感染细胞释放、病毒核酸复制以及对宿主细胞的转化均有重要意义。⑤毒素样作用。能使机体出现发热、血压下降、血细胞改变以及其他全身中毒症状。

3. 脂类和糖类

病毒体的脂类主要存在于包膜中，有些病毒含有少量糖类，以糖蛋白的形式存在，并作为包膜的表面成分之一，与包膜病毒吸附和穿入宿主细胞的作用有关。脂溶剂可以破坏包膜，从而使病毒体丧失吸附和穿入宿主细胞的能力。

第二节　病毒的增殖

一、病毒的增殖周期

病毒在活细胞中以复制的方式增殖。病毒以其自身基因组为模板，在 DNA 聚合酶或 RNA 聚合酶及其他有关因素的作用下，按碱基互补配对原则，复制出病毒基因组，同时经过转录、翻译，合成病毒结构蛋白，再装配成子代病毒释放到细胞外。

从病毒体侵入细胞到子代病毒体生成释放，称为一个复制周期。病毒复制是一个连续过程，人和动物病毒的复制周期主要包括吸附（adsorption）、穿入（penetration）、脱壳（uncoating）、生物合成（biosynthesis）、组装与释放（assembly and release）五个阶段（图 16－5）。

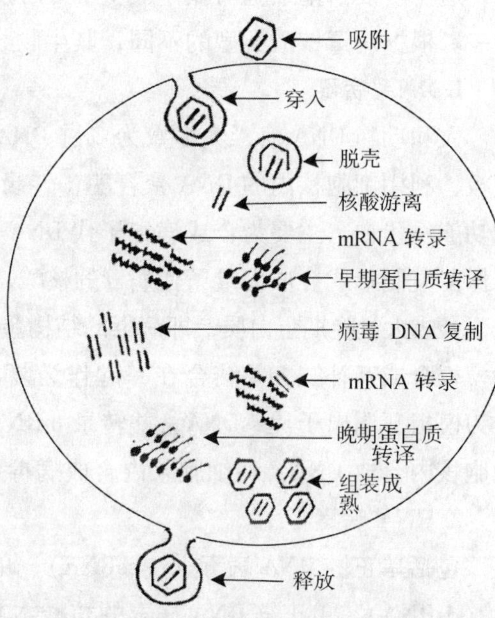

图 16－5　病毒复制图解

（一）吸附

一般病毒的增殖，必须首先吸附在易感细胞上，然后才能穿入。吸附可分为两个阶段：①非特异吸附，即病毒体与细胞接触，进行静电结合，该过程是可逆的，与 Na^{+}、Mg^{2+}、Ca^{2+} 等阳离子浓度有关。②特异吸附，病毒体依靠其表面结构（包膜、衣壳蛋白或刺突的某一部分）与易感细胞膜上相应受体特异性结合而黏附在细胞膜表面。吸附是特异的不可逆的过程，这种特异性的结合决定了病毒嗜组织性的特征，即病毒对带有相应受体的细胞具有亲嗜性，这种细胞就是该病毒的易感细胞，如脊髓灰质炎病毒在体外能感染人和猴的肾细胞而不感染兔或小鼠的细胞，人类免疫缺陷病毒感染 $CD4^{+}$ 细胞等。病毒的吸附在 37℃ 时最佳，在 4℃ 时也能吸附但慢得多。此过程大多在 1 小时内完成。

（二）穿入

病毒体吸附在宿主细胞上后，可通过不同方式进入细胞内，称为穿入。无包膜病毒一般是经细胞膜吞入，称为病毒胞饮，如腺病毒、小 RNA 病毒等。有包膜病毒则通过包膜与宿主细胞膜融合，病毒的核衣壳直接进入细胞浆内，如正粘病毒、副粘病毒、疱疹病毒等。有的病毒体表面位点与细胞受体结合后，由细胞表面的酶类协助病毒脱壳，使病毒核酸直接进入宿主细胞内，如噬菌体。

（三）脱壳

病毒体必须脱去蛋白质衣壳，核酸才能发挥模板作用。病毒脱去蛋白质衣壳的过程称为脱壳，不同病毒脱壳方式可有不同。病毒脱壳需要酶的参与，多数病毒在穿入细胞时已在细胞溶酶体酶的作用下衣壳裂解释放出核酸。

（四）生物合成

病毒脱壳后，核酸进入宿主细胞内，依赖宿主细胞提供的低分子物质和能量开始一系列生物合成反应，复制出子代病毒核酸，并合成病毒蛋白质，此过程称为生物合成。这一阶段宿主细胞内找不到完整的病毒体，称为隐蔽期，各种病毒的隐蔽期长短不一。根据病毒核酸类型的不同，其生物合成的方式并不相同，详述如下。

1. DNA 病毒

人和动物 DNA 病毒大多数为双链 DNA（dsDNA），它们在细胞核内以病毒 DNA 为模板，利用细胞核内的 RNA 聚合酶，转录出早期 mRNA，再转移到胞浆内翻译出早期的功能性蛋白，主要为合成病毒子代 DNA 所需的酶。然后以亲代病毒 DNA 为模板，以半保留复制形式合成大量子代病毒的核酸，并以此核酸为模板，转录出大量晚期 mRNA，进而合成大量晚期蛋白质，即病毒的结构蛋白。单链 DNA 病毒（ssDNA）则以亲代 DNA 为模板合成互补链，并结合在一起作为复制中间型，然后再解链，以新合成的互补链作为模板复制出子代 ssDNA，并转录 mRNA 合成病毒蛋白质。绝大多数 DNA 病毒是在细胞核内合成 DNA，在细胞浆内合成病毒蛋白质。

2. RNA 病毒

包括单正链 RNA 病毒（+ssRNA）、单负链 RNA 病毒（-ssRNA）和双链 RNA 病毒（dsRNA）。单正链 RNA 病毒的核酸本身具有 mRNA 功能，可以直接转译出早期蛋白（主要是依赖 RNA 的 RNA 聚合酶），然后以病毒 RNA 为模板，依靠早期蛋白复制出子代病毒核酸。单负链 RNA 病毒的核酸本身不具有 mRNA 功能，但这些病毒含有 RNA 聚合酶，依靠这些酶首先复制出互补的正链 RNA 作为 mRNA，再转译出早期蛋白，继而复制子代病毒核酸及蛋白质。双链 RNA 病毒在依赖 RNA 的 RNA 聚合酶转录 mRNA，翻译出蛋白质；并以负链 RNA 为模板合成正链 RNA，再由此正链 RNA 合成新负链 RNA，作为子代病毒的核酸。

3. 逆转录病毒

此类病毒的基因组非常独特，是单股正链 RNA，含有逆转录酶。病毒在逆转录酶的作用下，以病毒 RNA 为模板合成互补负链 DNA，然后经 RNA 酶 H 作用，去除 RNA；

DNA 杂交中间体中的 RNA，以单链 DNA 为模板复制成双链 DNA。这种双链 DNA 可整合于宿主细胞的染色体中，成为前病毒（provirus），再由其转录出子代 RNA 及经剪接的 mRNA，这些 mRNA 可翻译出子代病毒蛋白。

（五）组装与释放

新合成的子代病毒核酸和病毒蛋白质在宿主细胞内组合成病毒体的过程称为组装。

不同种类的病毒在宿主细胞内组装的部位不同，有的在胞核内（如腺病毒），有的在胞浆内（如脊髓灰质炎病毒），有的在核膜及胞浆膜上（如疱疹病毒），有的在胞浆膜上（如流感病毒）。组装的方式也不相同，有的病毒以核酸为支架，将壳粒结构亚单位集聚在上面，按立体对称或螺旋对称进行排列，核酸包埋在其中，互相连接构成核衣壳；有的病毒先形成衣壳，病毒核酸通过衣壳上留有的裂缝进入壳内，最后封闭裂口而构成核衣壳。无包膜病毒组装成核衣壳即为成熟的病毒体；有包膜病毒，组装成核衣壳后以出芽方式释放时包上核膜或浆膜而成为成熟的病毒体（如疱疹病毒）。

成熟病毒从宿主细胞游离出来的过程称为释放。病毒释放主要有两种：①病毒在宿主细胞内复制增殖，引起细胞裂解后一次大量释放病毒。②病毒在宿主细胞内复制增殖，不引起细胞破坏，而是组装完成后，通过细胞膜（或核膜）以出芽方式释放，宿主细胞膜在病毒出芽后可被修复。

二、病毒的异常增殖和干扰现象

（一）病毒的异常增殖

病毒在宿主细胞内复制时并非所有的成分都组装成完整的病毒体，尚有异常增殖情况。

1. 缺陷病毒

病毒基因组不完整或发生改变，不能复制出完整的有感染性的子代病毒体，这种病毒称为缺陷病毒。但当与另一种病毒共同培养时，若后者能弥补缺陷病毒的不足，使缺陷病毒增殖出完整的病毒体，则这种有辅助作用的病毒被称为辅助病毒。如丁型肝炎病毒（HDV）是缺陷病毒，只有与乙型肝炎病毒（HBV）共存时，HDV 才能复制，此时的 HBV 是 HDV 的辅助病毒。

2. 顿挫感染

病毒进入宿主细胞后，若细胞缺乏病毒复制所需的酶、能量或原料等必要条件，致使该病毒在其中不能合成自身成分，或虽合成成分却不能组装、释放出完整的、有感染性的病毒颗粒，称为顿挫感染。这类不能为病毒复制提供必要条件的细胞称为非容纳细胞。对某种病毒是非容纳细胞，对其他病毒则可能为容纳细胞；某病毒在这种细胞内是顿挫感染，而在另一种细胞内则可能是正常感染。

（二）病毒的干扰现象

两种病毒感染同一机体或细胞时，常发生一种病毒抑制另一种病毒复制增殖的现象，称为干扰现象（interference）。病毒间的干扰可发生于不同种病毒（人和动物病毒、植物病毒和细菌病毒）之间，尤其多见于人和动物病毒。也可发生在同种、同型以及同株的病毒间，后者如流感病毒的自身干扰。异种病毒和无亲缘关系的病毒间也可以干扰，且较常见。多数病毒间都会出现干扰现象。干扰现象不仅在活病毒间发生，灭活病毒也能干扰活病毒。

病毒间的干扰现象能够中止感染，阻止或中断发病，导致宿主康复。例如减毒病毒活疫苗能阻止毒力较强的病毒感染；毒力较弱的呼吸道病毒感染后，机体在一定的时间内对一些病毒不易感。所以，干扰现象是机体非特异性免疫的一个重要组成部分。另一方面，由于病毒存在自身干扰或同型间的干扰，因而使用病毒疫苗后，应注意由于疫苗病毒间的干扰或疫苗病毒被野毒株的干扰而影响疫苗的免疫效果，有时减毒活疫苗也可被体内原有的病毒所干扰。

第三节　理化因素对病毒的影响

病毒受理化因素作用而失去感染性，称为灭活。灭活的病毒仍能保留一些特性，如抗原性、红细胞吸附、血凝及细胞融合等。

一、物理因素

1. 温度

大多数病毒耐冷不耐热。在 -70℃以下，或在液氮温度（-196℃）下，可长期保持病毒的活性，用这种方法可以长期保存病毒毒种。大多数病毒在56℃ 30分钟可被灭活，但是乙型肝炎病毒需要在100℃ 10分钟才能被灭活。

2. pH

大多数病毒在pH 5～9的范围内比较稳定，而pH 5以下或pH 9以上很快被灭活，但不同病毒对于pH的耐受能力不同。

3. 辐射

X射线、γ射线和紫外线都能使病毒灭活。射线引起病毒核苷酸链发生致死性断裂，而紫外线可使病毒核苷酸形成二聚体，从而抑制病毒核酸的复制，灭活病毒。

二、化学因素

1. 脂溶剂

有包膜病毒的包膜含有脂类成分，可以被乙醚、三氯甲烷、去氧胆酸等脂溶剂溶解，从而使病毒失活。借此可以鉴别包膜病毒和无包膜病毒。

2. 消毒剂

病毒对各种氧化剂、酚类等消毒剂敏感，过氧化氢、过氧乙酸、高锰酸钾、甲醛、苯酚等均可灭活病毒。

3. 抗生素

抗生素对病毒无抑制作用，但一些中药如板蓝根、大青叶、大黄等对某些病毒有一定的抑制作用。

第四节　病毒的变异

病毒与其他生物一样，具有遗传性和变异性，病毒的变异包括多个方面。

一、基因突变

病毒的基因组由于碱基序列改变而发生的遗传变异称为基因突变。病毒在增殖过程中常发生自发突变，其突变频率与细菌大致相同，为 $10^{-4}\sim10^{-8}$。突变也能经诱导而出现，物理因素和化学药物都有诱导作用。突变不是由于适宜环境而发生，在一般情况下，环境只能对突变起选择作用而不是起直接诱导作用。病毒基因突变主要有点突变与缺失突变两种类型。前者为单一核苷酸的碱基发生了变化，而后者为核苷酸缺失了一段序列。在病毒遗传研究中应用最广泛的是温度敏感突变株（temperature sensitive mutant，ts），其在28℃～35℃能够增殖，在37℃～40℃不能增殖。而野毒株在两种温度下均能增殖。这种变异是基因型或遗传型的变异，所以是稳定的。ts 变异株通常是减毒株，可用来制备疫苗。如脊髓灰质炎减毒活疫苗就是这种稳定的突变株。疫苗病毒在机体内增殖，其子代病毒有可能发生遗传返祖现象，使毒力回升。

二、基因重组

两种有亲缘关系但性状不同的病毒感染同一细胞时，病毒之间交换核酸片段而引起的变异为基因重组（gene recombination）。基因组分节段和不分节段的病毒重组的机制不同，后者是由于两种病毒核酸分子发生断裂并交叉连接，内部顺序重新排列的结果，如脊髓灰质炎病毒。而前者是由不同亲代病毒产生的子代核酸各个分子间的交换，由于这些病毒的每一节段相当于一组基因，能独立复制、组装而纳入衣壳中，当两株病毒在同一细胞内复制时，它们的核酸节段就可能随机分配而构成重组的子代病毒，如流感病毒。这种基因重组的发生频率明显高于其他病毒。

第五节 病毒的分类

一、病毒的分类方法

病毒的分类方法有多种，国际病毒分类委员会将已知的4 000多种病毒分为73个科，11个亚科，289个属。根据病毒寄生的宿主种类不同，可分为动物病毒、植物病毒、昆虫病毒和细菌病毒等。根据病毒核酸种类不同，可分为DNA病毒、RNA病毒、逆转录病毒三大类，并根据其他特性进一步分为不同的科、属。

在临床上，常根据病毒的感染途径、与宿主的关系及临床特征分类。主要分为呼吸道病毒、肠道病毒、急性胃肠炎病毒、肝炎病毒、虫媒病毒、出血热病毒、皮肤黏膜感染病毒、肿瘤病毒等。

二、亚病毒

亚病毒（subvirus）是一类比病毒更小、更简单的非典型病毒，又称为非寻常病毒。包括类病毒、卫星病毒和朊粒。

1. 类病毒

类病毒（viroid）为植物病毒，是1971年美国人Diener在研究马铃薯纺锤形块茎病时发现的。类病毒没有蛋白质衣壳，只有裸露的单股共价闭合环状RNA分子，由250～400个核苷酸组成。类病毒主要使植物致病，与动物和人类疾病的关系尚不清楚。

2. 卫星病毒

卫星病毒（satellites virus）是一种与植物病害有关的致病因子。可分为两大类：一类可编码自身的衣壳蛋白；另一类为卫星病毒RNA分子，需利用辅助病毒的蛋白衣壳。卫星病毒不同于缺陷病毒，与辅助病毒基因组间无同源性，复制时常干扰辅助病毒的增殖。

3. 朊粒

朊粒（prion）是一种具有感染性的蛋白质因子，无核酸，可引起羊瘙痒病、牛海绵状脑病，以及人的库鲁病、克雅病等。也有学者认为朊粒不具备病毒结构，不应列入病毒范畴。

小结 病毒是一类体积微小、结构简单的非细胞型微生物，必须在活细胞内寄生，不能在无生命的培养基中生长，以复制方式增殖。目前已知的病毒有4000多种，对人类致病的只是其中的一小部分，但是大多数的感染性疾病是由病毒引起。病毒颗粒多数呈球形或近似球形，也可以呈杆状、丝状等，大小相差悬殊，结构大体相似，由内而外分别为核心（DNA或RNA）、衣壳（蛋白质）和包膜（主要成分为脂类）三部分。根据所含核酸的不同，分为DNA病毒和RNA病毒两大类，其生物合成过程有所不同，但复制过程均包括吸附、穿入、脱壳、生物合成和组装释放五个阶段，成熟的病毒以出芽方式或裂解方式从宿主细胞释放出来。有些病毒，如HBV病毒和HIV病毒，其基因组可以整合到人类细胞的染色体上，形成潜伏感染，且可能和细胞癌变有密切关系。病毒在增殖过程中存在干扰现象，还存在缺陷病毒和顿挫感染两种异常增殖现象。温度、酸碱、辐射、消毒剂等可灭活病毒而失去感染性。病毒通过基因突变和基因重组的方式产生变异，往往产生新的型或亚型。

思考题

1. 病毒是不同于细菌的一类微生物，它们之间的主要区别是什么？
2. 病毒的基本结构、化学组成及其主要功能是什么？
3. 病毒复制周期包括哪些阶段？各阶段的主要特点是什么？

（彭江龙）

第十七章 病毒的感染与免疫

病毒在自然界分布广泛，种类很多，但对人类有致病性的只是其中的一小部分。

病毒进入宿主细胞并在其中复制增殖，与机体发生相互作用的过程称为病毒感染。病毒感染可以诱发机体的免疫应答，免疫应答的结果可以表现为免疫保护作用，也可以表现为免疫损伤作用，即免疫病理作用。

第一节　病毒的感染方式

病毒感染是由侵入宿主开始的。自然条件下，皮肤和呼吸道、消化道的黏膜是病毒侵入机体的三大重要门户。病毒侵入机体的方式常决定感染的发生、发展及结局，传播方式有水平传播和垂直传播。病毒在人群不同个体之间的传播称为水平传播（horizontal transmission），其导致的感染又称水平感染；病毒通过胎盘或产道从亲代直接传给子代称为垂直传播（vertical infection），其导致的感染又称垂直感染。

一、水平传播

1. 通过黏膜表面传播

多数病毒从呼吸道、消化道侵入机体。例如流行性感冒病毒侵入呼吸道后，就在纤毛柱状上皮细胞内增殖，沿细胞扩散，病毒不进入血流。脊髓灰质炎病毒通过粪-口途径侵入机体，首先在肠黏膜和肠壁淋巴滤泡内增殖然后进入血流，引起病毒血症，最后病毒到达靶细胞，在其中大量增殖而出现典型症状。还有些病毒可以通过接触传播，如直接接触眼结膜引起角膜结膜炎；通过性接触，病毒经生殖道的黏膜感染引起性传播性疾病。

2. 通过皮肤传播

有些病毒通过昆虫叮咬或动物咬伤从皮肤侵入机体而致病。如流行性乙型脑炎病毒、狂犬病病毒。也有经注射方式进入机体的，如乙型肝炎病毒，人类免疫缺陷病毒。

二、垂直传播

垂直传播是病毒感染的特点之一，这种方式在其他微生物很少见。现已知有十余种病毒可通过胎盘传播，如疱疹病毒、腮腺炎病毒、脊髓灰质炎病毒、柯萨奇病毒、风疹病毒、麻疹病毒、水痘病毒、痘苗病毒、EB 病毒、巨细胞病毒、乙型肝炎病毒以及人类免疫缺陷病毒（HIV）等。其中以乙型肝炎病毒、风疹病毒、巨细胞病毒以及 HIV 为多见，可引起死胎、早产或先天畸形。存在于妇女产道的病毒分娩时均可能感染新生儿，如疱疹病毒 2 型通过产道感染新生儿并可成为病毒的终身携带者。垂直传播较难控制，应注意孕期及围产期保健预防。

第二节　病毒的致病机制

病毒通过直接破坏、免疫病理反应等方式损伤宿主细胞。

一、病毒感染对宿主细胞的致病作用

不同种类的病毒与宿主细胞相互作用，可表现出不同的结果。主要表现为杀细胞效应、稳定状态感染和整合感染等几个方面。多数病毒以某一方面为主，有些病毒则多方面起作用。例如乙型肝炎病毒以稳定状态感染为主，也可产生整合感染；肠道病毒过去认为是一种典型的杀细胞病毒，但近年发现也可形成稳定状态感染。

1. 杀细胞效应

病毒在细胞内增殖引起宿主细胞裂解死亡的作用，称为杀细胞效应（cytocidal effect）。病毒在细胞内复制成熟，并在短时间内大量增殖，引起细胞裂解，一次性释放出大量病毒，在普通显微镜下可见到明显的细胞病变，表现为细胞变圆、肿胀、坏死、脱落等。有些病毒在特定的细胞培养中，可引起某些典型的细胞病变，如腺病毒引起培养细胞的葡萄串状聚集等。这种细胞的病变，可作为病毒在细胞内增殖的指标，并借以初步鉴定病毒种属。但病毒在体外引起的细胞病变不一定与体内感染相同，因病毒在体内受多种因素的影响。能引起细胞裂解的病毒多见于无包膜病毒，如脊髓灰质炎病毒、腺病毒等。

2. 稳定状态感染

有些非杀细胞性病毒在宿主细胞内增殖过程中，不阻碍细胞本身的代谢，也不改变溶酶体膜的通透性，一般不造成细胞溶解死亡，称为稳定状态感染（steady state infection）。病毒复制后形成的子代病毒多以出芽方式从宿主细胞中逐个释放出来，受染细胞一般不被破坏，还可繁殖，但细胞多次经病毒增殖释放后就会造成细胞膜损伤和破坏，导致感染细胞与邻近的细胞融合，形成多核巨细胞，有利于病毒的扩散。此外，此类病毒常在其增殖过程中引起细胞膜抗原性的改变，诱发自身免疫应答，使宿主细胞破坏。发生稳定状态感染的病毒多为有包膜病毒。

3. 整合感染

某些 DNA 病毒和逆转录病毒在感染中可将基因整合于宿主细胞基因组中，称为整

合感染（integrated infection）。整合后病毒核酸随宿主细胞的分裂而传给子代，此时宿主细胞遗传性状发生了改变，但病毒并不在细胞内复制，细胞也不被破坏，而是发生转化，增殖变快，失去细胞间的接触抑制。这种病毒引起的细胞转化与病毒的致肿瘤作用有密切关系。现已证明，乙型肝炎病毒感染可能与原发性肝癌有关，人乳头瘤病毒的某些血清型可能和宫颈癌的发病有关等。

4. 细胞凋亡

细胞凋亡（apoptosis）是一种由基因控制的程序性细胞死亡，是正常的生物学现象。某些病毒感染可使宿主细胞发生凋亡，这一过程使病毒从细胞中释放出来，同时由于感染病毒细胞的死亡，病毒在细胞内复制的数量减少。HIV 感染后，可以启动 T 细胞凋亡基因，使感染病毒的 T 细胞降解。

5. 包涵体形成

某些病毒感染的细胞，在普通光学显微镜下可见与正常细胞结构着色不同的圆形或椭圆形的斑块结构，称为包涵体（inclusion body）。病毒的包涵体内含有病毒颗粒，或者装配剩余的病毒成分，或者病毒感染引起的细胞反应物，可作为某些病毒感染的诊断依据。

二、病毒感染的免疫病理作用

许多病毒感染机体后，都会引起组织细胞的免疫病理损伤，有些病毒还可直接侵犯免疫细胞，造成免疫功能障碍。

1. 体液免疫的损伤作用

病毒特异性抗体与出现在细胞膜上的病毒抗原结合，激活补体引起细胞破坏溶解，这种作用称为补体依赖性细胞毒作用（CDC）。与细胞膜上病毒抗原结合的抗体，通过其 Fc 段架桥可引起抗体依赖细胞介导的细胞毒作用（ADCC）。某些病毒感染时，机体的体液免疫病理作用可成为发病的主要原因。如狂犬病病毒、流感病毒等侵入宿主细胞后，能诱发细胞表面出现新抗原，这种抗原与特异性抗体结合，在补体的参与下就会引起组织细胞的免疫病理损伤。

2. 循环免疫复合物引起的损伤

血流中的病毒抗原抗体复合物在一定条件下产生沉积，激活补体引起Ⅲ型变态反应。如肾小球肾炎、关节炎、荨麻疹等。

3. 细胞免疫的损伤作用

致敏细胞毒性 T 细胞（CTL）和迟发型变态反应 T 细胞（T_D）与细胞膜上的病毒抗原结合，通过直接的细胞毒作用或释放淋巴因子引起组织损伤。如慢性肝炎中，机体可产生对肝细胞某些蛋白的细胞免疫损伤作用（Ⅳ型超敏反应）。

4. 自身免疫应答引起的损伤

病毒感染可以引起宿主细胞表面成分的改变，出现自身抗原。自身抗原诱导机体产生自身抗体或致敏淋巴细胞，通过自身免疫应答造成组织细胞损伤。

5. 抑制机体免疫功能

许多病毒感染能降低机体的免疫功能。例如麻疹病毒、风疹病毒等感染，均会造成患者外周血淋巴细胞对抗原反应的减弱，同时，皮肤结核菌素试验也可转阴。人类免疫缺陷病毒则可直接破坏机体辅助性 T 细胞，引起获得性免疫缺陷综合征，使病人极易并发其他严重感染和恶性肿瘤，造成严重后果。

第三节　病毒感染的类型

病毒侵入宿主后，因病毒种类、毒力和机体免疫状态等不同，可表现出不同的感染类型。根据临床症状有无，区分为显性感染和隐性感染；按病毒在机体内滞留的时间，分为急性感染和持续性感染，后者又分慢性感染、潜伏感染和慢发病毒感染。

一、隐性感染

病毒进入机体后，在宿主细胞内增殖但不引起临床症状者称为隐性感染（inapparent infection），又称非显性感染或亚临床感染。发生隐性感染的原因可能是病毒毒力弱或数量不多，机体防御能力较强，使病毒不能大量增殖，不致造成入侵的组织细胞的严重损伤；也可能因病毒不能到达靶细胞，故不出现或极少出现临床症状。隐性感染的发生既决定于病毒的性质，又决定于机体的免疫状态。隐性感染也十分常见，但这种感染易被漏诊或误诊。隐性感染的机体仍有向外界散播病毒而成为传染源的可能，所以隐性感染在流行病学上具有十分重要意义。

二、显性感染

病毒侵入机体后，在宿主细胞内大量增殖引起细胞破坏、组织损伤，机体出现明显的临床症状者称为显性感染（apparent infection），显性感染可以是局部感染如腮腺炎、单纯疱疹等，也可以是全身感染如流行性乙型脑炎等。全身感染一般都是病毒侵入机体，在局部增殖后进入血流，再在单核吞噬细胞系统中增殖，然后再次进入血流，最后到达靶器官，引起病变，出现临床症状。显性感染分急性感染与持续性感染。

（一）急性感染

一般潜伏期短，发病急，病程数日至数周。恢复后机体内不再存在病毒。例如普通感冒、流行性感冒、急性病毒性肝炎等。

（二）持续性感染

病毒可在机体内较长时间滞留，数月至数年，甚至数十年。可出现症状，也可不出现症状而长期带毒，成为重要的传染源。如人类免疫缺陷病毒（HIV）、乙型肝炎病毒（HBV）等。持续性感染还可能与系统性红斑狼疮（SLE）、类风湿性关节炎等免疫性疾病有关。HBV、人乳头瘤病毒、单纯疱疹2型病毒等的持续性感染与肿瘤的发生也密切相关。因此，持续性感染的研究是病毒分子生物学研究中的一个重要方面。

持续性感染分为三大类：

1. 慢性感染

显性或隐性感染后，病毒并未完全清除，可持续存在于血液或组织中并不断排出体外，或经输血、注射等而传染他人。病程长达数月至数十年，患者临床表现不典型或无临床症状。如HBV、巨细胞病毒、EB病毒等常有慢性感染。

2. 潜伏感染

原发感染后，病毒长期存在特定组织或细胞中，但并不复制出感染性病毒，也无临床症状，在某些条件下潜伏病毒可被激活而发生增殖，产生病毒颗粒，引起急性发作，此时实验室检查才能检出病毒，称为潜伏感染（latent infection）。在非发作期，用一般常规法不能分离出病毒。例如单纯疱疹病毒感染后，在三叉神经节中潜伏，此时机体既无临床症状也无病毒排出。以后由于机体受物理、化学、生理或环境因素等影响，使潜伏的病毒增殖，沿感觉神经到达皮肤，发生唇单纯疱疹。又如水痘病毒初次感染主要在儿童引起水痘，病愈后，病毒潜伏在脊髓后根神经节或颅神经的感觉神经节细胞内，暂时不显活性。当局部神经受冷、热压迫或X线照射以及患肿瘤等机体免疫功能下降时，潜伏的病毒则活化、增殖，沿神经干扩散到达皮肤发生带状疱疹。随着机体免疫功能的改善，带状疱疹可自愈，病毒又潜伏回原处，所以带状疱疹可在同一部位反复发作。

3. 慢发病毒感染

或称迟发感染。病毒感染后，有很长的潜伏期，达数月、数年甚至数十年之久；一旦发病出现症状，多为亚急性、进行性，直至致死性感染，称为慢发病毒感染（slow virus infection）。如麻疹病毒引起的亚急性硬化性全脑炎（SSPE），该病是在儿童期感染麻疹病毒后，到青春期才发作，表现为中枢神经系统疾病。在脑组织中用电镜可查到麻疹病毒。有人认为可能是麻疹病毒的缺陷病毒引起。Kuru病，一种新几内亚土人患的进行性小脑退行性疾病，可能由朊病毒引起。

第四节　抗病毒免疫

病毒具有较强的免疫原性，它能够诱导机体产生正常的免疫应答，有助于病毒感染的恢复及防御再感染，这种保护作用即为抗病毒免疫。宿主的抗病毒感染免疫由非特异性免疫和特异性免疫组成，两者协同作用。

一、非特异性免疫

非特异性免疫分先天的和获得的两类。前者与机体的遗传特性密切相关，是机体在进化过程中逐渐形成的自然抵抗病毒能力，包括遗传因素、宿主年龄和生理状态、屏障作用、细胞作用、病毒抑制物、炎症反应等。获得性非特异性免疫主要是干扰素。

干扰素是个体出生后，机体受到病毒或其他干扰素诱生剂刺激巨噬细胞、淋巴细胞以及体细胞等多种细胞所产生的一种糖蛋白。干扰素具有广谱抗病毒作用，它在控制病毒感染、阻止病毒在机体内的扩散以及促进病毒疾病的痊愈等方面都起重要作用。另外，干扰素也有调节免疫功能和抑制肿瘤细胞生长的作用。

由人类细胞诱生的干扰素（Interferon，IFN），根据其不同抗原性可分为α、β和γ三种。每种又根据其氨基酸顺序不同再分为若干亚型。α干扰素主要由人白细胞产生，β干扰素主要由人成纤维细胞产生。α和β干扰素属于Ⅰ型干扰素，而γ干扰素由T细胞产生，也称免疫干扰素，属Ⅱ型干扰素。Ⅰ型干扰素的抗病毒作用比Ⅱ型干扰素强，对免疫细胞的调节作用则Ⅱ型比Ⅰ型强。

干扰素分子量小，对热比较稳定，4℃可保存很长时间，－20℃可长期保存其活性。56℃则被灭活，蛋白酶可将其分解破坏，pH2～10范围内干扰素不被破坏。干扰素诱生剂种类很多，如病毒、细菌内毒素、原虫以及人工合成的多聚肌苷酸与多聚胞嘧啶核苷酸的多聚物（poly Ⅰ：C）等。干扰素作用机制，不是直接作用于病毒，而是作用在宿主细胞的基因，使之合成抗病毒蛋白。抗病毒蛋白可控制病毒蛋白质的合成，亦可影响病毒的组装和释放。因而病毒不能增殖，起到抗病毒感染的作用。受病毒感染的细胞在病毒复制的同时即形成或释放干扰素，故干扰素的产生较特异性免疫产物为早，干扰素很快能渗入邻近细胞产生抗病毒蛋白。因此，干扰素既能中断受染细胞的病毒感染又能限制病毒的扩散。干扰素诱导产生抗病毒蛋白只作用于病毒，对宿主细胞的蛋白质合成没有影响。现在干扰素制剂和干扰素诱生剂已试用于治疗一些病毒感染，如慢性乙型肝炎、单纯疱疹病毒性角膜炎、带状疱疹、水痘等已取得较好的疗效。

二、特异性免疫

病毒是一种良好抗原，能引起特异性免疫应答。受病毒感染的靶细胞表面抗原发生改变后，也能被宿主自身免疫系统识别而产生应答反应。病毒是严格细胞内寄生微生物，因此以细胞免疫为主。在杀细胞性感染中，由于体液中可有一定数量的病毒存在，故体液免疫也有重要作用。

（一）体液免疫

机体受病毒感染后，体液中出现相应的特异性抗体，如中和抗体、血凝抑制抗体、补体结合抗体等。在病毒免疫中起主要作用的是IgG、IgM和IgA三大类免疫球蛋白。

病毒感染后最先出现的是 IgM，一般在感染后 2～3 日血清中开始出现；当再次受相同抗原的刺激，抗体急剧增加，但以 IgG 为主。

1. 中和抗体

这种抗体能与病毒结合后消除病毒的感染能力，故对杀灭细胞外的游离病毒起主要作用。其作用机制是改变病毒表面构型，阻止病毒吸附于易感细胞，使病毒不能穿入胞内进行增殖。病毒与中和抗体形成的免疫复合物，易被巨噬细胞吞噬清除。有包膜的病毒表面抗原与中和抗体结合后，激活补体，可导致病毒的溶解。

IgG、IgM、IgA 三类免疫球蛋白都有中和抗体的活性，但特性不全同。IgG 分子量小，能通过胎盘，新生儿体内来自母体的抗体类型就是 IgG。IgG 在机体体液中含量最高，占总免疫球蛋白量的 75% 左右，并能在体内维持较长时间。IgM 分子量大，不能通过胎盘，如新生儿血中测得特异性 IgM 类抗体，可诊断为宫内感染。病毒感染后最早出现 IgM，故检查 IgM 抗体可作早期诊断。IgM 抗体中和病毒能力不如 IgG 抗体，但 IgM 激活补体能力很强，因而对依赖补体破坏病毒感染细胞以及对包膜病毒的溶解均有重要作用。分泌型 IgA 抗体主要来源于黏膜固有层的浆细胞，存在于黏膜分泌液中，在局部免疫中起主要作用。

2. 血凝抑制抗体

表面含有血凝素的病毒感染后，体液中含有抑制血凝现象的抗体。IgM、IgG 均有血凝抑制抗体的活性，IgA 则无此活性。乙型脑炎病毒、流感病毒等血凝抑制抗体也能中和病毒的感染性，但前者在感染后一年左右就完全消失，不如中和抗体维持的时间长。

3. 补体结合抗体

这种抗体由病毒内部抗原或病毒表面非中和抗原所诱发，不能中和病毒，但可发挥调理作用，增强巨噬细胞的吞噬功能。检测补体结合抗体可协助诊断病毒性疾病。

（二）细胞免疫

病毒进入宿主细胞后，体液免疫的抗体分子因不能进入细胞而使其作用受到限制，这时主要依赖细胞免疫发挥作用。涉及的免疫细胞有 CTL 及 Th1 细胞。

激活后的 CTL 通过细胞裂解和细胞凋亡两种机制，直接杀伤靶细胞。在杀伤过程中，CTL 本身并不受损伤，可再继续杀伤多个靶细胞。CTL 的杀伤效应受 MHC 分子的约束，即 CTL 在识别病毒抗原的同时，必须识别细胞膜上 MHC 抗原才能杀伤靶细胞，此即 MHC 限制性。多数 CTL 是 $CD8^+$ 细胞，受 MHC Ⅰ类抗原限制；少数 CTL 是 $CD4^+$ 细胞，受 MHC Ⅱ类抗原限制。由于机体大多数细胞表达 MHC Ⅰ类抗原，故 $CD8^+$ CTL 具有广泛的杀伤靶细胞活性。

抗病毒免疫产生的 Th1 细胞属于 $CD4^+$ 细胞，活化后能释放 IFN－γ、TNF 等细胞因子，通过激活巨噬细胞和 NK 细胞；诱发炎症反应；促进 CTL 的增殖和分化等从而发挥抗病毒作用。

小结　病毒通过皮肤、呼吸道、消化道等侵入机体，形成感染，其传播方式有两种，一种是在人群之间的水平传播方式，另一种是亲子之间的垂直传播。病毒进入机体后，可以出现或不出现临床症状，因而区分为显性感染和隐性感染。病毒的致病机制包括两方面：一是病毒寄生于宿主细胞，直接对细胞产生损伤作用，如产生杀细胞效应、引起细胞凋亡、发生整合感染等；另一种是引发机体免疫应答，在杀伤病毒的同时，对机体细胞产生免疫病理损伤。病毒具有较强的免疫原性，通常能诱导机体产生抗病毒免疫，清除病毒并防御再次感染同一病毒，这种免疫能力包括非特异性免疫和特异性免疫两方面，产生的特异性中和抗体可以长期存在于体内，抵抗病毒的感染。

思考题

1. 病毒感染的类型有哪些？病毒的致病机制和细菌有何不同？

2. 广谱抗菌药物（如青霉素）能用于病毒感染疾病的治疗吗？干扰素是如何发挥抗病毒作用的？

（彭江龙）

第十八章

病毒感染的检查方法及防治原则

第一节　病毒性感染的检查方法

病毒性感染的传统检查方法主要包括病毒的分离培养、鉴定及血清学试验。但是由于病毒分离培养所要求的技术条件和实验室条件较高，而血清学检查费时费事，且特异性及敏感性不强，不能满足临床需要。随着分子病毒学的发展，许多快速检查方法不断开发应用，尤其是具有高敏感、高特异、简便快速的PCR技术的广泛应用，大大地推动了病毒性感染的检测水平。

一、标本的采集与送检

标本的正确采集、处理与运送等环节与病毒感染检查结果关系重大，应引起足够的重视。

1. 采集标本

应根据临床诊断及病期采集不同的标本。如呼吸道感染一般采集鼻咽洗漱液或痰液，肠道感染采集粪便，脑内感染取脑脊液，病毒血症时期取血液。作病毒分离或病毒抗原检查的标本，应在发病初期或急性期采集，因为此时病毒在体内大量增殖，检出率高。病毒分离标本最好在发病1～2天内采取。血清学检查的标本应采取双份血清送检，即在发病初期和病后2～3周分别采取双份血清标本，当恢复期抗体滴度有4倍以上升高才有诊断意义。

2. 标本处理

标本采集必须严格无菌操作。对于本身就带有杂菌的标本，如粪便、咽漱液、痰液等，进行病毒分离培养时，应加入高浓度青霉素、链霉素、庆大霉素处理，以抑制细菌或真菌的生长繁殖。大多数病毒对甘油有抵抗力，送检的组织、粪便标本等可置于含抗生素的50%甘油缓冲盐水中，低温下保存送检。

3. 冷藏速送

病毒在室温下很快灭活，标本采集后应立即送到病毒实验室，如实验室距离较远或一时无法立即传送时，应将标本放入装有冰块的容器内尽快送检。最好在标本采取后 1 ~ 2 小时内送到实验室，立即进行检查或分离培养。暂时不能检查或分离培养时，应将标本存放在 -70℃低温冰箱内保存。

二、病毒感染的快速诊断

快速诊断主要是指不分离培养病毒，直接观察标本中的病毒颗粒，或直接检测病毒成分和 IgM 抗体等，以作出早期和快速（一般在数小时以内）诊断。

（一）光学显微镜检查

仅用于大病毒颗粒（痘类病毒）和病毒包涵体的检查。

（二）电子显微镜检查

1. 电镜直接检查法

用于疱疹液、粪便或血清等含有高浓度病毒颗粒的标本，直接检查疱疹病毒、甲型肝炎病毒、乙型肝炎病毒颗粒等。

2. 免疫电镜检查法

将病毒标本制成悬液，加入特异性抗体，混匀，使标本中的病毒颗粒凝集成团，再用电镜观察，可提高病毒的检出率。本法比电镜直接检查法更特异，更敏感。

（三）免疫学检查法

免疫荧光技术、酶免疫技术、放射免疫技术、红细胞凝集试验、红细胞凝集抑制试验、补体结合试验、中和试验等，均可用于检测病毒抗原或抗体，辅助病毒性感染的诊断。

免疫荧光检测法和酶联免疫吸附试验（ELISA）已广泛用于各类临床标本中的病毒抗原或特异性抗体的检测，如疱疹病毒、风疹病毒等。细胞培养 1 ~ 2 天的标本即可检出病毒抗原。酶免疫技术敏感，其结果通过酶促反应的底物显色加以判断。本法简便、快速、特异性和敏感性均高，不需特殊仪器。

（四）病毒核酸检测

1. 核酸杂交技术

核酸杂交技术比电镜、免疫酶标等方法更为特异、敏感和快速，而且能定量与分型，因此已成为诊断病毒性疾病的重要技术。目前常用的核酸杂交技术有斑点杂交法、DNA 印迹杂交法、RNA 印迹杂交法和原位杂交法等。

2. 聚合酶链式反应（PCR）

一种基因扩增技术，用该方法检测病毒基因组可测出极微量的病毒核酸，它在短时间内可使目的基因扩增数百万倍，比常法敏感性高出约 1 万倍。

3. 基因芯片技术

该技术在病毒诊断和流行病学调查方面应用广泛。

4. 基因测序

将所检测的病毒的特征性序列与已建立的病毒基因库中的标准序列进行比较，以确定所感染的病毒的种类。

三、病毒的分离培养与鉴定

由于病毒只能在活细胞内复制增殖，故应根据病毒的种类选用相应的组织细胞、鸡胚或敏感动物进行培养，因此病毒分离培养的技术要求比细菌高得多，时间也较长，一般只适用于实验室研究和流行病学调查，不适合作临床诊断。

（一）病毒分离培养

1. 动物接种

这是最早的病毒培养方法。常用的动物有小鼠、大鼠、豚鼠、兔和猴等。接种途径有鼻内、皮内、皮下、脑内、腹腔、静脉等。根据病毒种类不同，选择敏感动物及适宜接种部位，例如嗜神经性病毒（狂犬病病毒）可接种于小鼠脑内，柯萨奇病毒可接种于乳鼠（1 天龄）腹腔或脑内，痘苗病毒可接种于家兔角膜或皮内。接种后，每日观察动物发病情况，如动物死亡，则取病变组织制成悬液，继续接种动物进行传代，以使病毒更大量增殖。如动物不发病，也应盲目传代 2 ~ 3 次，若仍不发病才能判为分离培养阴性。

2. 鸡胚培养

首先将受精卵孵育成鸡胚，然后接种病毒，进行培养。这是一种比较经济简便的方法。一般采用孵化 9 ~ 12 天的鸡胚，根据病毒的特性将病毒标本接种于鸡胚的不同部位。例如疱疹病毒接种于绒毛尿囊膜上，流感病毒初次分离接种于羊膜腔，传代培养则接种于尿囊腔内。

3. 组织培养

人或动物细胞在一定条件下可以在实验室的培养瓶内生长，在此过程中多数病毒在适宜条件下能够在其中复制增殖。常用的组织培养细胞有人胚肾细胞，猴肾细胞，人羊膜细胞，Vero 细胞，HeLa 细胞等。

（二）病毒在细胞中增殖的鉴定

1. 病毒在细胞内增殖的检测指标

（1）细胞病变效应（cytopathic effect，CPE） 多数病毒在细胞内增殖，可引起细胞形态学改变，称为细胞病变效应。常见病变有细胞变圆、坏死、溶解、脱落，如脊髓灰质炎病毒。有的则表现为细胞融合，形成多核巨细胞，如麻疹病毒。有的细胞内出现包涵体，如狂犬病病毒。

（2）红细胞凝集试验 又称血凝试验。某些病毒（正粘病毒、副粘病毒等）能使脊椎动物（豚鼠、鸡、猴等）的红细胞发生凝集现象。

（3）细胞代谢改变 病毒感染细胞的结果，可使培养液的 pH 改变，也可作为判断病毒增殖时的参考。

(4) 干扰现象　某些病毒感染细胞后，不一定能引起形态学或其他易于测出的变化，但能干扰以后进入病毒的增殖。例如某些型别的鼻病毒能干扰以后进入的副流感Ⅰ型病毒的增殖，从而阻抑后者的血凝作用。

(5) 免疫荧光法检测　将感染标本的细胞刮下，固定在玻片上，加特异性免疫血清后，再以标记荧光素的抗体染色，置荧光显微镜下观察。若发现细胞内呈现荧光则可证明病毒在细胞内增殖，同时也可确定病毒的种型。

分离出的病毒还需在电镜下观察其形态和结构；鉴别其核酸类型；对乙醚、酸的耐受性；并用免疫血清进行中和试验、血凝抑制试验等，最后鉴定出该病毒的属、种、型或亚型。

2. 病毒数量与感染性的测定

根据病毒在易感细胞中能引起细胞病变或其他变化，藉以测定病毒感染性的强弱或病毒的数量。可用空斑形成法，50%组织细胞感染量等方法测定。

第二节　病毒感染的防治原则

一、病毒感染的特异性预防

大多数人患过某种病毒性传染病或隐性感染后，都能获得免疫性，故可应用疫苗作人工主动免疫。

(一) 人工主动免疫常用生物制品

1. 灭活疫苗

常用的有流行性乙型脑炎、狂犬病、甲型肝炎、流感等灭活疫苗。以甲醛等灭活病毒核酸而不影响免疫原性，且较为安全。

2. 减毒活疫苗

通常选用对人毒力低的变异株病毒。常用的有脊髓灰质炎、麻疹、流感、流行性腮腺炎、风疹、黄热病以及一些联合疫苗（如麻疹、腮腺炎、风疹联合疫苗）等。从理论上来说，减毒活疫苗有潜在的危险性：①能回复为有毒力病毒，但至今极少有发现；②偶尔进入人体非寻常部位引起并发症（如种痘后脑炎）；③可能活化其他潜伏病毒；④减毒病毒株可能引起持续感染。近年来用诱变法制备的流感温度株减毒疫苗已用于人体，增加了安全性。

3. 亚单位疫苗

用化学试剂裂解病毒，提取其包膜或衣壳上的亚单位而制成的疫苗，称亚单位疫苗。如提取具有免疫原性的血凝素和神经氨酸酶制备流感亚单位疫苗，狂犬病刺突糖蛋白，乙型肝炎病毒表面抗原等亚单位疫苗。

4. 基因工程疫苗

又称重组疫苗。目前应用广泛的是重组乙肝疫苗。

（二）人工被动免疫常用生物制品

常用的人工被动免疫制剂有免疫血清、胎盘球蛋白、丙种球蛋白、干扰素、白细胞介素、肿瘤坏死因子等。注射人免疫球蛋白可用于甲型肝炎、麻疹、脊髓灰质炎等感染的紧急预防，可使接触者不出现症状或仅出现轻微症状。

二、病毒感染的药物防治

病毒感染最有效的预防方法为免疫预防，但在某些情况下，不宜使用疫苗或已发生感染可考虑药物预防及治疗。病毒是严格的细胞内寄生物，抗病毒药物必须进入细胞内并选择性地抑制病毒复制又不损伤宿主细胞，但迄今尚无理想药物。目前较常用的有如下一些药物。

1. 核苷类药物

这类药物是最早用于临床的抗病毒药物。如阿昔洛韦广泛用于抗疱疹病毒，阿糖腺苷用于治疗疱疹病毒、巨细胞病毒、乙型肝炎病毒感染等，拉米夫定用于治疗慢性乙肝、艾滋病等。

2. 病毒蛋白酶抑制剂

这类药物以病毒的酶蛋白作为靶分子，有利于减少药物的副作用，增加药物特异性和效力。如赛科纳瓦可抑制 HIV 复制周期中晚期蛋白酶的活性，从而影响病毒结构蛋白的合成。英迪纳瓦和瑞托纳瓦是 1996 年批准的新一代蛋白酶抑制剂，可用于 HIV 的治疗。

3. 干扰素和干扰素诱生剂

干扰素具有抗病毒、调节免疫功能以及治疗肿瘤的作用。干扰素可预防和治疗呼吸道病毒感染、慢性乙型肝炎等，若与阿糖腺苷联合应用则能增强疗效。干扰素诱生剂具有广谱抗病毒、诱生干扰素和免疫促进作用。

4. 其他化学制剂

主要有金刚烷胺，可用于防治甲型流感。其作用机制主要是抑制病毒脱壳，多用于高度传染危险地区或有潜在危险的人群。其衍生物金刚乙胺亦有类似功效，但副作用较轻。

5. 中草药

板蓝根、大青叶能够抑制多种病毒的增殖。苍术、艾叶在组织培养中能抑制腺病毒、鼻病毒、疱疹病毒、流感病毒、副流感病毒等。贯众、生南星等对上述病毒也有不同程度的抑制作用。中草药抗病毒作用机制有待进一步深入研究。

6. 基因治疗

基因治疗目前还处于研究阶段，尚未应用于人体。主要有反义寡核苷酸，干扰

RNA，核酶等。

小结　病毒不能在无生命的培养基中生存，必须在活细胞内生长、繁殖，要求的条件苛刻、耗时较长，因此，病毒的分离培养与鉴定比细菌繁杂得多，不能广泛应用于临床诊断。近年来，人们在改良传统的病毒分离培养和鉴定技术的同时，发展了一些快速诊断方法，如电镜直接观察、免疫学方法检测特异性的抗原或抗体、分子生物学方法检测病毒核酸等。

预防病毒感染的最有效方法是接种安全而特异的疫苗，进行人工主动免疫。

思考题

1. 临床上，病毒性感染常用快速诊断方法，而很少采用病毒培养的方法，为什么？常用的快速诊断方法有哪些？

2. 接种疫苗是一种有效预防病毒性感染的手段，应用广泛，临床上常用的疫苗有哪些种类？

（彭江龙）

第十九章

呼吸道病毒

呼吸道病毒是一大类以呼吸道为侵入门户，在呼吸道黏膜上皮细胞中增殖，引起呼吸道局部感染或呼吸道以外组织器官病变的病毒。据统计，90%以上的呼吸道感染是由病毒引起的。主要的呼吸道病毒包括流感病毒、副流感病毒、呼吸道合胞病毒、麻疹病毒、腮腺炎病毒、腺病毒、鼻病毒、风疹病毒、冠状病毒与呼肠病毒。这些病毒从呼吸道侵入后，可引起呼吸道局部病变或全身症状。

第一节　流行性感冒病毒

流行性感冒病毒（influenza virus），又称流感病毒，属于正粘病毒科，是流行性感冒（简称流感）的病原体，包括人流感病毒和动物流感病毒。人流感病毒分甲（A）、乙（B）、丙（C）三型，甲型常可造成大流行，乙型常引起局部爆发，丙型主要侵犯婴幼儿，引起普通感冒。

一、生物学性状

（一）形态与结构

流感病毒是有包膜病毒，一般呈球型（图19－1），其直径为80～120nm，从患者体内新分离的病毒有时呈丝状或杆状。病毒结构由核衣壳和包膜两部分组成（图19－2）。

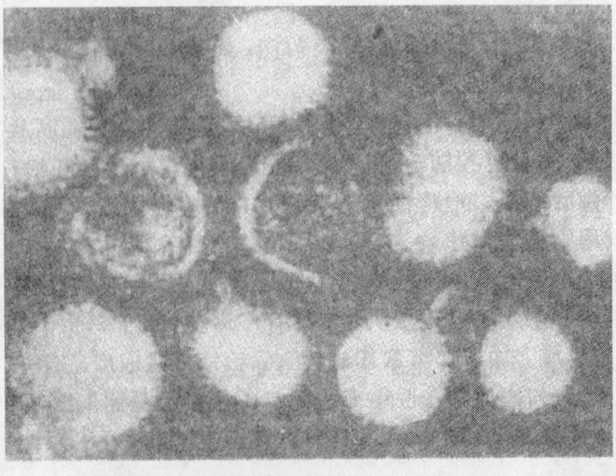

图19－1　甲型流感病毒（×241 000）

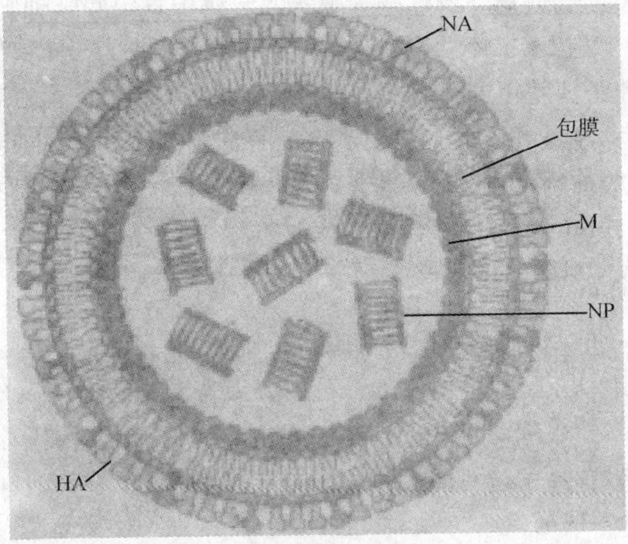

图 19－2　流感病毒结构示意图

HA. 血凝素；NA. 神经氨酸酶；M. 基质蛋白；NP. 核蛋白

1. 核衣壳

位于病毒体的核心，呈螺旋对称，由核蛋白（NP）、三种聚合酶蛋白（PB1、PB2、PA）和病毒单负股 RNA 组成。其中核蛋白和单负股 RNA 一起合称为核糖核蛋白（RNP）。病毒核酸分节段，甲、乙型有 8 个片段，丙型只有 7 个片段，每个 RNA 节段分别编码不同的蛋白质。这一特点使病毒在复制中易发生基因重组，导致基因编码的蛋白抗原发生变异而出现新亚型。NP 是主要的结构蛋白，较稳定，很少发生变异，具型特异性。

2. 包膜

由内层的基质蛋白（MP）和外层的脂质双层组成。MP 位于包膜与核心之间，具有保护核心与维持病毒外形的作用。MP 由病毒基因编码，可表达于细胞膜，在病毒核衣壳释放时，宿主细胞膜含 M 蛋白的部分成为核衣壳的识别部位，使其能选择性地从该部位出芽释放。M 蛋白抗原性稳定，亦具有型特异性。MP 与 NP 一起决定病毒的型特异性，但其抗体无中和病毒的能力。

脂质双层来自宿主细胞膜成分，由病毒出芽释放时获得。膜上有突出于病毒表面的两种刺突：一种为呈柱状的血凝素（hemagglutinin，HA）；另一种为呈蘑菇状的神经氨酸酶（neuraminidase，NA），丙型流感病毒缺乏 NA。HA 和 NA 的抗原性不稳定，易发生变异，是划分流感病毒亚型的依据。

（1）HA　由三条糖蛋白肽链以非共价键形式连接成三聚体，HA 经转录后转译的蛋白是一个分子多肽，需经过两次断裂成 HA_1 和 HA_2 后，才具有感染性。HA_2 具有膜融合活性，这是流感病毒引起感染的关键所在。HA_1 是与细胞膜唾液酸受体结合的亚单位。HA 能与人、鸡、豚鼠等多种红细胞表面受体结合引起红细胞凝集，简称血凝。HA 具有免疫原性，其相应抗体能抑制血凝现象和中和病毒，是主要保护性抗体。

（2）NA　由 4 条糖基化多肽组成的四聚体，具有酶活性，能水解宿主细胞表面糖蛋白末端 N－乙酰神经氨酸。有利于成熟病毒的释放，并可破坏细胞膜上病毒的特异性受体，液化细胞表面的粘液，使病毒从细胞上解离和扩散。NA 具有抗原性，其相应抗体无中和病毒的作用，但能阻止病毒从感染细胞释放，故也有一定的保护作用。

（二）分型、命名与变异

根据 RNP 和 M 蛋白抗原的不同将流感病毒分为甲、乙、丙三型。甲型流感病毒又根据其表面的 HA 和 NA 抗原性的不同，再区分为若干亚型（$H_1 \sim H_{16}$，$N_1 \sim N_9$），如 H1N1、H5N1 亚型等。根据 1980 年 WHO 公布流感病毒命名法表示：型别/宿主种名/分离地点/毒株序号/分离年代（HA 与 NA 亚型号），若宿主是人则可省略，如 A/Hong Kong/1/68（H_3N_2）。

甲型流感病毒 HA 和 NA 最易发生变异，尤其是 HA 变异更快。自 1934 年分出甲型流感病毒以来，已经历数次重大的变异（表 16－1）。其中自 1957 年以来的 3 次世界性流感流行均起源于我国。从世界流感流行的资料可以看到，乙型与丙型流感病毒的抗原性比较稳定，较少发生变异。

表 16－1　甲型流感病毒在不同年代的表面抗原变化

流行时间	亚型型别	代表株	表面抗原	
			HA	NA
1934～1946 年	原亚型	A/PB/8/34	H_1	N_1
1946～1957 年	亚甲型	A/FM/1/47	H_1	N_1
1957～1968 年	亚洲甲型	A/Singapore/1/57	H_2	N_2
1968 年以后	香港甲型	A/Hong Kong/1/68	H_3	N_2
1977 年	亚甲型	A/USSR/90/77	H_1	N_1

流感病毒抗原性变异与流感的流行关系密切，有两种形式：①抗原变异幅度小，属于量变，称为抗原性漂移（antigenic drift）。原因主要是 HA 或 NA 氨基酸序列发生一系列点突变，使 HA 或 NA 抗原决定簇发生某些小改变。抗原性漂移在不同亚型内，总是以一个稳定的速度不断发生，形成的新毒株只在小范围内引起中、小型流行。一般每年或每两年流行一次。②抗原变异幅度大，构成 HA 或 NA 的大部分或全部氨基酸均改变，出现抗原性完全不同的新亚型即新毒株，属于量变导致的质变，称抗原性转换（antigenic shift）。当新的流感病毒亚型出现时，人群普遍对其缺乏免疫力，因而易引起较大的流行，甚至爆发世界性大流行。抗原转换主要原因可能是由于不同亚型之间的基因重组。

（三）培养特性

流感病毒最适于在鸡胚中增殖。初次分离最好接种于羊膜腔，传代适应后可移种于尿囊腔。病毒在鸡胚中增殖不引起明显病变，可以取羊水或尿囊液进行红细胞凝集试验以测定病毒的存在。

甲、乙型流感病毒能在原代鸡胚细胞、地鼠肾、人胚肾、猴肾细胞中生长，无明显细胞病变，可用红细胞吸附试验测定病毒的存在。

人类流感病毒能感染某些动物，其中最易感的动物是雪貂，小白鼠吸入大量病毒可致肺炎而死亡。

（四）抵抗力

流感病毒抵抗力较弱，不耐热，56℃30分钟即被灭活，在室温下感染性也会很快消失，0~4℃可存活数周，-70℃以下或冷冻真空干燥可长期保存。对干燥、日光、紫外线敏感，对脂溶剂敏感，甲醛、乙醚、去污剂和氧化剂也可灭活流感病毒。

二、致病性与免疫性

1. 致病性

流感的传染源主要是患者，其次是隐性感染者，动物也可能是传染源。

流感病毒经飞沫传播侵入呼吸道黏膜柱状上皮细胞，病毒表面的血凝素与细胞膜唾液酸受体结合，使病毒吸附于细胞表面，然后进入细胞内，并在细胞内增殖引起细胞变性、坏死、脱落、黏膜充血、水肿等。潜伏期1~4天，和侵入的病毒量及机体免疫状态有关。表现为突然发病，畏寒、高热、头痛、腓肠肌或全身肌肉酸痛，伴有鼻塞、流涕、咽痛和咳嗽等症状。全身症状可能与流感病毒代谢过程产生毒素样物质有关。病毒仅在局部增殖，一般不侵入血流。发病初期2~3天内鼻腔分泌物中含大量病毒，故此时传染性最强。年老体弱者和婴幼儿易继发溶血性链球菌、肺炎球菌、葡萄球菌、流感杆菌等感染，导致肺炎。无合并症的患者病期一般不超过1周，继发细菌感染的患者病程可延长，病情加重，并可危及生命。

2. 免疫性

病后或接种疫苗后对同型病毒有短暂免疫力，呼吸道局部的SIgA的保护作用可存留数月，血液中的中和抗体（IgG、IgM）能阻止病毒吸附于易感细胞，可持续数月至数年。

三、微生物学检查

1. 病毒学检查

发病3天内采取标本最佳。取患者鼻咽拭子浸液或咽漱液，用抗生素处理后接种于9~11周龄鸡胚羊膜腔和尿囊腔35℃ 3天后，收集羊水和尿囊液进行血凝试验并测定其滴度，血凝阳性者，可用已知抗体作血凝抑制试验以鉴定型别。

2. 血清学诊断

取患者发病5天内（急性期）和发病后3~4周（恢复期）的双份血清进行抗体测

定。若恢复期血清抗体滴度较急性期增长4倍以上，可以辅助诊断。检查方法可用血凝抑制试验、补体结合试验、ELISA、固相放射免疫法等。

3. 快速诊断

取急性期患者呼吸道脱落的柱状纤毛上皮细胞做成涂片，用间接或直接免疫荧光法及ELISA法检测流感病毒抗原。也可用核酸杂交、PCR或核酸序列分析进行快速诊断。

四、防治原则

流感病毒传染性强，传播迅速，易引起大流行。故切实做好预防工作，严密监视流感病毒的变异十分重要。目前世界卫生组织（WHO）在世界各地均设有流感监测站以便及时发现流感病毒变异毒株，采取相应对策，及时制备出新疫苗，广泛进行人群自动免疫，以防止发生较大流行。

流行期间，应尽量避免人群聚集，必要时应戴口罩。公共场所可用乳酸蒸气进行空气消毒。

接种流感疫苗可以获得对同一亚型病毒的免疫力，但维持时间较短，尽管如此，在流行期间接种疫苗仍可有效预防或减轻流感症状。但是，制备疫苗所用的病毒株其抗原必须与流行毒株一致才能收到良好预防效果。目前使用的流感病毒疫苗有全病毒灭活疫苗、裂解疫苗和亚单位疫苗，神经氨酸酶疫苗正在研制中。

流感迄今尚无特效治疗方法。盐酸金刚烷胺是目前防治甲型流感病毒的常用药物。干扰素、中草药也有一定疗效。

第二节 麻疹病毒

麻疹病毒（measeles virus）是麻疹的病原体，属于副粘病毒科麻疹病毒属。麻疹是儿童常见的急性呼吸道传染病，表现为皮丘疹、发热和呼吸道症状，预后良好，但常因发生并发症而致死。易感年龄为6个月~5岁的婴幼儿及儿童。自广泛使用减毒活疫苗以来，发病率大大降低。少数病例在儿童期感染之后，病毒一直潜伏在体内，直至青少年时期潜伏病毒被激活引起亚急性硬化性全脑炎（SSPE）。

一、生物学性状

麻疹病毒为球形或丝状，较流感病毒大，直径约120~250nm，核衣壳呈螺旋对称结构，有包膜，包膜上有放射状排列的刺突，由血凝素（HA）和溶血素（HL）组成。基因组为一组完整的单股负链RNA，全长约16kb，不分节段。HA能与宿主细胞受体结合，参与病毒感染；HL具有溶血和促进感染细胞融合形成多核巨细胞的作用。麻疹病毒只有一个血清型，其HA和HL均有抗原性，产生的相应抗体有保护作用。在人胚肾、猴肾和人羊膜细胞培养中生长，并使细胞融合形成多核巨细胞，细胞核和细胞浆内由出现嗜酸性包涵体。病毒抵抗力较低，56℃ 30 分钟可灭活，易被日光、热、干燥、紫外线及一般消毒剂灭活。

二、致病性与免疫性

1. 致病性

麻疹病毒的传染性极强，人群普遍易感，接触病毒后 90% 以上发病。麻疹急性期患者是惟一的传染源。患者从潜伏期（9 ~ 12 天）至出疹期内，眼结膜、鼻咽、气管分泌物都有病毒，具有传染性，尤以出疹前 2 ~ 3 天传染性最强。通过飞沫传播，也可以通过用具、玩具间接传播。

病毒由呼吸道或眼结膜侵入人体，先在呼吸道局部淋巴组织内增殖，随后进入血流，形成第一次病毒血症，病人可出现发热、上呼吸道炎症、结膜炎等临床症状。90% 患儿在口腔颊部黏膜处出现针尖大小、灰白色、外绕红晕的黏膜斑，称为 Koplik 斑，对临床的早期诊断有一定意义。血流中的病毒侵入单核吞噬细胞系统进一步增殖，3 ~ 5 天后，细胞内大量增殖的病毒再次进入血流，引起第二次病毒血症。病毒进一步播散到全身皮肤和黏膜，有时还到达中枢神经系统。此时，全身皮肤相继出现红色斑丘疹，出现高热、频繁咳嗽等，少数病例可出现压之不褪的出血性皮疹。无并发症患者可自然痊愈，年幼体弱患儿易并发细菌感染，引起支气管炎、肺炎、中耳炎等。偶尔有个别病例在发病后，病毒持续潜伏在脑组织内，直到青少年时期再发病，引起 SSPE。这是一种中枢神经慢性进行性退行性变疾病，发病率约百万分之一，表现为大脑机能渐进性衰退，最终导致痉挛、昏迷而死亡。

2. 免疫性

麻疹病毒免疫原性较强，感染后由于两次发生病毒血症，使病毒得以广泛接触机体的免疫系统，诱导机体产生较强的免疫应答，产生血凝素抗体（抗 HA）和溶血素抗体（抗 HL），两者都是中和抗体，对病毒有中和作用。除此之外，机体还可产生细胞免疫，出现致敏淋巴细胞，有很强的保护作用，在麻疹恢复期起主导作用。麻疹病后可获牢固免疫力，可持续 60 年以上，极少发生再感染。6 个月内的婴儿可从母体获得被动免疫，不易感染。

三、微生物学检查

1. 病毒学检查

在皮疹出现前、Koplik 斑出现时取患者漱口液或鼻咽拭子、痰、血等，用抗生素处理后，接种于人胚肾、猴肾细胞或人羊膜细胞中培养，观察细胞病变并进行鉴定。

采取鼻腔分泌物、痰液或尿沉渣中脱落细胞作涂片、瑞氏染色镜检，观察多核巨细胞及细胞核、细胞浆内嗜酸性包涵体，作出快速诊断。

2. 血清学检查

检测患者唾液、血清中麻疹病毒特异性IgM，出疹后3天即可检出，病后10天左右达高峰，1~2个月后下降。取患者急性期、恢复期双份血清作红细胞凝集抑制试验。抗体滴度有4倍以上的增长可辅助诊断。也可用补体结合、中和试验、ELISA、RIA进行血清学诊断。

3. 快速诊断

采用间接和直接免疫荧光法检测麻疹病毒抗原，核酸分子杂交技术、RT-PCR技术检测病毒核酸，敏感性高。

四、防治原则

除一般预防措施外，主要是普遍施行计划免疫，应用麻疹减毒活疫苗进行人工主动免疫可获极好预防效果。我国目前主要采用麻疹减毒活疫苗皮下注射，初次免疫为8月龄，1年后及学龄前再加强免疫，免疫力可持续10年左右。对未注射过疫苗又与麻疹患者接触的易感儿童，在接种后5天内肌肉注射胎盘球蛋白或丙种球蛋白进行人工被动免疫预防，可减轻症状和减少并发症。

第三节　冠状病毒

冠状病毒（*coronavirus*）属于冠状病毒科冠状病毒属，因包膜上的突起形似冠状而得名。

一、生物学性状

冠状病毒为有包膜病毒，可呈多形性，直径约80~160nm，核衣壳呈螺旋状，核酸为单正链RNA，基因组约20~29kb。病毒对乙醚、三氯甲烷、酯类、乙醇（70%）、紫外线等敏感，56℃ 30分钟或37℃数小时便可失去感染性，最适pH为7.2，在酸性环境中很快失活。人冠状病毒包括229E、OC43和SARS冠状病毒三型，可在人胚肾、肠、肺原代细胞中生长。

二、致病性与免疫性

冠状病毒感染多发生于冬春季节，主要感染成人或较大儿童，引起普通感冒、咽喉炎、成人腹泻等；SARS冠状病毒则可引起严重急性呼吸道综合征（severe acute respiratory syndrome，SARS）。病毒经飞沫或粪口途径传播，侵犯呼吸道或肠道，潜伏期3~7天。典型的呼吸道感染呈普通感冒症状，很少波及下呼吸道，消化道感染则以水样腹泻为主。SARS则表现为发热、咳嗽、头痛、肌肉痛、呼吸道症状，多数患者能自愈，部分患者可迅速发展为呼吸衰竭而死亡，死亡率约为14%。对于40岁以上，或有冠心病、糖尿病、哮喘及慢性肺病者，更易造成死亡。一般冠状病毒感染只引起较弱的免疫反应，虽然 SARS 冠状病毒感染患者血清中可检测到高效价的 IgM 和 IgG 抗体，但病后免疫力不强，保护作用不明显。

三、微生物学检查与防治原则

根据临床症状并结合实验检查进行诊断。冠状病毒的培养要求比较严格，不适于临床标本的诊断。血清学方法可采用中和试验、ELISA 法，取双份血清，恢复期抗体滴度有 4 倍以上的增长可辅助诊断。快速诊断可采用免疫荧光法、核酸分子杂交技术、RT - PCR 技术检测病毒抗原或核酸。目前尚无有效疫苗，也无特效药物治疗。

第四节　腮腺炎病毒

腮腺炎病毒（mumps virus）是流行性腮腺炎的病原体。

一、生物学性状

腮腺炎病毒属于副粘病毒科德国麻疹病毒属，病毒颗粒呈球形，核衣壳为螺旋对称，有包膜，表面有小的刺突。刺突含 HN 蛋白和 F 蛋白，前者具有血凝素和神经氨酸酶的功能，后者具有融合细胞活性。除这两种蛋白外，病毒体还有 NP、P、L、M 四种蛋白，前三者为可溶性抗原，后者在病毒包装中起决定作用。基因组为单股负链 RNA。腮腺炎病毒易在鸡胚羊膜腔或鸡胚细胞内繁殖，并可出现细胞融合，但细胞病变不明显，须用血细胞吸附试验证实有无病毒增殖。腮腺炎病毒仅有一个血清型，因与副流感病毒和新城鸡瘟病毒有共同抗原，故血凝抑制试验或补体结合试验有轻度交叉反应。人是腮腺炎病毒的惟一宿主，但病毒可感染猴和其他动物。56℃30 分钟被灭活，对紫外线、甲醛及脂溶剂敏感。4℃可存活数天，－20℃可存活几周，－70℃长期保存。

二、致病性与免疫性

病毒通过飞沫或唾液污染食具或玩具等传播。潜伏期一般 2～3 周。病毒首先侵入呼吸道上皮细胞和面部局部淋巴结内增殖后，然后进入血流并侵入腮腺及其他器官，引起一侧或双侧腮腺肿大、疼痛，若无合并感染，病程经 1～2 周自愈。有时常可引起睾丸炎（约 20%）、卵巢炎（约 5%）、无菌性脑膜炎（约 1‰）或获得性耳聋等。腮腺炎是导致男性不育症和儿童期获得性耳聋的最常见原因。腮腺炎病后一般可获得持久免疫力。

三、微生物学检查

典型病例无需实验室检查即可作出诊断。但对非典型病例或无菌性脑膜炎患者，则需取患者唾液或脑脊液进行病毒分离和血清学诊断。近年来常采用 PCR 技术来检测标本中的腮腺炎病毒特异性 DNA 片段以资诊断。

四、防治原则

腮腺炎在世界各国均有流行，主要侵犯儿童。20 世纪 80 年代开始采用麻疹－流行性腮腺炎－风疹三联疫苗（MMR）进行预防，实施 18 月龄和 12 岁两次免疫接种法，儿童发病率明显下降。对患儿要及时隔离，防止传播。

第五节 风疹病毒

风疹病毒（rubella virus）属于披膜病毒科风疹病毒属。因其传染方式、临床表现与麻疹病毒很相似，故在本章叙述。

风疹病毒是风疹的病原体。由于风疹症状较轻，一向不受重视，直到 1941 年澳大利亚医生 Gregg 指出妊娠头 3 个月内患风疹，所产婴儿常有先天性畸形，这才引起病毒学家们的重视。

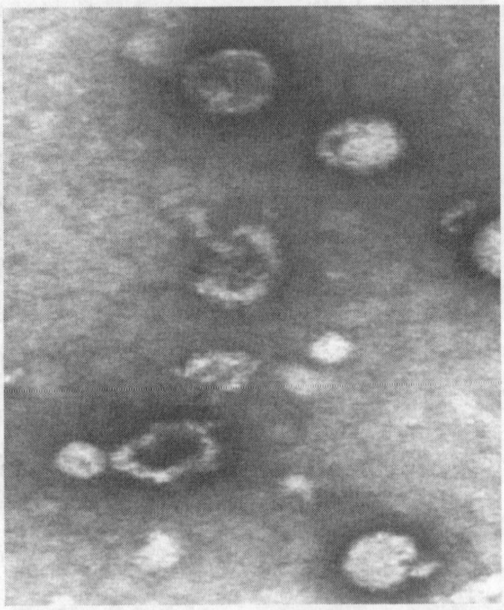
图 19－3 风疹病毒

一、生物学性状

风疹病毒颗粒大致呈球状，直径 60nm（图 19－3）。核壳体呈 20 面体对称结构，有包膜。包膜上有刺突，具有血凝和溶血活性。基因组为单股正链 RNA。能在人羊膜细胞、兔肾细胞、非洲绿猴肾细胞（Vero 细胞）内增殖，细胞病变出现较慢，可形成空斑。只有一个血清型。对热、乙醚、三氯甲烷敏感，在 4℃病毒不稳定，易失去感染性。

二、致病性与免疫性

病毒经呼吸道传播，潜伏期约 2～3 周。病毒先在上呼吸道黏膜上皮细胞增殖，然后进入血流引起病毒血症，继而扩散全身。风疹的临床表现与麻疹相似，但症状轻。一般先出现发热、无力、咽痛、咳嗽等上感症状，耳后及枕部淋巴结肿痛。继而面部及两耳旁出现浅红色斑丘疹，并迅速向全身扩散。病程短、并发症少。

人群对风疹普遍易感，但有 25% 不出现症状。妊娠 5 个月内感染风疹，病毒可通过胎盘垂直传播感染胎儿，可引起胎儿畸形及胎儿先天性风疹综合征，表现为先天性心脏病、失明、智力发育不全、血小板减少性紫癜、溶血性贫血、黄疸等。以致造成胎儿畸形、死胎、流产或出生后死亡。妊娠月数越小，发生畸形的可能性越大，表现越严重。据统计，妊娠1个月内感染风疹病毒，婴儿先天性畸形发生率为11%～58%，2个月内为11%～36%，3个月内为7%～15%，4个月内为7%以下，5个月内感染仍有先天性耳聋的胎儿出生。妊娠6个月以上感染者没有胎儿畸形的危险。

感染后可获得持久免疫。风疹病毒感染后产生抗体较快，于发疹后1～2天，IgM类抗体出现，约10天达高峰，1个月后逐渐降低。IgG类抗体出现稍晚，逐渐上升，1～2个月达高峰，以后下降，但仍维持一定水平，持续终生。

三、微生物学检查

先天性风疹胎儿，在妊娠后期产生IgM类抗体，出生后维持数月，新生儿血清中检出风疹病毒IgM类抗体，可诊断为先天性风疹。IgG类抗体在出生后产生，但滴度较低，消失较快。先天性风疹患儿的体液免疫和细胞免疫功能都有不同程度的损害。

血清抗体检测方法：①血凝抑制试验（HI）：抗体阳性标准为1∶8。抗体滴度达1∶256为新近感染。②ELISA－IgG检测：抗体阳性标准为1∶20，IgG类抗体检测需间隔两周取双份血清同时检测，滴度有4倍增长者可作出诊断。本法较HI法敏感。③IgM类抗体捕捉法：采血时间以出疹后7～20天为佳。阳性标准为1∶100，IgM类抗体阳性可作出近期感染的诊断。

四、防治原则

由于风疹病毒感染对胎儿的健康关系重大，因此，预防风疹病毒感染是孕期及围产期保健的重要项目之一。对孕妇进行风疹病毒感染监测十分必要。

风疹病毒感染监测：①婚前或孕前检查：检测风疹病毒IgG类抗体，如为阳性，表示已有免疫，可不必顾虑。如为阴性，在妊娠6个月内应接受血清学检查（每月1次，检测风疹病毒IgM及IgG类抗体）。②接触风疹患者的孕妇：潜伏期内检测风疹病毒IgG类抗体，如为阳性，表示已有免疫，可以放心。如为阴性，应在1个月左右再检测一次IgM及IgG类抗体。如仍为阴性者，表示尚未感染。阳性者表示已受感染。③疑似风疹孕妇：检测风疹病毒IgM及IgG类抗体。

风疹的预防可用减毒活疫苗。接种对象是风疹抗体阴性的育龄妇女。接种后可获得良好的预防效果。抗体阴性的孕妇，如接触风疹病毒，应立即注射大剂量丙种球蛋白应急预防。

第六节 呼吸道合胞病毒

呼吸道合胞病毒（respiratory syncytial virus，RSV）属于副粘病毒科肺病毒属，只有一个血清型，是引起婴幼儿严重呼吸道感染的重要病原体。

病毒为球形，有包膜，包膜上有糖蛋白组成的刺突，核酸为单负链 RNA。病毒可在多种培养细胞中增殖，2～3 周后出现细胞病变，形成特殊的细胞融合，因此而得名，胞浆中有嗜酸性包涵体。病毒抵抗力比较弱，对热、酸、胆汁及冻融处理敏感。

RSV 感染多发于冬春季，主要经飞沫传播，传染性较强，人群普遍易感。病毒感染主要局限于呼吸道，不产生病毒血症。主要引起婴幼儿细支气管炎和肺炎等下呼吸道感染，较大儿童和成人的鼻炎、感冒等上呼吸道感染。RSV 感染症状一般较轻，但在2～6 个月的婴幼儿感染中，可引起严重的呼吸疾病而致死亡。

病毒分离和抗体检查可用于诊断 RSV 感染，但耗时长，临床上一般不采用；快速诊断学用免疫荧光法检查咽部脱落的上皮细胞内的 RSV 抗原，或者 RT－PCR 法检测病毒核酸。RSV 感染后免疫力不强，可反复感染，亦无有效的疫苗预防。

小结 呼吸道病毒通过呼吸道感染，在呼吸道黏膜上皮细胞中增殖，引起呼吸道或呼吸道以外组织器官病变。主要包括流感病毒、副流感病毒、呼吸道合胞病毒、麻疹病毒、腮腺炎病毒、腺病毒、鼻病毒、风疹病毒、冠状病毒等。

流行性感冒病毒属于正粘病毒科，人流感病毒分甲（A）、乙（B）、丙（C）三型，引起大流行的是甲型流感病毒。病毒一般呈球形，单负链 RNA 病毒，分节段，有包膜，膜上有两种刺突，一种为血凝素（HA），另一种为神经氨酸酶（NA）。HA 引起机体产生保护性抗体，具有中和病毒的作用，NA 产生的抗体的保护作用则没有 HA 强；HA 和 NA 的抗原性不稳定，易发生变异。根据 HA 和 NA 抗原性的不同，将流感病毒分为不同亚型，亚型的变异常常引起不同范围的流行。

麻疹病毒属于副粘病毒科麻疹病毒属，呈球形或丝状，单股负链 RNA，全长约 16kb，不分节段，有包膜。人群普遍易感，感染后可出现两次病毒血症，病后有持久免疫力，极少数可致 SSPE。

冠状病毒属于冠状病毒科冠状病毒属，引起普通感冒、成人腹泻等；SARS 冠状病毒则可引起严重急性呼吸道综合征（SARS），死亡率高。

风疹病毒属于披膜病毒科风疹病毒属，单股正链 RNA 病毒，有包膜。风疹病毒可通过胎盘垂直传播，致胎儿畸形及先天性风疹综合征。

思考题

1. 流感病毒的生物学特性包括哪些？为什么容易发生突变，并且广泛传播？

2. 流感病毒分型、分亚型的依据是什么？详细描述甲型流感病毒 H1N1 型的主要生物学特性。

3. 人类会反复感染流感而不会反复感染麻疹，流感病毒和麻疹病毒引起人体免疫力有何不同？

（彭江龙）

第二十章

肠道病毒

肠道病毒（*enterovirus*）属于小 RNA 病毒科肠道病毒属，是一类形态最小的单正链 RNA 病毒。人类肠道病毒包括：

（1）脊髓灰质炎病毒，分 1 ~3 型。

（2）柯萨奇病毒，分 A、B 两组，A 组 1 ~22 型及 24 型，B 组 1 ~6 型。

（3）埃可病毒 1 ~9，11 ~27，29 ~33 共 31 个血清型。

（4）新肠道病毒 68 ~71 型。

肠道病毒的共同特性：

（1）病毒体呈球形，直径约 20 ~30nm，为 20 面体立体对称结构，无包膜。

（2）基因组为单股正链 RNA，线状，链长约 7.5kb，具有感染性，并可直接起 mRNA 的作用。

（3）对原代猴肾细胞、人胚肾细胞敏感，在宿主细胞浆内增殖，迅速引起细胞病变。柯萨奇病毒 A 组对新生乳鼠敏感。

（4）耐乙醚、耐酸，在 pH 3 ~5 时稳定，对热、干燥、紫外线敏感，56℃ 30min 可使病毒灭活，在污水或粪便中可存活数月。

（5）主要经粪 - 口途径传播，临床表现多样化，引起多种疾病。

第一节　脊髓灰质炎病毒

脊髓灰质炎病毒（poliovirus），是脊髓灰质炎的病原体。脊髓灰质炎是儿童的一种急性传染病，破坏脊髓前角运动神经细胞，引起弛缓性肢体麻痹，又称小儿麻痹症，流行于全世界。脊髓灰质炎减毒活疫苗问世后，在全世界范围内广泛进行了人工主动免疫，使脊髓灰质炎的发病率大幅度下降。1988 年世界卫生大会通过全球 2000 年消灭脊髓灰质炎的目标，是全球继消灭天花以后第二种被要求消灭的病种。

一、生物学性状

1. 形态与结构

脊髓灰质炎病毒颗粒呈球形，无包膜，直径为 27nm，核心致密（图 20 - 1）。基因组为单股正链 RNA，约 7.4kb，具有感染性，可直接起 mRNA 作用，翻译出一个大分子前体蛋白，经酶切成病毒结构蛋白 VP1 ~ VP4 和各种功能性蛋白。核衣壳由 4 种结构蛋白组成，其中 VP1、VP2、VP3 暴露在病毒颗粒表面，是病毒与宿主细胞受体结合的部位，也是中和抗体的主要结合点，VP4 在内部，紧靠病毒 RNA，与病毒基因组脱壳有关。病毒在细胞浆中进行生物合成，并装配成完整病毒，以裂解细胞的方式释放。

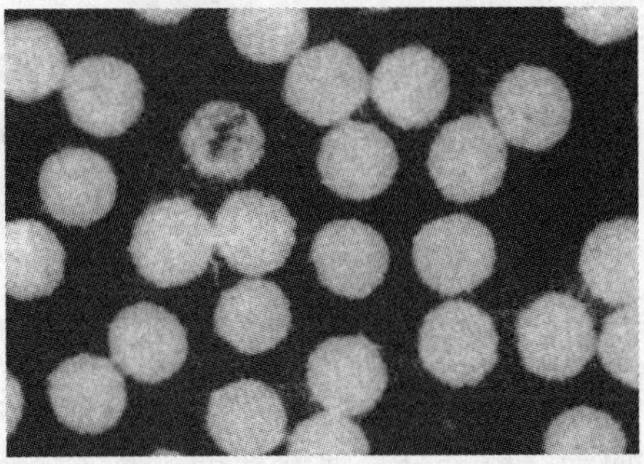
图 20-1　脊髓灰质炎病毒　×59 400

2. 培养特性

脊髓灰质炎病毒只能在灵长类动物细胞中增殖，常用猴肾、人胚肾或人羊膜细胞等进行细胞培养。该病毒有很强的杀细胞效应，在细胞浆内迅速增殖，24 小时即出现典型的细胞病变，被感染的细胞变圆、坏死、脱落，病毒从溶解死亡的细胞中大量释放。将病毒注入猴或猩猩的脊髓内或脑内，可使动物出现典型症状，发生肢体麻痹等，可作为动物模型来鉴定疫苗的安全性。

3. 抗原性及分型

脊髓灰质炎病毒有两种病毒颗粒，一种为具有感染性的完整病毒颗粒，称为 D（dense，致密）抗原或 N 抗原，可与中和抗体结合，具有型的特异性；另一种为空壳颗粒，为未装配的空心衣壳，称为 C（coreless，无核心）抗原或 H 抗原，它与三型脊髓灰质炎病毒血清均发生反应，证明该病毒型与型之间有广泛的共同抗原。

脊髓灰质炎病毒有 3 个血清型，即Ⅰ、Ⅱ、Ⅲ型，各型间的核苷酸有 36% ~52% 的同源性。血清型稳定，用中和试验可以明确定型，3 型都可分别感染人类而致病。3 型间没有共同的组抗原，各型病毒含有两种不同的型特异性抗原。

4. 抵抗力

对外界环境的抵抗力较强。在污水和粪便可存活数月，在酸性环境中比较稳定，pH 3.8 ~8.5 时能存活数周，不易被胃酸或胆汁灭活。耐乙醚、乙醇，但对紫外线、干燥、热敏感，加热 56℃30 分钟灭活。对各种氧化剂如高锰酸钾、H_2O_2、漂白粉等敏感，低浓度的甲醛处理可灭活其感染性，但能保留其抗原性。减毒活疫苗中加入 1mol/L $MgCl_2$ 能稳定疫苗中病毒的活性。

二、致病性与免疫性

1. 致病性

患者、无症状带病毒者及隐性感染者为传染源，主要经粪 - 口途径传播，主要流行于夏秋季节，儿童是主要的易感者。发病初期鼻咽分泌物可带病毒，但时间很短，仅 1 周；粪便排毒时间长，从潜伏期到整个病程乃至病后数月仍可排病毒，但以病后 2

周传染性最强。

病毒经口侵入人体后，首先与宿主细胞膜受体结合，在咽部和肠道的淋巴样组织中增殖。90%以上的感染者，由于机体免疫力较强，病毒仅限于肠道，不进入血流，不出现症状或只有微热、咽痛、疲倦嗜睡、腹部不适等，表现为隐性感染或轻症感染。少数感染者由于机体抵抗力较弱，在肠道局部淋巴结内增殖的病毒侵入血流，引起第一次病毒血症。临床上出现发热、头痛、恶心等全身症状。病毒经血流播散至全身淋巴组织或其他易感的神经外组织，在其中大量增殖后再次进入血流，引起第二次病毒血症，患者全身症状加重。此时，若机体的血脑屏障足以阻挡病毒，保护中枢神经不受侵犯，临床上就不出现麻痹症状，表现为顿挫型感染。若血脑屏障不能阻挡病毒，病毒将侵入中枢神经系统（约1/1000患者有中枢神经系统损害），定位于脊髓前角运动神经细胞，在其中增殖并引起细胞病变。轻者发生暂时性肌肉麻痹，以四肢多见，下肢尤甚；重者可以造成肢体弛缓性麻痹后遗症。极个别病例还可发生延髓麻痹，导致呼吸、心脏功能衰竭而死亡。临床表现的轻、重除与机体免疫功能状态有关外，还与病毒的毒力、数量有关。

2. 免疫性

脊髓灰质炎病毒感染后，可以获得对同型病毒的牢固免疫力，以体液免疫为主，主要是肠道黏膜特异性SIgA和血清中IgM、IgG类中和抗体发挥作用。SIgA能清除肠道内的病毒，阻止病毒进入血流；血液中的IgG、IgM中和抗体可以阻止病毒进入神经系统。中和抗体于发病后2~3周达到高峰，在体内维持多年甚至终身，它不仅对同型病毒具有牢固免疫力，对异型脊髓灰质炎病毒也有交叉免疫现象。6个月以内的婴儿可从母体获得被动免疫，故此期间较少发生感染。

三、微生物学检查

1. 病毒分离与定型

发病一周内采集病人粪便送检最佳。标本用抗生素处理后，接种于原代猴肾细胞或传代人源细胞进行培养，观察细胞病变，并进一步用已知标准脊髓灰质炎型别特异性血清进行中和试验，鉴定病毒的型别。

2. 病毒基因组的检测

核酸杂交、PCR、寡核苷酸指纹图谱、部分核苷酸序列分析，限制性酶切片段多态性（RFLP）分析等分子生物学方法，检测病毒基因组，进行快速诊断。

3. 血清学诊断

取发病早期及恢复期双份血清进行补体结合试验或中和试验，若血清抗体有4倍或以上增长，则有诊断意义。此外，尚可采用ELISA或IFA法进行快速诊断。

四、防治原则

及时隔离患者，消毒处理排泄物，注意饮食卫生，保护水源不受污染，改善环境卫生条件，加强卫生宣教等。

对易感人群进行人工主动免疫是有效的预防方法。目前使用的疫苗有两种，都是三价混合疫苗，可获得针对三种血清型的保护性抗体。一种是灭活疫苗（IPV），又称 Salk 疫苗；另一种是减毒活疫苗（OPV），又称 Sabin 疫苗。疫苗问世并广泛使用以来，脊髓灰质炎发病率急剧下降，但疫苗相关麻痹型脊髓灰质炎（VAPP）病例的出现应引起人们的重视。世界上多数国家应用活疫苗作为控制和消灭脊髓灰质炎的手段，150 个国家已经无本土的野毒株病例的报道，美洲地区于 1994 年已经被确认并宣布消灭脊髓灰质炎。我国自 1980 年卫生部颁布实行 2 月龄开始连服 3 次口服三价混合糖丸疫苗，每次间隔一个月，4 岁时加强一次，作为常规基础免疫，脊髓灰质炎发病率持续下降。1998 年我国已未发现野毒株，2001 年 10 月，世界卫生组织宣布我国为亚太地区第二批消灭脊髓灰质炎的国家之一。

第二节　柯萨奇病毒、埃可病毒和新型肠道病毒

一、柯萨奇病毒

柯萨奇病毒（*coxsackievirus*）是 1948 年首次从美国纽约州柯萨奇镇（Coxsackie）的两名患麻痹型脊髓灰质炎患儿的粪便中分离出来的，因而命名为柯萨奇病毒。

柯萨奇病毒的病毒学特性与脊髓灰质炎病毒相似，但对乳鼠的敏感性很高，根据它对乳鼠的致病特点分为 A、B 两组。其中 A 组分为 23 个血清型，B 组分为 6 个。

柯萨奇病毒的传播途径及其在人体内的致病作用也与脊髓灰质炎病毒相似，隐性感染较为多见，或仅表现为轻微上感或腹泻等症状。偶尔可侵犯中枢神经系统，损害脊髓前角运动细胞，引起弛缓型肢体麻痹，但一般较脊髓灰质炎为轻。还可以侵犯多种组织，引起无菌性脑膜炎、疱疹性咽炎、胸痛、心肌炎、心包炎和手足口病等（表 20－1）。因此，临床表现的多样化是柯萨奇病毒致病的一个特点。

人体在感染柯萨奇病毒后，血清中很快出现中和抗体，对同型病毒有持久免疫力，局部 SIgA 对病毒有重要防御作用。

由于本病毒所致临床症状多样化的特点，因此，仅仅根据临床症状不能对病因作出准确诊断，必须进行病毒分离或血清学检查。患者标本（常用粪便、直肠拭子和咽拭子）可用细胞培养或新生乳鼠（A 组病毒）分离病毒；或者用 PCR 法检测脑脊液及用原位杂交法对心肌炎等进行核酸检测。可用中和试验、补体结合试验进行血清学诊断，双份血清抗体滴度有 4 倍或以上增高者有意义。目前对柯萨奇病毒尚无特异性防治方法。

表 20－1 柯萨奇病毒、埃可病毒和新肠道病毒感染的临床疾病及病毒型别

病毒	临床疾病	病毒型别
柯萨奇病毒 A 组	疱疹性咽峡炎	2～6、8、10
	无菌性脑膜炎	2、4、7、9、10
	麻痹症	7、9
	皮疹	4、5、6、9、16
	手足口病	5、10、16
	感冒	21、24
	肺炎	9、16
	腹泻	18、20、21、22、24
	心包炎，心肌炎	4、16
	肝炎	4、9
	急性结膜炎	24
	流行性胸痛	9
柯萨奇病毒 B 组	流行性胸痛	1～5
	无菌性脑膜炎	1～6
	无菌性脑炎	1～5
	麻痹症	2～5
	心包炎、心肌炎	1～5
	皮疹	5
	感冒	4、5
	肺炎	4、5
	肝炎	5
	不明原因发热	1～6
	新生儿全身感染	1～5
	糖尿病	3～5
	病毒感染后疲劳综合征	B 组
埃可病毒	无菌性脑膜炎	1～11、13～21、25、27、28、30、31
	麻痹症	2、4、6、9、11、30
	无菌性脑炎	2、6、9、19
	感冒	4、9、11、20、25
	新生儿全身感染	3、4、6、9、17、19
	皮疹	2、4、6、9、11、16、18
	腹泻	18、20
	流行性胸痛	1、6、9
	心包炎、心肌炎	1、6、9、19
	肝炎	4、9
新肠道病毒	肺炎	68
	急性出血性结膜炎	70
	无菌性脑膜炎	70、71
	无菌性脑炎	70、71
	麻痹症	70、71
	手足口病	71

二、埃可病毒

埃可病毒是1951年在脊髓灰质炎流行期间偶从健康儿童的粪便中分离到的。由于当时不知它与人类何种疾病相关，故称其为孤儿病毒，以后称为人类肠道致细胞病变孤儿病毒（enteric cytopathic human orphanvirus，ECHO），即埃可病毒。

ECHO病毒最初被分为33个血清型（1～33）。现在证实，其中10型为呼肠病毒、28型为鼻病毒，22型和23型则被列为一个新属，即属于小RNA病毒科副埃可病毒属。有11个型具有与人类O型红细胞凝集的能力，藉此亦可协助鉴定病毒的型别。

埃可病毒的生物学特性与脊髓灰质炎病毒、柯萨奇病毒相似，对人的致病性则类似柯萨奇病毒（表20－1）。在脊髓灰质炎已基本消灭的地区，由埃可病毒或柯萨奇病毒所致的中枢神经系统感染显得更加突出。1岁以下婴儿感染后常因神经性后遗症导致智力障碍，应引起注意。埃可病毒感染后机体产生特异性中和抗体，对同型病毒感染有持久免疫力。

三、新型肠道病毒

1969年以后新分离的肠道病毒，不再归属于柯萨奇病毒或埃可病毒。分别命名为肠道病毒68型、69型、70型、71型。

肠道病毒68型从患支气管炎或肺炎的儿童呼吸道分离而来。69型的致病性尚不明确。70型则可引起急性出血性结膜炎等多种疾病，该病毒不具有肠道细胞亲嗜性，寄生于眼结膜部位，通过接触传播；传染性强，发病急，并无有效的治疗方法。71型1970年分离自1例脑炎死亡患者的脑组织，在日本、瑞典及中国台湾是引起中枢神经系统疾病的主要原因之一，还能引起手足口病等。新肠道病毒所致的常见临床疾病见表20－1。

第三节　轮状病毒

轮状病毒（rotavirus）属呼肠病毒科轮状病毒属，引起人类、哺乳动物和鸟类的腹泻。轮状病毒可分为A～G 7个组，A～C组轮状病毒能引起人类和动物腹泻，D～G组只引起动物腹泻，以A组轮状病毒最为常见。

一、生物学性状

1. 形态与大小

球形，直径60～80nm，无包膜，双层衣壳，衣壳呈放射状排列，形如车轮状，故称为轮状病毒（图20－2）。只有含双层衣壳和核心的完整病毒颗

图20－2　轮状病毒

（透射电镜 ×150 000）

粒才有感染性。

2. 基因组与分型

轮状病毒基因组为双链 RNA，由 11 个不连续的节段组成，分子量大小不等。根据病毒 RNA 各节段在聚丙烯酰胺凝胶电泳中的迁移率不同，呈特殊分布图形，据此可分为 4 组，第一组包括 1 ~ 4 基因片段，第二组为 5 ~ 6 基因片段，第三组为 7 ~ 9 基因片段，第四组为 10 ~ 11 基因片段。多年来一直将病毒基因片断电泳图谱作为急性胃肠炎病因诊断和对轮状病毒分型的依据。

A 组轮状病毒的第 1、2、3 和第 6 基因片段分别编码核蛋白 Vp_1、Vp_2、Vp_3 和内壳蛋白 Vp_6，第 4 和第 9 基因片段编码主要外壳蛋白 Vp_4 及 Vp_7，Vp_4 蛋白裂解可增强病毒的感染性，Vp_6、Vp_4 及 Vp_7 免疫原性强，其中 Vp_6 内壳蛋白为组特异性抗原，据此将轮状病毒分为 A ~ G 7 组。Vp_4 和 Vp_7 是轮状病毒的主要中和抗原，根据 Vp_4 抗原性可将人 A 组轮状病毒至少分为 4 个型和亚型。

3. 抵抗力

轮状病毒对理化因素及外界环境有较强的抵抗力，在粪便中可存活数日或数周，耐乙醚、耐酸、耐碱，在 pH3.5 ~ 10 仍可保持其感染性，55℃30 分钟可被灭活。用胰酶处理可增强其感染性，因此，在病毒标本处理以及细胞维持液中均加入胰蛋白酶，以提高细胞培养的阳性率。

4. 病毒分离

目前，在引起人类腹泻的三组轮状病毒中，仅有 A 组和 C 组的某些病毒株可进行细胞培养。常用的细胞为原代猴肾细胞、CV－1（非洲绿猴肾传代细胞）、M104 及人胚肺二倍体细胞。但有些毒株在细胞内增殖后，常不出现明显细胞病变，因此，实验室分离病毒成功率较低（约 50%）。

二、致病性与免疫性

轮状病毒引起的急性胃肠炎，主要传播途径为粪－口传播。A、B、C 三组轮状病毒均可引起人类或动物腹泻，其中以 A 组轮状病毒最为常见。A 组轮状病毒是世界范围内婴幼儿急性腹泻的主要病原体，也是引起婴幼儿腹泻死亡的主要原因之一。据估计，全世界每年有 1.4 亿婴幼儿患轮状病毒腹泻，患者以 6 个月 ~2 岁婴幼儿为多见。病毒侵入人体后在小肠黏膜绒毛细胞内增殖。造成微绒毛萎缩、变短、脱落。由于绒毛细胞的损伤和破坏，使细胞渗透压发生改变，导致电解质平衡失调，大量水分进入肠腔，引起严重水样腹泻。常伴有呕吐、腹痛、发热等症状，腹泻严重者，若不及时输液纠正水盐代谢平衡，则可出现脱水、酸中毒而导致死亡。

1982 ~ 1983 年，在我国东北、西北矿区，青壮年工人中爆发了非细菌性大规模霍乱样严重腹泻。我国病毒学家洪涛首先分离出引起成人腹泻的新轮状病毒，称为成人腹泻轮状病毒或称为 B 组轮状病毒。

C 组轮状病毒仅在个别人或动物粪便中发现或个别病例报道，并经过电镜和 PAGE 电泳图形证实。1986 年我国报道在湖南省发生一次仅有 50 多人小规模爆发性腹泻，经实验室诊断证实为 C 组轮状病毒感染。

病后机体很快产生 IgM、IgA 和 IgG 抗体，起主要保护作用的抗体是肠道局部SIgA。由于抗体只对同型病毒具有中和保护作用，且婴幼儿 6 个月 ~2 岁 SIgA 含量较低，故病愈后易重复感染。

三、微生物学检查

1. 电镜或免疫电镜法

人轮状病毒具有特殊形态和结构，应用直接电镜和免疫电镜检查，其特异性诊断率可达 90% 以上。

2. 细胞培养

能在多种原代猴肾细胞、CV－1、Frhk－4、M104、人胚肺二倍体细胞和 M104 细胞内增殖，但有些毒株无明显细胞病变。

3. 聚丙烯酰胺凝胶电泳法

根据 A、B、C 三组轮状病毒 11 个基因片段特殊分布图形进行分析和判断，在临床病因诊断和流行病学调查中有重要意义。此外，还可采用核酸杂交法、PCR 法及其衍生的套式 PCR 法、免疫学方法（ELISA 法或免疫荧光法）等。

四、防治原则

主要是控制传染源，切断传染途径。特异性疫苗尚在研究之中。

治疗主要是及时输液，纠正电解质失调，防止严重脱水及酸中毒的发生，以减少婴幼儿的死亡率。

小结 肠道病毒属于小 RNA 病毒科肠道病毒属，是一大群无包膜的、形态最小的单正链 RNA 病毒，通过粪－口途径传播，经消化道感染，而侵犯肠道外器官组织发病。包括脊髓灰质炎病毒 1 ~3 型，柯萨奇病毒 A、B 两组，埃可病毒 31 个血清型，新肠道病毒 68 ~71 型。

脊髓灰质炎病毒是脊髓灰质炎的病原体，呈球形，无包膜，基因组为单股正链 RNA，约 7.4kb，可直接起 mRNA 作用，在宿主细胞内成熟后以裂解的方式释放。病毒主要感染儿童，出现两次病毒血症，只有少数患者病毒侵入中枢神经系统，引起肢体麻痹现象。病后可以获得对同型病毒的牢固免疫力，以体液免疫为主，对不同型也有交叉免疫现象。有两种疫苗，一种是灭活疫苗（IPV），另一种是减毒活疫苗（OPV），都是三价混合疫苗，可获得针对三种血清型的保护性抗体。

轮状病毒属呼肠病毒科轮状病毒属，其中 A、B、C 三组可引起人类、哺乳动物和鸟类的腹泻，A组病毒是引起世界范围内婴幼儿腹泻的主要病原体。病毒呈球形，无包膜，衣壳呈放射状排列，形如车轮状而称轮状病毒。病后产生的抗体对同型病毒有中和作用，主要是SIgA起保护作用。

思考题

1. 肠道病毒的共同特征是什么？
2. 脊髓灰质炎病毒的免疫性及特异性预防有哪些特点？

（彭江龙）

第二十一章

肝炎病毒

肝炎病毒（hepatitis virus）是引起病毒性肝炎的病原体。目前公认的肝炎病毒有五种，分别是甲、乙、丙、丁、戊型肝炎病毒。肝炎病毒感染的靶器官主要是肝脏，但这些病毒在结构、繁殖、传播方式、致病性与免疫性等方面有明显区别，在分类上也分属于不同的病毒科。甲型肝炎病毒与戊型肝炎病毒均由消化道传播，引起急性肝炎，不转为慢性肝炎或慢性携带者；乙型与丙型肝炎病毒均由输血、血制品或注射器污染而传播，除急性肝炎外，可致慢性肝炎，并与肝硬化及肝癌相关，故危害性更为严重；丁型肝炎病毒为一种缺陷病毒，必须在乙型肝炎病毒等辅助下方能复制，其传播途径与乙型肝炎病毒相同。近年来，还发现一些与人类肝炎相关的病毒，如庚型肝炎病毒和TT病毒等，目前尚在进一步研究中。此外，还有一些病毒如巨细胞病毒、EB病毒、黄热病毒等也可引起肝炎，但不列入肝炎病毒范畴。

第一节　甲型肝炎病毒

甲型肝炎病毒（hepatitis A virus，HAV）是引起甲型肝炎的病原体，属于小RNA病毒科嗜肝病毒属，曾被归类为小RNA病毒科肠道病毒72型。甲型肝炎呈全球性分布，主要感染儿童和青少年，从感染者粪便排出，污染食物或水源可引起流行。人类感染了甲型肝炎病毒，大多数表现为隐性感染或亚临床感染，仅少数人发生急性甲型肝炎。急性甲型肝炎可以完全恢复，不转为慢性，长期携带病毒者极为罕见。

一、生物学性状

1. 形态与结构

HAV呈球形，直径27～32nm，核衣壳呈20面体立体对称（图21－1），无包膜，基因组为单正链RNA。电镜下可见实心和空心两种颗粒（图21－2），实心者为成熟的完整的病毒体，具有感染性，空心者为没有核酸的空心衣壳。病毒核酸为单正链RNA，长约7.5kb。衣壳蛋白由60个相同的亚单位组成，具有抗原性，每一亚单位含4种多肽，即VP1、VP2、VP3和VP4。HAV抗原性稳定，只有1个血清型。

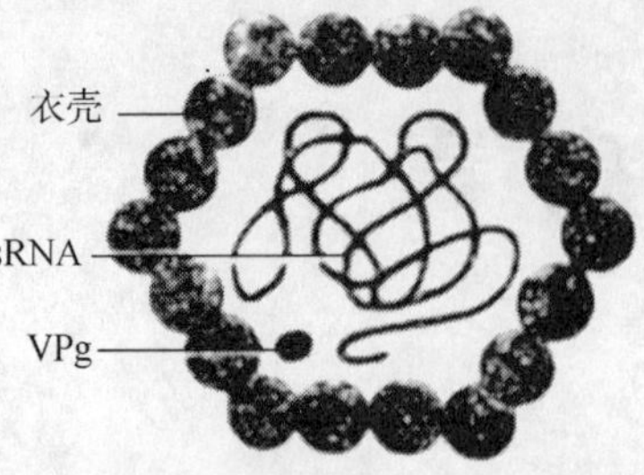

图 21－1 甲型肝炎病毒结构示意图

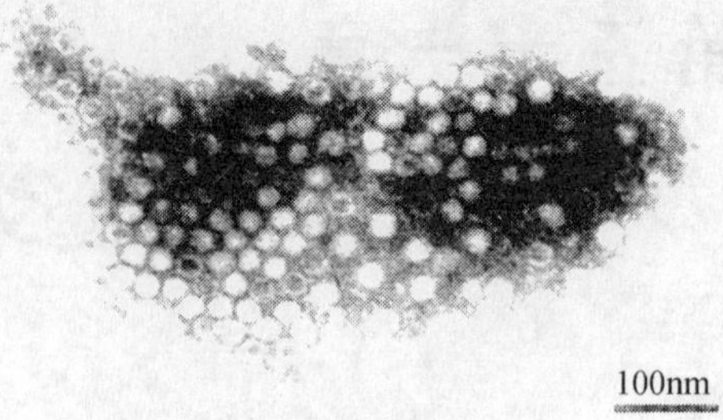

图 21－2 甲型肝炎病毒

2. 培养特性

HAV 可在 Vero、MRC5、KMB17 等多种细胞中增殖，其增殖与成熟过程缓慢，所需时间很长，在复制过程中对宿主细胞本身的大分子物质合成无抑制，一般不产生细胞病变，只能通过对病毒进行免疫学、分子杂交或 RT－PCR 等检测 HAV 及其 RNA，才能检测 HAV 在细胞内的复制。HAV 对绒猴、黑猩猩、红面猴有致病作用，经口感染或静脉注射可致肝炎，并能在肝细胞浆中检出 HAV。

3. 抵抗力

HAV 对理化因素有较强的抵抗力，对乙醚和三氯甲烷不敏感，耐酸性和耐热性强，pH 1.0 条件下 2 小时后仍保留原有感染性。60℃ 1 小时对 HAV 没有影响，98～100℃下数分钟才能将其灭活。在自来水、海水、生活废水、土壤、海洋沉淀物、毛蚶、牡蛎及奶油饼干中，病毒可存活数天至数月，在 25℃干燥条件下至少存活 1 个月。对紫外线、漂白粉等含氯化合物、次氯酸钠、甲醛、高锰酸钾等敏感。

二、致病性与免疫性

1. 传染源与传播途径

HAV 传染源为患者和隐性感染者，尤其是无黄疸型肝炎患者，主要通过粪－口途径传播。甲型肝炎的潜伏期为 15～50 天，病毒常在潜伏期末、临床症状出现以前就大量存在于患者的血液和粪便中。1988 年上海曾发生因生食 HAV 污染的毛蚶而爆发甲型肝炎流行，患者高达 30 余万，危害十分严重。HAV 通过污染水源、食物、海产品（如毛蚶等）、食具等传播而造成散发性流行或大流行。发病后 2 周开始，随肠道中抗－HAV IgA 及血清中抗－HAV IgM、IgG 的产生，粪便中不再排出病毒。

甲型肝炎病毒感染后，临床表现差别很大，主要与患者年龄有关，也与感染的病毒量有关。年龄越轻、症状相对较轻，3 岁以下多为隐性感染，随年龄增长，临床症状加重，成年人大多为急性黄疸型肝炎。

2. 致病机理与免疫机制

HAV 经口进入人体，首先在口咽部初步增殖，之后到达肠黏膜及其局部淋巴结中大量增殖，侵入血流形成病毒血症，最后到达靶器官肝脏，在肝脏寄生、增殖，并和胆汁一起排入肠道，再随粪便排出体外。

病毒在肝脏中缓慢增殖，其致病机制除病毒的直接损害作用外，主要是免疫病理作用，表现为 NK 细胞和 CTL 细胞对感染了病毒的细胞的攻击、杀伤作用。狨猴经大剂量病毒感染后 1 周，肝组织呈现轻度炎症反应和有小量的局灶性坏死，病毒复制高峰时，肝脏病变并不严重；但当动物血清中出现特异性抗体时，肝细胞病变反而加重，肝组织出现明显的炎症及门脉周围坏死。

HAV 感染后约 3 周，患者血清开始出现 HAV - IgM 类抗体，4 ~ 6 周达到高峰，可持续 2 个月左右。HAV - IgG 类抗体出现稍迟，上升较慢，但可在体内维持多年，对同型病毒的再感染有免疫力（图 21 - 3）。

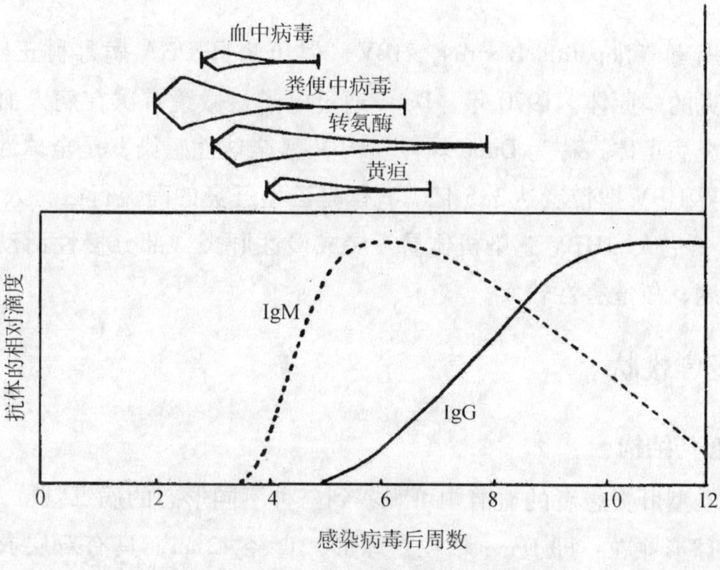

图 21 - 3 甲型肝炎的临床表现与免疫反应

三、微生物学检查

甲型肝炎的诊断除依据临床症状、体征及流行病学资料外，还可用血清免疫学方法及病原学方法进行诊断。

HAV 感染的早期，在 ALT 高峰以前，血清中 HAV - IgM 抗体已出现，并在 4 ~ 6 周内迅速上升，3 ~ 6 月后下降至检测水平以下。因此，检测血清中 HAV - IgM 抗体可作为 HAV 感染的早期指标。用双份血清作 HAV - IgG 检测，若抗体滴度有 4 倍以上增长可诊断为急性肝炎。若抗体滴度无明显变化可认为是既往感染。常用酶联免疫吸附试验（ELISA）和放射免疫测定法（RIA）检测。

早期采取病人血液，咽部和粪便等标本进行细胞培养、感染灵长类动物、免疫学检测、免疫电镜、分子杂交及 PCR 等方法检测 HAV 颗粒或其 RNA。

四、防治原则

甲型肝炎病毒感染后，大多数表现为隐性感染和无黄疸型肝炎，传染源较难控制。因此，甲型肝炎的预防应以加强卫生宣传教育，加强粪便管理，保护水源，搞好饮食卫生为主要措施。

目前，已有减毒活疫苗和灭活疫苗用于特异性预防，基因工程疫苗正在研制中。我国已推广使用甲型肝炎减毒活疫苗（H_2 株），效果很好。对于密切接触者或高危人群，可注射丙种球蛋白或胎盘球蛋白作为应急预防。

第二节 乙型肝炎病毒

乙型肝炎病毒（hepatitis B virus，HBV）属于嗜肝 DNA 病毒科正嗜肝 DNA 病毒属，是乙型肝炎的病原体。1970 年，Dane 通过电子显微镜首次在病人血清中观察到了完整的乙型肝炎病毒体，称为 Dane 颗粒。HBV 呈全球性感染，是全球性的公共卫生问题，估计全世界 HBV 携带者达 3.5 亿。我国是乙型肝炎的高流行区，人 HBV 携带率接近 10%，达 1.2 亿人。HBV 感染机体易发展成慢性肝炎，部分慢性活动性肝炎可演变为肝硬化、肝癌，故危害性较大。

一、生物学性状

（一）形态与结构

电镜下，乙型肝炎患者的血清中可观察到三种不同形态的病毒颗粒（图 21－4，图 21－5）。①大球形颗粒：即 Dane 颗粒，球形，直径 42nm，具有双层衣壳结构。外衣壳相当于一般病毒的包膜，由脂质双层和蛋白质组成，HBV 的表面抗原（HBsAg）即镶嵌于此脂质双层中。内衣壳是 20 面体对称的核心结构，相当于一般病毒的核衣壳。内衣壳蛋白也具有抗原性，为 HBV 核心抗原（HBcAg）。核心是不完整的双链环状 DNA。大球形颗粒是完整的 HBV 颗粒，具有感染性。②小球形颗粒：直径 22nm，是 HBV 感染者血清中最常见的颗粒。主要由 HBsAg 组成，不含 DNA 和 DNA 聚合酶，是病毒体组装过程中过剩的衣壳，不具有传染性。③管型颗粒：直径 22nm，长 50～70nm 不等。管型颗粒实际上是一串聚合起来的小球形颗粒。

（二）基因组结构

HBV 的 DNA 结构非常特殊，是不完整的双链环状 DNA 结构（图 21－6），两条链的长度不一样，长链为负链，长度固定，约含 3200 个核苷酸；短链为正链，长度不

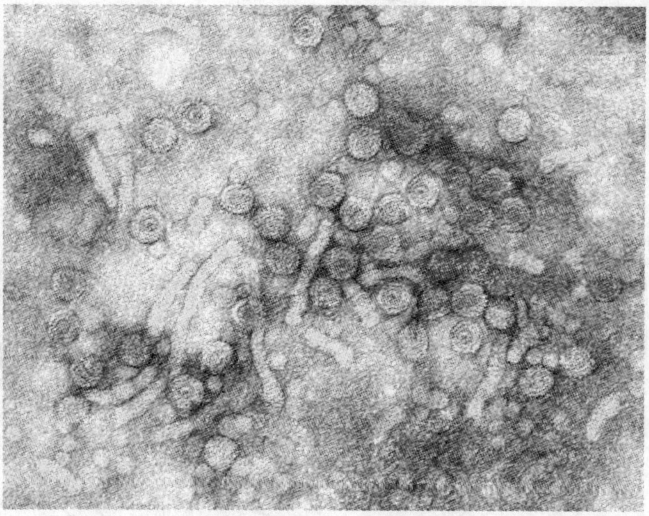

图 21－4　乙型肝炎病毒

主要为 Dane 颗粒，少数为小球形颗粒和管型颗粒

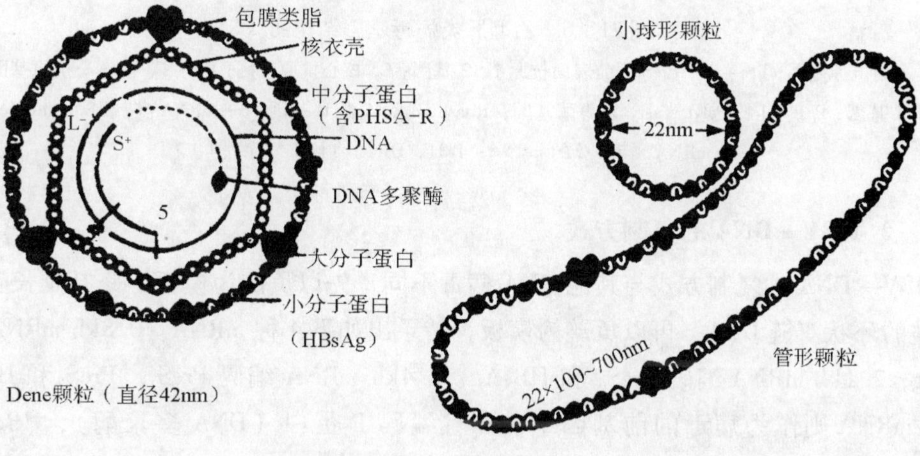

图 21－5　乙型肝炎病毒形态结构示意图

定，约为长链的 50% ~100%。两链各自 5′端开始的约 250 个核苷酸可互相配对，称为粘性末端，故 DNA 可保持环形。病毒粘性末端的两侧各有 11 个顺向重复的碱基对（称为 DR），这一区域是 DNA 成环及病毒复制的关键区。

负股 DNA 核苷酸序列含有 4 个开放读码框架（open readling frame，ORF），分别称为 S、C、P 和 X 区。S 区有 S 基因、前 S_1 基因和前 S_2 基因，分别编码 HBV 的外衣壳蛋白（HBsAg，$PreS_1$ 与 $PreS_2$ 抗原）。C 区有 C 基因及前 C 基因，分别编码 HBcAg 及 HBeAg。P 区最长，编码 DNA 多聚酶等。X 基因编码的蛋白称为 HBxAg，可反式激活一些细胞的癌基因及病毒基因等，可能与肝癌的发生与发展有关。

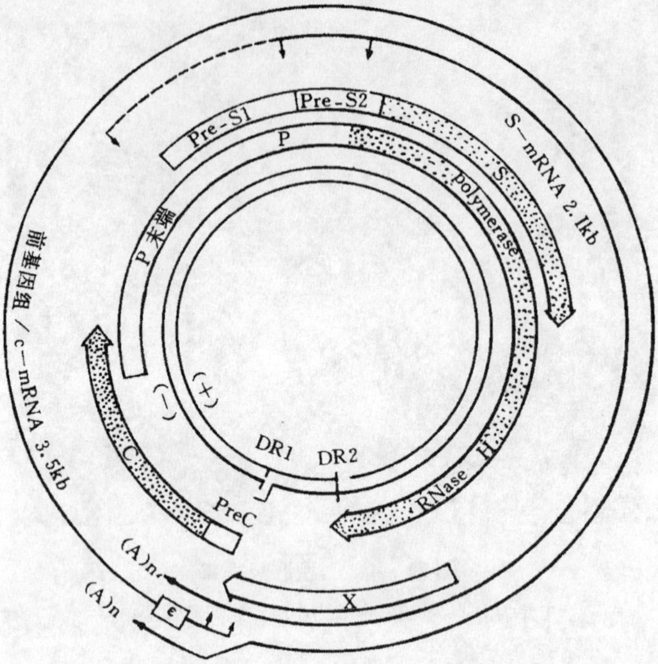

图 21－6　乙型肝炎病毒基因结构图

S. 表面抗原基因；Pre－S1，PreS2. 前表面抗原 1、2 基因；C. 核心抗原基因；Pre－C. 前核心抗原基因；X. X 基因；P. P 基因；Polymerase. 多聚酶基因；Rnase H. RNA 酶 H 基因；S－mRNA. 转录 S 的 mRNA；C－mRNA. 转录 C 的 mRNA；DR1，DR2. 直接重复序列 1、2

（三）HBV－DNA 的复制方式

HBV－DNA 的复制方式与其他 DNA 病毒不同，先以负链为模板，修补延长正链形成完整的环状双链 DNA，再以负链为模板，转录出如下 4 种 mRNA。0. 8kb mRNA 编码 HBxAg，2. 1kb mRNA 编码 $PreS_2$ 和 HBsAg，2. 4kb mRNA 编码 $PreS_1$、$PreS_2$ 和 HBsAg，3. 5kb mRNA 则作为病毒的前基因组，并且编码 P 蛋白（DNA 多聚酶）、HBcAg 和 HBeAg 的前体蛋白。病毒前基因组 RNA 进入核衣壳中，在病毒 DNA 多聚酶的反转录酶活性作用下，反转录出全长 HBV DNA 负链，同时前基因组降解；再以负链 DNA 为模板，合成互补的正链 DNA（长短不等），正链和负链形成不完整的双链 DNA，并作为子代病毒基因组，装配成完整的病毒颗粒，以出芽方式释放到细胞外。HBV 病毒的 DNA 还可以整合于靶细胞的染色体中。

（四）抗原组成

1. 乙型肝炎病毒的外衣壳抗原

分别是表面抗原、前 S_1 抗原和前 S_2 抗原。

（1）表面抗原(HBsAg)　由 S 基因编码的蛋白。Dane 颗粒、小球形颗粒、管形颗粒表面均含有这种蛋白。其化学组成是糖脂蛋白，分子量为 25 000。HBsAg 有不同的亚型，各亚型均具有共同的抗原决定簇 a，还有两种互相排斥的抗原决定簇 d/y 和 w/r。

按不同的组合构成不同的 HBsAg 亚型，有 adr、adw、ayr、ayw 四个基本亚型。HBsAg 亚型的分布有明显的地区差异，并与种族遗传有关。如欧美各国以 adw 亚型为主，中东以 ayw 为主，东南亚以 adr 为主，我国汉族以 adr 为主，少数民族以 ayw 为主。

HBsAg 具有免疫原性，大量存在于患者血液中，是 HBV 感染的主要标志物，刺激机体产生的抗体称为 HBs 抗体（HBs－Ab），是一种中和抗体，具有保护作用。当血清中出现 HBs－Ab 可视为乙型肝炎恢复的标志，含 HBs－Ab 的血清一般不具有传染性而具有保护性，可以防御 HBV 的感染。

（2）前 S_1 抗原($PreS_1$)　由 $PreS_1$ 基因编码的蛋白，能增强 HBsAg 的免疫原性，也可能有助于 HBV 吸附到肝细胞的表面。

（3）前 S_2 抗原($PreS_2$)　由 $PreS_2$ 基因区所编码。其免疫原性较 HBsAg 强。它具有与肝细胞表面受体相结合的抗原表位，有助于 HBV 吸附于肝细胞的表面，有利于 HBV 侵入肝细胞。前 S_2 抗原刺激机体产生的抗体称为前 S_2 抗体（$PreS_2$－Ab），是中和抗体，能阻止 HBV 入侵肝细胞。前 S_2 抗原在 HBV 感染早期出现，1 个月左右消失。如持续存在表示乙型肝炎由急性转为慢性。乙型肝炎恢复期，患者血清中出现前 S_2 抗体，表示病情好转，趋于痊愈。

2. HBV 内衣壳抗原

包括 HBcAg 及 HbeAg，由 HBV 的 C 区基因编码。

（1）核心抗原(HBcAg)　仅存在于完整病毒体的内衣壳上。小球形颗粒和管形颗粒不含 HBcAg。HBcAg 在 HBV 感染者的肝细胞内合成，在肝细胞浆内与 HBV－DNA 装配成核衣壳，以出芽方式从肝细胞释放出来时表面包以外衣壳。因此，在血清中很难检出 HBcAg，必须用去垢剂处理，去除外衣壳，才能检出内衣壳上的 HBcAg。

HBcAg 的主要成分是蛋白质，分子量 22 000，抗原性强。它从损伤的肝细胞中释放出来，可刺激机体首先产生 IgM 类抗体，称为 HBc－Ab IgM，以后产生 HBc－Ab IgG。后者在血清中可持续多年。HBc－Ab IgM 高滴度时提示 HBV 在体内复制增殖，未检出 HBc－Ab IgM 可以排除急性乙型肝炎。HBc－Ab IgM 消失表示乙型肝炎康复或转为慢性。

（2）e 抗原(HBeAg)　由 Pre C 及 C 基因编码，整体转录及转译后成为 e 抗原（如仅由 C 基因转录转译则为 HBcAg)，是可溶性蛋白质，游离存在于血清中。因 HBeAg 的消长与病毒体及 DNA 多聚酶的消长基本一致，故 HBeAg 已作为体内有 HBV 复制及血清具有强感染性的一个指标。可刺激机体产生抗 HBe 抗体，此抗体对 HBV 感染有一定的保护作用，它的出现曾被认为是传染性低、预后良好的征象。但近年来，我国学者发现，在抗 HBe 抗体阳性的患者中，仍有约 2/3 的病例体内 HBV 复制，血清仍具有传染性。近来，国内外学者还发现了 HBV 的 Pre C 区突变株，其 Pre C 区因突变出现了终止密码子，使 Pre C 基因不能与 C 基因共同转译出 HBeAg。变异的毒株因不产生 HBeAg，不能被抗－HBe 及相应的细胞免疫所识别而清除。变异株仍可在抗－HBe 阳性的情况下大量增殖，因此对抗 HBe 阳性患者的预后，应同时检测其血清中的病毒 DNA，以作出正确判断。

（五）动物模型与细胞培养

黑猩猩是对 HBV 最敏感的动物，故常用来进行 HBV 的致病机制研究和疫苗效价及安全性检测，近年来也用于病毒分子生物学及致癌特性等方面的研究。鸭乙肝病毒感染的动物模型在我国被用于研究过筛抗病毒药物及消除免疫耐受机制。土拨鼠肝炎病毒可诱发肝癌。这类动物模型是用以研究病毒的分子生物学，发病机制及致癌特性的主要工具。

因至今 HBV 尚不能在细胞培养中分离及培养，目前采用的细胞培养系统是病毒 DNA 转染系统。将病毒 DNA 导入肝癌等细胞后，病毒可整合并复制，在细胞中表达 HBsAg、HBcAg 并分泌 HBeAg。有些细胞株还可持续地产生 Dane 颗粒。这些细胞培养系统主要用于过筛抗 HBV 药物。用 S 基因转染一些细胞系（如中国地鼠卵巢细胞），可以分泌 HBsAg 而不含其他病毒蛋白，已用于制备疫苗。

（六）抵抗力

HBV 对外界环境的抵抗力较强，对低温、干燥、紫外线均有耐受性。不被 70% 乙醇灭活，因此这一常规用的消毒方法并不能用于 HBV 的消毒。高压灭菌法或 100℃ 加热 10 分钟和环氧乙烷等均可灭活 HBV，0.5% 过氧乙酸、5% 次氯酸钠亦可用以消毒。但应指出，HBV 的传染性和 HBsAg 的抗原性并非一致，上述消毒手段仅能使 HBV 失去传染性，但仍可保留 HBsAg 的抗原性。

二、致病性与免疫性

（一）传染源

HBV 主要的传染源是患者或无症状 HBV 携带者。乙型肝炎的潜伏期较长（60 ~ 160 天），不论在潜伏期、急性期或慢性活动初期，病人的血清都有传染性。HBV 携带者因无症状，除非作血清学检查（测 HBsAg），不易被察觉，其作为传染源的危害性要比患者更甚。

（二）传播途径

1. 经血液、血制品等传播

HBV 在血液中大量存在，而人又对之极易感；因此只需极少量污染血进入人体后，即可致感染。输血、注射、外科或牙科手术、针刺等均可传播。有学者认为使用公用剃刀、牙刷、皮肤黏膜的微小损伤均可传播。医院内污染的器械（如牙科、妇产科器械）亦可致医院内传播。

2. 母婴传播

主要是围产期感染，即分娩时婴儿经产道，可通过婴儿的微小伤口受母亲的病毒感染。哺乳也被认为是传播 HBV 的途径。有些婴儿在母体子宫内已被感染，出生时 HBsAg 即为阳性。

3. 密切接触和性接触传播

应引起重视。

（三）致病性与免疫机制

HBV 感染后临床表现呈多样性，可表现为无症状病毒携带、急性肝炎、慢性肝炎以至重症肝炎等。病毒不仅存在于肝内，也存在于脾、血细胞中。目前认为，乙型肝炎病毒在肝细胞中增殖，对肝细胞并无明显的直接损害，主要是病毒引起的免疫病理反应以及病毒与宿主细胞间的相互作用导致肝细胞损伤，但 HBV 的致病机制并未完全清楚。病毒引起的免疫病理损伤可能与下列因素有关：

1. Ⅱ、Ⅳ型变态反应

HBV 感染肝细胞后，引起细胞膜自身抗原性改变，暴露出肝特异性脂蛋白抗原（LSP），可诱导机体免疫系统产生对肝细胞的免疫应答，通过 CTL 的杀伤作用及淋巴因子的作用对肝细胞造成损害；机体产生的抗体可与细胞膜上的相应抗原结合，通过 ADCC 等杀细胞效应引起肝细胞损伤。

2. Ⅲ型变态反应

在部分乙肝患者中可检出 HBsAg 与抗 HBs 免疫复合物。免疫复合物可沉积于肾小球基底膜、关节滑液囊等，导致Ⅲ型变态反应，出现肝外器官损害；若免疫复合物积于肝内可使肝毛细血管栓塞，并可使肿瘤坏死因子增多导致急性肝坏死，临床可表现为重症肝炎。

3. 病毒致免疫应答低下

研究发现，HBV 感染后，IL-2 产生减少，肝细胞诱生干扰素降低，且 HLA-Ⅰ类抗原表达低下，可使免疫应答减弱，不能有效清除病毒，病毒在体内持续存在，因而形成慢性肝炎。

4. 病毒基因变异

HBV 容易发生变异，其 4 个 ORF 区均可发生变异。Pre C 基因变异可使病毒不能转译出 HBeAg，逃逸机体原已形成的抗-HBe 及细胞免疫清除作用。C 基因变异可导致 HBcAg 的抗原表位发生改变，从而影响 CTL 细胞对 HBcAg 的识别，逃逸 CTL 细胞对 HBV 的识别和杀伤。病毒基因变异容易导致 HBV 感染的慢性化。

5. HBV 与原发性肝癌发病有关

研究表明，HBV 的 X 蛋白（HBxAg）可反式激活癌基因。目前，虽无 HBV 致肝癌的直接证据，但人群流行病学研究表明，HBV 感染者，发生肝癌的危险性较正常人群高 200 倍以上。肝癌组织检测，可发现 HBV DNA 的整合，50% 左右含有负股 DNA 5′末端片段，即含有 X 基因片段。

HBV 所激发的免疫应答具有双重性：一方面，引起上述的免疫病理反应，对肝细胞造成损伤；另一方面，又可以清除病毒，表现为免疫保护作用。免疫保护作用主要包括以下两方面：

（1）抗体的保护作用　HBV 感染后，诱发机体产生的抗体有 $PreS_1$ – Ab、$PreS_2$ – Ab、HBs – Ab、HBc – Ab、HBe – Ab 等。目前已肯定有保护作用的抗体只有 HBs – Ab，它与细胞外游离的 HBV 颗粒表面的 HBsAg 结合，从而 HBV 被机体清除。HBsAg 的免疫原性较弱，诱发机体产生抗体较迟，通常在发病后 3 ~ 6 个月才出现 HBs – Ab，但是一旦 HBs – Ab 出现，它将在血液中持续多年。如果病后长期不出现 HBs – Ab，那么，急性肝炎将转变成慢性肝炎，HBV 携带者几乎 100% 查不到 HBs – Ab。

（2）细胞免疫的保护作用　HBs – Ab 主要是清除细胞外的病毒颗粒，而细胞内的病毒颗粒，则需要依靠致敏淋巴细胞介导的细胞免疫效应，通过 ADCC 等作用杀伤靶细胞，清除细胞内的病毒。

免疫损伤作用和免疫保护作用是一个过程的两个方面，它们相互依赖又相互制约，引起多样化的临床经过和转归。一般认为：①免疫系统功能正常且病毒感染的肝细胞数量不多时，表现为隐性感染或急性肝炎，最终 HBV 将被清除。②对 HBV 形成免疫耐受的婴幼儿，不能诱发有效的免疫应答，HBV 感染持续存在，表现为无反应状态，成为无症状 HBV 携带者。③机体免疫功能低下或病毒变异而发生免疫逃逸时，对 HBV 产生的致敏淋巴细胞和中和抗体，在数量上和功能上都不足以完全清除 HBV，因此肝细胞损害持续存在，成为慢性持续性肝炎或慢性活动性肝炎。部分病例可能由于 HBV 整合入肝细胞的 DNA 中，引起细胞转化，发展成为原发性肝细胞癌。

三、微生物学检查

1. 乙型肝炎抗原抗体检测

目前常用放射免疫法和酶联免疫吸附法检测 HBsAg、抗 – HBs、HBsAg、抗 – HBe 及抗 – HBc（表 21 – 1）。该系统检测可用于：①乙肝的诊断；②估计传染性；③判断预后及检查接种效果；④筛选献血员；⑤流行病学调查等。该检测结果与临床关系较为复杂，对几项指标综合分析，方能有助于临床判断（图 21 – 7）。

表 21 – 1　HBV 抗原抗体检测结果的临床意义

HBsAg	HBeAg	抗 – HBs	抗 – HBe	抗 – HBc	结果分析
+	–	–	–	–	感染 HBV，结合肝功能判断有无临床肝炎
+	+	–	–	–	急性或慢性乙肝或无症状携带者（传染性强）
+	+	–	–	+	急性或慢性乙肝或无症状携带者（传染性强）
–	–	+	+	+	乙肝恢复期
–	–	+	+	–	乙肝恢复期
–	–	–	–	+	感染过 HBV
–	–	+	–	–	接种乙肝疫苗或感染乙肝已恢复

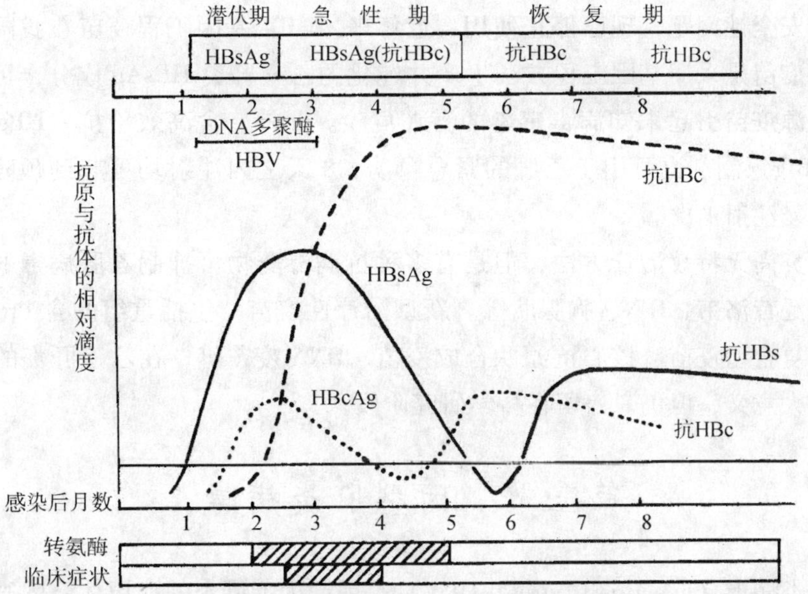

图 21－7　乙型肝炎的临床表现与血清学反应

HBsAg 阳性见于急性肝炎、慢性肝炎或无症状携带者。急性肝炎如恢复后，一般在 1～4 个月 HBsAg 即消失，若维持 6 个月以上则认为已向慢性肝炎转化。无症状 HBsAg 携带者肝功能正常，但肝穿刺病理组织切片中，常可发现已有肝病变，但无临床症状。携带者可长期为 HBsAg 阳性，也可伴有 HBeAg 阳性及病毒血症，具有很强的传染性。部分携带者亦可发病或不发病，少部分可发展为肝硬化或肝癌。

抗－HBs 的出现常显示患者已恢复或痊愈，抗－HBs 效价高者较低者预后更为良好。

HBeAg 阳性提示体内 HBV 在复制，如转为阴性，表示病毒停止复制。抗 HBe 抗体阳性，表示机体已获得一定的免疫力（出现变异株者除外）。

抗－HBc IgM 阳性，提示病毒处于复制状态，并且传染性强；抗－HBc IgG 阳性则是感染过 HBV 的标志，在血中持续时间较长。

2. 血清 HBV DNA 检测

HBV DNA 是衡量病毒存在和自制的最直接、最可靠指标，在临床上广泛应用于诊断和疗效考核。常采用核酸杂交法或 PCR 法直接检测血清 HBV DNA，这些方法特异性和敏感性均高，可检测出极微量的病毒。

四、防治原则

接种乙型肝炎疫苗是乙肝特异性预防最有效的措施，新生儿使用该疫苗可有效地阻断母婴传播。此外，高危人群，如经常接触血液及传染病院的医务人员也应接种疫苗。过去我国大量使用的为血源性乙肝疫苗，按规定接种后，出现抗－HBs 的阳性率可达90%左右，用于免疫HBsAg阳性母亲的婴儿，保护率可达80%以上，但是该疫苗存在来源及安全性问题，现已停止使用。近年来，HBV基因工程疫苗在我国已开始广泛使用，该疫苗是采用基因工程方法生产并纯化的乙型肝炎HBsAg成分，可大量生产并可排除血源疫苗引起未知病毒感染的潜在危险。此外，含高效价抗-HBs的人免疫球蛋白（HBIg）制剂也可用于乙肝的紧急预防，8天之内注射均可起到预防作用，两个月后再重复注射1次。

乙型肝炎尚无特效治疗方法，但是有多种抗病毒药物可抑制乙肝病毒的复制，如拉米夫定、泛昔洛韦、IFN、胸腺肽等。新型治疗性疫苗，包括重组的含PreS的疫苗、抗原-抗体复合型疫苗、核心抗原肽合成疫苗、DNA疫苗等，在乙型肝炎的特异性治疗中有着重大意义，但仍只停留在科学研究阶段。

第三节 丙型肝炎病毒

丙型肝炎病毒（hepatitis C virus，HCV）是引起丙型肝炎的病原体，曾被称为肠道外传播的非甲非乙型肝炎病毒。1978年才被确认，1989年美国学者Choo等人从实验感染的黑猩猩血浆首先获得其基因组序列，并以这些基因表达的蛋白质作为抗原，检测到病人血液中的特异性抗体，1991年国际病毒命名委员会将其归类于黄病毒科丙型肝炎病毒属。丙型肝炎病毒感染呈全球分布，发展中国家人群流行率高于发达国家。我国属丙型肝炎病毒高感染区，人群的丙型肝炎患病率约为2.1%，输血后非甲非乙型肝炎中，抗-HCV阳性率高达95%左右。

一、生物学性状

丙型肝炎病毒是一类具有包膜结构的单正链RNA病毒。病毒体呈球形，主要在肝细胞中复制。血中成熟的丙型肝炎病毒颗粒直径约为50nm，在肝细胞内（因无包膜）约为40nm。丙型肝炎病毒的基因组为线状RNA，长度约为9.5kb，只有一个开放阅读框（ORF），由9个基因区组成，从5′端开始依次为5′端非编码区、核心蛋白区（C区）、包膜蛋白-1区（E1区）、包膜蛋白-2区/非结构蛋白-1区（E1/NS1区）、非结构蛋白-2区（NS2区）、非结构蛋白-3区（NS3区）、非结构蛋白-4区（NS4区）、非结构蛋白-5区（NS5区）和3′端非编码区（图21-8）。其中C区和E1区为病毒结构蛋白编码区，即编码病毒的衣壳及包膜蛋白；E2/NS1区及NS2至NS5区为非结构蛋白编码区。5′非编码区的核苷酸序列最为保守，可设计引物进行PCR诊断；其次是C、NS3区、NS4区和NS5区，而E1区、E2/NS1、NS2及3′非编码区的变异性较大。HCV基因组转译出一条长3010～3033个氨基酸的聚蛋白前体，在宿主细胞内，分别经宿主细胞基因及病毒基因编码的蛋白酶切割后形成HCV的结构及非结构蛋白。

按照丙型肝炎病毒基因NS5区序列的同源性，可将HCV分为六个基因型，11个亚

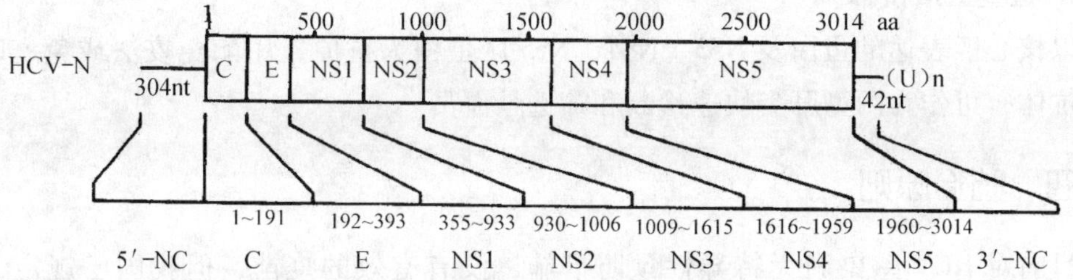

图 21－8　丙型肝炎病毒基因结构图

型。欧美国家流行株多为Ⅰ型，我国以Ⅱ与Ⅲ型多见，输血后丙型肝炎与散发性丙型肝炎患者间，均以Ⅱ型为主。目前认为Ⅱ型 HCV 复制产生的病毒量多，较难治疗。

丙型肝炎病毒可感染黑猩猩，并可在其体内连续传代，是目前惟一理想的模型动物。HCV 在细胞培养中增殖仍很困难。

HCV 对有机溶剂敏感，煮沸、紫外线照射及甲醛等理化方法处理均可将其灭活。

二、致病性与免疫性

丙型肝炎病毒在致病方面既有甲型肝炎病毒样的直接致病作用，又有乙型肝炎病毒样免疫病理损伤的致病作用。丙型肝炎的发病取决于 HCV 的直接破坏作用及宿主的免疫应答，免疫机制尤其是细胞免疫是导致肝脏病变的重要原因，而直接损害在急性丙型肝炎中起主要作用。临床表现轻重不等，大多数丙型肝炎患者不出现症状，起病隐匿，容易被忽视，发病时已呈慢性过程，且极易慢性化，50% 以上的成人感染后会呈慢性化，其中约 20% 的人可发展为肝硬化，其危害性甚至较乙型肝炎有过之，应引起临床的足够重视。应用免疫组化染色，证实病毒存在于肝细胞浆中，也存在肝外淋巴细胞中；根据肝穿刺病理学检查，HCV 可能因长期存在而引起肝内淋巴细胞浸润及肝细胞坏死。在部分丙肝患者中可出现肾小球肾炎，组织学检查可发现肾小球基底膜有 HCV 的 C 抗原、IgG 及补体，提示 HCV 的抗原抗体复合物可沉积在肾小球基底膜。我国肝癌患者中，约有 10% 抗－HCV 阳性，自癌组织提取 RNA，用逆转录 PCR 检测，约 10% 能检测出 HCV RNA。

感染 HCV 后，机体能产生特异性的 IgM 和 IgG，但这些抗体无中和作用，不能产生有效的免疫保护作用。HCV 在体内低水平复制，病毒血症水平低且病毒基因变异高，导致有效的保护性体液免疫应答缺乏，无法保护机体以防止再感染，这是 HCV 可在体内持续存在及疾病慢性化的一个原因。

三、微生物学检查

1. 检查病毒核酸

因 HCV 在血中病毒量极少，故需用敏感方法检测。目前常用套式 RT－PCR 法，可检出病人血清中极微量的病毒 RNA。

2. 检查血清抗体

以核心区表达的蛋白及 NS3、NS4、NS5 区蛋白为抗原，用酶免疫法或免疫印迹法检测抗体，可作为丙型肝炎快速诊断和筛选献血员。

四、防治原则

目前对 HCV 感染尚无特异性预防措施，没有有效的疫苗，但我国已规定，检测抗 - HCV 作为过筛献血员的必须步骤。

丙型肝炎的治疗尚缺乏特效药物，目前最常用的治疗方法是采用 IFN - α 和利巴韦林联合用药，可使丙型肝炎的治愈率达到 75% 以上，要做到早发现，早治疗。

第四节　其他肝炎病毒

一、丁型肝炎病毒

丁型肝炎病毒（hepatitis D virus，HDV）是 1977 年在慢性乙型肝炎患者的肝细胞核内发现的一种肝炎病毒。当时称该因子为 δ 因子，现证实这是一种缺陷病毒，必须在 HBV 或其他嗜肝 DNA 病毒辅助下才能复制。

病毒颗粒呈球形，直径 35 ~ 37nm，包膜为乙型肝炎病毒的表面抗原（HBsAg）。其核心为单负链环状 HDV - RNA 基因组，长仅为 1.7kb，是已知动物病毒中最小的基因组，具有自身配对的核苷酸序列，故可呈环状。同 HBV 无同源性，不能单独复制，必须随嗜肝 DNA 病毒共同增殖。HDV 基因可编码抗原 HDAg，并可刺激机体产生相应抗体，感染者血清中可检测到抗 - HD；但 HDAg 主要存在于肝细胞中，在血清中出现的时间早，但是维持时间短，血清中不容易检测到。

HDV 感染后可出现急性肝炎、慢性肝炎或无症状携带状态。由于 HDV 是一种缺陷病毒，而 HBV 是其辅助病毒，因此其感染类型有两种：一种是感染 HBV 的同时发生 HDV 的感染，称为联合感染（coinfection）；另一种是先感染 HBV 后，再发生 HDV 感染，称为重叠感染（superinfection）。重叠感染常导致原有感染症状加重或病情恶化，故临床在重症肝炎时应注意是否有 HDV 重叠感染。目前对 HDV 的致病机制还不十分清楚，一般认为可能与病毒的直接损伤作用及机体的免疫病理损伤作用有关。机体感染 HDV 后，可产生针对 HDAg 的特异性抗体，但是这种抗体没有中和作用，不能清除病毒。

HDV 与 HBV 传播途径相似，主要通过输血或血液制品传播，也可通过密切接触或通过母婴垂直传播。

目前 HDV 感染尚无特异预防方法。由于 HDV 是缺陷病毒，故如能有效抑制 HBV 等嗜肝病毒，则 HDV 也就不能复制。

二、戊型肝炎病毒

戊型肝炎病毒（hepatitis E virus，HEV）是经消化道传播的一种肝炎病毒，过去称为肠道传播的非甲非乙型肝炎病毒，世界上首次有记载的戊型肝炎流行发生于1955年12月至1956年1月印度新德里，因水源污染而暴发流行。该次流行于1980年由Wong等用血清学排除法才被确认为戊型肝炎流行。1989年获得了HEV cDNA克隆，并正式命名为戊型肝炎病毒。

1. 生物学特性

戊型肝炎病毒为无包膜的圆球状颗粒，直径为27～34nm（图21－9）。戊型肝炎病毒可表现为实心和空心两种颗粒，前者为完整的戊型肝炎病毒颗粒，后者为有缺陷的、不含完整的戊型肝炎病毒基因组的病毒颗粒。戊型肝炎病毒（HEV）为单股正链RNA病毒，基因组约为7.5kb，5′末端编码非结构蛋白，而3′末端编码结构蛋白。但迄今未能在细胞培养中使HEV复制。但从1991年起，就有人对HEV的全基因克隆并测定核苷酸序列。HEV有3个开放读码框架（ORF），最长的一个ORF长达5kb，编码RNA多聚酶等非结构蛋白，第二个ORF长约2kb，含有编码病毒核衣壳的基因，第三个ORF仅有300余个核苷酸，并与第1、2个ORF部分重叠。发现ORF－2及部分ORF－3编码蛋白具有抗原性，可与患者血清反应。目前，戊型肝炎病毒尚不能在细胞培养中大量增殖。戊型肝炎病毒不稳定，对高盐、氯化铯、三氯甲烷敏感，反复冻融可形成团块而导致活性下降。在－70～＋8℃下保存不稳定，液氮中保存稳定。

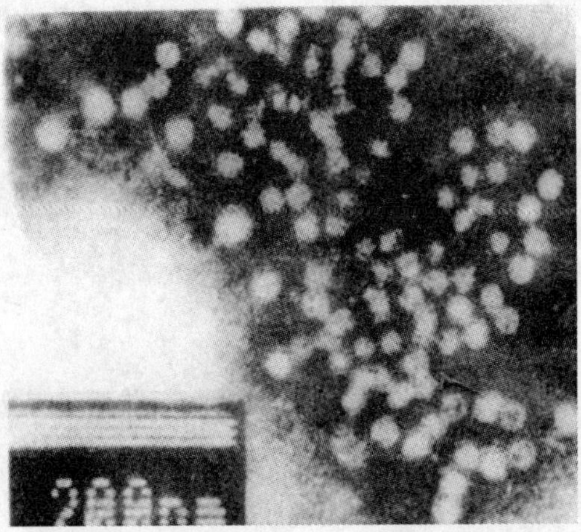

图21－9　戊型肝炎病毒透射电镜

2. 致病性

HEV感染潜伏平均为36天，多数患者起病急，发热、关节痛等症状较为常见，胆汁淤积症状较甲肝多见，黄疸前期似较甲肝严重。多数病人于发病后4～6周症状可消失，肝功能恢复正常。本病多为自限性，很少转为慢性，但少数患者可表现为重症肝炎，甚至导致死亡。孕妇感染HEV病情严重，常发生流产或死产，孕妇病死率较高。

3. 微生物学检查与防治原则

对HEV感染的诊断主要是病原学检查，临床很难与甲肝等区别。目前检查方法主要是电镜或免疫电镜检测患者粪便中HEV，也可使用PCR法检测粪便中HEV RNA，或用EIA法、免疫印迹试验等检测抗HEV－IgM。

疫苗预防是最终控制戊型肝炎流行的重要措施，基因重组疫苗及核酸疫苗正在研制中。

三、庚型肝炎病毒

庚型肝炎（hepatitis G virus，HGV）属于黄病毒科，基因组为单正链 RNA，长约 9.5kb，只有一个 ORF，编码病毒的结构蛋白和非结构蛋白。HGV 可分为三个主要的基因型，分别是Ⅰ型、Ⅱ型和Ⅲ型，亚洲人群以Ⅲ型多见。在体外培养的人胚肝细胞、人淋巴细胞接种 HGV 可有复制，感染黑猩猩、猕猴等也已成功。

HGV 主要经输血、母－婴和医源性途径传播，常与 HBV 或 HCV 发生联合感染，引起庚型肝炎，可以是急性肝炎或慢性肝炎，一般症状较轻。血液透析患者和接触源的医务人员是 HGV 感染的高危人群。HGV 单独感染时临床症状不明显，一般不损害肝脏，其致病性还不清楚，有待于进一步研究。目前 HGV 感染最常用的方法是采用 RT－PCR 法，检测标本中的 HGV 基因。主要的预防方法是加强血液制品的管理。使用干扰素治疗有一定疗效。

四、TT 病毒

1997 年从一例日本输血后非甲～庚型肝炎患者的血清中分离出一种新型的肝炎相关 DNA 病毒，即以病人名字的缩写命名为 TT 病毒（TTV）。

TTV 是一种无包膜，球形，单负链环状 DNA 病毒，基因组长约 3.8kb，含有 4 个 ORF。TTV 可通过血液、粪－口、唾液、精液等途径传播。其致病机制等尚不清楚。

小结 本节主要介绍了引起病毒性肝炎的一组病毒，主要包括 HAV、HBV、HCV、HDV 和 HEV。

HAV 是引起甲型肝炎的病原体，属小 RNA 病毒科，单正链 RNA 病毒，通过粪－口途径传播，大多数感染者为隐性感染，少数表现为急性肝炎症状。HAV 为球形、无包膜病毒，抵抗力强，耐酸、耐碱，对紫外线敏感。病毒在肝脏中缓慢增殖，除病毒的直接作用外，主要是免疫病理作用致病，病后有持久免疫力。

HBV 属于嗜肝 DNA 病毒科正嗜肝 DNA 病毒属，呈全球性感染，主要通过血液感染。HBV 有三种形态，分别是大球形颗粒、小球形颗粒和管形颗粒，只有大球形颗粒是完整的病毒体，具有感染性。病毒基因组长约 3.2kb，为部分双链环状 DNA，负链含有四个 ORF，分别为 S、C、P 和 X 四个区。其抗原抗体系统比较复杂，临床上常用的五项指标俗称两对半，包括 HBsAg 和抗－HBs、HBeAg 和抗－HBe、抗－HBc。血清中检出 HBV－DNA 是诊断 HBV 感染的最直接证据。HBV 的致病机制主要是机体的免疫病理损伤所致，病后有牢固免疫力，抗－HBs 有中和病毒的作用。HBV 对外界环境的抵抗力较强，耐低温、干燥，环氧乙烷、100℃加热 10 分钟可灭活。

HCV 属于黄病毒科的丙型肝炎病毒属，呈球形，有包膜，基因组为单正链 RNA，只有一个 ORF。HCV 是引起输血后肝炎的主要原因之一，极易慢性化，起病隐匿，容易转化成肝硬化。病后无牢固免疫力，产生的 IgM 和 IgG 无中和病毒的作用。临床以检测抗 - HCV 及 HCV RNA 诊断。

HDV 是一种缺陷病毒，需要在 HBV 等嗜肝病毒的辅助下才能感染，为单负链 RNA 病毒。常常和 HBV 一起发生联合感染或重叠感染，可加重乙型肝炎的病情。

HEV 是通过消化道传播的 RNA 病毒，多数患者起病急，出现黄疸，但多为自限性，很少转为慢性，如果孕妇感染则病情较重，常发生流产或死产。

思考题

1. 比较 HAV、HBV、HCV 三种肝炎病毒的核酸类型、致病特点及传播途径的异同。

2. HBV 的形态与结构是什么？基因组的特点及其功能是什么？

3. HBV 的抗原抗体主要有哪些？各有什么特点？常说的两对半指什么？它们有何临床意义？

（彭江龙）

第二十二章

逆转录病毒

逆转录病毒（Retroviruses）是一大组含有逆转录酶的 RNA 病毒，属于逆转录病毒科（Retroviridae），按其致病作用可分为 RNA 肿瘤病毒亚科、泡沫病毒亚科和慢病毒亚科。1991 年，又将其分为 7 个属，其中对人致病的主要是人类免疫缺陷病毒（human immunodeficiency virus，HIV）和人类嗜 T 淋巴细胞病毒（human T - cell lymphotropic virus，HTLV）。

第一节　人类免疫缺陷病毒

人类免疫缺陷病毒是获得性免疫缺陷综合征（acquired immunodeficiency syndrome，AIDS），即艾滋病的病原体。AIDS 首次报道于 1981 年，最初分离于淋巴腺综合征的同性恋患者血清，称之为淋巴腺病相关病毒（LAV），此后分别又有人类嗜 T 淋巴细胞病毒Ⅲ型（HTLV - Ⅲ）、AIDS 相关病毒（ARV）之称。根据分子病毒学分析证明，LAV 与 HTLV - Ⅲ是同一病毒的不同变种。1986 年经国际病毒分类委员会将 LAV、HTLV - Ⅲ和 ARV 统一命名为 HIV。HIV 分 HIV - 1 型和 HIV - 2 型，前者引起全球 AIDS 流行，后者主要分离自西部非洲的艾滋病患者。HIV 感染的范围正在逐步扩大，我国自 1985 年发现首例 AIDS 以来，感染人数逐年快速增长，严重威胁着人类的身心健康，受到人们的广泛关注。

一、生物学性状

1. 形态结构

HIV 呈球形，直径约 100 ~ 120nm。核心呈圆锥状，含有逆转录酶、RNA 酶 H 和核衣壳蛋白等。核酸外包绕着双层衣壳，其中 p24 具有高度特异性，是确定 HIV 感染的指标，p17 外面为脂蛋白包膜，镶嵌有 gp120 和 gp41 两种特异的糖蛋白。前者构成包膜表面的刺突，是病毒体与宿主细胞表面的 CD4 分子结合的部位，后者为跨膜蛋白，具有介导病毒包膜与宿主胞膜融合的作用（图 22 - 1）。

2. 基因组结构

HIV 基因组是由两条单股正链 RNA 构成的双体结构，全长约 9. 7kb，在 5′端和 3′

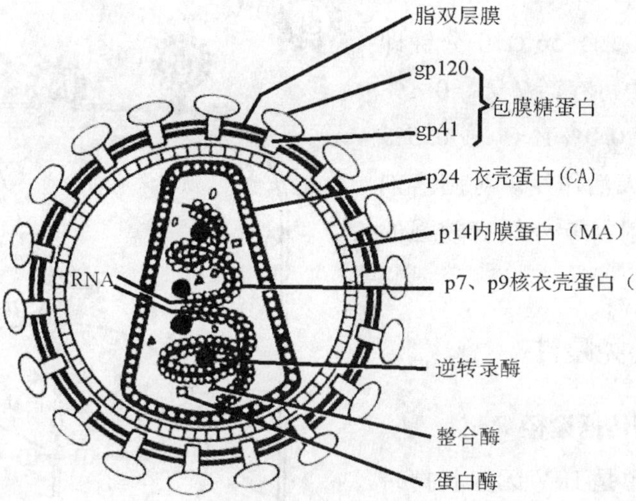

图 22-1　HIV 结构模式图

端各含长末端重复序列（longterminalrepeat，LTR），含有 gag、pol、env 三个结构基因，以及 tat、rev、nef、vif、vpr、vpu 等调控基因。核酸杂交显示，HIV-1 与 HIV-2 的核苷酸序列相差超过 40%。

3. 病毒的复制

HIV 的复制是一特殊而复杂的过程。HIV 的包膜糖蛋白刺突与细胞上的特异受体结合后，病毒包膜与细胞膜发生融合。核衣壳进入细胞内脱壳，释放出 RNA。以病毒 RNA 为模板、宿主细胞的 tRNA 作引物，在逆转录酶的作用下转录产生互补的负链 DNA，构成 RNA：DNA 中间体。中间体中的亲代 RNA 由 RNA 酶 H 水解掉。再由负链 DNA 为模板合成正链 DNA，从而组成双链 DNA。此基因组可整合到宿主细胞染色体中。这种整合的病毒双链 DNA 即前病毒。当前病毒活化而自身转录时，在宿主 RNA 聚合酶的作用下，病毒的 DNA 转录为病毒子代 RNA 与病毒 mRNA。mRNA 在宿主细胞核糖体上翻译蛋白质，形成病毒结构蛋白或调节蛋白；子代 RNA 则与病毒结构蛋白装配成核衣壳，再从宿主细胞释出时获得包膜，成为具有传染性的子代病毒。最后以出芽方式释放到细胞外（图 22-2）。整合的前病毒亦可以非活化方式长期潜伏于宿主细胞内，随细胞分裂而进入子代细胞，在一定条件下，隐伏的前病毒被激活，进入病毒的复制周期。

4. 培养特性

HIV 仅感染具有表面分子 CD4 的 T 细胞、巨噬细胞，因此实验室常用新鲜正常人或患者自身 T 细胞培养病毒，H9、CEM 等 T 细胞株也可用于 HIV 的培养。病毒感染细胞后可形成不同程度的细胞病变，培养液中可测到逆转录酶活性，培养细胞中可查到病毒抗原。黑猩猩和恒河猴可作为 HIV 感染的动物模型，但其感染过程与产生的症状与人不同。

5. 抵抗力

HIV 的抵抗力较弱，56℃30 分钟即可被灭活。在室温中可存活 7 天。0.1%漂白粉、70%乙醇、0.3% H_2O_2 或 0.5%来苏等对病毒均有灭活作用。对脂溶剂敏感，但对电离辐射及紫外线有较强的抵抗力。

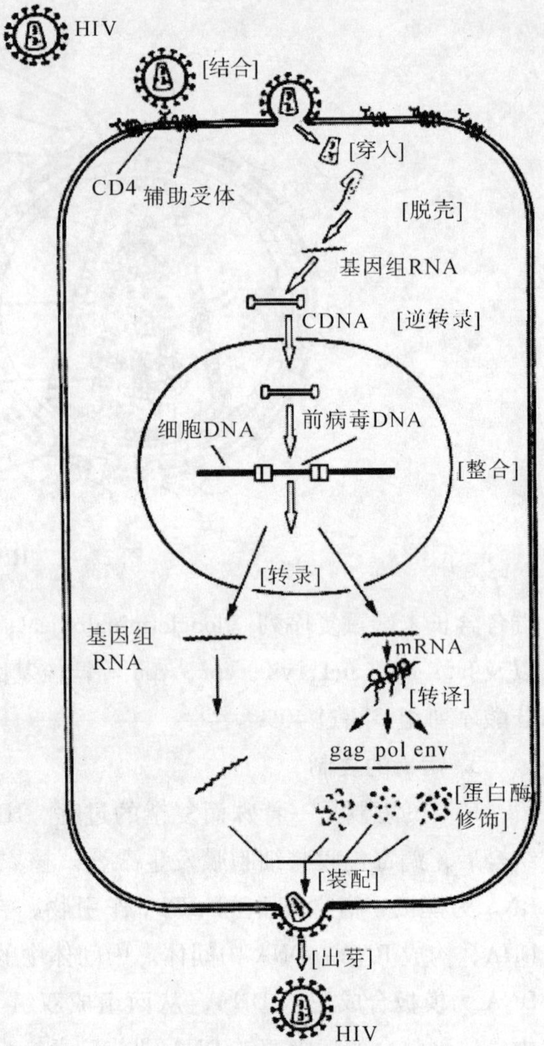

图 22－2　HIV 复制周期

二、致病性与免疫性

（一）传染源与传播途径

艾滋病的传染源是 HIV 无症状携带者和艾滋病患者，从其血液、精液、阴道分泌物、乳汁、唾液、泪液、脑脊液、骨髓、皮肤及中枢神经组织等标本中，均可分离到病毒。其传播途径主要有三种有：①性接触传播：是最为常见的传播途径，同性恋及性乱者为高危人群；②血液传播：包括输入被 HIV 污染的血液或血制品及使用被 HIV 污染的注射用具、手术器械等；③母婴传播：包括经胎盘、产道或经哺乳等方式传播。

（二）临床表现

AIDS 的潜伏期长，自感染到发病大约有 10 年时间。临床上 HIV 感染到发展为典型 AIDS 分为 4 个期，即急性感染期、无症状感染期、艾滋病相关综合征、艾滋病。

1. 急性感染期

HIV 初次感染人体后，即开始在 $CD4^+$ 细胞中大量增殖和扩散。此时感染者血清出现 HIV 抗原，从外周血细胞、脑脊液和骨髓细胞亦能分离到病毒。$CD4^+$ T 细胞数减少。感染者可出现发热、咽炎、淋巴结肿大、皮肤斑丘疹和黏膜溃疡等自限性症状。经数周后转入无症状感染期。

2. 无症状感染期

此期感染者不表现临床症状，处于临床潜伏期，体内 HIV 仍处于活跃增殖的状态，形成慢性或持续性感染。外周血中 HIV 含量很低或检测不出。随着感染时间的延长，HIV 重新开始大量复制并造成免疫系统的进行性损伤，慢性感染可迅速发展为艾滋病相关综合征。此期可维持数月至数年。

3. 艾滋病相关综合征

感染者早期临床表现酷似结核病，有持续性低热、盗汗、全身倦怠、体重下降、腹泻等症状；随后出现全身淋巴结肿大，反复多形性痒疹、疱疹或软疣以及血中淋巴细胞进一步减少等。

4. 艾滋病

约50%的感染者在感染后7～8年发展为AIDS。表现为严重的细胞免疫缺陷，出现中枢神经系统等多器官多系统损害，合并各种条件致病菌感染，如卡氏肺孢子菌、巨细胞病毒、白假丝酵母菌等，常可造成艾滋病患者的致死性感染。部分病人可并发恶性肿瘤和Kaposi肉瘤等。5年间死亡率约为90%，死亡多发生于发病后的2年之内。

（三）致病机制

关于艾滋病的致病机制目前尚不很清楚，主要有以下几种观点：

1. HIV对$CD4^+$ T细胞的损伤

HIV选择性侵犯$CD4^+$细胞，主要是辅助性T细胞，在其中以较快的速度增殖，导致此类细胞的病变和死亡，从而引起CD4细胞缺损和功能障碍为中心的严重免疫缺损。由于$CD4^+$T细胞数量减少，$CD8^+$T细胞比例则相对增高，出现$CD4^+$/$CD8^+$倒置。

HIV损伤$CD4^+$ T细胞的机制：①病毒增殖后期，由于病毒包膜糖蛋白插入细胞膜或病毒从胞膜出芽释放，导致胞膜通透性增加而损伤细胞。②宿主细胞可通过膜上的病毒gp120与细胞自身表达的CD分子结合，融合形成多核巨细胞。③病毒增殖时产生大量的未整合的病毒DNA，干扰细胞的正常生物合成。④机体对病毒感染的细胞产生特异性的CTL细胞毒性或ADCC效应。⑤病毒与易感细胞结合后，直接诱导细胞凋亡。

2. HIV对其他细胞的损伤

$CD4^+$细胞是重要的免疫调节细胞，其数量和功能的改变都将影响其他免疫细胞的状态。例如，由于感染HIV的CD4细胞发生抗原性变化，使多克隆性B细胞被激活，血清免疫球蛋白水平暂时增高，引起自身免疫。但随着病程的进展，由于CD4细胞大量受损，细胞因子产生功能及巨噬细胞功能降低，B细胞对各种抗原的抗体应答能力下降，抗体依赖性细胞介导的细胞毒作用降低，显示体液免疫功能亦受到影响。

除辅助T细胞外，单核－巨噬细胞、皮肤朗格罕氏细胞、淋巴结的滤泡树突状细胞、神经胶质细胞及神经元细胞等，亦表达少量CD4受体。因此，HIV也可侵犯这些细胞，在细胞中呈低度增殖而不引起病变，但可损害细胞的免疫或其他功能。这些细胞可将病毒播散到全身，常造成病人中枢神经系统、肺、肠及其他器官感染。

（四）机体对HIV感染的免疫应答

在HIV感染过程中，机体可产生高效价的抗HIV多种蛋白的抗体，包括抗gp120的中和抗体。这些抗体主要在急性期降低血清中的病毒抗原数量，但不能清除细胞内病毒，若抗体为 IgG，则在 NK 等细胞的参与下发生 ADCC 效应。HIV 感染也可引起细胞免疫应答，包括特异性 CTL 和非特异性 NK 细胞的杀伤作用，其中 CTL 对 HIV 感染细胞的杀伤十分重要，但也不能彻底清除潜伏感染的病毒。这与病毒能逃逸免疫作用有关。感染能使机体丧失免疫应答能力以及 HIV 抗原性的改变等均可逃逸免疫清除作用，影响疾病的恢复。

三、微生物学检查

1. 抗原检测

p24 抗原检测用于 HIV 感染的早期诊断。HIV 抗原检出率远比 HIV 抗体为低，因为 HIV 抗原出现不久即产生抗体，在循环中 HIV 抗原以复合物的形式存在，而游离的 HIV 抗原很少。常用间接 ELISA 法。

2. 核酸检测

随着 PCR 技术的不断发展，HIV 核酸检测已实现了从定性到定量的转变。临床常用病毒载量检测，即测定感染者体内游离病毒的 RNA 含量，用于监测慢性感染者病情的发展，以及评价抗 HIV 药物治疗效果。目前使用的方法主要有 3 种，即逆转录多聚酶链式反应（RT - PCR）、分支 DNA（bDNA）检测法及转录式的核酸序列扩增（NASBA）技术。

3. 抗体检测

常用的血清学方法有 ELISA、胶乳凝集试验，可作为常规筛选 HIV 抗体阳性病人。若发现抗体阳性者，应进一步选用免疫印迹试验（Western blot，WB）、免疫荧光染色法等检测衣壳蛋白 p24 抗体和糖蛋白 gp120 抗体，进行确证试验。

4. $CD4^+$ T 细胞计数

$CD4^+$ T 细胞计数是判定 HIV 感染治疗效果的重要指标。流式细胞仪 $CD4^+$ T 细胞计数的参考值应大于 $0.5 \times 10^9/L$，计数低于 $0.5 \times 10^9/L$ 时，是抗逆转录病毒药物治疗的指征；低于 $0.2 \times 10^9/L$ 时，容易感染肺孢子菌；低于 $0.1 \times 10^9/L$ 时，容易感染巨细胞病毒和结核分枝杆菌。凡是疑为 HIV 感染者，应经常进行 $CD4^+$ T 细胞计数评定，$CD4^+$ T 细胞数量持续下降是更换治疗方案的指征。

四、防治原则

AIDS 是一种全球性疾病，具有惊人的蔓延速度和高致死性。目前全球流行形势非常严峻，WHO 和许多国家都已采取预防 HIV 感染的综合措施。

1. 加强卫生防疫管理措施

这是目前最有效的措施。包括：①大力加强宣传教育，普及预防知识，抵制和杜绝吸毒及性乱等；②建立和健全艾滋病防治机构，加强重点人群的医学监测，掌握流行动态；③加强国境检疫，严防艾滋病传入；④对血液及血液制品严格检测，确保安全。

2. 疫苗研制

迄今对艾滋病的特异性预防尚缺乏理想的疫苗。虽然已研制出多种 HIV 疫苗，包括病毒灭活、亚单位、重组等疫苗进行临床Ⅰ、Ⅱ期试验，但未见其效果，有的在疫苗免疫后仍能感染 HIV。

3. 抗病毒治疗

目前，AIDS 的治疗无特效药物。现已批准使用于治疗艾滋病的药物主要有逆转录酶抑制剂，使用最多的是叠氮脱氧胸苷（AZT）、拉米夫定等，可在一定程度上缓解艾滋病的症状，减少机会感染，延长其存活期，但不能挽救病人的最终生命。因而，还不是最理想的抗 HIV 药物。另外，双脱氧肌苷（ddI）、双脱氧胞苷（ddC）和蛋白酶抑制剂也有抗 HIV 作用。多种药物联合应用对早期感染者疗效较好。

第二节　人类嗜 T 淋巴细胞病毒

人类嗜 T 淋巴细胞病毒是人类 T 细胞白血病及淋巴瘤的病原体，分为 HTLV－Ⅰ和 HTLV－Ⅱ两种亚型。HTLV－Ⅰ和 HTLV－Ⅱ型是 20 世纪 80 年代初期分别从 T 细胞白血病和毛细胞白血病患者的外周血淋巴细胞培养分离出的人类逆转录病毒，分类上属于 RNA 肿瘤病毒科。

1. 生物学性状

HTLV 的形态结构与 HIV 相似，呈球形，大小约 100nm。病毒包膜表面的刺突嵌有病毒特异的糖蛋白 gp120，能与细胞表面的 CD4 受体结合，与病毒的感染、侵入细胞有关。内层衣壳含 p18、p24 两种结构蛋白，中心含病毒 RNA 及逆转录酶。HTLV－Ⅰ与 HTLV－Ⅱ基因组的同源性几近 50%。

2. 致病性

HTLV 可通过输血、注射或性交等方式水平传播；亦可经胎盘、产道或哺乳等途径在母婴间传播。HTLV－Ⅰ和 HTLV－Ⅱ仅感染表达 CD4 分子的 T 细胞并在其中生长，使受染的 T 细胞转化，最后发展成为 T 细胞白血病。

HTLV 的致病机制不完全清楚。HTLV 进入体内，侵入 CD4T 淋巴细胞后，其基因组逆向转录并以前病毒形式整合于细胞 DNA 中，病毒基因产物使 CD4 淋巴细胞的 IL－2 基因及 IL－2 受体基因异常表达，IL－2 与 IL－2 受体又是 T 细胞增殖的必需因子，导致受病毒感染的 CD4 淋巴细胞大量增殖。在这些细胞增殖过程中，个别细胞染色体如果发生突变，即演变为白血病细胞，此细胞克隆即无限增殖，发展为白血病。受 HTLV 感染的细胞除引起细胞增生、转化及恶性变外，其正常免疫功能亦受影响，主要引起免疫缺陷和多克隆性 B 细胞激活。由 HTLV 感染 CD4T 细胞到白血病细胞克隆的形成大约需要 3～6 周的时间。

由 HTLV－Ⅰ引起的成人 T 细胞白血病在日本西南部、加勒比海地区南美洲东北部和非洲一些地区呈地方性流行。我国部分沿海地区发现少数病例。

3. 微生物学检查与防治原则

抗体检测可用 ELISA 法、间接 IFA 和胶乳凝集法，也可用免疫印迹法和 PCR 法等检测抗原或病原体，很少做病毒的分离鉴定。预防 HTLV 感染的措施同预防 HIV 感染一样，加强卫生知识的宣传、避免与患者的体液尤其是血液或精液等接触，对供血者可行 HTLV 抗体检测，保证血源的安全性。目前尚无有效的抗 HTLV 疫苗，叠氮脱氧胸苷治疗有一定的效果。

小结 HIV 属于逆转录病毒科，是艾滋病的病原体，以侵犯 $CD4^+$ 细胞为主，造成 CD4 细胞缺损和功能障碍为中心的严重免疫缺损。HIV 病毒的传播途径包括性接触传播、血液传播及母婴传播，其临床表现分为急性感染期、无症状感染期、艾滋病相关综合征、艾滋病。目前 AIDS 的治疗无特效药物，叠氮脱氧胸苷、拉米夫定等可在一定程度延缓疾病进程和延长生存时间。HIV 的临床检测内容包括 HIV 抗体、p24 抗原、HIV 病毒载量、$CD4^+$ T 淋巴细胞计数等。

HTLV－Ⅰ和Ⅱ型仅感染 $CD4^+$ T 淋巴细胞并在其中生长，致使受染的 T 细胞发生转化，最后发展为 T 淋巴细胞性白血病。HTLV－Ⅰ可通过输血、注射或性交等方式水平传播；亦可经胎盘、产道或哺乳等途径在母婴间垂直传播。

思考题

1. HIV 的传播途径有哪些？
2. HIV 损伤 $CD4^+$ T 细胞机制是什么？
3. HIV 感染的微生物学检查方法有哪些？

（潘　婉）

第二十三章

虫媒病毒

虫媒病毒（arbovirus）是指一大群通过吸血的节肢动物（蚊、蜱等）叮咬人、家畜及野生动物而在脊椎动物间传播疾病的病毒，又称节肢动物媒介病毒。现发现对人致病的有150余种。根据病毒的生物学、分子生物学及分子遗传学特征，将虫媒病毒分为披膜病毒科、黄病毒科和布尼亚病毒科。我国主要有属于黄病毒科的流行性乙型脑炎病毒、登革热病毒和森林脑炎病毒，以及属于布尼亚病毒科的肾综合征出血热病毒和新疆出血热病毒等。

虫媒病毒的共同特性为：

（1）病毒呈小球状，直径40～70nm。核酸为单股正链RNA，外面是20面体对称衣壳，最外层为脂质包膜，其上镶嵌有血凝素刺突。

（2）病毒致病力强，引起疾病潜伏期短，发病急、病情重。

（3）节肢动物是病毒的传播媒介，又是储存宿主。

（4）病毒所致疾病有明显的季节性和地方性。

第一节 流行性乙型脑炎病毒

流行性乙型脑炎病毒（epidemic type B encephalitis virus）亦称乙脑病毒，国外亦称为日本脑炎病毒，通过蚊虫叮咬传播引起流行性乙型脑炎。该病临床表现有轻有重，严重者病死率高，主要侵犯中枢神经系统。随着在儿童中普遍进行疫苗接种，我国乙型脑炎发病率显著下降。

一、生物学性状

乙脑病毒属于黄病毒科黄病毒属。病毒颗粒呈球形，直径约45nm。核心为单股正链RNA，衣壳20面体对称，最外层为脂蛋白的包膜，有血凝素刺突，为糖基化蛋白，能凝集鹅、鸽及雏鸡的红细胞，并具有抗原性，能刺激机体产生特异性的中和抗体。最易感动物为小乳鼠，经脑内接种病毒后，多于3～5天发病，可出现明显脑膜脑炎的表现。病毒在原代地鼠肾细胞、幼猪肾细胞以及蚊传代细胞中均能增殖，并引起明显的细胞病变。

乙脑病毒只有一种血清型，其抗原性稳定，很少变异，不同地区不同时期分离的病毒株之间无明显差异。因此，应用疫苗预防效果良好。

乙脑病毒抵抗力弱。对常用消毒剂敏感，如碘酊、三氯甲烷、乙醚等都能灭活病毒。56℃ 30min 即被灭活。

二、传播途径

1. 传播媒介

在我国，乙脑病毒的主要传播媒介是三带喙库蚊，同时也是长期宿主。我国乙脑的流行高峰与蚊密度高峰相一致，一般多发于6~9月，南方流行高峰在6~7月，华北地区稍迟为7~8月，东北地区则为8~9月。

2. 传染源和储存宿主

家畜（特别是幼猪）、家禽是乙脑病毒的中间宿主和传染源，则可成为更多蚊虫感染病毒的传染源。蚊感染病毒后，病毒在其唾液腺和肠内增殖，1~2周后如叮咬猪、牛、羊、马等家畜或家禽，引起病毒血症，并在蚊和动物间不断循环。若叮咬易感人则可引起人体感染。

三、致病性与免疫性

人对乙型脑炎病毒普遍易感，但人感染后大多为隐性感染或轻型感染，只有少数引起中枢神经系统症状，发生脑炎。患病者以10岁以下儿童多见。

乙脑病毒侵人人体先在局部血管内皮细胞及淋巴结增殖，随后少量病毒入血流，形成第一次病毒血症。病毒随血流播散至肝、脾，在单核吞噬细胞内继续增殖，经10天左右，大量病毒再次进入血流，引起第二次病毒血症，引起发热、寒战、头痛、呕吐等全身不适。若不再发展，则为顿挫感染。少数病人由于血脑屏障发育不完善，或其功能不健全，病毒可在脑组织增殖，造成脑实质及脑膜病变，引起高热、惊厥、昏迷、呼吸衰竭、脑膜刺激征等症状，病死率较高。部分患者留有瘫痪、滞呆、失语、耳聋等后遗症。

机体感染乙脑病毒后可产生中和抗体，病后或隐性感染均可获得稳定持久的免疫力。

四、微生物学检查

1. 病毒学检查

于患病早期采集血液和脑脊液，或取病死脑组织给小鼠脑内注射，分离病毒。乙脑发病急，病毒分离需一定时间，无早期诊断价值，只能用于流行病学调查和回顾诊断。

2. 血清学检测

临床检查一般采用血清学试验，检测患者血清中特异性乙脑病毒抗体，取病人急性期和恢复期双份血清，用血凝抑制试验、补体结合试验、中和试验、IgM抗体捕获的酶联免疫吸附试验等方法。若特异性抗体效价有4倍或4倍以上增高时则可确定诊断。

五、防治原则

搞好环境卫生，防蚊灭蚊是预防乙脑的有效措施。认真执行疫情报告制度，做到早发现，早隔离，早治疗，减少感染。在易感人群中，特别是10岁以下儿童中大规模进行乙脑疫苗接种，是预防乙脑流行的重要环节。若给疫区的幼猪接种乙脑疫苗，可杜绝传染源，有可能控制乙脑在猪群及人群的传播和流行。在流行期，对易感人群注射乙脑病毒免疫血清或丙种球蛋白作紧急预防。目前乙脑治疗仍采用对症处理及支持疗法，包括退热、止惊、抗呼吸衰竭等。

第二节　登革病毒

登革病毒（*dengue virus*）是登革热或登革出血热的病原体。登革热是由伊蚊传播的急性传染病，于热带、亚热带地区，特别是东南亚、西太平洋、中南美洲有流行，我国近年在广东、海南及广西等地均有发生。

登革病毒属于黄病毒科，与乙脑病毒的形态结构相似，为小球形单股正链RNA病毒，有包膜。根据抗原不同分为1～4个血清型，各型病毒间有交叉抗原，登革病毒与乙脑病毒亦有抗原交叉。本病易在蚊体中增殖，可用蚊体胸内接种培养，并产生明显的细胞病变。实验动物主要是初生小鼠。登革病毒的抵抗力不强，常用化学消毒剂、脂溶剂、56℃ 30分钟、蛋白酶均可灭活病毒。

人和猴是病毒的自然宿主，传播媒介为伊蚊（埃及伊蚊、白纹伊蚊）。人对登革病毒普遍易感，病毒通过蚊虫叮咬进入人体，先在毛细血管内皮细胞和单核吞噬细胞中增殖，然后经血流播散，引起发热、头痛、乏力，肌肉、骨骼和关节痛，约半数伴有恶心、呕吐、皮疹或淋巴结肿大。部分病人可于发热2～4天后症状突然加重，发生出血和休克。根据感染者患病程度轻重不一，临床上分为普通型登革热和登革出血热/登革休克综合征两种类型。前者病情较轻，后者多发生于再次感染登革病毒后，以2型最为多见，严重程度与血清中原来存在的抗体有密切关系。其发病机制还未完全清楚，与初次感染后诱生的抗体与再次感染的病毒的免疫促进作用所致免疫病理反应有关。大量登革病毒抗原与其抗体在血循环中形成的免疫复合物，可激活补体，引起血管透性增高，与休克的发生亦有关系。

登革热病毒感染者发病第1～3天，常出现病毒血症，故可采取病人早期血液或脑脊液接种白纹伊蚊C6/36株细胞以分离病毒。血清学试验可查病人血凝抑制抗体、补体结合抗体，如恢复期血清较早期特异性抗体效价4倍或以上增高，则有诊断意义。特异性 IgM 型抗体检出有助于早期诊断。预防措施主要是防蚊、灭蚊及改善环境卫生、减少蚊虫孳生和对人叮咬。安全有效的登革病毒疫苗尚未研制成功。

第三节 汉坦病毒

汉坦病毒（Hantaan virus）是流行性出血热的病原体，因其引起的出血热临床特征为患者常伴有肾脏损伤，故又称肾综合征出血热病毒（HFRSV）。1978 年首先由韩国汉坦河附近流行性出血热疫区捕获的黑线姬鼠肺组织中分离出，以后又从病人血清中分离得到该病毒。最近已将它归为布尼雅病毒科（Bunyaviridae）的一个新属：汉坦病毒属。

一、生物学性状

1. 形态与结构

病毒呈圆形、椭圆形、哑铃形、蝌蚪形等，病毒体较大，平均直径约 120nm。包膜表面有刺突，为病毒的糖蛋白（G_1、G_2）构成。核酸类型为单股负链 RNA，有长、中、短三个不连续片段，分别编码病毒的 RNA 多聚酶（L）、糖蛋白（G_1、G_2）和核蛋白（N）。G_1、G_2 上均存在血凝素抗原和中和抗原决定簇，其凝集鹅红细胞活性在 pH6.0～6.4 范围最强。

2. 培养特性

实验室常用人肺传代细胞、非洲绿猴肾细胞（Vero－E6）等来分离该病毒，一般不产生 CPE，常用免疫荧光法进行鉴定。易感动物有多种，主要为啮齿类动物，如黑线姬鼠、大鼠、乳小鼠和金地鼠等。实验感染后在鼠肺、肾等组织中可检出大量病毒。

3. 抗原与分型

从血清学反应上，汉坦病毒与布尼亚病毒科的其他三个属以及其他出血热病毒无关。从不同地区及不同动物宿主分离的汉坦病毒株的抗原性有差异。用血清中和试验可将世界各地分离的汉坦病毒分成 6 种血清型：Ⅰ型（姬鼠型）、Ⅱ型（家鼠型或大鼠型）、Ⅲ型（棕背鼠型）、Ⅳ型（田鼠型）、Ⅴ型（黄颈姬鼠型）、Ⅵ型（小鼠型或小家鼠型）。我国流行的是Ⅰ型、Ⅱ型。

4. 抵抗力

病毒对乙醚、三氯甲烷等脂溶剂敏感，对酸、热抵抗力弱，60℃1 小时被灭活。在室温下，在水和食物中 48 小时仍有传染性。

二、流行特点

HFRS 有明显的地区性和季节性，与鼠类的分布与活动有关。传染源为带病毒的宿主动物，在我国已查出37种啮齿动物自然携带病毒，如黑线姬鼠、田鼠属和家鼠属等。东北、西北、长江中下游疫区以野鼠传播病毒为主；黄河中下游和东南沿海地区以家鼠传播病毒为主。野鼠型以秋冬季为流行高峰，临床症状较重；家鼠型以春季为流行高峰，临床症状较轻。携带病毒的宿主通过唾液、尿、粪排病毒污染环境，人或动物经呼吸道、消化道或直接接触等方式被传染。

三、致病性与免疫性

病毒进入人体后，潜伏期约为1～2周，起病急，发展快。典型病例具有三大主症：高热、出血和肾损害。常伴有三痛（头痛、腰痛、眼眶痛）及三红（面、颈、上胸部潮红），眼结膜、咽部及软腭充血，软腭、腋下、前胸等处有出血点。临床经过包括发热期、低血压休克期、少尿期、多尿期和恢复期。发病机制：①病毒直接引起全身小血管和毛细血管损伤、血管通透性增高、血管舒缩功能和微循环障碍；②病毒感染引起的免疫病理性损伤。在病程早期，病人体内即出现大量循环免疫复合物，沉积于血管、肾小球基底膜及肾小管等，激活补体系统，导致血管、肾等的免疫病理损伤，以及造成出血。

人群对该病毒普遍易感，隐性感染率较低。患者感染后，发病1～2天即可出现特异性IgM，第7～10天达高峰。IgG抗体在第3～4天出现，第10～14天达高峰。可持续多年。病后免疫力持久。

四、微生物学检查

1. 病毒分离与抗原检测

采集病人急性期血清、尸检病死者器官和感染动物的肺、肾等组织，经处理后接种Vero－E6细胞、A549细胞等分离培养病毒。通常采用免疫荧光抗体染色，检查细胞胞浆内的病毒抗原；也可将病毒标本接种于易感动物（黑线姬鼠、大鼠或初生乳鼠等），取动物在肺、肾等组织检查特异性病毒抗原。

2. 血清学诊断

检查病人血清中病毒特异性IgM或IgG抗体，单份血清IgM阳性或双份IgG抗体有4倍或4倍以上增高者，均有诊断意义。应用抗体捕获的ELISA法检测特异性IgM，其敏感性与特异性均高，适用于早期诊断。

五、防治原则

采取灭鼠措施，加强个人防护，搞好食品及环境卫生，以消灭传染源和切断病毒传播途径。对疫区进行疫情监测和调查，对患者及时隔离治疗，并采取有效措施防止疫情蔓延。国内外已成功研制出三类HFRSV疫苗，即纯化小鼠脑灭活疫苗、细胞培养灭活疫苗和基因工程重组载体（活）疫苗。疫苗的应用，大大降低了HFRS的发病率。

目前对此病尚无特效疗法，主要是及时对症与支持疗法。

第四节　新疆出血热病毒

新疆出血热病毒是从我国新疆塔里木盆地出血热病人血液、尸检组织中以及疫区捕获的硬蜱中分离获得的。在病毒分类上属于布尼亚病毒科。病毒呈圆形或椭圆形，直径90～120nm，其形态结构和抵抗力等与HFRS病毒相似，但抗原性、传播方式和致病性等均与HFRS病毒不同。小白鼠、乳鼠对此病毒高度易感，可用于病毒分离和传代。

新疆出血热是一种自然疫源性疾病，主要分布在有硬蜱活动的荒漠牧场。野生啮齿动物如子午砂鼠、长耳跳鼠、塔里木兔和家畜如羊、骆驼、牛、马等，是主要的储存宿主。亚洲璃眼蜱是该病毒的传播媒介，病毒在蜱内增殖，并能经卵传代，故蜱又是病毒的长期储存宿主。

每年4～5月蜱大量繁殖，也是发病的高峰期。人到疫区被带病毒蜱叮咬而感染，因此本病有明显的地区性和季节性。人感染病毒后，经5～7天潜伏期发病，临床表现以发热、全身疼痛、中毒症状和皮肤黏膜有出血点为主要特征，严重病人有鼻衄、呕血、血尿及蛋白尿。病后机体可产生多种抗体，可获得持久免疫力。

微生物学检查与汉坦病毒基本相同，预防本病主要是避免与传染源及媒介昆虫（蜱）接触，注射疫苗提高人群免疫力。我国已研制成功精制鼠脑灭活疫苗。该疫苗安全可靠，已取得较好的免疫效果。

小结　虫媒病毒是指一大群有包膜的单股正链RNA病毒，大多通过吸血的节肢动物传播，在我国流行的主要有流行性乙型脑炎病毒、登革热病毒、汉坦病毒和新疆出血热病毒等。

流行性乙型脑炎病毒是流行性乙型脑炎的病原体，主要通过蚊虫叮咬传播。病毒呈球形，核衣壳呈20面体对称，其微生物学检查包括病毒及抗体检测。登革病毒有4个血清型，主要通过伊蚊传播，引起人类登革热、登革出血热。汉坦病毒是肾综合征出血热的病原体，病毒呈多形态性，有6种血清型，我国流行的是Ⅰ型、Ⅱ型，有明显的地区性和季节性，与鼠类的分布与活动有关。新疆出血热病毒引起的新疆出血热也是一种自然疫源性疾病。

思考题

1. 虫媒病毒的共同特性有哪些？

2. 登革病毒有几种血清型？通过什么媒介传播？所致疾病有哪些临床表现？

（潘　婉）

第二十四章

疱疹病毒

疱疹病毒（herpes virus）是一类中等大小、结构相似、有包膜的 DNA 病毒。现已发现 100 种以上，广泛分布于哺乳类、鸟类、两栖类、鱼类等动物中。根据其生物学特性分为 α 疱疹病毒、β 疱疹病毒、γ 疱疹病毒三个亚科。其中引起人类疾病的疱疹病毒称为人类疱疹病毒（hmnan herpes virus，HHV），主要有 8 个：单纯疱疹病毒 1 型、单纯疱疹病毒 2 型、水痘 - 带状疱疹病毒、巨细胞病毒、EB 病毒、人疱疹病毒 6 型、人疱疹病毒 7 型和人疱疹病毒 8 型。疱疹病毒具有以下共同特点：

（1）病毒呈球形，直径约 120 ~ 300nm，核心为双股线形 DNA，20 面体立体对称核衣壳。核衣壳周围有一层厚薄不等的非对称披膜。最外层是包膜，有糖蛋白刺突（图 24 - 1）。

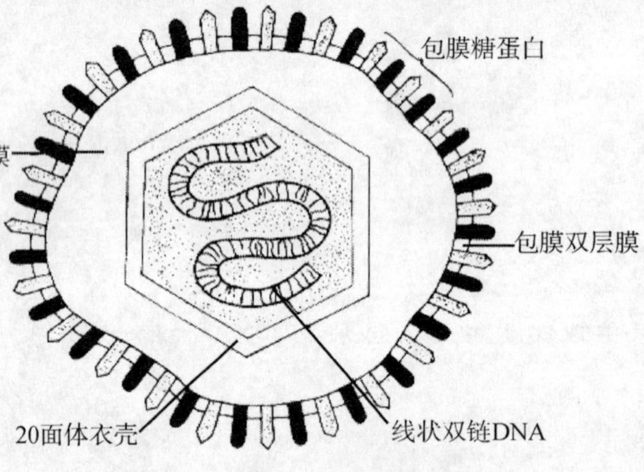

图 24 - 1　疱疹病毒结构模式图

（2）除 EBV 及 HHV - 6 和 HHV - 7 外，均能在人二倍体细胞核内复制，产生明显的 CPE，核内有嗜酸性包涵体。病毒可通过细胞间桥直接扩散。感染细胞与邻近未感染的细胞融合，形成多核巨细胞。

（3）病毒感染宿主细胞后，可引起多种类型的感染：①增殖性感染：病毒增殖，细胞破坏，出现临床症状；②潜伏感染：病毒不增殖，也不破坏宿主细胞，与宿主细胞处于暂时平衡状态。病毒基因组的表达受到抑制，直到病毒被激活才转为增殖性感染；③整合感染：病毒基因组的一部分整合至宿主细胞的 DNA 中，导致细胞转化。这种作用与某些疱疹病毒的致癌机制有密切关系；④先天性感染：病毒经胎盘感染胎儿，造成胎儿畸形。

第一节 单纯疱疹病毒

单纯疱疹病毒（herpes simplex virus，HSV）是疱疹病毒的典型代表，由于在感染急性期发生水疱性皮疹即单纯疱疹而得名。

一、生物学性状

HSV 具有典型的疱疹病毒科病毒的形态特征，其基因组是由两个互相接连的长片段（L）和短片段（S）的双股线状 DNA 组成。HSV 有 HSV－Ⅰ和 HSV－Ⅱ两种血清型，两型病毒的 DNA 有 50% 同源性。因此两型病毒既有共同的抗原成分，也有不同的型特异性抗原成分。

HSV 的宿主范围广，可在多种细胞中增殖，常用原代新生兔肾、人胚肺、人胚肾等细胞培养。病毒感染细胞后，CPE 发展迅速，表现为细胞肿胀、变圆和产生嗜酸性核内包涵体。常用的实验动物有家兔、豚鼠、小鼠等。注射途径不同，感染类型也不一样。如脑内接种引起疱疹性脑炎、角膜接种引起疱疹性角膜炎。

二、致病性与免疫性

人群中 HSV 感染非常普遍。传染源为病人和健康带毒者。病毒常存在于疱疹病灶或唾液中，以密切接触和性接触为主要传播方式。病毒经呼吸道、生殖器黏膜及破损皮肤、眼结膜侵入体内，孕妇生殖道疱疹可在分娩时传染新生儿。人初次感染 HSV 后大多无明显症状，常转变为潜伏感染，最常见的临床表现是黏膜或皮肤的局部疱疹，偶尔可产生严重甚至致死的全身性感染。HSV 的感染可表现为原发感染、潜伏感染及先天性感染。

1. 原发感染

HSV－Ⅰ原发感染多见于 6 个月 ~2 岁的婴幼儿。常引起齿龈口炎，在牙龈、咽颊部黏膜产生成群疱疹，疱疹破裂后形成溃疡，病灶内含大量病毒。HSV－Ⅱ的原发感染多发生于性生活后，主要引起生殖器疱疹。

2. 潜伏感染

机体原发感染 HSV 后很快产生特异性免疫，能将大部分病毒清除，少数病毒以潜伏状态长期存在于宿主体内，机体与病毒处于相对平衡状态，而不引起临床症状。HSV－Ⅰ潜伏于三叉神经节和颈上神经节；HSV－Ⅱ潜伏于骶神经节。当机体受到各种非特异性刺激，如发热、日晒、寒冷、月经、焦虑、情绪紧张、某些细菌或病毒感染等，潜伏的病毒被激活，借助于神经轴突，通过轴索下行到感觉神经末梢支配的上皮细胞内继续增殖，引起复发性局部疱疹。HSV再次复发往往是在同一部位。

3. 先天性感染及新生儿感染

HSV－Ⅰ可通过胎盘感染胎儿，引起胎儿畸形、智力低下、流产等。孕妇如有生殖道疱疹病损，分娩时可感染婴儿，发生新生儿疱疹。

4. HSV－Ⅱ与子宫颈癌的关系

HSV－Ⅱ感染与子宫颈癌的发生有密切关系，其根据是：①宫颈癌患者抗HSV－Ⅱ抗体阳性率高，效价也高；②宫颈癌脱落细胞涂片可在细胞中查到HSV－Ⅱ抗原；③HSV－Ⅱ作用于地鼠胚层纤维细胞培养可引起细胞转化，将转化细胞注射于地鼠可诱生肿瘤；④宫颈癌细胞中有HSV－Ⅱ的基因片段并有特异性mRNA存在。

HSV原发感染后1周左右，血清中出现中和抗体，3～4周达高峰，可持续多年。这些抗体可中和游离病毒，阻止病毒在体内扩散。细胞免疫对清除细胞内病毒有一定作用。但均不能清除潜伏于神经节中的病毒和阻止复发。

三、微生物学检查

1. 病毒的分离与鉴定

水疱液、唾液、眼角膜刮取物等标本接种人胚肾、兔肾等易感细胞。常在2～3天后出现CPE。HSV－Ⅰ和HSV－Ⅱ的单克隆抗体、HSV型特异性核酸探针等，可通过免疫荧光或核酸杂交法等用于病毒鉴定和分型。

2. 快速诊断

将宫颈黏膜、皮肤、口腔、角膜等组织细胞涂片后，用特异性抗体作间接免疫荧光或免疫组化染色法检测病毒抗原；Wright－Giemsa染色镜检找核内包涵体及多核巨细胞。原位核酸杂交和PCR法可用于检测HSV DNA。

四、防治原则

目前尚无特异预防方法，亚单位疫苗较为理想，正在研究中。应注意避免与患者密切接触，切断传播途径。近年来应用无环鸟苷（acyclovir，ACV）及其衍生物脱氧鸟苷治疗HSV的感染，有一定效果，但不能防止复发。

第二节 EB病毒

EB病毒（Epstein－Bar virus，EBV）是Epstein和Bar于1964年首先从非洲儿童的恶性淋巴瘤体外培养的淋巴瘤细胞系中发现的一种病毒。1966年Old等首先证实EB病毒与鼻咽癌密切相关，1968年Henle等证明EB病毒是传染性单核细胞增多症的病原体。

一、生物学性状

EBV 形态结构与疱疹病毒组的病毒相似，为球形有包膜的双链 DNA 病毒。20 面体立体对称核衣壳，包膜上有病毒编码的糖蛋白。

病毒主要在 B 淋巴细胞中增殖，并使 B 细胞转化为传代的带 EBV 的淋巴母细胞。通常不产生 CPE，也不形成特征性核内包涵体。被病毒感染的细胞可产生多种抗原，包括：①病毒潜伏感染时表达的抗原，包括 EBV 核抗原（EBNA）和潜伏感染膜蛋白（LMP），EBNA 存在于核内，这类抗原的存在表明有 EBV 基因组，与病毒的增殖无关，共有 6 种。②病毒增殖性感染相关的抗原，包括 EBV 早期抗原（EA）、EBV 衣壳抗原（VCA）和 EBV（MA）。EA 是病毒增殖早期诱导的非结构蛋白，它标志着病毒增殖活跃和感染细胞进入溶解性周期；VCA 是病毒增殖后期合成的结构蛋白，与病毒 DNA 组成核衣壳；MA 是病毒的中和性抗原，能诱导产生中和抗体。

EBV 感染 B 细胞后，多表现为潜伏感染，病毒基因游离存在于胞浆中，或整合入细胞 DNA 中。在某些因素激发作用下，可转为增殖性感染或导致细胞转化为恶性肿瘤细胞。

本病毒对脂溶剂如乙醚、三氯甲烷等敏感，不耐酸、不耐热。

二、致病性与免疫性

EBV 在人群中感染非常普遍，我国 5 岁以下儿童的 EBV 抗体的阳性率达 90% 以上，多为隐性感染，或引起轻度咽炎和上呼吸道炎。青春期发生原发感染，约有 50% 表现为传染性单核细胞增多症。该病毒的传染源是 EBV 抗体阳性而仍排毒的健康人、隐性感染者和病人。主要通过唾液传播，偶见经输血传播。

病毒原发感染后，感染者血清中出现中和抗体和细胞免疫，能阻止外源性病毒再感染，但不能完全清除体内的 EBV。在体内潜伏的病毒与宿主保持相对平衡状态。少量的 EBV 在口咽部继续发生低滴度的增殖性感染。这种持续性感染的状态可保持终生。

与 EBV 感染有关的疾病主要有三种：

1. 传染性单核细胞增多症

在青春期初次感染较大剂量的 EBV 者可发病。此病是一种急性全身淋巴细胞增生性疾病。典型的临床表现为发热、咽炎、淋巴结炎、脾肿大、肝功能紊乱，实验室检查见外周血单核细胞和异型淋巴细胞显著增多。

2. 非洲儿童恶性淋巴瘤

又称 Burkitt 淋巴瘤（BL），发生在非洲中部和新几内亚某些热带雨林地区。多见于 6 岁左右儿童，好发部位为颜面、腭部。所有 BL 患儿 EBV 抗体均比正常儿童为高。从 BL 的活检组织及由其建立起来的淋巴瘤细胞，可检出 EBV 的 DNA 和 EBV 核抗原。

3. 鼻咽癌

我国南方及东南亚是鼻咽癌高发区，多发生于40岁以上中老年。EBV与鼻咽癌的关系十分密切，其主要依据是：①从鼻咽癌活检组织中可检出EBV的DNA和EBNA；②患者血清中有高效价EBV抗原（主要是EA）的IgG和IgA抗体，特别是鼻黏膜尚未发生病变前这些抗体已升高。鼻咽癌病情好转或治疗有效者抗体效价逐渐下降；若病情复发、转移、恶化，则抗体效价又升高。

三、微生物学检查

目前EBV的分离培养还很困难。在有条件的实验室，可用原位核酸杂交法或PCR法检查标本细胞中EBV的DNA，亦可用抗补体免疫荧光法检查细胞中的EBV核抗原，以证明是否存在EBV感染。一般多采用血清学方法作辅助诊断。

1. EBV特异性抗体的检测

用免疫酶染色法或免疫荧光法检测EBV的VCA－IgA抗体或EA－IgA抗体。待检血清中VCA－IgA或EA－IgA抗体滴度为1∶5～1∶10或滴度持续上升者，对鼻咽癌有辅助诊断意义。

2. 异嗜性抗体的检测

患者在发病早期，血清中出现一种能非特异地与绵羊红细胞发生凝集的异嗜性抗体。主要用于辅助诊断传染性单核细胞增多症。抗体滴度超过1∶224时有诊断意义。

四、防治原则

EBV感染致病与环境、生活习惯等因素有关，应注意减少由唾液、飞沫、血液制品传播病毒的机会。在鼻咽癌高发区，进行血清学普查非常重要，对特异性抗体阳性者进行定期追踪检查，以早期发现、早期治疗。病毒亚单位疫苗和基因工程疫苗，正在试用观察过程中。

第三节 水痘－带状疱疹病毒

水痘－带状疱疹病毒（Varicella－Zoster virus，VZV）在儿童期初次感染时可引起水痘，在体内潜伏多年后在成人或老年人中复发则表现为带状疱疹，故称为水痘－带状疱疹病毒。VZV的生物学特性与HSV基本相似，只有一个血清型。VZV的宿主范围窄，只在人或猴成纤维细胞中增殖并缓慢产生局灶性CPE。

人是VZV的惟一自然宿主，患者是主要传染源。皮肤是病毒的主要靶细胞。该病毒经呼吸道、口咽黏膜、结膜、皮肤等处侵入机体。儿童初次感染后，红色皮疹或斑疹首先表现在躯干，然后离心性播散到头部和肢体，继续发展为成串水疱、脓疱，最后结痂。病情一般较轻，偶可并发间质性肺炎和感染后脑炎。但在细胞免疫缺陷、白血病或长期使用免疫抑制剂的儿童可表现为重症，甚至危及生命。成人水痘症状较重且常伴发肺炎。孕妇患水痘的表现亦较严重，并可引起胎儿畸形、流产或死产。

儿童期患水痘后，未被清除的病毒可潜伏于脊髓后根神经节或颅神经的感觉神经节中。成年以后，当机体受到有害因素刺激或细胞免疫功能下降时，潜伏的病毒基因组被激活，病毒沿感觉神经轴索到达脊神经支配的皮肤细胞内增殖，引起复发，疱疹沿感觉神经支配的皮肤分布，串联成带状，称为带状疱疹。由于感觉神经受到刺激，局部常发生剧痛。

机体感染后可产生持久的特异性细胞免疫和体液免疫，但对潜伏的病毒不能有效地清除，故不能阻止带状疱疹的发生。

水痘和带状疱疹的临床表现都较典型，一般不依赖实验室诊断。

VZV 减毒活疫苗可防止或限制水痘感染和传播。应用含特异性病毒抗体的人免疫球蛋白预防 VZV 感染有一定效果。无环鸟苷、阿糖腺苷及大剂量的干扰素，能限制水痘和带状疱疹的发展和缓解局部症状。

第四节 巨细胞病毒

巨细胞病毒（cytomegalovirus，CMV）是巨细胞包涵体病的病原体。由于感染的细胞肿大并具有巨大的核内包涵体故而命名。

一、生物学性状

CMV 具有典型的疱疹病毒的形态及基因结构，在人类疱疹病毒中其基因组最大，约 240kb。病毒感染的宿主范围和细胞范围均狭窄，种属特异性高，即人 CMV 只能感染人。人 CMV 仅在人成纤维细胞中增殖，增殖缓慢，复制周期长。初次分离需 2 ~ 6 周才能出现细胞病变，其特点是细胞变圆、膨胀、核变大，形成巨大细胞，核内出现周围绕有一轮晕轮的大型嗜酸性包涵体，如猫头鹰眼状（图 24 -2）。

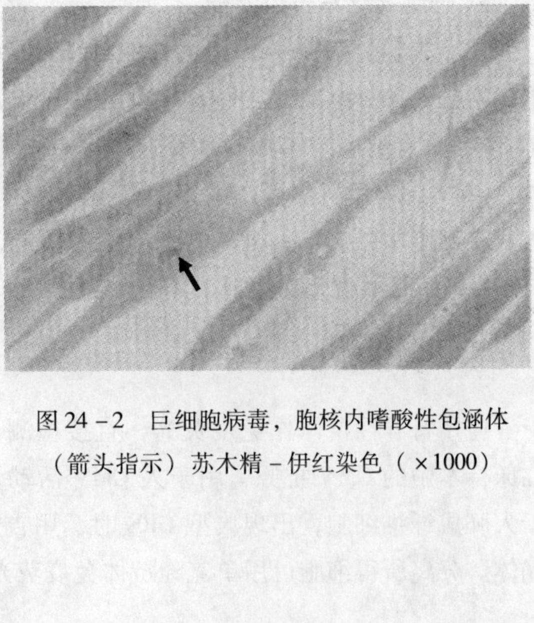

图 24 -2 巨细胞病毒，胞核内嗜酸性包涵体（箭头指示）苏木精 - 伊红染色（×1000）

二、致病性与免疫性

人群中CMV感染非常普遍，初次感染大多在2岁以下，常呈隐性感染且长期带毒，少数有临床症状。病毒可长期或间隙地自唾液、乳汁、尿液、精液或宫颈分泌物中排出，通过口腔，生殖道，胎盘，输血或器官移植等多途径传播，引起先天性感染、新生儿感染、输血感染、免疫功能低下病人感染等。

1. 先天性感染

CMV是最常见的先天性感染的病原体。孕妇发生原发性或复发性感染时，CMV可通过胎盘侵袭胎儿，引起子宫内感染。临床表现为巨细胞包涵体病，患儿可发生黄疸、肝脾肿大、血小板减少性紫癜及溶血性贫血和不同程度的神经系统损害，包括小头畸形、智力低下、耳聋、脉络膜视网膜炎、视神经萎缩等，少数严重者造成早产、流产、死产或生后死亡。CMV引起的先天性畸形远多于风疹病毒。

2. 新生儿感染

隐性感染CMV的孕妇，妊娠后期病毒可被活化，通过产道或通过哺乳等方式感染婴儿。多数临床症状较轻微或无临床症状。

3. 免疫功能低下病人的感染

肾移植、骨髓移植、艾滋病、白血病、肿瘤等机体免疫功能低下或长期用免疫抑制剂治疗的患者，体内潜伏的CMV被激活，易发生肺炎、视网膜炎、食管炎、结肠炎和脑膜脑炎。

4. 输血感染

输入大量含有CMV的新鲜血液，可发生输血后的单核细胞增多症和肝炎等病症。病人血清中无异嗜性抗体及EBV的EA抗体。

5. 细胞转化与致癌潜能

实验表明，CMV基因组的DNA片段，在体外可以转化至鼠胚及人胚成纤维细胞。近年在宫颈癌、结肠癌、Kaposi肉瘤及前列腺等组织中也检出了CMV的DNA序列，提示CMV具有致癌潜能。

CMV感染后机体可产生多种特异性抗体，如IgM、IgG和IgA类抗体，但不能清除潜伏在细胞中的病毒。机体的细胞免疫功能，特别是病毒特异性细胞毒性T细胞反应及NK细胞毒活性，对限制CMV感染的发生和发展起重要作用。

三、微生物学检查

应用特异性抗体作免疫荧光，直接检测白细胞、活检组织、支气管肺泡灌洗液等临床标本中的CMV抗原，用于人CMV活动性感染的早期快速诊断。另外，标本接种于人胚成纤维细胞，出现典型CPE时，用吉姆萨染色镜检，观察巨大细胞核内典型包涵体。分离所得细胞可用单克隆抗体免疫荧光染色检测CMV的早期抗原。应用PCR与核酸杂交等方法，可快速、敏感地检测 CMV 特异性的 DNA 片段。

ELISA 法检测 CMV 的 IgM 抗体，可帮助诊断 CMV 的近期感染。由于 IgM 不能从母体经胎盘传给胎儿，若从新生儿血清中检测出 CMV 的 IgM 抗体，表示有宫内感染。

四、防治原则

CMV 减毒活疫苗已研制成功，正在试用，能使机体产生体液和细胞免疫应答。但该疫苗疑有致癌潜能，在推广使用方面受到限制。目前倾向于应用包膜糖蛋白研制的不含病毒 DNA 的亚单位疫苗或基因工程疫苗。应用丙氧鸟苷及膦甲酸治疗肾移植和骨髓移植有关的 CMV 疾病有一定疗效。

小结　人类疱疹病毒 HSV、VZV 和 CMV 能够在人二倍体细胞增殖，并产生明显的细胞病变，形成多核巨细胞。EBV 只能在淋巴细胞中增殖。人类疱疹病毒感染的特征是初次感染后会建立潜伏感染，病毒在宿主体内长期持续存在，潜伏感染者一旦机体免疫力减弱，病毒就可能再度复制引起复发感染。

HSV－Ⅰ感染的典型症状是唇疱疹、龈口炎。HSV－Ⅱ感染的典型症状是生殖器疱疹。目前应用快速的诊断方法，即进行病变组织的免疫荧光染色直接检测病毒抗原。

EBV 是传染性单核细胞增多症的病原体，与鼻咽癌、非洲儿童伯基特淋巴瘤具有密切的病因学关系。抗体检测是目前 EBV 感染及其相关疾病最常用的实验室诊断方法。

VZV 感染可以引起水痘和带状疱疹两种不同的临床表现。水痘主要见于儿童，以全身性疱疹为特征。带状疱疹常见于成人和免疫力低下患者，特征是脊神经后根神经节或脑神经感觉神经节发炎，引起支配的皮肤疼痛、局灶性疱疹。

CMV 感染通常无临床症状，在先天性感染和新生儿感染中，是最为常见的病原体。免疫功能低下个体也常发生 CMV 感染。

思考题

1. 疱疹病毒引起的感染有哪几种类型？其特点是什么？
2. EB 病毒与哪些疾病有密切的病因学关系？

（潘　婉）

第二十五章

其他病毒及朊粒

第一节　狂犬病病毒

狂犬病病毒（rabies virus）是一种嗜神经病毒，是致死性疾病狂犬病的病原体，主要在野生动物及家畜中传播。人被病兽或带毒动物咬伤后而受感染。

一、生物学特性

狂犬病病毒属于弹状病毒科狂犬病病毒属。病毒呈子弹状，大小约75nm×180nm，核心为单股RNA和核蛋白，核衣壳上的壳粒围绕核酸呈螺旋对称排列，表面有脂蛋白包膜，包膜上有血凝素刺突，与病毒的感染性和毒力有关。狂犬病病毒对神经组织有较强亲嗜性。在易感动物或人的中枢神经细胞（主要是大脑海马回的锥体细胞）中增殖时，可在胞质内形成嗜酸性、圆形或椭圆形的包涵体，称内基小体，在诊断上很有价值（图25-1）。

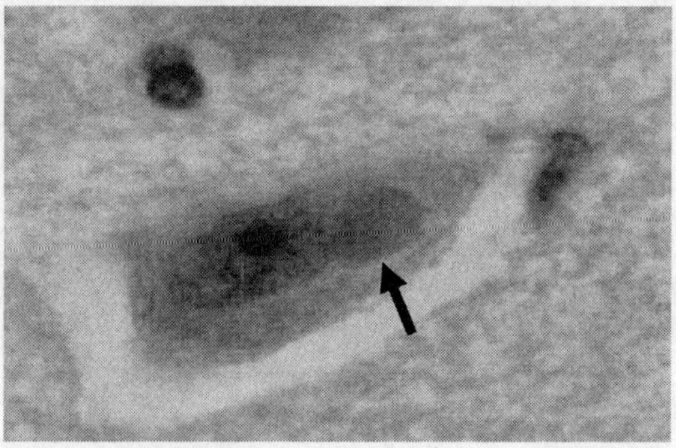

图25-1　狂犬病病毒在神经细胞内形成嗜酸性内基小体（箭头指示）

该病毒经60℃ 5分钟可被灭活，紫外线、日光照射也可迅速灭活病毒。易被强酸、强碱、甲醛灭活。但于-70℃或冷冻干燥条件下能存活数年。

二、致病性与免疫性

狂犬病病毒的动物感染范围很广。宿主动物80%为野犬，其他还有狼、狐狸、蝙蝠等，家畜猫、牛、马、猪等。

人患狂犬病主要是被患病动物，尤其是病犬咬伤所致，破损的皮肤黏膜接触含病毒物质也可引起感染。人被病犬咬伤后，病毒通过伤口进入人体内。病毒进入体内先在肌纤维细胞中增殖，进而沿神经末梢上行至中枢神经细胞继续增殖，再沿神经纤维扩散至唾液腺及其他组织。人发病时的典型临床表现是神经兴奋性增高，吞咽或饮水时喉头肌肉发生痉挛，甚至闻水声或其他轻微刺激均可引起痉挛发作，故又称恐水病。这种兴奋期典型症状经 3～5 天后转入麻痹期，出现昏迷、呼吸、循环衰竭而死亡。病死率几乎达 100%。潜伏期一般 1～3 个月，但亦有短至 1 周或长达数年者，其长短取决于被咬伤部位与头部的远近及伤口感染的病毒量。

动物研究表明，机体感染狂犬病病毒后能产生细胞免疫和中和抗体。病毒包膜的糖蛋白和核衣壳的核蛋白均有保护性抗原和 T 细胞免疫表位，可诱导产生中和抗体、$CD4^+$ 辅助性 T 细胞和 $CD8^+$ 细胞毒性 T 细胞。它们在狂犬疫苗接种后诱生的抗狂犬病病毒感染性免疫机制中起重要作用。

三、微生物学检查

人被狂犬咬伤是感染狂犬病病毒的主要途径，一旦被犬咬伤，及时检查动物是否患有狂犬病十分重要。做法是：①隔离观察，因病毒感染动物后，于发病前 5 天其唾液中便可存有病毒，故观察 7～10 天仍不发病，则表明该动物并非狂犬或其唾液中无病毒。②检查病毒抗原，即将观察期间发病的动物处死，取其大脑海马回部位组织作印片和作组织切片，用免疫荧光法检测病毒抗原和染色后观察内基小体。

对狂犬病患者的诊断可取唾液沉渣涂片，用免疫荧光抗体法查病毒抗原，但一般阳性率不高。最近应用逆转录 PCR 法检测标本中的病毒 RNA，此法敏感、快速和特异。

四、防治原则

捕杀野犬，加强家犬管理，注射疫苗是预防狂犬病的主要措施。人被动物咬伤后，应立即采取以下措施：①伤口局部处理要及时、彻底，应立即用 20% 肥皂水、0.1% 苯扎溴铵或清水反复冲洗伤口，再用 75% 乙醇及碘酒涂擦。②必要时于伤口周围浸润注射高效价狂犬病病毒抗血清，也可采取肌内注射，以进行被动免疫。③及时接种高效狂犬疫苗可以预防发病，我国现使用地鼠肾原代细胞或二倍体细胞培养制备灭活病毒疫苗于第 1、3、7、14、28 天各肌内注射 1ml，免疫效果好，副作用少。

第二节　人乳头瘤病毒

乳头瘤病毒（papilloma virus）是一组无包膜的小 DNA 病毒，分类上属于乳多空病毒科中的乳头瘤病毒属，它包括多种动物乳头瘤病毒和人乳头瘤病毒（human papilloma virus，HPV）。HPV 是引起皮肤、黏膜的寻常疣、扁平疣和尖锐湿疣（生殖器疣/性病疣）的病原体，并与宫颈癌的发生有密切关系。

HPV 为球形无包膜的双链环状 DNA 病毒，核衣壳由 72 个壳微粒组成，为 20 面体立体对称。HPV 有 60 多个型，各型之间同源性小于 50%。病毒基因组有三种存在形式，即共价结合的闭合环状 DNA 超螺旋结构、开放的环状结构和线状结构。由三个基因区组成，包括早期区、晚期区和无编码的上游调节区。早期区编码的蛋白 E6 和 E7 蛋白具有病毒癌基因功能，与受染细胞的转化和肿瘤发生有密切关系。

HPV 对皮肤及黏膜上皮细胞具有高亲嗜性，病毒在细胞内的复制受其分化阶段的影响。病毒的感染和复制，诱导上皮细胞增生，使表皮变厚，可伴有棘层增生和一定程度的表皮角质化。上皮增生所形成的乳头状瘤即称为疣。这种增生呈局部的且通常自发性退行性变，HPV 的基因组存在于转化的细胞内，也可通过促进细胞增殖或延长上皮细胞的寿命，维持肿瘤生长。目前，HPV 的体外培养尚未成功。

HPV 的传播主要是直接接触感染者病损部位或间接接触被病毒污染的物品。生殖器感染主要由性交传播。新生儿可在通过产道时受感染。病毒感染仅停留于局部皮肤和黏膜中，引起该部位多种疣，不产生病毒血症。不同型别的 HPV 侵犯的部位和所致疾病不尽相同（表 25－1）。

HPV 感染后，机体可产生特异性抗体，但该抗体无保护作用。

表 25－1　HPV 型别与人类疾病的关系

HPV 型别	相关疾病
1、4	跖疣
1、2、4、27、29、54	寻常疣
3、10、28、41	扁平疣
7、40	屠夫寻常疣
5、8、9、12、14、15、17、19～25、36、46、47	疣状表皮增生性异常
1、2、6、11	喉乳头痛、尖锐湿疣
16、18	宫颈上皮内赘生物及宫颈癌密切相关
16、18、31、33	宫颈上皮内赘生物及宫颈癌中度相关

HPV 的微生物学检查　免疫组化方法检测病变组织中的 HPV 抗原，或用核酸杂交法和 PCR 方法检测 HPV DNA 序列，用于疣的确诊和 HPV 致病关系的研究。抗体的检测正在研究试用。

HPV 引起性传播疾病，加强性安全教育和社会管理，对控制感染、减少生殖器疣和宫颈癌的发生有重要意义。目前尚无有效的疫苗，对疣主要采用局部治疗方法，如局部涂药、激光、冷冻等方法去除疣体。

第三节　朊　　粒

朊粒（prion）是一类特殊的传染性蛋白因子，不含核酸，可引起传染性海绵状脑病（transmissible spongiform encephalopathies，TSE）。TSE 是一类累及人类和动物中枢神经系统的退行性脑病，其潜伏期长，致死率达 100%。常见的动物 TSE 有疯牛病、羊瘙痒病，已知的人类 TSE 有库鲁病、克－雅（CJD）症、格斯综合征和致死性家族性失眠等。1982 年美国学者 Pnasiner 首先提出朊粒是 TSE 的病原体，并对朊粒蛋白质的生物学特性及其与 TSE 的关系进行了大量的研究，因此于 1997 年获诺贝尔医学奖。

朊粒的生物学分类仍未定论，因其无细胞形态曾被命名为朊病毒；由于朊粒的过滤性和增殖十分缓慢，也有慢发病毒之称；但与病毒的概念不符，又称之为非寻常病毒。

一、生物学性状

朊粒蛋白质（PrP）分子量为 27 000～30 000，故称为 $PrP^{27\sim30}$，为疏水型糖蛋白，具有抵抗蛋白酶的消化作用。从羊瘙痒因子感染地鼠脑组织分离的 PrP 称 PrP^{SC}。正常人及动物脑组织中有一种正常的 PrP 称 PrP^{C}。PrP^{SC} 与 PrP^{C} 的氨基酸序列相似，但两者的分子构型不同（图 25－2）。在感染的动物脑组织中，PrP 的两种异构体均存在；而在正常动物脑组织仅有 PrP^{C}。PrP^{C} 通常无感染性，当 PrP^{C} 转变成 PrP^{SC} 时即具有致病性和传染性。

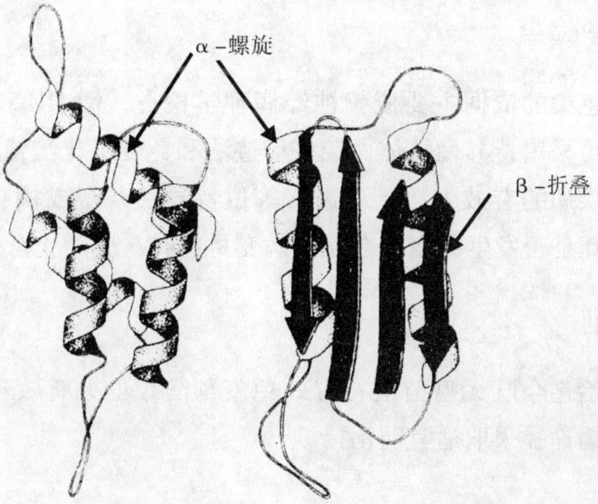

图 25－2　PrP^{C} 与 PrP^{SC} 的三维结构

朊粒对理化因素抵抗力很强。对热、辐射、酸碱及常用消毒剂有很强的抗性。有研究发现疯牛病脑组织能耐受 2mol/L NaOH 2 小时，其脑组织匀浆经 134 ~138℃ 1 小时处理对实验动物仍有传染性。将疯牛病组织置于 10% ~20% 甲醛溶液中数月仍有传染性。PrP^{SC}在土壤中可存活 20 年。

二、致病性

朊粒是一类完全不同于其他微生物的病原因子，其致病机制尚未完全阐明。目前认为由 PrP^{C} 或其前体转变为 PrP^{SC}，同时，PrP^{SC}还可结合 PrP^{C}，使之发生结构的改变，从而，由于外源性 PrP^{SC}的侵入并结合 PrP^{C} 以及自身 PrP^{C} 基因突变使其自发地发生结构改变，最终使 PrP^{SC}大量复制增殖、聚集，并沉积于脑组织中，引起神经细胞空泡变性、淀粉样斑块形成等病变而造成海绵状脑病。

人类朊粒疾病约有 15% 的患者具有遗传性，即为家族性疾病，为常染色体显性遗传，因编码 PrP 的基因突变所致。其他病例或为传染性病例，通过医源性感染或通过食人尸脑或人肉或由疯牛病病牛传染所致；除此以外，还有散发性病例，传播途径不明确。朊粒感染后，在人类其潜伏期可长达 30 年。大多朊粒疾病患者表现为进行性痴呆，有的表现为小脑共济失调。朊粒引起神经细胞空泡变性和死亡，星状胶质细胞增生，产生脑电功能致死损伤。病人死后脑组织在显微镜下可见海绵状退化和星状胶质细胞增生。疯牛病主要是脑干受到感染，库鲁病和格斯综合征则为小脑受损，克－雅症大脑皮层受感染，致死性家族失眠则表现为丘脑受感染。故朊粒疾病的共同特征是：潜伏期长，引起致死性中枢神经系统的慢性退化性疾病。病人一旦出现症状，多表现为亚急性进行性过程，最终造成死亡。患者对朊粒缺乏有效的免疫应答。

三、微生物学检查

目前诊断朊粒感染的依据主要依赖神经病理学检查，用 HE 和 PAS 染色观察海绵状病变。实验室也可采用特异性抗体做免疫印迹法和免疫组化法检测 PrP。基因分析法是诊断家族性朊粒疾病的有效方法，可进行等位特异性杂交或核苷酸序列分析，以确定其 PrP 基因型及其是否发生突变。在处理病变材料时，应防止意外传播。

四、防治原则

朊粒疾病的防治迄今既无疫苗进行有效免疫预防，也无有效药物治疗。目前主要针对该病的可能传播途径采取适宜防治措施。

小结 本章介绍了不宜归类的两种 RNA 病毒和两种 DNA 病毒，以及朊粒。

狂犬病病毒呈弹状，是单负链 RNA 病毒，有包膜。该病毒多由病犬咬伤而感染，引起狂犬病。狂犬病又称为恐水病，一旦发病病死率近乎 100%。实验室检查可取病犬大脑海马回部组织做病理切片检查内基小体，以及运用免疫荧光技术和 ELISA 法检测狂犬病病毒核蛋白和 RT－PcR 法检测标本中狂犬病病毒 RNA。

HPV 是一类无包膜的小 DNA 病毒，主要侵犯人的皮肤和黏膜，导致不同程度的增生性病变。HPV 除了引起感染部位的多种疣外，与子宫颈癌等恶性肿瘤亦有密切关系。实验室多用 PCR 技术扩增病毒特异性 DNA 进行诊断。

朊粒是引起传染性海绵状脑病的病原体，海绵状病变是由朊粒蛋白沉积在神经组织里，形成淀粉样斑块。人类 TSE 是库鲁病和克雅病及其变种等，临床上出现痴呆、共济失调、震颤等，随即昏迷死亡。目前诊断朊粒感染的依据主要依赖神经病理学检查。

思考题

1. 狂犬病的典型临床表现是什么？
2. 简述朊粒的特点及致病性。

（潘　婉）

第二十六章

真菌概述

真菌（fungus）是一类真核细胞型微生物。细胞结构比较完整，有细胞壁与完整的细胞核，不含叶绿素，无根、茎、叶的分化。少数为单细胞，大多数为多细胞。真菌种类繁多，有10万种以上，大多数对人类有益无害，如用于酿酒、制备氨基酸、抗生素等。引起人类疾病的真菌仅有300余种，包括致病性真菌、条件致病性真菌、产毒以及致癌真菌。近年来，真菌感染明显上升，这与滥用广谱抗生素引起的菌群失调、经常应用激素及免疫抑制剂、抗癌药物导致免疫功能低下有关。

一、生物学性状

（一）形态与结构

真菌比细菌大几倍甚至几十倍。结构比细菌复杂，按形态可分为单细胞真菌和多细胞真菌两大类。单细胞真菌呈圆形或卵圆形，常见于酵母菌或类酵母菌。对人致病的主要有新生隐球菌和白假丝酵母菌。多细胞真菌有菌丝和孢子，且相互交织成团，称丝状菌（filamentous fungus），又称霉菌（mold）。有些真菌可因环境条件如营养、温度、氧气等改变，两种形态可互变，此真菌称二相性真菌。多细胞真菌的菌丝和孢子，随真菌种类不同而异，是鉴别真菌的重要依据。

1. 菌丝

菌丝（hypha）是由真菌的孢子在基质上萌发产出的芽管进一步延长而形成的。许多菌丝交织成团称菌丝体。

菌丝按功能可分为：①营养菌丝，菌丝伸入培养基中吸取营养，以供生长；②气中菌丝，暴露于空气中的菌丝；③生殖菌丝，能产生孢子的气中菌丝称生殖菌丝。

菌丝按结构可分为：①无隔菌丝，菌丝中无横隔将其分段，整条菌丝是一个细胞，含有多个核，是一种多核细胞；②有隔菌丝，菌丝内有横隔（隔膜），把一条菌丝分隔成多个细胞，隔膜中有小孔，可允许胞浆流通，多数菌丝属之。

菌丝有多种形态：网状、螺旋状、球拍状、结节状、鹿角状和梳状等。不同种类的真菌有不同形态结构的菌丝，有助于真菌的鉴别（图26－1）。

2. 孢子

孢子（spore）是真菌的繁殖器官，一条菌丝可长出多个孢子。在适宜条件下孢子

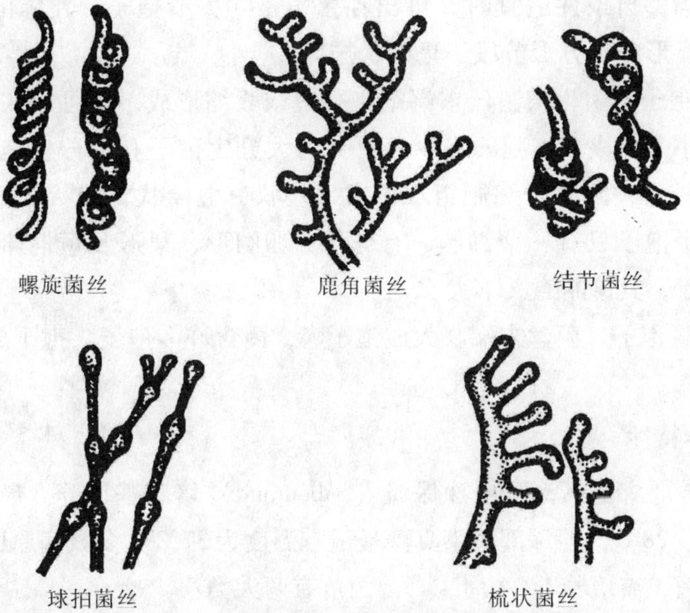

图 26－1　真菌菌丝

可发芽并发育成菌丝。孢子与细菌的芽胞不同。它的抵抗力不强，加热 60℃～70℃短时间即死亡。真菌孢子分无性孢子和有性孢子两大类。致病性真菌多为无性孢子，可分为叶状孢子、分生孢子、孢子囊孢子等三种类型（图 26－2）。

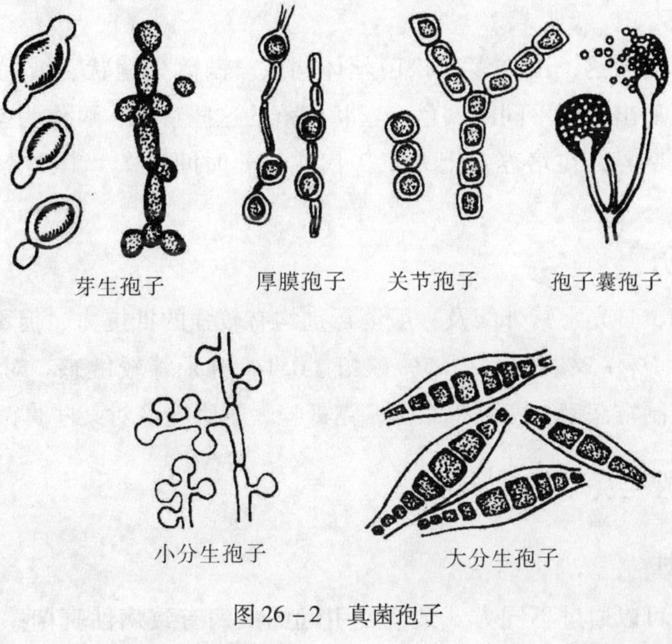

图 26－2　真菌孢子

（1）叶状孢子　由菌丝内细胞直接形成，包括：①芽生孢子，由菌丝细胞出芽生长，常见于白假丝酵母菌和新生隐球菌，一般芽生孢子长到一定大小即与母体脱离，若不脱离则形成假菌丝；②厚膜孢子，菌丝内胞浆浓缩、胞壁增厚，在不利环境中形成，抵抗力增强，当条件适宜时又可出芽繁殖；③关节孢子，在陈旧培养基中常见。菌丝胞壁增厚，形成长方形节段，呈链状排列。

（2）分生孢子　由生殖菌丝末端细胞分裂或收缩形成，也可以在菌丝侧面出芽形成。根据其大小、组成和细胞的多少又可分为大分生孢子和小分生孢子两种：①大分生孢子，体积较大，由多个细胞组成，常呈梭状、棍棒状、梨状等；②小分生孢子，体积较小，一个孢子只有一个细胞，有球形、卵圆形、梨形及短棍棒状等。真菌都能产生小分生孢子，其诊断意义不大。

（3）孢子囊孢子　菌丝末端膨大成孢子囊，内含许多孢子，孢子成熟则破囊而出，如毛霉菌。

（二）培养特性

真菌的营养要求不高，常用沙保弱（Sabouraud）培养基培养。最适 pH4.0～5.0，最适温度为22～28℃，但深部感染真菌最适宜温度为37℃。多数病原性真菌生长缓慢，特别是皮肤癣菌，需培养1～4周。真菌菌落有两大类：

1. 酵母型菌落

为单细胞真菌菌落，形态与一般细菌相似，菌落光滑湿润，柔软而致密。镜下可见卵圆形单细胞酵母菌以出芽方式繁殖，如新生隐球菌菌落。有的单细胞真菌在出芽后，芽管延长不与母细胞脱离形成假菌丝。假菌丝向培养基内部生长，这种菌落称类酵母型菌落，如白假丝酵母菌菌落。

2. 丝状菌落

是多细胞真菌菌落，由许多疏松菌丝体构成。菌落呈絮状、绒毛状或粉末状，菌落的正背两面可显出各种不同的颜色。丝状菌落的这些特征，可作为鉴别真菌的依据。

真菌易发生变异，在培养基上人工传代或培养时间过久，其形态，培养特征、毒力均可发生变异。

（三）抵抗力

真菌对干燥、日光、紫外线及一般消毒剂均有较强的抵抗力、但不耐热。60℃1小时可被杀死。对1%～2%苯酚、2.5%碘酊、0.1%升汞等较敏感。对常用抗生素不敏感，灰黄霉素、制霉菌素、两性霉素B、克霉唑、酮康唑等对某些真菌有抑制作用。

二、致病性与免疫性

（一）致病性

不同的真菌可以通过不同方式致病，引起的疾病有致病性真菌感染、条件致病性真菌感染、真菌过敏、真菌中毒和真菌毒素致癌等。

1. 致病性真菌感染

主要为外源性感染，可引起皮肤、皮下组织和全身性真菌感染。

2. 条件致病性真菌感染

主要为内源性感染，如白假丝酵母菌。这类真菌致病力不强，一般情况下不致病，只有当机体免疫力下降时才发病。这种感染常发生在长期使用广谱抗生素造成菌群失调或者使用皮质激素、免疫抑制剂、放射治疗等造成机体免疫力下降的过程中。

3. 真菌变态反应性疾病

过敏体质者吸入或接触真菌的菌丝或孢子可引起各类超敏反应，如荨麻疹、接触性皮炎、哮喘、过敏性鼻炎等。

4. 真菌性中毒

有些真菌在粮食或饲料上生长，人、畜食后导致急性或慢性中毒，称为真菌中毒症。毒素不同，产生病变不同。有的引起肝、肾损害，有的引起血液系统的变化；有的引起神经系统的损害，出现抽搐、昏迷等症状。

5. 真菌毒素与肿瘤的关系

现已证实真菌毒素与肿瘤有关。如黄曲霉毒素，毒性很强，小剂量就可致癌。引起的癌症以原发性肝癌多见。肝癌的发生与毒素的摄入量有关。摄入越多，肝癌发生率越高。其他真菌毒素如黄褐毒素、镰刀菌 T－2 毒素可引起肝、肾、胰、垂体等处的肿瘤。

（二）免疫性

真菌感染与机体的非特异免疫和特异性免疫有关。儿童易患头癣，成人手足癣多见。主要原因是儿童头皮脂肪酸分泌量比成人少，故易患头癣；而成人手、足汗较多，且掌部缺乏皮脂腺，易促进真菌生长，故易患手足癣。长期使用广谱抗生素引起的菌群失调，或因恶性肿瘤长期应用化学及放射治疗、免疫抑制剂，使机体免疫力下降，均可继发真菌感染。

抗真菌免疫以细胞免疫为主。深部真菌感染可出现多种抗体，但其作用不大。黏膜表面的 SIgA 对真菌的局部感染有一定的保护作用。另外，真菌感染还可引起迟发型变态反应，如癣菌疹。

三、微生物学检查

浅部真菌感染取病变部位的皮屑、毛发、指（趾）甲屑等标本检查。深部真菌感染可根据病情取痰、脑脊液等标本检查。

1. 直接镜检

取标本先用 10% KOH 微加热处理后不染色直接镜检，如看到菌丝和孢子可初步诊断为真菌病。如疑为新生隐球菌感染则取脑脊液做负染色后观察。

2. 分离培养

直接镜检不能确诊时应做真菌培养。一般常用含抗生素的沙保弱培养基经 37℃2 天后转 25℃继续培养 2 ~4 周，观察镜下特征，再做玻片小培养，于镜下观察菌丝和孢子的特征，进行鉴定。

3. 血清学检查

为辅助性检查。可用 ELISA 夹心法、对流免疫电泳、放射免疫法等检查患者血清中真菌抗原或抗体。

四、防治原则

无特异性预防方法。主要是注意皮肤卫生，保持鞋袜干燥，避免与患者直接或间接接触。治疗可用灰黄霉素、克霉唑等抗真菌药物。

对深部真菌病的预防主要是提高机体免疫力。对长期应用广谱抗生素、免疫抑制剂者、肿瘤或糖尿病患者应注意防止并发真菌感染。治疗用二性霉素 B、克霉唑、酮康唑等抗真菌药物。

小结 真菌是一大类不含叶绿素，无根、茎、叶分化的真核细胞型微生物。可分为单细胞和多细胞两类。多细胞真菌由菌丝和孢子组成。孢子是真菌的繁殖器官。常用沙保弱培养基进行培养，单细胞真菌形成酵母型或类酵母型菌落，多细胞真菌形成丝状菌落。

不同的真菌可以通过不同方式致病，引起的疾病有致病性真菌感染、条件致病性真菌感染、真菌过敏、真菌中毒和真菌毒素致癌等。真菌感染与机体的非特异免疫和特异性免疫有关。

思考题

1. 试列表比较真菌孢子和细菌芽胞的区别。
2. 简述真菌性疾病的几种形式。

（牛莉娜）

第二十七章 常见病原性真菌

一、浅部真菌

浅部真菌是指寄生或腐生于角蛋白组织的真菌，具有嗜角质蛋白的特征，侵犯部位仅限于皮肤角质层、毛发和指（趾）甲，引起浅部真菌病。皮肤癣真菌分为毛癣菌、表皮癣菌、小孢子癣菌三个属。三者的特点见图 27－1。

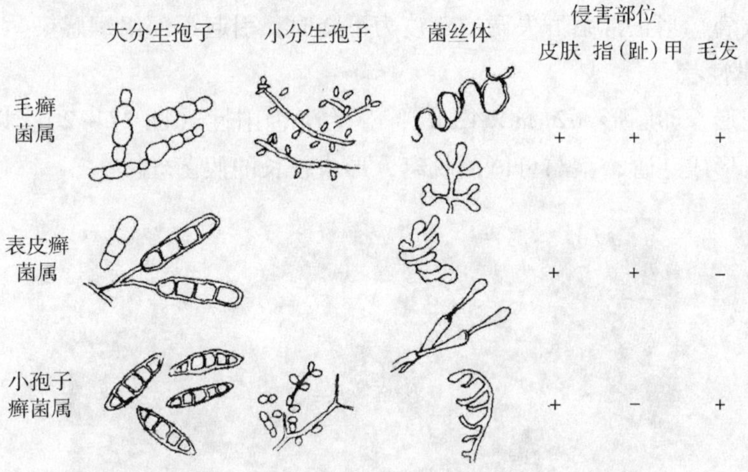

图 27－1　皮肤癣菌的孢子、菌丝形态和侵害部位

二、皮下组织感染真菌

引起皮下组织感染的真菌有着色真菌与孢子丝菌。一般经外伤感染，在局部皮下组织中繁殖，也可缓慢扩散至周围组织，或经淋巴、血液向全身扩散。

1. 着色真菌

为腐生性真菌，常腐生于朽木、杂草和土壤等处。引起的感染都发生在暴露部位，病损皮肤变黑，称着色真菌病。在人体主要侵犯肢体皮肤。潜伏期约一个多月，长者数月乃至一年。感染皮肤发生丘疹、结节、溃疡及疣状或菜花状赘生物。病程长达几十年。随病情发展，老病灶结疤愈后，新病灶又在四周产生。日久瘢痕广泛，影响淋巴回流，形成肢体象皮肿。免疫力低下时可侵犯中枢神经或经血行扩散。

2. 申克孢子丝菌

为腐生性真菌，广泛分布于土壤、尘埃、植物中。可经皮肤微小创口入侵，然后沿淋巴管分布，引起亚急性或慢性肉芽肿，使淋巴管成链状硬结，称孢子丝性下疳。此菌也经口或呼吸道侵入，沿血行扩散至其他器官。此病呈世界性分布，我国东北、华东、华南地区较多。

此菌为二相性真菌。脓、痰、血等标本在油镜下观察可见梭形或圆形孢子。在沙保弱培养基上经25℃培养3~5天，可长出灰褐色皱褶膜菌落。在含有胱氨酸的血平板上经37℃培养则长出酵母型菌落。

三、深部感染真菌

引起深部感染的真菌包括两大类：致病性真菌与条件致病性真菌。

（一）白假丝酵母菌

白假丝酵母菌（*Candida albicans*），又称白色念珠菌，通常存在于人体表和腔道中，一般不致病，当正常菌群失调或免疫力下降时，引起深部组织感染。

1. 生物学性状

菌体为圆形、卵圆形（2μm×4μm），革兰染色阳性（图27-2）。以出芽方式繁殖。孢子伸长形成芽管，不与母体菌脱离，形成较长的假菌丝。

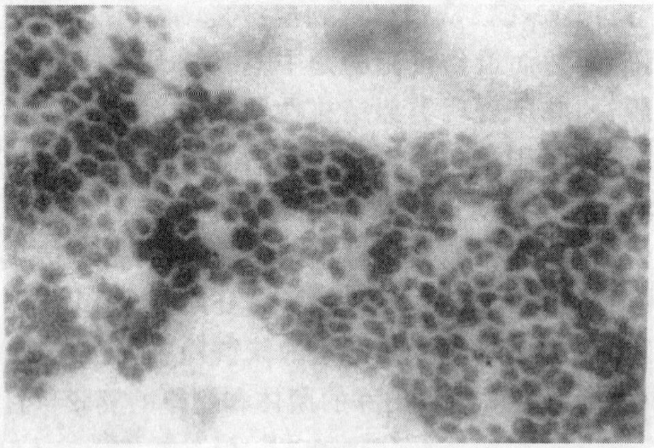

图27-2 白色念珠菌（革兰染色）

白假丝酵母菌在沙保弱培养基、普通培养基、血平板均可生长良好。在室温或37℃中培养2~3天，可形成类酵母型菌落。在玉米培养基上可长出厚膜孢子（图27-3）。白假丝酵母菌的芽生孢子伸长成假菌丝和厚膜孢子有助于鉴定。

2. 致病性与免疫性

白假丝酵母菌可侵犯人体许多部位，如皮肤、黏膜、肺、肠、肾和脑，引起病变。近年来，随着广谱抗生素、激素和免疫抑制剂的广泛应用，白假丝酵母菌感染日益增多。

(1) 皮肤黏膜感染　皮肤假丝酵母菌感染好发于皮肤皱褶处，如腋窝、腹股沟、臀沟、会阴部、乳房下和指（趾）间。皮损特点为界限清楚的糜烂面。黏膜感染有鹅口疮、口角炎、阴道炎、龟头炎等，其中以鹅口疮最多，好发于新生儿。本菌还可侵犯指（趾）甲，引起甲真菌病。

(2) 内脏感染　主要有肺炎、支气管炎、食管炎、肠炎、膀胱炎和肾盂肾炎等，偶可引起败血症。

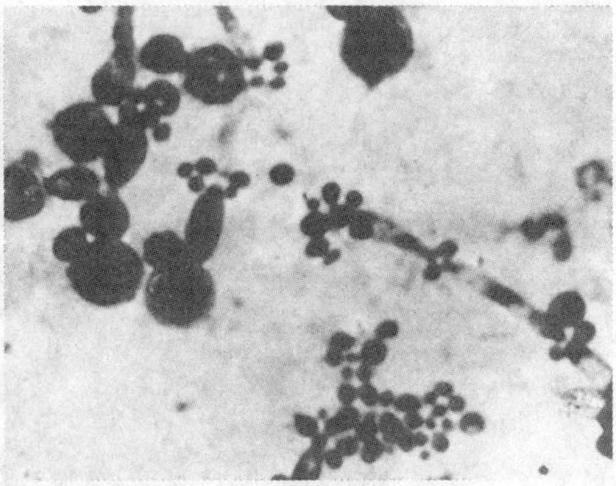

图 27－3　白假丝酵母菌厚膜孢子

(3) 中枢神经系统感染　主要有脑膜炎、脑膜脑炎、脑脓肿等。

对白假丝酵母菌过敏者可引起变应性白假丝酵母菌疹、哮喘等。抗感染以细胞免疫为主。SIgA 在抗本菌感染中有一定的作用。

3. 微生物学检查

(1) 直接镜检　脓、痰等标本可直接涂片革兰染色后镜检，皮肤、指（趾）甲先用 10% KOH 溶液处理后镜检。镜检必须同时看到有出芽的酵母菌和假菌丝才能说明白假丝酵母菌在组织中定居。

(2) 培养　必要时可将标本接种于沙保弱培养基培养，并观察玉米培养基中形成厚膜孢子。

(3) 分子生物学方法　特异性 DNA 探针、PCR 等。

4. 治疗

局部可涂 2% 甲紫、制霉菌素、克霉唑等软膏或益康唑霜。对内脏白假丝酵母菌病可用两性霉素 B、氟胞嘧啶、酮康唑等抗真菌药物治疗。

（二）新生隐球菌

新生隐球菌（*Cryptococcus neoformans*）广泛分布于自然界，在鸽粪中最多，正常人体内也可分离到此菌。

1. 生物学性状

新生隐球菌为圆球形的酵母菌，直径为 4 ~ 20μm，外周有宽大的荚膜（3 ~ 5μm），折光性强。一般染色难以着色，用墨汁负染后镜检，可见黑色背景中菌体发亮，外包宽大透明的荚膜（图 27－4），荚膜比菌体大 1 ~ 3 倍。菌体常有出芽，但无假菌丝。

2. 致病性

新生隐球菌主要经呼吸道侵入至肺引起肺部感染，并不引起症状，但可以从肺播散到全身其他部位如中枢神经系统、皮肤、骨、心脏等，而最易侵犯的是中枢神经系统，引起慢性脑膜炎，临床表现类似结核性脑膜炎，预后不良。近年来，抗生素、激

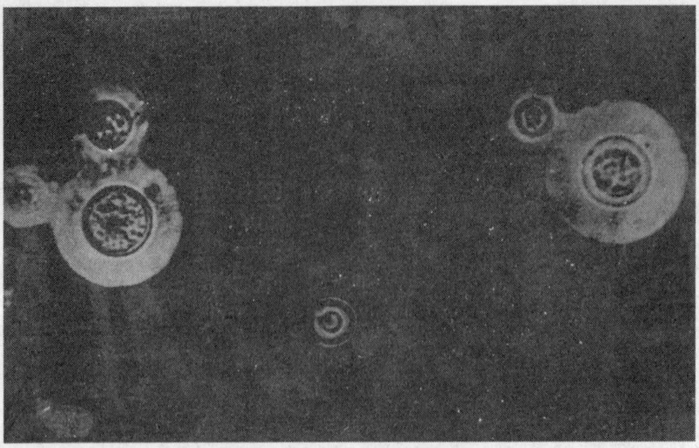

图 27－4 新型隐球菌（墨汁负染）

素和免疫抑制剂的广泛使用，也是新生隐球菌病增多的原因。

3. 微生物学检查

标本加墨汁，在玻片上作负染后镜检，如有出芽的菌体和宽大透明的荚膜，可以鉴定。必要时作分离培养或动物试验。

血清学诊断具有高度特异性和敏感性。通常用 ELISA 法与胶乳凝集试验测定患者脑脊液或血清中的荚膜多糖抗原。

可用 PCR 法检测 DNA。

4. 治疗

采用二性霉素 B、氟胞嘧啶等药物治疗。

深部感染真菌除临床多见的白假丝酵母菌和新生隐球菌外，还有许多腐生性真菌，一般不致病，只有在机体免疫力发生改变后，因吸入孢子而造成感染，临床常见的有曲霉，毛霉和肺孢子菌。

小结 能引起人类致病的真菌称为病原性真菌。可引起浅部或深部组织感染，常见的有皮肤癣真菌，为浅部感染真菌，引起各种癣病；白假丝酵母菌为内源性机会致病性真菌，可引起人类黏膜、皮肤和内脏的假丝酵母菌病；新生隐球菌为外源性深部感染真菌，可引起肺、脑慢性感染。

思考题

试述常见机会感染性真菌的主要特性及其所致疾病？

（牛莉娜）

参考文献

[1] 李凡，刘晶星．医学微生物学．7 版．北京：人民卫生出版社，2008
[2] 张卓然．医学免疫学与微生物学．4 版．北京：人民卫生出版社，2001
[3] 赵富玺，孟繁平，岳启安．医学微生物学．2 版．北京：人民军医出版社，2003
[4] 罗恩杰．病原生物学．北京：科学出版社，2008
[5] 郭晓奎．Review of medical microbiology and parasitology. 北京：科学出版社，2008
[6] 陈兴保．病原生物学和免疫学．5 版．北京：人民卫生出版社，2004
[7] 周正任，医学微生物学．6 版．北京：人民卫生出版社，2003
[8] 寿佩勤．病原生物学与免疫学基础．北京：人民军医出版社，2008
[9] Prescott，Lansing M. Microbiology. 北京：高等教育出版社，2002
[10] 孙艳．病原生物学学习指南．北京：第二军医大学出版社，2007
[11] Nicklin，Jane. Instant notes in microbiology. 北京：科学出版社，2003
[12] 杨革．微生物学学习指导．北京：科学出版社，2007
[13] 沈关心．微生物学与免疫学．北京：人民卫生出版社，2007
[14] 徐纪平．医学微生物学．北京：科学出版社，2008
[15] 童明庆．临床检验生物学．北京：高等教育出版社，2006
[16] 倪语星，尚红．临床微生物学与检验．4 版．北京：人民卫生出版社，2007
[17] 贾文祥．医学微生物学．北京：人民卫生出版社，2005
[18] 姚秀缤．病原生物与免疫学基础．北京：人民卫生出版社，2005

导航网站

[1] http：//micronet. im. ac. cn/
[2] http：//www. microbiohome. com/
[3] http：//www. microbelibrary. org/
[4] http：// www. microbiology. org. cn/
[5] http：//www. cmu. edu. cn/byswx/index. asp
[6] http：//www. sxpb. com
[7] http：//www. micro. ccsdb. cn/
[8] http：//zh. wikipedia. org/zh - cn/%E7%97%85%E6%AF%92
[9] http：//jpkc. sysu. edu. cn/2006/weishengwu/microbiology/virus/001

[10] http://www.who.int/whosis/whostat/ZH_ WHS09_ Full.pdf
[11] http://www.sciencenet.cn/htmlpaper/2008422952594191932.html
[12] http://www.chinacdc.net.cn/
[13] http://www.chain.net.cn
[14] http://www.weeloo.com
[15] http://www.hiv5.com/art/
[16] http://www.pconet.cn/news/ReadNews.asp? NewsID = 1082
[17] http://www.cdc.gov/ncidod/diseases/ebv.ht
[18] http://www.hpv.cn/

第三篇　人体寄生虫学

第一章

概　述

寄生虫病是一个重要的公共卫生问题，不仅危害人类的健康和生命，而且给社会经济发展带来巨大的经济损失。仅疟疾，全球每年发病人数达3亿~5亿，死于疟疾的5岁以下的非洲儿童每天有3000名，造成的经济损失达数十亿美元。

一、人体寄生虫学的定义、范畴与任务

人体寄生虫学（human parasitology）是研究与人体健康有关的寄生虫的形态结构、生活活动和生存繁殖规律，阐明寄生虫与人体及外界因素的相互关系的科学。它是预防医学和临床医学的一门基础学科，由医学原虫学、医学蠕虫学和医学节肢动物三部分内容组成。

学习本学科的目的是为了控制和消灭病原寄生虫所致人体寄生虫病，防治与疾病有关的医学节肢动物，保障人类健康。

二、寄生关系、寄生虫、宿主

自然界中两种生物生活在一起的现象统称为共生（symbiosis），在共生现象中根据两种生物之间的营养、居住和利害关系可分为共栖、互利共生和寄生。

（一）共栖（commensalism）

也称为片利共生，即两种生物在一起生活，其中一方受益，另一方既不受益，也不受害，称为共栖。如生活在人口腔的齿龈内阿米巴，在口腔中以细菌、食物颗粒和死亡的上皮细胞为食，但不损害宿主的口腔组织。

（二）互利共生（mutualism）

两种生物在一起生活，在营养上互相依赖，长期共生，双方有利，称为互利共生。如牛、马胃内有以植物纤维为食物的纤毛虫定居，纤毛虫能分泌消化酶类，以分解植物纤维，获得营养物质，有利于牛、马消化植物，其自身的迅速繁殖和死亡可为牛、马提供蛋白质；而牛、马的胃为纤毛虫提供了生存、繁殖所需的环境条件。

（三）寄生（parasitism）

两种生物在一起生活，其中一方受益，另一方受害，后者给前者提供营养物质和

定居场所，这种关系称寄生。受益的一方称为寄生物，包括病毒、细菌、真菌、立克次体以及多细胞无脊椎动物和单细胞原生生物等。将长期或暂时地寄生于另一种生物（植物、动物或人）的体表或体内以获得营养，赖以生存，并损害对方，过寄生生活的多细胞无脊椎动物或单细胞的原生生物称之为寄生虫（parasite），其中与人体有关的称医学寄生虫（medical parasite）。被寄生并受害的一方称为宿主（host）。如寄生在人体小肠内的蛔虫是寄生虫，人则是蛔虫的宿主。

1. 寄生虫的分类

根据动物分类系统，包括寄生虫属动物界（Kingdom Animalia）的无脊椎动物中的扁形动物门（Phylum Platyhelminthes）、线形动物门（Phylum Nemathelminthes）、棘头动物门（Phylum Acanthocephala）、节肢动物门（Phylum Arthropoda）和单细胞的原生动物亚界（Subkingdom Protozoa）中的肉足鞭毛门（Sarcomastigophora）、顶复门（Apicomplexa）和纤毛门（Ciliophora）。

2. 寄生虫的命名

寄生虫的学名按动物的命名，系用二名制（binominal system），即包括属名（在前）与种名（在后），有时种名之后还有亚种名。种名或亚种名之后是命名者的姓与命名年份（论文正式发表的年份）。学名用拉丁文或拉丁化的文字。如：溶组织内阿米巴原虫（*Entamoeba histolytica* Schaudinn，1903）；恶性疟原虫［*Plasmodium falciparum*（Welch，1897）Schaudinn，1902］，表示 Schaudinn 于 1902 年又再次确定此学名。

3. 寄生虫的类别

根据寄生虫与宿主的关系，可将寄生虫分为：

（1）专性寄生虫　生活史中至少有一个阶段必须营寄生生活，如丝虫、钩虫等。

（2）兼性寄生虫　既可营自生生活，又能营寄生生活，如粪类圆线虫。

（3）偶然寄生虫　因偶然机会进入非正常宿主体内寄生的寄生虫，如某些蝇蛆进入人肠内而偶然寄生。

（4）体内寄生虫和体外寄生虫　前者如寄生于肠道、组织内或细胞内的蠕虫或原虫；后者如蚊、蚤、虱、蜱等吸血时与宿主体表接触，多数饱食后即离开。

（5）长期性寄生虫和暂时性寄生虫　前者如蛔虫，其成虫必须营寄生生活；后者如蚊、蚤、蜱等吸血时暂时侵袭宿主。

（6）机会致病寄生虫　如弓形虫、隐孢子虫等，在宿主体内通常处于隐性感染状态，但当宿主免疫功能受累时，可出现异常增殖且致病力增强。

4. 寄生虫的分型

寄生虫完成一代的生长、发育和繁殖的全过程，称为生活史（life cycle）。根据寄生虫在发育过程中是否需要更换宿主，将其生活史分为两种类型：

（1）直接型　完成生活史不需要更换宿主，虫卵或幼虫在外界发育到感染阶段后直接感染人。如蛔虫、钩虫等。

(2) 间接型 完成生活史需要两个或两个以上的宿主，虫体需在中间宿主或吸血昆虫体内发育至感染阶段后方可通过一定方式感染人。如丝虫、血吸虫、猪带绦虫等。

5. 宿主的类别

寄生虫的成虫或有性生殖阶段寄生的宿主称为终宿主（difinitive host 或 final host）；幼虫或无性生殖阶段寄生的宿主称为中间宿主（intermediate host）。有些寄生虫在其生活史过程中需要一个以上的中间宿主，按其顺序分别称为第一中间宿主和第二中间宿主。有些寄生虫除可寄生人体外，还可寄生于其他脊椎动物体内，在一定条件下可以传给人，这些脊椎动物被称为保虫宿主（reservoir host），也称贮存宿主、储蓄宿主。某些寄生蠕虫的幼虫侵入非正常宿主，不能继续发育，但可长期处于幼虫状态，当有机会进入正常宿主体内，便可发育为成虫，这种非正常宿主被称为转续宿主（transport host 或 paratenic host）。

寄生虫在其发育的各阶段（虫期）中，并不是任何一个阶段都能使人感染，只有其中某一个特定的阶段，才具有感染的能力，这个阶段称感染阶段或感染期（infective stage）。如图 1－1 中只有囊蚴对人具有感染能力，而其他虫期则不能使人感染，故囊蚴是肝吸虫的感染阶段。

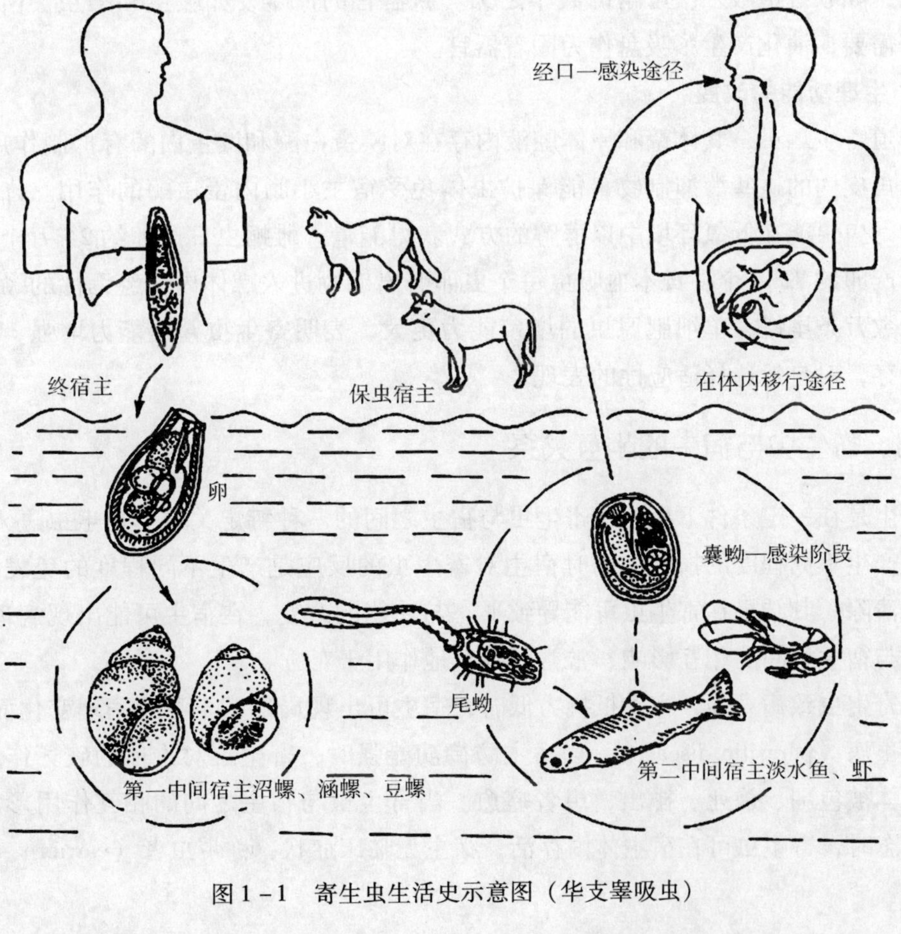

图 1－1 寄生虫生活史示意图（华支睾吸虫）

三、寄生生活对寄生虫形态和生理的影响

从自生生活演变为寄生生活，寄生虫经历了漫长的适应宿主环境的过程。寄生生活使寄生虫对寄生环境的适应性以及寄生虫的形态结构和生理功能发生了变化。

1. 对环境适应性的改变

在演化过程中，寄生虫长期适应于寄生环境，不同程度地丧失了独立生活的能力，对于营养和空间依赖性越大的寄生虫，其自生生活能力就越弱；寄生生活的历史愈长，适应能力愈强，依赖性愈大。因此与共栖和互利共生生物相比，寄生虫更不能适应外界环境的变化，因而只能选择性地寄生于某种或某类宿主。

2. 形态结构的改变

寄生虫可因寄生环境的影响而发生形态构造变化。如跳蚤身体左右侧扁平，以便在毛发中穿行；寄生于肠道的蠕虫多为长形，以适应窄长的肠腔。某些器官退化或消失，如寄生历史漫长的肠内绦虫，其消化器官已完全退化，依靠其体壁吸收营养。某些器官发达，如体内线虫的生殖器官极为发达，如雌蛔虫的卵巢和子宫的长度为其体长的 15 ~20 倍，以增强其产卵能力；有的吸血节肢动物，其消化道长度大为增加，以利吸血，如软蜱饱吸一次可耐饥数年之久。新器官的产生，如吸虫和绦虫，由于定居和附着需要，演化产生了吸盘作为固着器官。

3. 生理功能的改变

肠道寄生蛔虫，其体壁和原体腔液内存在对胰蛋白酶和糜蛋白酶有抑制作用物质，在虫体角皮内的这些酶抑制物，能保护虫体免受宿主小肠内蛋白酶的作用。许多消化道内的寄生虫能在低氧环境中以酵解的方式获得能量。雌蛔虫日产卵约 24 万个；牛带绦虫日产卵约 72 万个；日本血吸虫每个虫卵孵出毛蚴进入螺体内，经无性的蚴体增殖可产生数万条尾蚴；单细胞原虫的增殖能力更大，表明寄生虫繁殖能力增强，是保持虫种生存，对自然选择适应性的表现。

四、寄生虫与宿主的相互关系

寄生是在一定条件下出现在寄生虫与宿主之间的一种特定关系。寄生虫进入宿主，对宿主产生不同程度的损害，同时宿主对寄生虫的反应是产生不同程度的免疫力以设法把它清除。其结果在寄生虫可能导致形态与功能的改变，在宿主可能出现病理变化。寄生虫与宿主之间的相互影响，常常是综合地作用于对方。

当寄生虫致病力强，宿主抵抗力低时，宿主可出现局部或全身的病理变化而致病，称寄生虫病（parasitic disease）。当宿主防御功能强时，寄生虫对人体的破坏作用被抑制，虫体被包围、杀死、排出，患者痊愈。当寄生虫与宿主之间的相互作用形成一种平衡状态时，寄生虫可在宿主体内存活，宿主无临床症状，称带虫者（carrier）。

（一）寄生虫对宿主的作用

1. 夺取营养

寄生虫在宿主体内摄取营养物质，使人营养不良、抵抗力下降或致病。如牛带绦虫、蛔虫等。

2. 机械性损伤

寄生虫可对所寄生的部位及其附近组织器官产生损害或压迫作用。如蛔虫大量存在可导致肠梗阻、肠穿孔，还可钻入胆管、阑尾或其他器官。棘球蚴在肝脏、肺、脑内寄生引起占位性病变。

3. 毒性和抗原物质的作用

寄生虫的分泌物、排泄物和死亡虫体的分解产物对宿主均有毒性作用，这是寄生虫危害宿主方式中最重要的一个类型。如溶组织内阿米巴侵入肠黏膜和肝时，分泌溶组织酶，溶解组织、细胞，引起宿主肠壁溃疡和肝脓肿。另外，寄生虫的代谢产物、死亡虫体的分解物又都具有抗原性，可使宿主致敏，引起局部或全身变态反应。如疟原虫的抗原物质与相应抗体形成免疫复合物，沉积于肾小球毛细血管基底膜，在补体参与下，引起肾小球肾炎。

（二）宿主对寄生虫的作用

寄生虫侵入人体后，人体对寄生虫的防御机能的主要表现是非特异性免疫与特异性免疫。

1. 非特异性免疫（先天性免疫）

非特异性免疫是人类在长期的进化过程中逐渐建立起来的天然防御机制，它受遗传因素控制，具有相对稳定性；对各种寄生虫感染均具有一定程度的抵抗作用，但没有特异性，一般也不强烈。非特异性免疫包括：

（1）皮肤、黏膜和胎盘的屏障作用。

（2）吞噬细胞的吞噬作用，如中性粒细胞和单核吞噬细胞，后者包括血液中的大单核细胞和各组织中的吞噬细胞。这些细胞的作用，一方面表现为对寄生虫的吞噬、消化、杀伤作用，另一方面在处理寄生虫抗原过程中参与特异性免疫的致敏阶段。

（3）体液因素对寄生虫的杀伤作用，如补体系统因某种原因被活化后，可参与机体的防御功能；人体血清中高密度脂蛋白（HDL）对虫有毒性作用等。

2. 特异性免疫（获得性免疫）

寄生虫侵入宿主后，抗原物质刺激宿主免疫系统，常出现免疫应答，产生获得性免疫，对寄生虫可发挥清除或杀伤效应，对同种寄生虫的再感染也具有一定抵抗力，称为获得性免疫。宿主对寄生虫的获得性免疫大致可分为以下三型：

（1）缺少有效的特异性免疫　人的黑热病是由杜氏利什曼原虫引起的，杜氏利什曼原虫在单核吞噬细胞系统内繁殖和扩散，自然痊愈很少见，只有在用药物治愈以后，特异性免疫才会明显出现。阿米巴痢疾患者对再感染也缺少免疫力。

（2）非消除性免疫　这是寄生虫感染中常见的一种免疫状态。大多数寄生虫感染可引起宿主对再感染产生一定程度的免疫力，但对宿主体内原有的寄生虫不能完全清除，维持在一个低水平，临床表现为不完全免疫。一旦用药物清除体内残留寄生虫后，宿主已获得的免疫力便逐渐消失。如人体感染疟原虫后，体内疟原虫未被清除，维持低虫血症，但宿主对同种再感染具有一定的抵抗力，称为带虫免疫（premunition）。又如血吸虫感染，活的成虫可使宿主产生获得性免疫力，这种免疫力对体内原有的成虫不发生影响，可以存活下去，但对再感染时侵入的童虫有一定的抵抗力，称为伴随免疫（concomitant immunity）。

（3）消除性免疫　宿主能消除体内寄生虫，并对再感染产生完全的抵抗力。较为少见。如人体患有热带利什曼原虫引起的皮肤利什曼病时，产生特异性免疫以后，原虫完全被清除，临床症状完全消失，而且对再感染具有长期的免疫力。

五、寄生虫病的流行

2000年联合国开发计划署、世界银行和世界卫生组织热带病特别规划署根据疾病的负担和流行现倡议重点防治“十大热带病”：除了麻风、结核和登革热外，其余都是寄生虫病，包括疟疾、血吸虫病、淋巴丝虫病、盘尾丝虫病、利什曼病、非洲锥虫病和美洲锥虫病。登革热的传播也离不开寄生虫中节肢动物雌性伊蚊媒介传播。

（一）流行环节

寄生虫病可以在人群、动物群或人与动物间传播流行。寄生虫病的流行过程需要三个基本环节，即传染源、传播途径和易感人群。

1. 传染源

传染源是指感染寄生虫病人和带虫者，以及感染人体寄生虫的保虫宿主。例如血吸虫病人、溶组织内阿米巴带虫者以及感染血吸虫的动物都是传染源。

在自然界，在脊椎动物与人之间自然地传播着的疾病与感染，称为人兽共患病（zoonoses）。其中，在脊椎动物与人之间自然地传播着的寄生虫病与寄生虫感染，称为人兽共患性寄生虫病（parasitic zoonoses）。

全世界已知的人兽共患病估计已超过150种，重要的约100种，其中很大一部分是人兽共患性寄生虫病或以节肢动物为媒介的传染病。因此，人体寄生虫的传染源因寄生虫的种类不同，可以是人，也可以是动物，或者是人和动物。

2. 传播途径

寄生虫的感染阶段常存在于土壤、水、蔬菜、水生植物以及一些动物（如甲壳类、鱼类、节肢动物等）的体表或体内，它们可以主动或被动地侵入人体，或是随着媒介昆虫叮咬或同中间宿主一起进入人体。寄生虫感染人体的门户称为感染途径，寄生虫感染人体的具体方式称为感染方式。人体感染寄生虫的途径和方式有以下几种：

(1) 经口感染 感染阶段的寄生虫存在于食物、蔬菜或水中，人因经口摄食而受到感染。如人因吃了蛔虫的感染性虫卵而感染蛔虫。

(2) 经皮肤感染 感染阶段的寄生虫存在于土壤或水内，当接触到人的皮肤时，即可钻入皮肤而使人感染，如钩虫丝状蚴和日本血吸虫的尾蚴就是这样感染人体的。

(3) 经媒介节肢动物感染 感染阶段存在于节肢动物体内，当节肢动物吸血或以其他方式与人接触时（如伤口等），即可进入人体而使人感染。如疟原虫、丝虫、蝇蛆等。

(4) 接触感染 寄生虫的感染阶段寄生于人的口腔、阴道或体表，因直接或间接接触而受感染。如阴道毛滴虫和疥螨等。

(5) 经胎盘感染 母体的寄生虫经胎盘血液循环侵入胎儿。如当胎盘损伤时，母体的疟原虫可经胎盘进入胎儿体内。

3. 易感人群

易感人群指对寄生虫没有免疫力或免疫力低下的人群。

（二）流行因素

寄生虫病的流行必须具备一定的环境条件，称为流行因素，分为自然因素和社会因素两大类。

1. 自然因素

包括气候、地理、生物种群等。气候条件和地理因素可以直接影响寄生虫病的流行。如疟疾是由按蚊传播，在气候温暖、雨量充沛的南方如海南省的某些地方是高疟区，而北方如黑龙江省则很少有疟疾发生。

2. 社会因素

包括社会制度，经济、文化、劳动、生活、医疗、卫生、营养状况以及风俗习惯等。在寄生虫病流行过程中，社会因素起重要作用。

六、寄生虫病的防治原则

寄生虫病防治的基本原则是控制寄生虫病流行的三个基本环节：控制传染源、切断传播途径和保护易感人群。由于大多数人体寄生虫的生活史比较复杂，影响寄生虫病流行的因素较多，因此目前我国采取综合防治措施，从多个环节控制或消灭寄生虫病。

小结 人体寄生虫学是预防医学和临床医学的一门基础学科，由医学原虫学、医学蠕虫学和医学节肢动物三部分内容组成。寄生（parasitism）是三种共生关系之一。寄生虫（parasite）是长期或暂时地寄生于另一种生物（植物、动物或人）的体表或体内以获得营养，赖以生存，并损害对方，过寄生生活的多细胞无脊椎动物或单细胞的原生生物；是寄生关系中受益一方。宿主（host）是被寄生并受害的一方，分为终宿主

(final host 或 difinitive host)、中间宿主(intermediate host)、保虫宿主(reservoir host)和转续宿主(transport host 或 paratenic host)四种类型。生活史(life cycle)是指寄生虫的生长、发育和繁殖的全过程，分为直接型和间接型两种类型。寄生虫对宿主的作用有夺取营养、机械性损伤、毒性和抗原物质的作用。宿主对寄生虫的防御机能的主要表现是非特异性免疫与特异性免疫。宿主对寄生虫的获得性免疫大致可分为缺少有效的特异性免疫、非消除性免疫和消除性免疫三型。寄生虫病流行的三个基本环节是传染源、传播途径和易感人群。传染源是指感染寄生虫病人和带虫者，以及感染人体寄生虫的保虫宿主。人体感染寄生虫的途径和方式有经口感染、经皮肤感染、经媒介节肢动物感染、接触感染和经胎盘感染等。

思考题

曼氏迭宫绦虫成虫寄生在猫、狗等宿主的小肠内，虫卵随粪便排出体外，在水中约经半月孵出钩球蚴，钩球蚴被剑水蚤吞食后在其血腔内发育为原尾蚴。蝌蚪吞食剑水蚤，原尾蚴在蝌蚪逐渐发育成青蛙的过程中发育为裂头蚴。裂头蚴多寄居于蛙的肌肉内，猫、犬等宿主吞食了带有裂头蚴的蛙和转续宿主后，裂头蚴逐渐在其肠内发育为成虫。受染的蛙被蛇、鸟和猪等非正常宿主食入后，裂头蚴不能在其小肠内发育为成虫，而是移居其腹腔、肌肉和皮下等处继续生存。

1. 曼氏迭宫绦虫属于哪一种类别和类型的寄生虫？
2. 剑水蚤、青蛙、蛇、鸟、猪、猫、狗等分别是曼氏迭宫绦虫的什么宿主？
3. 曼氏迭宫绦虫的感染途径和感染方式分别是什么？

(范志刚　吕　刚)

第二章

医学蠕虫

蠕虫（helminth）为多细胞无脊椎动物，借肌肉伸缩而蠕动。在自然界种类繁多，分布甚广，有营自生生活和寄生生活。蠕虫包括扁形动物门、线形动物门和棘头动物门所属的各种寄生虫。能寄生人体的蠕虫称为医学蠕虫。

蠕虫的生活史可分为两种类型。直接型：此类型的蠕虫又称土源性蠕虫，这类蠕虫在个体发育过程中不需要中间宿主，其虫卵在外界适宜的环境中发育成为具有感染性的卵或幼虫，经口或皮肤侵入人体发育为成虫。如大多数肠道线虫属于此型。间接型：此类型的蠕虫又称生物源性蠕虫，这类蠕虫生活史复杂，其幼虫均需在 1 个或 1 个以上的中间宿主体内发育为感染期幼虫，通过各种方式和途径传播给终宿主，在终宿主体内发育为成虫。如吸虫、棘头虫、大部分绦虫和部分线虫的生活史属于此种类型。

某些寄生于动物的蠕虫幼虫，偶然亦可侵入人体，一般不能发育成熟，保持幼虫状态，且无固定的寄生部位，而能长期在人体内移行，破坏组织，引起幼虫移行症。

第一节 线 虫

一、线虫概述

线虫属于线形动物门的线虫纲，种类繁多，分布广泛，多数为自生生活，仅少部分营寄生生活。寄生人体危害健康的线虫约 10 余种。

（一）形态

1. 成虫

虫体圆柱形或线形，左右对称。雌雄异体，雄虫较雌虫小，尾端卷曲或膨大呈伞状，雌虫粗大尾端直。各虫种大小不一，小者不足 1cm，如旋毛虫，大者可达 100cm 以上，如麦地那龙线虫。

虫体表面有角皮层形成的环纹、嵴、刺、乳突、唇瓣、交合伞等结构。体壁与消化道之间没有体腔，称原体腔，腔内充满液体，是虫体营养及代谢物的交换场所。

消化系统包括口孔、口腔、咽管、中肠、直肠和肛门。各虫种随摄食习性的不同，在中肠前的部位变化各异，如口孔周围的唇瓣、口囊内的钩齿、咽管矛及咽管后端膨大的咽管球等。中肠壁的上皮细胞具微绒毛，有分泌及吸收功能。肛门位虫体末端，雄虫直肠末端与射精管汇合为泄殖腔，开口于肛门。

排泄系统位于虫体两侧皮下层侧索中，各有 1 条排泄管纵贯虫体，近前端有 1 横管相连，横管中央腹面有小管与排泄孔相通。排泄孔位于虫体近咽管后端的腹面。

生殖系统呈细长弯曲的管状结构。雄性生殖系统为单管型，由睾丸、输精管、贮精囊及射精管组成，射精管通入泄殖腔，自泄殖腔的背侧伸出 1 ~2 根交合刺。雌性生殖系统多为双管型，由 2 套卵巢、输卵管、受精囊、子宫组成，2 个子宫的末端汇合通入阴道，阴门开口于虫体腹面（图 2 -1）。

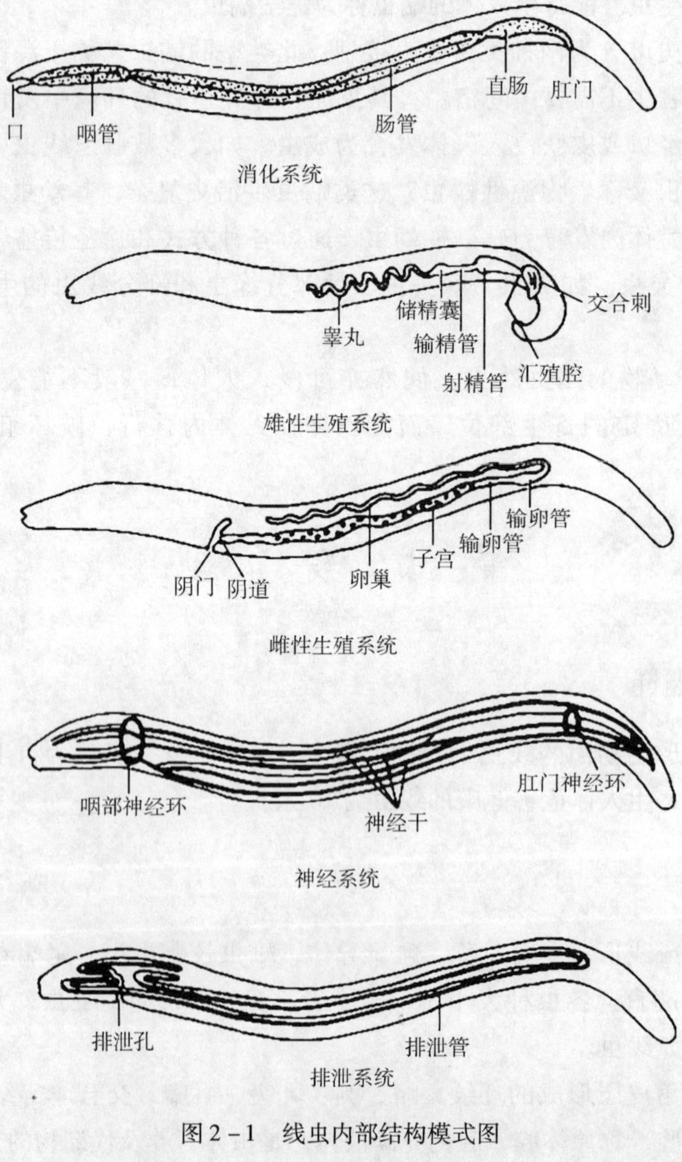

图 2 -1　线虫内部结构模式图

2. 虫卵

线虫卵由三层组成，外层薄，称受精膜，在光镜下不易看到；中层较厚为壳质层，能抵抗一定的机械压力；内层为脂层或称蛔甙层，具有调节渗透作用的功能。有的虫卵外面附有一层子宫分泌的蛋白质膜。卵壳内含1个或多个卵细胞。

（二）生活史

线虫的发育有卵、幼虫、成虫三个阶段。虫卵在外界适宜条件下逐渐发育到感染期，或孵出幼虫。幼虫的发育特征为蜕皮，虫体旧角皮下形成新角皮，在虫体分泌蜕皮液浸蚀下，旧角皮破裂蜕去，线虫幼虫一般蜕皮数次后发育为成虫。根据生活史中是否需要中间宿主分为两类：

1. 不需要中间宿主者

这类线虫在生活史发育过程中不需要中间宿主，称直接型。虫卵在外界适宜条件下，经一定时间发育成具感染性的虫卵或幼虫，经口或皮肤直接侵入人体。如蛔虫、蛲虫、钩虫等，肠道线虫多属于这一类。

2. 需中间宿主者

这类线虫在生活史发育过程中需要中间宿主，称间接型。幼虫在中间宿主体内发育为感染期幼虫后，通过中间宿主经皮肤或口感染人体。如蚊刺吸人血时，丝状蚴经皮肤侵入，使人感染丝虫；人食生肉可将旋毛虫幼虫囊包吞入而感染旋毛虫。组织内寄生线虫多属于这一类型。

（三）主要类型

（1）肠内寄生的线虫　主要有蛔虫、鞭虫、钩虫和蛲虫等。

（2）组织内寄生的线虫　主要有丝虫。

（3）消化道兼组织内寄生的线虫　主要有旋毛虫及美丽筒线虫。

此外，还有寄生于眼内的结膜吸吮线虫等。

二、似蚓蛔线虫

似蚓蛔线虫（*Ascaris lumbricoides* Linnaeus，1758）又称蛔虫，是人体最常见的寄生虫之一。寄生在人体小肠，夺取人体营养，影响儿童发育，甚至引起严重的并发症。

（一）形态

1. 成虫

虫体呈长圆柱状，形似蚯蚓，头尾两端较细，头端较钝而尾端较尖。生活时虫体呈乳白色或粉红色，死后为灰白色。雌虫长20～35cm，尾直，雄虫长15～31cm，尾向腹侧弯曲。蛔虫体表光滑，但有极细的横纹。虫体两侧各有一条白色侧线，背、腹亦各有一条背线和腹线。

蛔虫头部有三个唇瓣，排列如“品”字形，三个唇瓣中央是口腔。口腔下连咽管、肠管。雄性生殖系统呈细管状，分睾丸、输精管、射精管，开口于尾端的泄殖腔。雄虫尾端向腹面卷曲，并有两根可以伸缩的交合刺。雌虫生殖系统也呈细长管状，在阴道后分为双管型，每管包括卵巢、输卵管、子宫等部分。两个子宫与单一的阴道相连通向阴门，阴门在虫体前1/3和中1/3交界处的腹面。子宫内充满大量虫卵，每条雌虫每日约可排出24万个虫卵。

2. 虫卵

蛔虫卵有受精卵及未受精卵（图2－2）。

受精卵为椭圆形，大小为45～75μm×35～50μm，其表面常有一层粗糙不平的蛋白质膜，因受胆汁染色而呈棕黄色。卵壳自外向内分为三层：受精膜、壳质层和蛔甙层，壳质层较厚，另两层极薄，在光学显微镜下不易区分。卵内有一大而圆的卵细胞。

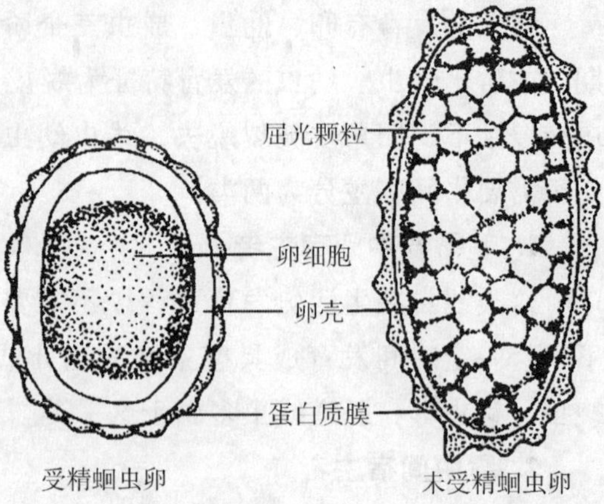

图2－2　蛔虫卵

未受精卵大小为88～94μm×39～44μm，形状不规则，常为长椭圆形，卵壳与蛋白质膜均较薄，卵内有许多大小不等的屈光颗粒。

不论受精卵或未受精卵，它的蛋白质膜均可脱落，受精的脱膜卵无色透明，易与钩虫卵混淆，应注意鉴别。

（二）生活史

成虫寄生在人体小肠内，以肠内半消化食物为营养。雌、雄虫经交配产卵，卵随粪便排出体外，只有受精卵才能进一步发育。受精卵在阴暗、潮湿、氧气充足的环境中，若温度在21～30℃时，约经3周发育成含蚴卵。幼虫在卵内蜕皮1次，成为感染性虫卵。

人若误食感染性虫卵，虫卵在小肠内孵化，卵内幼虫孵出，钻进肠壁，进入淋巴系统或小血管里，然后经过胸导管或门静脉，到达右心，再随血液经肺动脉到达肺部，幼虫在此穿破微血管进入肺泡，停留10天左右，并蜕皮2次，此时虫体长大约1mm左右，然后再沿支气管、气管至会厌部，随吞咽动作又经食管、胃而进入小肠，再蜕皮1次，发育为成虫。幼虫在移行过程中，亦有随血液到达其他器官的，一般不能发育。从感染性虫卵被人吞食到成虫在人体内成熟产卵，约需2～3个月。蛔虫的寿命一般在一年左右（图2－3）。

（三）致病

1. 幼虫的致病作用

蛔虫幼虫在人体内移行的过程中，最常受损的器官是肺，幼虫到肺时，虫体已比

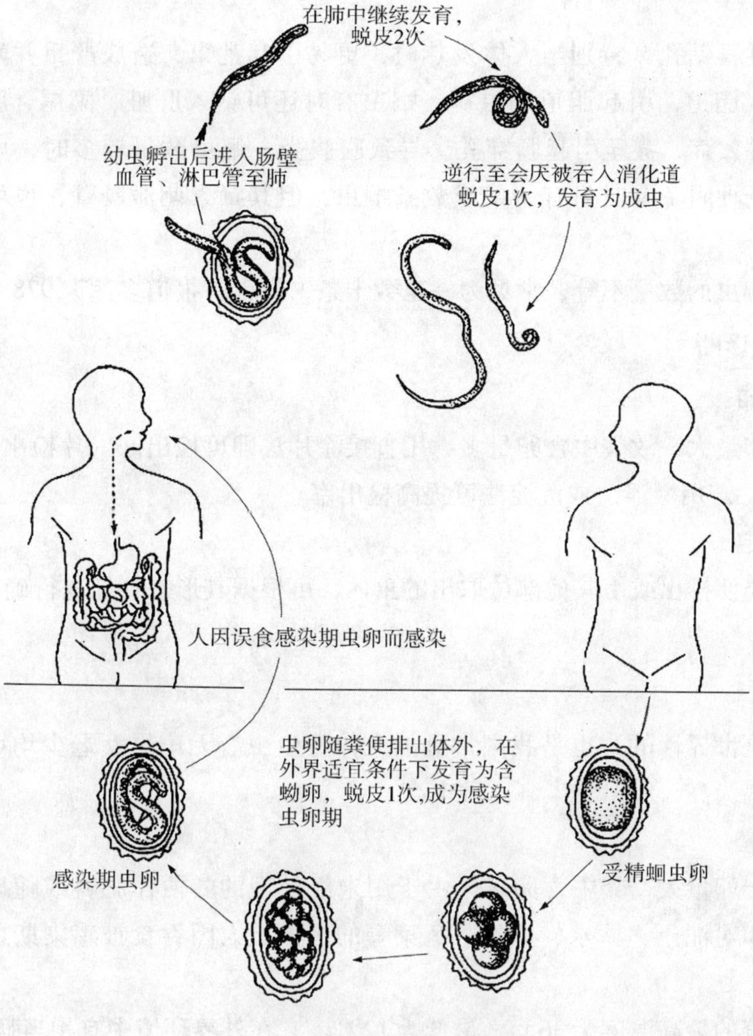

图2－3　蛔虫生活史

肺毛细血管粗2～3倍，如果同时有大量的幼虫，由毛细血管移行入肺泡，很容易造成出血、水肿和肺实变，患者可出现发烧、干咳、气急、哮喘、胸痛、痰中带血丝或荨麻疹等症状。患者肺部X线透视可显示典型的浸润性改变，血中嗜酸性粒细胞增多。多数病例在发病后4～14日自愈。

2. 成虫的致病作用

蛔虫以小肠内半消化食物为食，不但夺取宿主营养，而且影响人体对蛋白质、脂肪、碳水化合物与维生素A、B_2和C的消化和吸收。其代谢产物或死亡虫体分解产物对宿主都有毒性作用。患者体内蛔虫数量少时，有的可以不产生症状；蛔虫数量多时，儿童患者可出现营养不良，智力迟钝或发育障碍，常有腹部不适或疼痛，疼痛部位多在上腹部或脐周围，多为间歇性发作，其他症状如食欲减退、易饿、便秘或腹泻、呕吐、烦躁、夜间磨牙、低热、哮喘、荨麻疹、嗜酸性粒细胞增多等，在幼儿尚可出现惊厥。

蛔虫成虫性喜钻孔，特别当人体发热时，更易引起乱窜，造成严重并发症。最常见的是蛔虫钻入胆道，引起胆道蛔虫病。蛔虫有时还可钻入肝脏、阑尾、胰腺，可引起相应器官的并发症，甚至引起肠穿孔，导致腹膜炎。蛔虫数量较多时，可以相互纽结成团而造成肠梗阻。有时只有一条或数条蛔虫，但其毒素刺激肠壁，也可引起肠痉挛而致肠梗阻。

人体寄生蛔虫的数量不等，常见为一至数十条，但也有报道多达 1,978 条者。

（四）实验诊断

1. 检查虫卵

因蛔虫产卵量大，故粪中含卵量多，用直接涂片法即可检出。一片检出率为 80%，三片可达 95%。若用漂浮法或沉淀法可提高检出率。

2. 虫体鉴定

吐出、随粪便排出或由其他部位取出的虫体，可根据其形态特征进行确诊。

（五）流行

1. 分布

蛔虫分布是世界性的，也是我国常见的人体寄生虫。无论男女老少均可感染，通常以儿童感染率为高，农村感染率比城市高。

2. 流行因素

因为蛔虫产卵量大，粪中含卵多，由于用未经处理的粪便作肥料或随地大便等原因，造成了虫卵对泥土、饮水、瓜果、蔬菜等的污染，人因吞食被感染期虫卵污染的食物而受染。

蛔虫卵发育的最高温度为36℃，最低为12℃。它在外界环境中有相当强的抵抗力，如在适宜的土壤中一般可存活 1 年左右，长者可达 5～6 年，在污水中可活 5～8 月，在土壤中、蔬菜上可以越冬，酱油、醋以及腌菜、泡菜的盐水并不能将它杀死。因蛔虫卵有蛔甙层，所以抵抗力特别强。

猪、鸡、狗等动物和苍蝇、蟑螂等昆虫可携带并散布蛔虫卵，因此更扩大了虫卵散布面，增加了受染机会。

个人卫生和饮食卫生与本病流行关系很大。如嗜食生菜、饮生水、玩泥土，饭前便后不洗手等，均易造成感染。

（六）防治原则

（1）加强卫生宣传教育，注意个人卫生和饮食卫生。如不饮生水，不吃不洁净的食物，不随地大小便，小孩不玩泥土，饭前便后洗手等。

（2）加强粪便管理，将粪便进行无害化处理。如堆粪、粪尿混合密封贮存，或用沼气池处理粪便，以达到杀死虫卵的目的。

（3）蛔虫病的治疗，驱虫可用阿苯达唑（丙硫咪唑）、甲苯达唑（甲苯咪唑）、磷酸哌嗪（驱蛔灵）等药物。对于胆道蛔虫病的治疗，多采用中西医结合的内科治疗。对蛔虫性肠梗阻，不完全梗阻者可先用内科治疗，疼痛缓解后可行驱虫治疗。完全性肠梗阻者需进行手术治疗。急性肠梗阻者，不宜采用药物驱虫，以免加重梗阻，导致肠破裂。

三、毛首鞭形线虫

毛首鞭形线虫（*Trichuris trichiura* Linnaeus，1771）又称鞭虫，主要寄生于人体盲肠，引起鞭虫病。

（一）形态

1. 成虫

活虫呈淡灰色，外形似马鞭，虫体前3/5细如毛发，内由一串念珠状排列的细胞所形成的食管，后2/5粗大。雌雄异体，雄虫长30～45mm，尾部卷曲，末端有一根交合刺。雌虫略大，长35～50mm，末端直而钝圆。

2. 虫卵

为腰鼓形，呈黄褐色，大小为50～54μm×22～23μm，卵两端各有一个透明栓（盖塞），卵内含一个卵细胞（图2－4）。

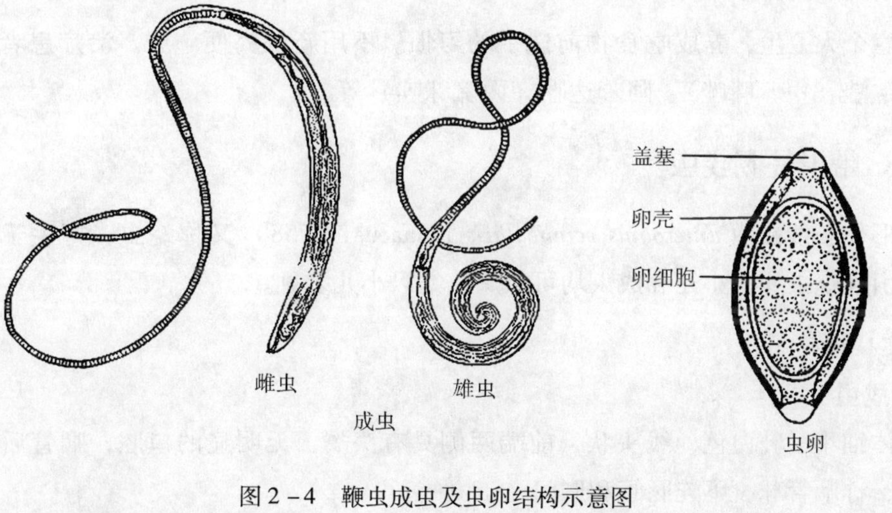

图2－4　鞭虫成虫及虫卵结构示意图

（二）生活史

鞭虫生活史简单，人是惟一的宿主。成虫寄生于人体盲肠，严重感染者亦可在回肠下段、阑尾、结肠等部位寄生。雌雄虫交配后，雌虫产卵，每条雌虫每日产卵数约为5000～7000个。卵随粪便排出体外，在适宜温度（26～30℃）和湿度下，约经3周，即可发育为含有幼虫的感染性虫卵，虫卵污染食物或饮水等经口进入小肠内，幼虫从卵内孵出后，附着在肠黏膜上，吸取营养发育长大，约10天，下行至盲肠寄生。自吞入感染性虫卵到发育为成虫产卵，约需1个月，成虫在人体内寿命为3～5年。

（三）致病

成虫以其前端钻入宿主肠黏膜内，以血液及溶解的肠黏膜为食，可引起局部黏膜充血水肿、出血及慢性炎症反应。轻度感染者多无明显症状，重度感染者可出现食欲减退、下腹部阵发性疼痛、腹泻、大便潜血或带有鲜血，身体虚弱和贫血等。

（四）实验诊断

用直接涂片法或饱和盐水漂浮法检查粪便中的虫卵（见本篇第五章人体寄生虫学实验诊断技术）。

（五）流行

鞭虫呈世界性分布，我国南、北方均有。由于鞭虫卵发育需要较高的温度和湿度，因此在南方感染率较高，而在低温、干燥的地区感染率很低。

我国鞭虫流行的主要因素，是粪便污染土壤和鲜粪便施肥的缘故。人的感染是食入了被感染性虫卵污染的食物、蔬菜和饮水等引起的。

（六）防治原则

注意个人卫生，养成吃食物前洗手的习惯。不用新鲜粪便施肥。治疗患者的药物有甲苯达唑（甲苯咪唑）、阿苯达唑（丙硫咪唑）等。

四、蠕形住肠线虫

蠕形住肠线虫（*Enterobius vermicularis* Linnaeus，1758）又称蛲虫，寄生于人体回盲部，引起蛲虫病。小儿和成人均可患病，尤以小儿多见。

（一）形态

1. 成虫

虫体细小，乳白色，线头状，前端两侧具有头翼，无明显的口腔，咽管后端膨大呈球形，称咽管球，下连肠管和肛门。

雌虫大小8～13mm×0.3～0.5mm，尾部末端长而尖细，肛门位于体后1/3处，阴门开口于体前1/3的腹面，连接阴道，再分别与前后两个充满虫卵的子宫相连接，故虫体中部粗大。

雄虫大小2～5mm×0.1～0.2mm，后端向腹侧卷曲，有一根交合刺。

2. 虫卵

近似椭圆形，大小为50～60μm×20～30μm，无色透明，壳厚，一侧扁平，另一侧略突出，形似柿核。刚排出的虫卵，卵内即含一头粗尾细的蝌蚪期胚蚴（图2－5）。

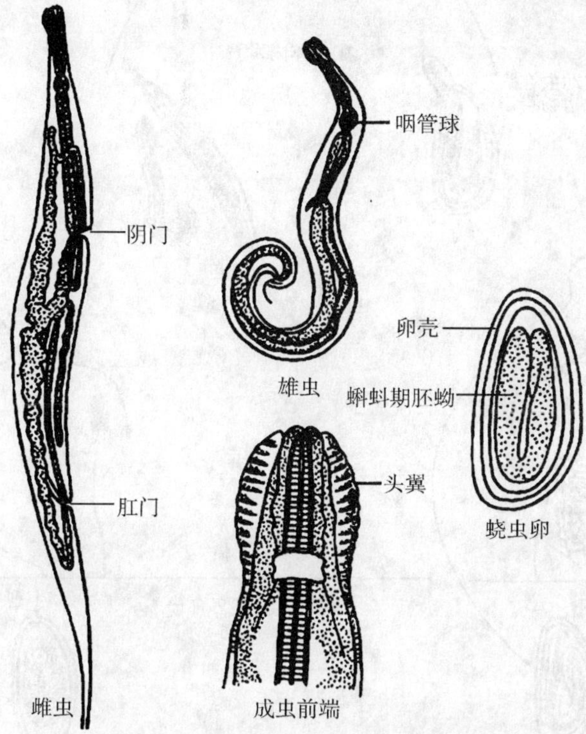

图2－5　蛲虫成虫及虫卵结构示意图

（二）生活史

成虫寄生在人体回盲部，以盲肠、升结肠和回肠末端最多见，有时也可达小肠上段，甚至胃。头部附着在肠黏膜上，吞食肠内容物、组织液或血液。雌雄虫交配后，雄虫很快死亡，雌虫晚间移向直肠，宿主睡眠后，爬出肛门，在皱壁处产卵，一条雌虫体内含卵约5000～17000个。雌虫产卵后，往往在肛门外死亡，但亦有的能爬回直肠，有时雌虫还可以进入阴道、膀胱等处，导致异位寄生。在肛门周围的虫卵发育很快，约经6小时，卵内幼虫即发育成熟，变成感染性虫卵，这种卵污染手和食物，被人吞食后，幼虫在小肠内孵出，逐步移行到回盲部，发育为成虫。自吞入了感染性虫卵至发育为成虫开始产卵，约需1个月左右。雌虫在人体内寿命约为2～4周（图2－6）。

（三）致病

由于雌虫在肛门附近产卵，刺激皮肤引起肛门及会阴部奇痒，是蛲虫病的主要症状。患者往往以手搔痒时抓破皮肤，极易引起继发性炎症，患儿常有烦躁不安、易怒、夜惊、失眠、食欲减退、消瘦和神经衰弱等症状，长期反复不愈，患者非常痛苦，儿童身心健康均受影响。蛲虫偶可钻入阑尾，引起阑尾炎，或侵入阴道、输卵管、腹腔

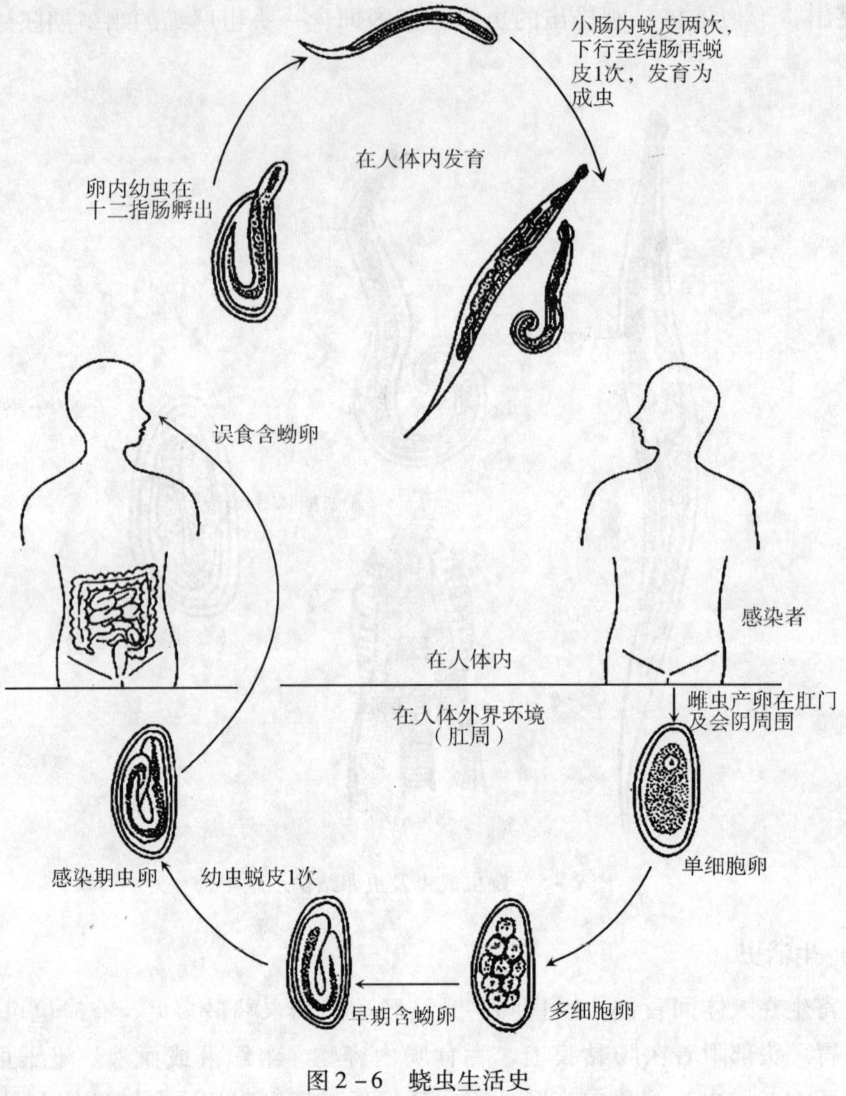

图2－6　蛲虫生活史

中引起慢性炎症。

（四）实验诊断

根据雌虫晚间在肛门外产卵特性，因此不易在粪便中检获到虫卵。常用在肛门周围检查虫卵的方法即肛周拭子法，具体有透明胶纸拭子法和棉拭子法。检查时间最好在患者清晨便前进行。

（五）流行

蛲虫感染普遍，流行于全世界，特别是集体生活的儿童最易感染，如托儿所、幼儿园和多儿童的家庭等，儿童感染率可高达40%～70%。虫卵在外界抵抗力很强，在潮湿的皮肤上或在指甲缝中可生存10天之久；在室温下虫卵可以生存3周左右。5%来苏儿不能立即杀死虫卵，但5%苯酚及10%来苏儿液可使虫卵死亡。

感染方式简单，主要是摄入被虫卵污染的饮食而引起，亦可因吸吮手指等方式感染。由于蛲虫夜间在肛门周围产卵，肛门奇痒，患儿常用手搔痒，虫卵污染手指，经手带入口中，致自身反复感染。由于蛲虫容易反复感染，给预防和根治带来较大困难。此外，又因虫卵具有黏性，容易粘在玩具、内衣和被褥上，当打扫床铺、整理内衣时，将虫卵混入尘埃，飞扬于空气中，可经口、鼻吸入虫卵而感染。

（六）防治原则

根据蛲虫寿命仅2~4周，如果注意避免重复感染，虽不经治疗，一般也可自愈，故应抓好预防这一环节。

（1）做好卫生宣传教育工作，教育儿童注意个人卫生，养成吃食物前洗手的习惯，勤剪指甲，不吸吮手指。室内应提倡湿扫，避免虫卵飞扬。

（2）防止自体感染，患儿夜间睡眠时穿不开裆裤子，避免用手直接搔抓肛门，勤洗澡、勤换衣裤、勤晒被褥，污染的衣裤要用开水烫洗。

（3）治疗病人，对托儿所、幼儿园的病人进行集体治疗。常用药物有阿苯达唑、甲苯达唑、噻嘧啶等。外用药如蛲虫膏、2%白降汞软膏等，涂于肛门周围有止痒和杀虫作用。

五、钩虫

寄生于人体的钩虫主要有十二指肠钩口线虫（*Ancylostoma duodenale* Dubini，1843）又称十二指肠钩虫和美洲板口线虫（*Necator americanus* Stiles，1902）又称美洲钩虫。两者的发育过程基本相似，成虫寄生于人的小肠上段，可使人体长期慢性失血，从而导致患者出现贫血及与贫血相关的症状，在寄生人体消化道的线虫中，钩虫的危害最严重。

（一）形态

1. 成虫

虫体细小线状，长约10mm左右，体略弯曲，活时呈肉红色，死后为灰白色。头略向背侧仰曲，其前端有一个圆形角质口囊。十二指肠钩虫口囊腹侧缘有两对钩齿，而美洲钩虫则有一对板齿。虫体前部有一对大的单细胞腺体，称头腺，开口于头感器孔（位于口囊两侧），能分泌抗凝素。口囊下面是咽管，在咽管壁内有三个咽管腺，能分泌多种酶和其他化学物质，如乙酰胆碱脂酶、蛋白酶等。向后接连肠管通向肛门。雌雄异体，雌虫略大于雄虫（图2-7、图2-8）。

雄虫尾部具有膜状的交合伞。由肌肉性辐肋支撑着，生殖器官为一个很细的小管，开始部分为睾丸，下接输精管，向后连接长形射精管，最后通泄殖腔，一对交合刺由泄殖孔伸出（图2-9）。

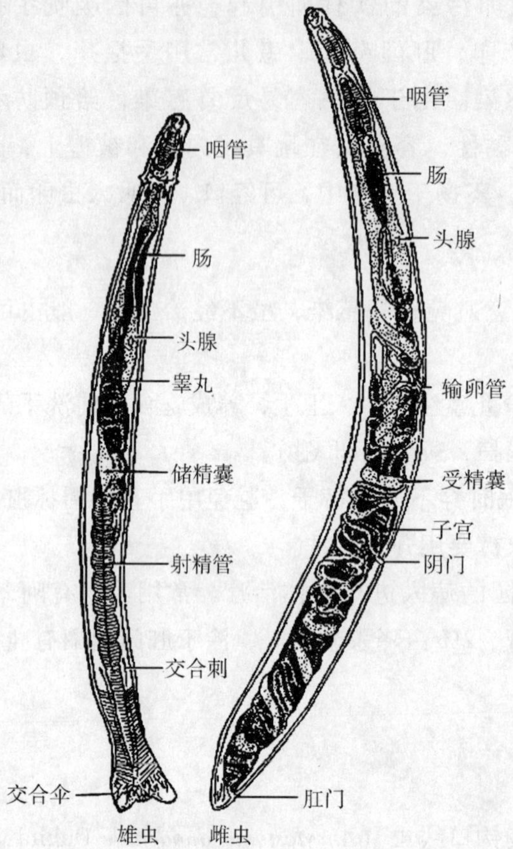

图 2－7　十二指肠钩虫成虫结构示意图

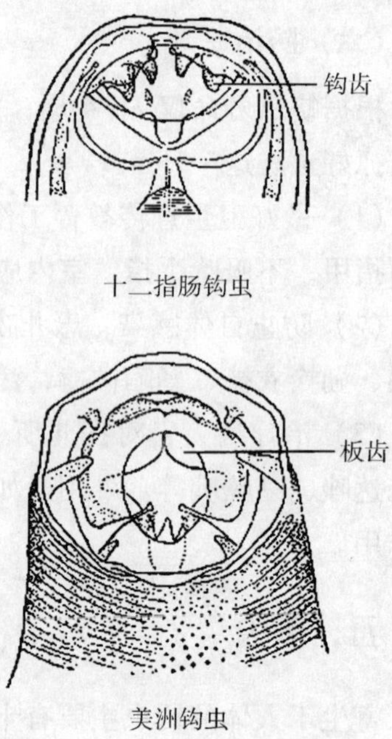

图 2－8　钩虫口囊示意图

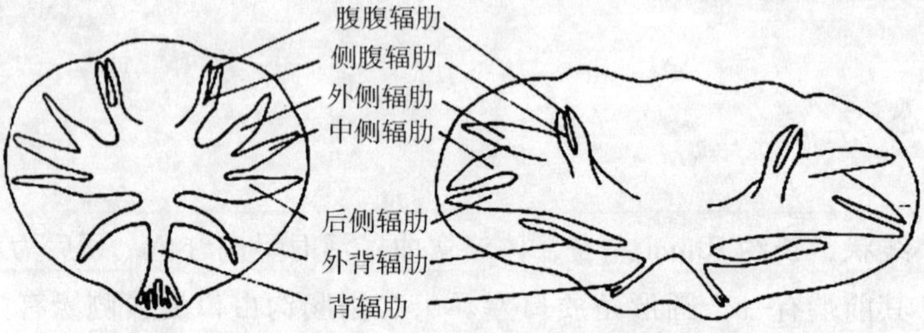

图 2－9　钩虫交合伞示意图

雌虫尾端呈圆锥形，生殖器官为双管型，两个细长的卵巢迂回于体中，卵巢之后是输卵管、受精囊和子宫，两个子宫接合成为阴道，开口于虫体中部之前或后的阴门。

两种钩虫成虫形态鉴别要点见表 2－1。

表2－1　钩虫成虫形态鉴别要点

鉴别项目		十二指肠钩虫	美洲钩虫
大小	雌	10～13mm×0.6mm	9～11mm×0.4mm
	雄	8～11mm×0.4～0.5mm	7～9mm×0.3mm
	体态	头和尾向背侧弯曲呈“C”形	头向背弯，尾向腹弯呈“S”形
	口囊	腹侧缘有两对钩齿	腹侧缘有一对板齿
雄虫	交合伞	略呈圆形	略呈扁圆形
	背辐肋	远端分两支，每支再分三小支	基部分两支，每支远端再分两小支
	交合刺	二根分开	二根末端合并形成倒钩状
雌虫	阴门	虫体中部略后	虫体中部略前
	尾刺	有	无

2. 虫卵

两种钩虫卵的形态不易区别。均为卵圆形，大小为56～76μm×36～40μm，平均大小为60μm×40μm，无色透明，卵壳薄，卵内含有4～8个细胞，卵壳与卵细胞之间有透明空隙（图2－10）。

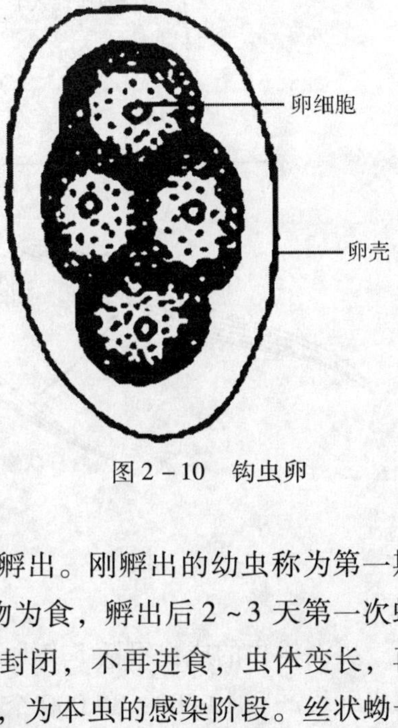

图2－10　钩虫卵

（二）生活史

寄生在人体的两种钩虫，生活史大体相同。成虫寄生在人体的小肠上部，以口囊内钩齿或板齿吸附在肠壁上，摄取血液及肠黏膜上皮细胞。雌雄虫交配后产卵，虫卵随粪便排出体外，在潮湿、阴暗、荫蔽、含氧充分的疏松土壤中，温度在25～30℃左右，卵细胞不断分化，约经24小时，幼虫即可孵出。刚孵出的幼虫称为第一期杆状蚴，具有明显的口腔，在泥土中以细菌类及有机物为食，孵出后2～3天第一次蜕皮，发育为第二期杆状蚴，约5～8天后，幼虫的口腔封闭，不再进食，虫体变长，再次蜕皮成为第三期幼虫或称丝状蚴，亦称感染性幼虫，为本虫的感染阶段。丝状蚴长约0.6～0.7mm，头端钝圆，尾端尖细，食管约相当于体长的1/5，并且有食管矛（咽管矛）。丝状蚴在泥土中，依靠体内贮藏的营养物质而生活，其在条件合适的泥土中可活15周以上。它们生活在泥土表层，丝状蚴具有向温、向湿、向组织等特性，当与人体皮肤接触时，受到体温的刺激，丝状蚴便可产生一种极为活跃的穿刺运动，从手指或足趾间的嫩皮、毛囊开口处，钻入人体，需时约0.5～1小时，这是丝状蚴侵入人体的主要方式。钩虫丝状蚴（十二指肠钩虫多见）也可以通过口腔黏膜侵入人体。

丝状蚴侵入皮肤后24小时内，大多仍可滞留在皮下组织，然后进入小静脉或淋巴管，随血流经右心到肺，穿过肺微血管进入肺泡。再经支气管、气管到达咽喉部位，然后被吞下，经胃到小肠蜕皮两次发育为成虫。丝状蚴经口腔黏膜侵入血管后，一般仍循上述途径，再到达胃肠。自丝状蚴钻入皮肤至成虫产卵，一般需5～7周。此外，丝状蚴亦可通过胎盘侵入婴儿，但很少见（图2-11）。

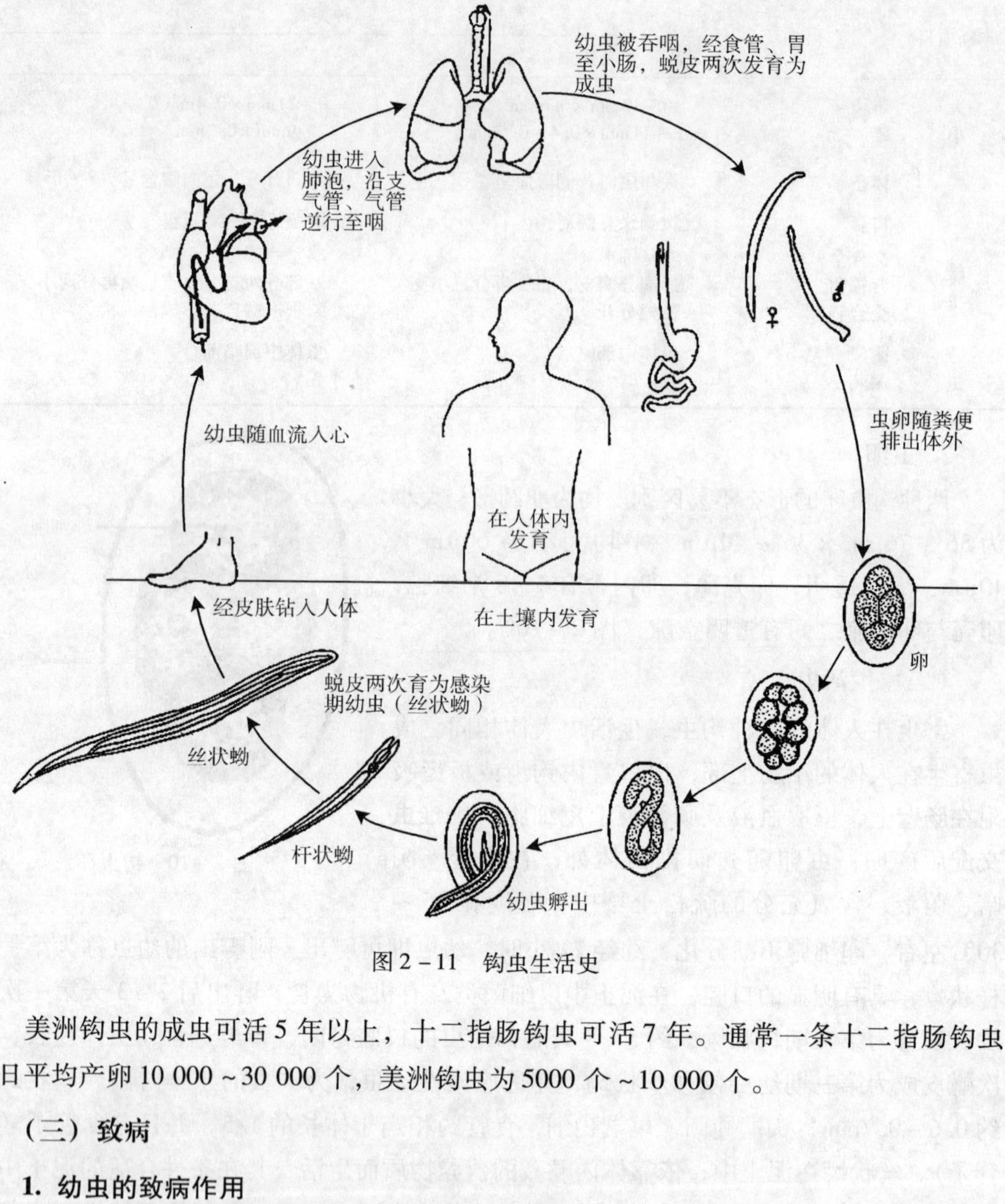

图2-11 钩虫生活史

美洲钩虫的成虫可活5年以上，十二指肠钩虫可活7年。通常一条十二指肠钩虫每日平均产卵10 000~30 000个，美洲钩虫为5000个~10 000个。

（三）致病

1. 幼虫的致病作用

感染性幼虫侵入皮肤后，约数分钟至1小时左右，患者即有局部烧灼、针刺、发痒的感觉，此后则出现丘疹，奇痒，称为钩蚴性皮炎，常见于手背、指（趾）间、足背、足缘等处。1~2日后皮疹可变为内含浅黄色液体的水疱，若被搔破后，由于继发性感染而变成脓疱。一般若无细菌感染，约1周左右经过结痂、脱皮而自愈。农民对这种皮疹称为“大粪毒”、“着土痒”或“粪疙瘩”等。

当大量感染性幼虫移行至肺时，破坏肺毛细血管及肺泡，患者可能出现发烧、咳嗽、痰中带血丝等症状。重者可有剧咳、血中嗜酸性粒细胞增多性哮喘等。常在受染后3~7日出现症状，经数日至十余日可自愈。

2. 成虫的致病作用

钩虫对人体的损害，主要在于成虫。

（1）消化道病变及症状 成虫以口囊咬附肠黏膜，可造成散在性出血点及小溃疡，有时也可形成片状出血性瘀斑，病变深可累及黏膜下层，甚至肌层。患者初期主要表现为上腹部不适及隐痛，继而可出现恶心、呕吐、腹泻等症状，食欲多显著增加，而体重却逐渐减轻。少数患者可出现喜食生米、生豆，甚至泥土、煤渣、破布等异常表现，称为"异嗜症"。发生原因可能是一种神经精神变态反应，似与患者体内铁的损耗有关，多数患者经服铁剂后，此现象可消失。

（2）贫血 钩虫对人体的危害主要是由于成虫的吸血活动，致使患者长期慢性失血，铁和蛋白质不断损耗而致贫血。由于缺铁，血红蛋白的合成速度比细胞新生速度慢，则使红细胞体积变小、着色变浅，故而属低色素小细胞型贫血。患者出现皮肤蜡黄、黏膜苍白、眩晕、乏力，严重者可引起心慌气短。部分病人有面部及全身浮肿，尤以下肢为甚，以及胸腔积液、心包积液等贫血性心脏病的表现。肌肉松弛，反应迟钝，最后完全丧失劳动能力。妇女则可引起停经、流产等。

钩虫寄生引起慢性失血的原因包括以下几方面：虫体自身的吸血及血液迅速经其消化道排出造成宿主的失血；钩虫吸血时，自咬附部位黏膜伤口渗出的血液，其渗血量与虫体吸血量大致相当；虫体更换咬附部位后，原伤口在虫体分泌抗凝素作用下仍可继续渗出少量血液。此外，虫体活动造成组织、血管的伤口，也可引起血液的流失。每条美洲钩虫每天所致的失血量约为0.02~0.1ml，十二指肠钩虫所致的失血量较美洲钩虫高6~7倍。

（3）婴儿钩虫病 最常见的症状为解柏油样黑便、腹泻、食欲减退等。体征有皮肤、黏膜苍白、心尖区有收缩期杂音，肺偶可闻及啰音，肝、脾均有肿大等。此外，婴儿钩虫病还有以下特征：贫血严重，80%病例的红细胞计数在200万/mm^3以下，血红蛋白低于5g%，嗜酸性粒细胞的比例和直接计数值均有明显增高；患儿发育极差，并发症多，病死率较高。

（四）实验诊断

粪便中检出钩虫卵或孵出钩蚴即可确诊。一般常用的粪便直接涂片法容易漏检。饱和盐水漂浮法系利用饱和盐水比重大（比重1.20），虫卵比重轻（比重1.055~1.080）的原理，使虫卵上浮，检出率高。

钩蚴培养法（见实验诊断技术）。优点在于检出率高，不用显微镜，且可鉴别两种钩虫，以利于治疗时选择药物。

（五）流行

1. 分布

世界性分布。我国除新疆、青海、内蒙等地缺少报道外，其他省、市、自治区均有存在与流行。尤以四川、广东、福建、江苏、浙江、湖南、安徽、山东及中国台湾等地较为严重。南方以美洲钩虫为主，北方以十二指肠钩虫为主，不少地区两种钩虫混合感染。

2. 流行因素

钩虫病患者和带虫者为惟一的传染源。而利用新鲜粪便施肥，气候温暖、潮湿，人们经常赤手、赤脚和被污染的土壤接触，易造成本病的流行。

适宜于虫卵发育的温度为25～30℃，10℃以下，虫卵发育停止。温度过高（40℃）或过低（0℃），虫卵或幼虫都极易死亡。

钩虫的传播与农作物耕种的方式有密切关系。如夏秋季节的旱地作物，在种植过程中施用新鲜人粪，农民赤脚耕作，经常接触被钩蚴污染的土壤，极易引起流行。在矿井下的特殊环境，由于温度高、湿度大、空气流通不畅、阳光不能射入以及卫生条件差等原因，亦有利于钩虫的传播。

（六）防治原则

（1）开展卫生宣传教育，不随地大便，在流行区，夏秋季节在采地或田间劳动时，注意穿鞋或使用一些简单工具，尽量减少手、足直接与土壤接触的机会，或将皮肤裸露处涂以防护剂，防止钩蚴侵入。

（2）加强粪便管理，不用新鲜粪便施肥，提倡堆肥、粪尿混合贮存或用沼气池处理粪便以杀死虫卵。

（3）治疗患者，最好能做普查普治，时间在冬春季节为宜。常用的药物有噻嘧啶、阿苯达唑、甲苯达唑、左旋咪唑等。

此外，严重贫血的患者，首先要适当补充含铁和蛋白质较多的食物，待贫血纠正后再行驱虫。

治疗钩蚴性皮炎患者，杀灭移行期幼虫的药物为噻苯达唑，内服或涂抹均可。

六、旋毛形线虫

旋毛形线虫（*Trichinella spiralis* Owen，1835）又称旋毛虫，成虫主要寄生于猪、犬、猫、鼠等的小肠内，亦可寄生于人体。幼虫寄生在同一宿主的肌肉内，引起旋毛虫病。

（一）形态

1. 成虫

虫体细小线状，前端较后端细。咽管为体长的1/3～1/2。咽管由口至神经环部分为毛细管形，然后开始膨大，之后又复变为毛细管状，这后一段毛细管状的咽管，沿着一连串单层的杆细胞到达肠管，肛门在尾端。雌雄异体，雌虫大小为3～4mm×0.06mm，尾直而钝圆。生殖器官为单管型，包括卵巢、输卵管、子宫、阴道等，阴门开口于虫体前1/5处。成熟幼虫自阴门排出。雄虫大小为1.4～1.6mm×0.04mm，生殖器官也为单管型，其射精管与直肠开口于泄殖腔内之交配管，尾部末端有两个叶状小片为交配附器（图2－12）。

2. 幼虫

寄生在横纹肌纤维内，形成梭状囊包，囊包和肌纤维平行排列，其大小为0.25～0.66mm×0.21～0.42mm，囊内含有1～2条幼虫，卷曲其中。

（二）生活史

当人食入含有活旋毛虫囊包的猪、犬等肉后，囊包在消化液作用下，数小时内，幼虫在十二指肠自囊包内逸出，立即侵入肠黏膜，24小时内又返回肠腔，在小肠末端及盲肠发育为成虫。雌虫感染后第5天即开始排幼虫，每条雌虫可产幼虫1500条左右，最多可达10 000条。雌虫产出的幼虫，进入淋巴管或静脉，经右心、肺部再进入主动脉，到达全身，但只在横纹肌内发育。如腓肠肌、三角肌、眼肌、膈肌、肋间肌等处较常见。感染后约1个月，在横纹肌内形成囊包。6～7月后囊包两端开始钙化。幼虫在囊包中可活数年之久，最长可达10年以上。雌虫寿命1～2月，有时可达3～4月。雄虫寿命很短，交配后即死亡，由肠道排出（图2－13）。

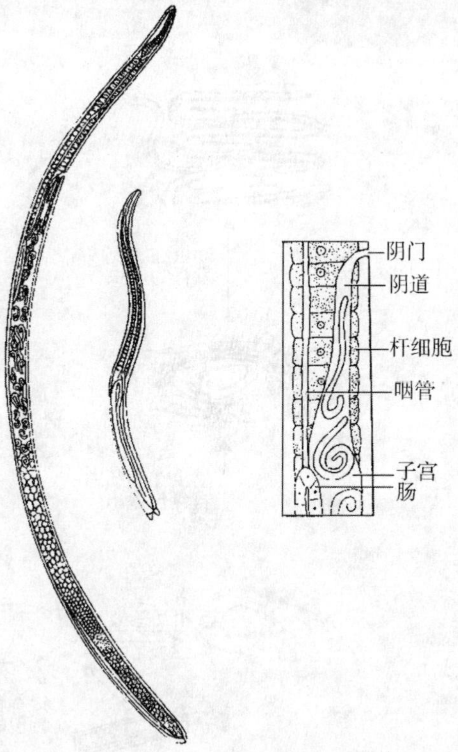

图2－12　旋毛虫成虫

（三）致病

旋毛虫幼虫脱囊侵入肠黏膜时，黏膜充血水肿，引起十二指肠、空肠发生炎症，此时患者可有恶心、呕吐、腹痛、腹泻等症状。约感染后1周，雌虫产生大量幼虫，经血流侵入肌肉，此时出现弛张型发热，全身肌肉酸痛，尤以腓肠肌为重。如停留在膈肌和肋间肌则可影响呼吸，停留在舌咽肌和喉肌可影响说话、吞咽。幼虫寄生部位的不同可以引起相应部位的病变和症状。部分病例可出现心肌炎，有些患者肺、肝、肾等脏器也可被累及。这些可能与幼虫毒素及其代谢产物、肌纤维破坏所产生的毒性物质损害人体，以及人体发生过敏反应有关。多数病人血中嗜酸性粒细胞增加（20%～75%或更高）。当幼虫在肌肉内形成囊包后，急性炎症消退，全身症状逐渐消失，患者显著消瘦，肌肉酸痛乏力可持续甚久。严重患者可出现恶病质、水肿、脱水、虚脱、毒血症、心肌炎等，甚至造成死亡。

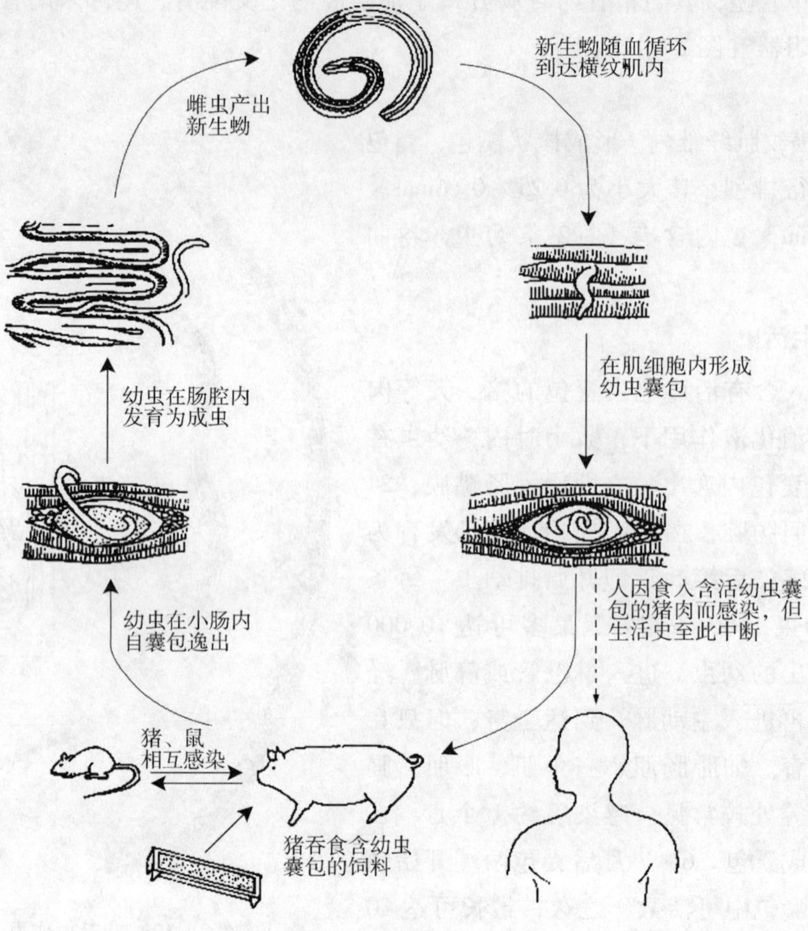

图 2－13　旋毛虫生活史

（四）实验诊断

从病人肌肉组织内查出旋毛虫幼虫即可确诊，故必要时进行活体组织检查。肌肉组织多取自腓肠肌、三角肌近肌腱处。也可采用免疫学方法进行诊断。

（五）流行

人体旋毛虫病在西藏、云南等地多次流行。猪、犬、猫、鼠等动物均为本虫的宿主。囊包在腐肉中能生存 2～3 月，熏烤、腌制及暴晒等常不能杀死囊包，70℃时可杀死囊包。因此人生食或半生食含囊包的猪肉、野猪肉而感染，也有因吃凉拌的狗肉而感染。

（六）防治原则

预防本病主要是加强肉类检查，不吃生的或半生的猪肉、狗肉等。扑灭老鼠，也是预防的一个重要环节。治疗可用噻苯咪唑等，噻苯咪唑既可杀灭成虫，也可杀灭幼虫，疗效较好。

七、丝虫

寄生在人体的丝虫（filaria）共8种，在我国只有班氏吴策线虫（*Wuchereria bancrofti Cobblod*，1877）简称班氏丝虫和马来布鲁线虫（*Brugia malay*i Brug，1927）简称马来丝虫。丝虫的成虫寄生在人的淋巴系统内，可引起丝虫病，丝虫病是我国五大寄生虫病之一，严重影响人民的健康。

祖国医学中很早就有关于丝虫病的描述，如"小便白如米汁"、"膏淋"、"癞疝重坠，囊大如斗"等，记述了丝虫病的乳糜尿和象皮肿等症状。

（一）形态

1. 成虫

两种丝虫成虫的形态相似，皆为乳白色线状虫体，体表光滑，雌雄异体。班氏丝虫雌虫大小为72～105mm×0.2～0.28mm，雄虫为28.2～42mm×0.1～0.15mm。班氏丝虫大于马来丝虫，成虫寄生在淋巴结和淋巴管中，一般不易见到。

2. 微丝蚴

丝虫产出的幼虫叫微丝蚴（microfilaria），其虫体细长，头端钝圆，尾端尖细，外

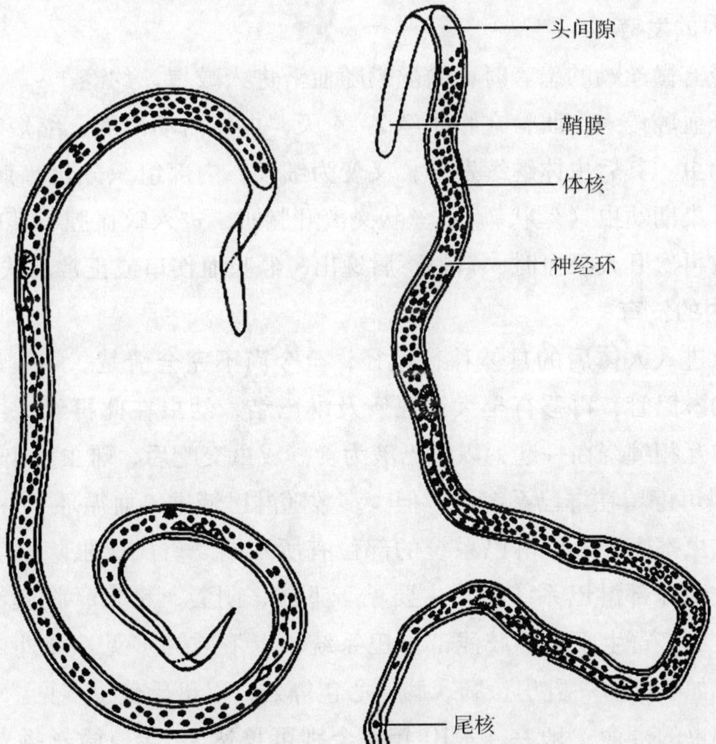

图2－14　丝虫微丝蚴

被有鞘膜。体内有很多圆形或椭圆形的体核，头端无核区称为头间隙，在虫体前端1/5处的无核区为神经环，尾逐渐变细，近尾端腹侧有肛孔。尾端有无尾核因种而异（图2－14）。以上结构在两种微丝蚴有所不同，其鉴别要点见表2－2。

3. 感染期幼虫

又称丝状蚴，寄生于蚊体内，虫体细长，活跃。

表2－2 班氏与马来微丝蚴形态鉴别要点

鉴别项目	班氏微丝蚴	马来微丝蚴
长宽（μm）	244～296×5.3～7.0	177～230×5～6
体态	柔和，弯曲较大	硬直，大弯上有小弯
头间隙（长:宽）	较短（1:1或1:2）	较长（2:1）
体核	圆形或椭圆形，各核分开，排列整齐，清晰可数	椭圆形，大小不等，排列紧密，常互相重叠，不易分清
尾核	无	有2个，前后排列，尾核处角皮膨大

（二）生活史

班氏丝虫和马来丝虫的生活史基本相同，都需要经过两个发育阶段，即幼虫在中间宿主蚊体内发育和成虫在终宿主人体内发育（图2－15）。

1. 在蚊体内的发育

当蚊叮咬带有微丝蚴的患者时，微丝蚴随血液进入蚊胃，约经1～7小时，脱去鞘膜，穿过胃壁经血腔侵入胸肌，在胸肌经2～4天，虫体活动减弱，缩短变粗，形似腊肠，称腊肠期幼虫。其后虫体继续发育，又变为细长，内部组织分化，其间蜕皮2次，发育为活跃的感染期幼虫（丝状蚴）。丝状蚴离开胸肌，进入蚊血腔，其中大多数到达蚊的下唇，当蚊再次叮人吸血时，自蚊下唇逸出，经吸血伤口或正常皮肤侵入人体。

2. 在人体内的发育

感染期幼虫进入人体后的具体移行途径，至今尚不完全清楚。一般认为，幼虫可迅速侵入附近的淋巴管，再移行至大淋巴管及淋巴结，幼虫在此再经2次蜕皮发育为成虫。雌雄虫常互相缠绕在一起，以淋巴液为食。成虫交配后，雌虫产出微丝蚴（“卵胎生”），微丝蚴可停留在淋巴系统内，但大多数随淋巴液进入血循环。

两种丝虫成虫寄生于人体淋巴系统的部位有所不同。班氏丝虫除寄生于浅部淋巴系统外，多寄生于深部淋巴系统中，主要见于下肢、阴囊、精索、腹股沟、腹腔、肾盂等处。马来丝虫多寄生于上下肢浅部淋巴系统，以下肢为多见。此外，两种丝虫均可有异位寄生，如眼前房、乳房、肺、脾、心包等处，以班氏丝虫多见。

两种丝虫成虫的寿命一般在4～10年，个别可长达40年。微丝蚴寿命一般约为2～3月。

微丝蚴的夜现周期性：微丝蚴在人体外周血液中，作定期性出现，白昼滞留于肺的微血管内，末梢血液中很少出现，而在夜晚则出现于外周末梢血液内。一般夜晚8

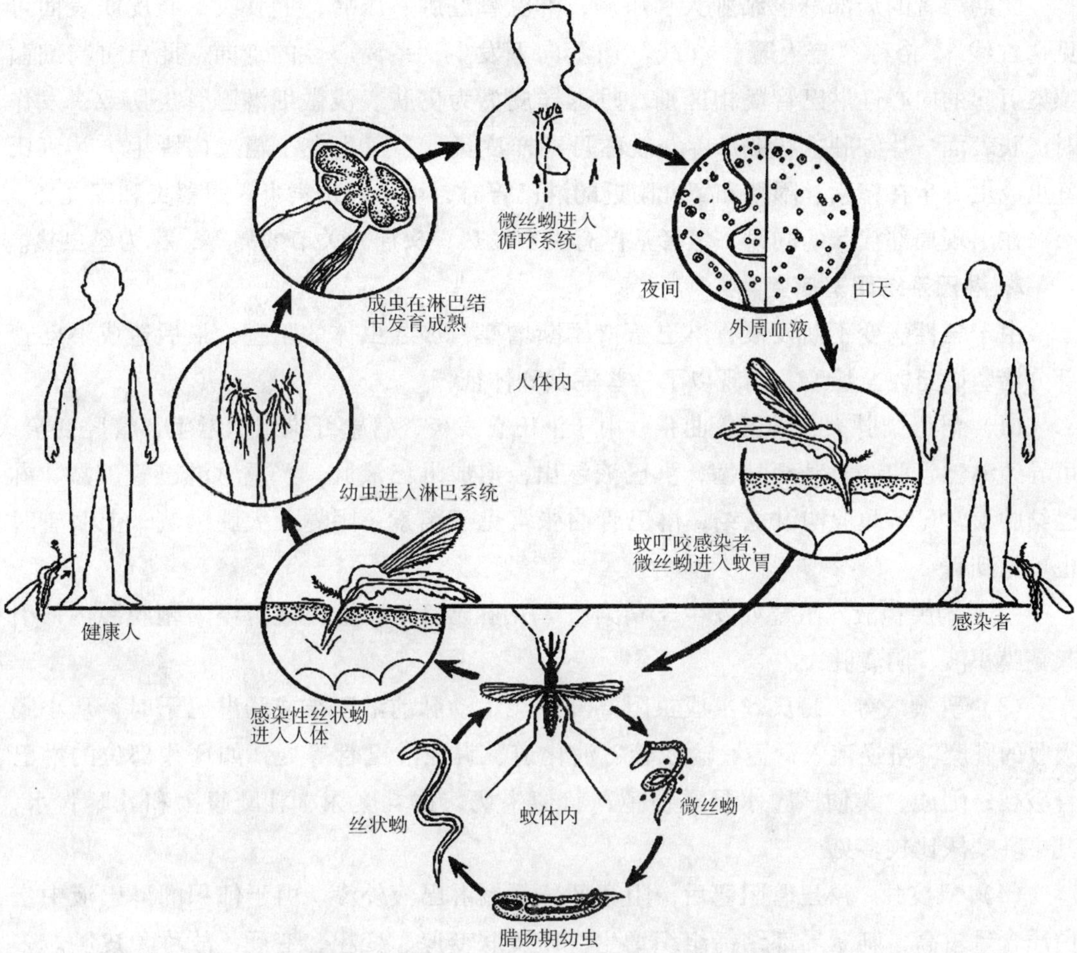

图2－15　丝虫生活史

时以后微丝蚴逐渐增多，班氏微丝蚴以夜晚10时至次晨2时，马来微丝蚴则为夜晚8时至次晨4时为多，这种夜多昼少现象称为微丝蚴的夜现周期性。微丝蚴的夜现周期性现象的原因，至今尚未完全明了，可能与中枢神经兴奋、抑制有关。

（三）致病

丝虫对人体的危害，主要由于丝虫的成虫和进入人体的丝状蚴所引起，过去认为血液中的微丝蚴与发病关系不大，但近来许多资料证明微丝蚴能引起热带肺嗜酸性粒细胞增多症。有些轻度感染的病人，仅在血中查到微丝蚴，往往不出现症状，成为带虫者。感染较重的病人，病情可分为以下二期：

1. 急性期过敏及炎症反应

丝虫的感染性幼虫侵入人体后，幼虫和成虫的机械性刺激及其代谢产物、幼虫的蜕皮液和蜕下的外皮、成虫子宫分泌物、死虫及其分解产物等均可刺激人体产生局部或全身反应。此时可出现急性淋巴管炎、淋巴结炎或丹毒样皮炎等。

此期患者的局部淋巴结肿大、压痛，淋巴管红肿、压痛，上肢或下肢皮肤表面可见“红线”，俗称“流火”。“红线”由上向下发生，系离心性的走向，此点可与细菌感染引起的向心性淋巴管炎相区别。丹毒样皮炎为皮肤表浅微细淋巴管炎所致，发作时皮肤表面一片红肿，状似丹毒，故称丹毒样皮炎，多发生在小腿及内踝上方。班氏丝虫成虫寄生在精索、附睾和睾丸附近的淋巴管时，可引起精索炎、附睾炎和睾丸炎。

在出现局部症状的同时，患者常伴有畏寒发热、头痛、关节酸痛等，称为丝虫热。

2. 淋巴系统阻塞病变

由于急性病变不断发展，淋巴管壁不断增厚，加之虫体的阻塞，最后造成淋巴管部分堵塞以至完全堵塞，出现以下一些症状和体征：

（1）淋巴结肿大、淋巴管曲张　由于淋巴管发炎，管壁纤维组织增生，管腔变窄，可导致淋巴管曲张，甚至堵塞，淋巴液渗出，形成淋巴液肿，严重时淋巴管破裂。淋巴结肿大常见于腹股沟淋巴结，淋巴管曲张常见于精索、阴囊及大腿内侧，上肢有时也可见到。

（2）鞘膜积液　阻塞如发生于精索、睾丸淋巴管时，淋巴液可溢入鞘膜腔内，引起鞘膜积液、阴囊肿大。

（3）乳糜尿等　班氏丝虫成虫阻塞部位在主动脉前淋巴结或肠淋巴干时，从小肠吸收的乳糜液可逆流入肾盂、输尿管、消化道、腹腔淋巴管等处，如这些部位的淋巴管破裂，则尿、粪便、腹水呈乳白色，状似牛奶，称乳糜尿、乳糜腹泻和乳糜腹水，其中乳糜尿比较多见。

（4）象皮肿　淋巴管阻塞后，阻塞部位下端淋巴液外渗，由于郁积的淋巴液中蛋白质含量较高，刺激局部结缔组织增生，使皮肤变厚、变粗、变硬，故称象皮肿。多见于下肢和阴囊等部位。阴囊象皮肿严重者可重达 10～15kg。此外，上肢、阴茎、阴唇、乳房等处也可发生象皮肿。

班氏丝虫和马来丝虫的成虫寄生部位有所不同。马来丝虫多寄生于四肢表浅淋巴系统中，故患者主要患上下肢淋巴管炎、淋巴结炎和象皮肿，并以下肢为多见。班氏丝虫除寄生在四肢表浅淋巴管、淋巴结外，还寄生于深部淋巴系统内，故除可造成四肢淋巴管炎、淋巴结炎和象皮肿外，还可引起精索、附睾及睾丸的急性炎症，鞘膜积液、阴囊象皮肿和乳糜尿等。

（四）实验诊断

丝虫病的诊断包括病原检查和免疫学诊断。由于微丝蚴有夜现周期性，应在晚 9 时后采血。象皮肿等晚期患者，虽体征明显但成虫多已死亡或淋巴管阻塞，不易查到微丝蚴。常用检查微丝蚴的方法如下：

1. 新鲜血片法

自耳垂取血 1～2 滴置玻片上，加 1 滴水溶血稀释，放低倍镜下观察，查找活动的微丝蚴。此法虽简单，但需采血后立即检查，可供教学和群众的预防宣传，不适于普查和虫种鉴别。

2. 厚血片法

采耳垂血 3 大滴于玻片上，涂成 2cm×3cm 长方形厚血膜，干后溶血，用姬氏染液或苏木素染液染色。本法检出率高，又可鉴别虫种，适用于人群普查。

3. 浓集法

取患者血 2ml，溶血后离心沉淀，取沉淀物镜检。检出率高于厚血片法。微丝蚴亦可见于鞘膜积液、乳糜尿、乳糜腹水等液体中，检查时须先加乙醚使乳糜溶解，去除脂肪后，加水离心，取沉淀物镜检。

国内诊断丝虫病常用的免疫学方法，主要有间接荧光抗体试验和酶联免疫吸附试验。两种方法都有较强的敏感性和特异性。当丝虫病治愈后，血清中特异性抗体仍可继续存在，对现症病人的诊断可出现假阳性，故只能用于丝虫病的辅助诊断和流行病学的调查。

（五）流行

1. 分布

我国山东、河南、江苏、上海、浙江、安徽、湖南、湖北、江西、福建、四川、贵州、广东、广西、海南、中国台湾等 16 个省、市、自治区均曾有丝虫病流行。其中除山东、中国台湾仅有班氏丝虫外，其他地区两种丝虫均有。是世界上丝虫病流行最为严重的国家之一。经过 40 多年的防治，1994 年全国已达到基本消灭丝虫病标准（人群微丝蚴率低于 1%），但流行检测及预防工作仍不可掉以轻心。

2. 流行因素

（1）传染源　丝虫病患者及带虫者为传染源。体征明显的病人往往微丝蚴很少，或者查不到微丝蚴，因而无体征带虫者在流行病学上有重要意义。

（2）传播途径　我国班氏丝虫以淡色库蚊、致倦库蚊为传播媒介，马来丝虫以中华按蚊和嗜人按蚊为传播媒介。自然界的温度、湿度及雨量又与蚊虫的生长、繁殖有关，温暖、潮湿的环境既适合蚊虫的发育、繁殖和吸血活动，又可影响蚊体内丝虫幼虫的发育。丝虫幼虫在蚊体内发育最适温度为 20℃ ~30℃，相对湿度为 75% ~90%。气温低于 10℃，幼虫在蚊体内不能发育。雨量的多少影响到蚊的孳生场所及蚊的密度，从而影响丝虫病的传播。

（3）感染率及感染季节　在流行区根据血液中微丝蚴阳性率高低，将流行程度分为四类：30% 以上为超高度流行区；20% ~30% 为高度流行区；5% ~20% 为中度流行区；5% 以下为低度流行区。感染季节与蚊子接触机会多少有关。如夏季夜晚乘凉、露宿、值勤等无防蚊设备时，人被叮咬机会越多，受感染的可能性越大，人群的感染率也越高。山东 6 ~9 月为传播季节，浙江舟山为 5 ~10 月，河南确山为 6 月下旬，7 月传播强度最高，海南则终年可传播。

（六）防治原则

1. 普查普治

我国绝大多数地区已达到基本消灭或基本控制了丝虫病。在流行区普查时，对流行区全体居民进行采血检查，凡微丝蚴阳性和有体征者，都是治疗对象。枸橼酸乙胺嗪（海群生）是治疗丝虫病的特效药物，对两种丝虫成虫及微丝蚴都有杀灭作用。

对象皮肿患者可采用烘绑疗法、桑绑疗法。对阴囊象皮肿及鞘膜积液可用手术治疗。

2. 防蚊灭蚊

消灭传播媒介、切断传播途径，是彻底消灭丝虫病的重要措施，包括使用蚊帐防蚊和清除蚊孳生地、喷洒药物杀蚊等。

第二节 吸 虫

一、吸虫概述

吸虫（trematode）属扁形动物门吸虫纲。种类繁多，形态各异，大多数为雌雄同体，均营寄生生活，生活史复杂。常见寄生于人体的吸虫，约有10多种。

（一）形态

1. 成虫

外形多数为背腹扁平、两侧对称、叶状或舌状，个别种属如血吸虫为长扁形。大小因种而异，小者约0.5mm，大者可达75mm。具有口吸盘和腹吸盘。体壁由体被和肌肉组成，前者具有保护虫体、吸收营养和感觉等生理功能。吸虫无体腔，中间为实质组织和包埋在实质组织中的内脏器官。

消化系统包括口、前咽、咽、食管和肠支。口位于口吸盘的中央，在虫体的前端或亚前端。前咽短小，咽呈球状，食管为细管状。吸虫的肠管通常在腹吸盘前分为两支，沿虫体两侧直行或呈波浪形延伸至虫体末端，为盲管，无肛门。有的虫种两肠支在虫体后部又合二为一，如日本血吸虫。

排泄系统位于虫体两侧，为对称的管状系统。其起始部为焰细胞，以毛细管相连，经集合管通入虫体后部的排泄囊，排泄孔开口于虫体末端。

生殖系统除日本血吸虫外，其他虫种均为雌雄同体。生殖器官位于两肠支之间。雌性生殖器官由卵巢、输卵管、卵模、梅氏腺、受精囊、劳氏管、卵黄腺、卵黄管、子宫和子宫末段组成。雄性生殖器官由睾丸、输出管、输精管、储精囊、前列腺、射精管或阴茎、阴茎袋等组成。雌雄性生殖器官末端均开口于生殖孔。吸虫可自体受精也可异体受精，精子从雄性生殖系统转入雌性生殖系统的受精囊内，卵巢产生的卵细胞多在输卵管处受精。受精卵和卵黄腺产生的卵黄细胞排出的卵壳前体物质，在卵膜内形成卵壳，后推入子宫，向子宫末端运行，通过生殖腔，经生殖孔排出体外（图2－16）。

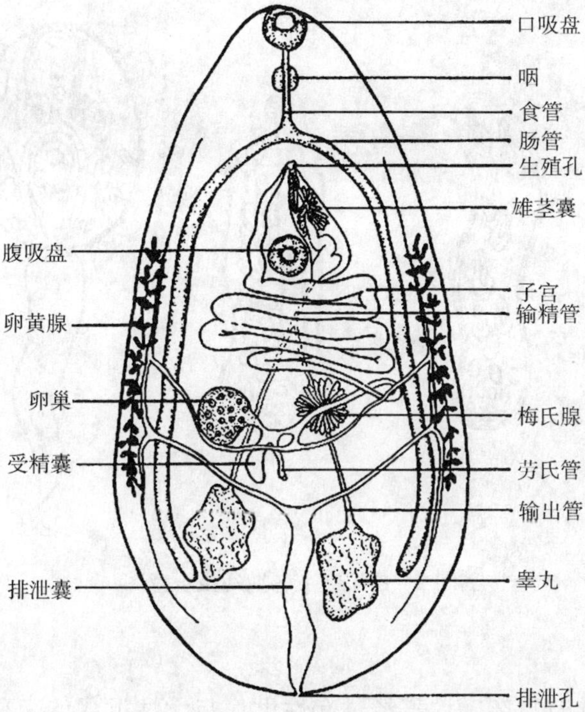

图 2－16　吸虫成虫形态结构示意图

2. 虫卵

近椭圆形，卵壳较薄，大多数吸虫的卵的一端有一小盖，称为卵盖，有的虫卵卵盖与卵壳的结合部有肩峰样的突起；有的卵盖呈倾斜状；有的不明显；有的则无卵盖，如血吸虫卵。卵内含有一个卵细胞和多个卵黄细胞，有的则含有一个已发育成熟的毛蚴。

3. 毛蚴

椭圆形，体表遍被纤毛，运动活泼，体内有原肠、头腺、胚细胞等结构。

4. 胞蚴

母胞蚴和子胞蚴均有一袋状的体壁，内有数目不等的胚细胞团。因虫种不同，体内的胚细胞团可分裂发育为多个雷蚴或子胞蚴，再分化为许多尾蚴。

5. 雷蚴

长袋状或圆筒状，体前端有口、咽、后接囊状的原肠。体内有胚细胞团，分化发育为下一代的形态，因种而异，有的分化为多个子雷蚴，有的直接分化为尾蚴。

6. 尾蚴

分体、尾两部。体部有口、腹吸盘，消化器官有口、咽、食管和肠支，排泄系统有收集管和排泄囊，以及由单细胞构成的各种分泌腺。尾部形态因种而异，有长、短及分叉或不分叉之别。

7. 囊蚴

圆形或椭圆形，外有 1～2 层囊壁，囊内的虫体有口、腹吸盘、消化道和排泄囊等结构（图 2－17）。

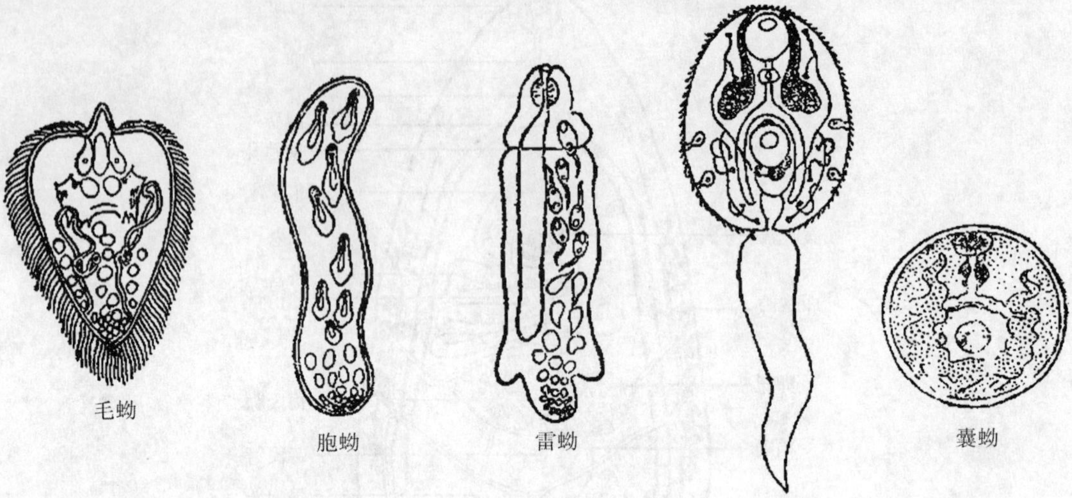

图 2－17 吸虫各期幼虫示意图

（二）生活史

吸虫的生活史比较复杂，均需经过有性世代与无性世代的交替。无性世代通常在中间宿主淡水螺内进行，有性世代在终宿主人或保虫宿主体内完成。吸虫的发育过程大多均由成虫产生的虫卵，随宿主粪便或痰液排出体外，必须落入水中方可继续发育，在水中孵出毛蚴，毛蚴侵入中间宿主淡水螺（或虫卵被淡水螺吞食）的体内发育为胞蚴、雷蚴、尾蚴，尾蚴发育成熟后从螺体内逸出入水后，侵入第二中间宿主体内或吸附在植物媒介的表面形成囊蚴。吸虫因种的不同，有的具两代胞蚴（母胞蚴、子胞蚴），两代雷蚴（母雷蚴、子雷蚴）；有的缺雷蚴或囊蚴期，由尾蚴直接侵入终宿主，如血吸虫。多数吸虫是由囊蚴经口侵入终宿主，在消化道脱囊为童虫，移行至寄生部位发育为成虫。

我国常见寄生人体的吸虫种类见表 2－3。

表 2－3 我国常见人体吸虫的种类及寄生部位

属名	种名	寄生场所
支睾属	华支睾吸虫	肝胆管
姜片属	布氏姜片吸虫	小肠
并殖属	卫氏并殖吸虫	肺、组织
狸殖属	斯氏狸殖吸虫	组织
裂体属	日本血吸虫	血管

二、华支睾吸虫

华支睾吸虫（*Clonorchis sinensis* Cobbold，1875）又称肝吸虫，成虫寄生在人体肝

胆管内，引起华支睾吸虫病，又称肝吸虫病，考古证明本虫在我国至少有2,100多年历史。

（一）形态

1. 成虫

虫体狭长，前端较细，后端钝圆，背腹扁平，呈半透明，大小为10～25mm×3～5mm。口吸盘略大于腹吸盘，腹吸盘位于虫体前1/5处。消化道有口、咽、食管及两分支的盲肠至虫体末端。雄性生殖器官有两枚高度分支的睾丸，前后排列于虫体的后1/3处。雌性生殖器官有一个分叶的卵巢，位于睾丸前，卵巢下方有一个椭圆形的受精囊，其旁有一细长的劳氏管。卵黄腺分布于虫体中段两侧。管状的子宫始于卵模，盘绕于卵巢与腹吸盘之间，其内充满虫卵，开口于腹吸盘前缘的生殖腔。

2. 虫卵

黄褐色，甚小，为人体寄生蠕虫卵最小者之一，平均为29μm×17μm，前端较窄，后端钝圆，形状似芝麻，一端有明显的卵盖，卵壳与卵盖的结合处稍厚隆起称肩峰，另一端有一疣状突起。卵内含有1个成熟的毛蚴（图2－18）。

（二）生活史

成虫寄生于人或哺乳动物的肝胆管内，虫卵随胆汁进入消化道与粪便混合排出体外。虫卵在干燥环境中不能存活，必须落入水后，在26～37℃时可存活3～4周，但不孵化。当被第一中间宿主赤豆螺、长角涵螺、纹沼螺等吞食后，在螺的消化道孵出毛蚴，穿肠壁到肝脏，经胞蚴、雷蚴增殖发育成许多尾蚴。成熟的尾蚴从螺体逸出，在水中可存活1～2天，遇到第二中间宿主淡水鱼、虾即可侵入其体内发育为囊蚴。囊蚴呈椭圆形，有两层囊壁，内含1个迂曲的幼虫，囊蚴主要分布于肌肉内。终宿主因食入含活囊蚴的生鱼、虾而感染。囊蚴在十二指肠内脱囊为童虫，童虫经胆总管至肝胆管并发育为成虫，成虫在人体的寿命为20～30年（图2－19）。

（三）致病

华支睾吸虫寄生于肝胆管，其病变程度与感染虫数多少有关。轻者仅感染几条至几十条，重者可达千条以上。病变主要由于虫体在肝胆管内机械性刺激和代谢产物所引起，使胆管内壁上皮细胞脱落、增生，管壁因结缔组织增生而变厚，引起管腔狭窄、阻塞，导致胆汁郁积，病变以肝左叶边缘较为显著，可出现阻塞性黄疸，如有细菌继发感染可引起胆管炎、胆囊炎。邻近肝细胞有脂肪性变、萎缩和坏死，以致胆汁性肝硬变。本虫感染尚可诱发肝胆管或胆囊内胆色素结石。

轻度感染者临床上无明显症状。中度感染者有消化不良、头晕、食欲减退、乏力、上腹部不适、腹痛、腹泻、肝区隐痛、肝肿大、消瘦、嗜酸性粒细胞增多。重度感染者早期有寒战、高热、肝肿大及变态反应等症状，晚期可出现肝硬变、腹水、肝昏迷、消化道出血甚至死亡。儿童感染可引起发育障碍或侏儒症。

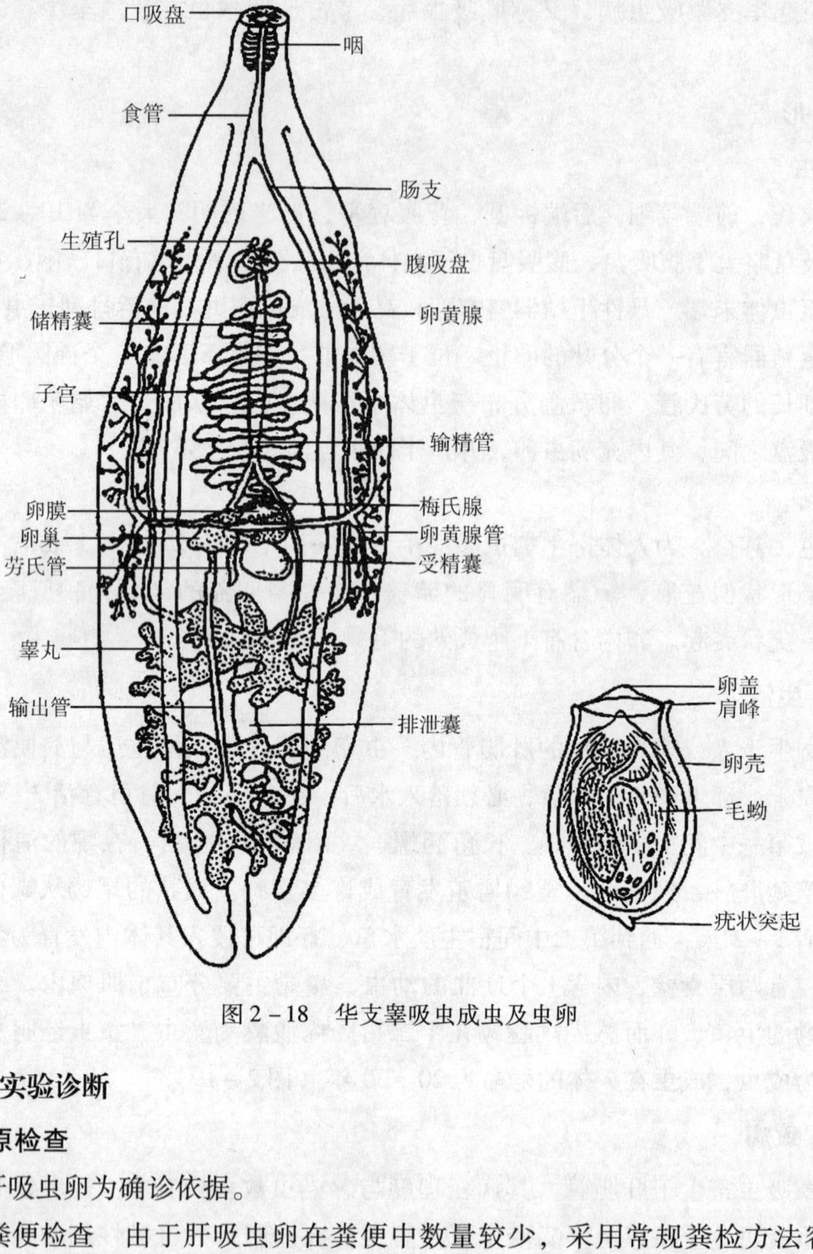

图2－18　华支睾吸虫成虫及虫卵

（四）实验诊断

1. 病原检查

检获肝吸虫卵为确诊依据。

（1）粪便检查　由于肝吸虫卵在粪便中数量较少，采用常规粪检方法容易漏检。其检出率与采用的检查方法和检查次数有关，常用自然沉淀法及离心沉淀法。

（2）十二指肠液检查　对粪检阴性的可疑者，可抽取十二指肠液检查虫卵，其检出率高于粪便检查方法。

2. 免疫诊断

皮内试验可用于普查筛选和临床辅助诊断。间接血凝试验（IHA）、酶联免疫吸附试验（ELISA）、斑点酶联免疫吸附试验（Dot－ELISA）等的敏感性、特异性均较强。

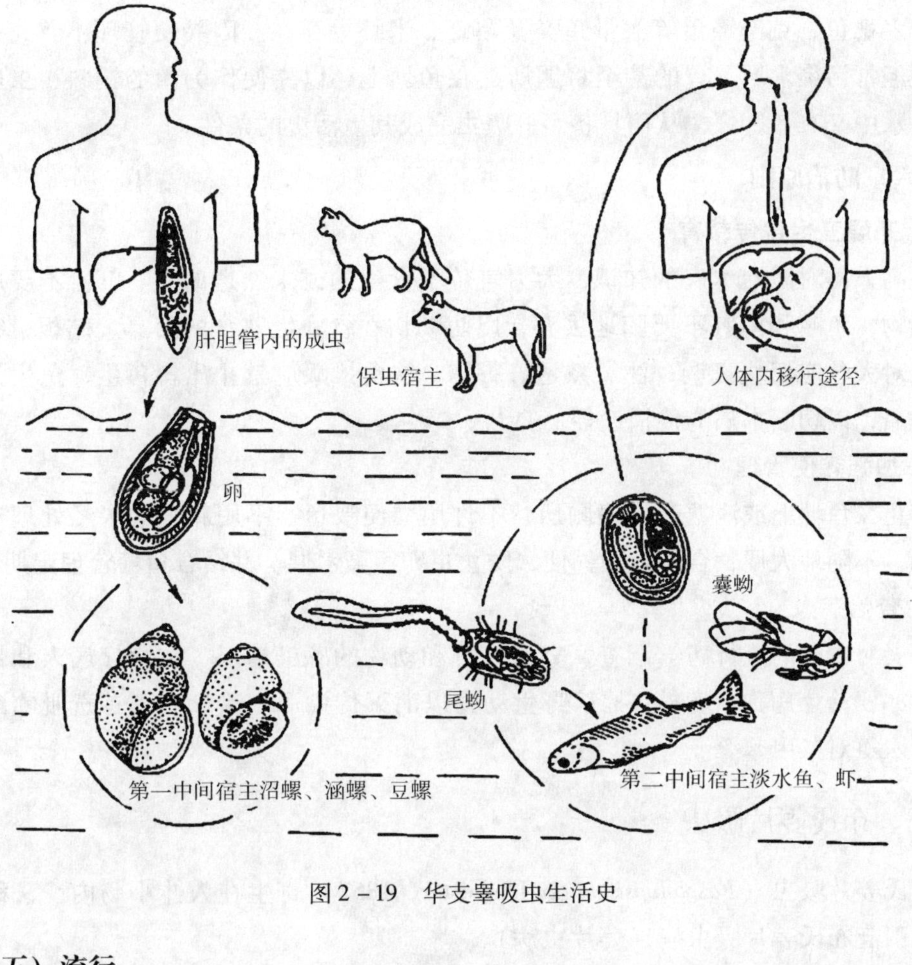

图 2－19 华支睾吸虫生活史

（五）流行

1. 分布

肝吸虫主要分布于亚洲的中国、日本、朝鲜、越南、菲律宾等地。国内分布于北京、天津、河北、黑龙江、辽宁、吉林、上海、江苏、浙江、安徽、山东、江西、福建、广东、海南、广西、湖南、湖北、河南、四川、重庆、贵州、云南、陕西、山西和中国台湾、中国香港、中国澳门等地。广东、山东、河南、辽宁等地较为严重。

2. 流行因素

（1）传染源　患者、带虫者和猫、犬、猪、狐狸等哺乳类保虫宿主都是本病的传染源。在尚未发现人体感染的地区，保虫宿主对人群的感染具有潜在的威胁。

（2）传播途径　肝吸虫的感染主要是食入含有活囊蚴的生鱼、虾引起。囊蚴对温度的抵抗力甚弱，如 1mm 厚度的鱼肉中囊蚴在 90℃热水中 1 秒钟死亡；如浸入 75℃、70℃、60℃的水中，则分别须要 3、6、15 秒才被杀死，囊蚴在醋、酱油等佐料中分别可存活 2 ~5 小时。

（3）自然因素　我国南北各地的河、湖、塘的水域中有大量的第一中间宿主赤豆螺、长角涵螺、纹沼螺存在，有第二中间宿主白鲢、黑鲢、鳊鱼、大头鱼、土鲮鱼、鲤鱼、麦穗鱼、克氏鲦鱼等大量鱼类及沼虾、米虾等存在。因粪便管理不善，人和动物粪便经常污染水域，有的甚至将厕所建在鱼塘上，以粪便作为鱼的饲料，虫卵直接入水，水中又有鱼、螺，从而具备了肝吸虫完成其生活史的条件。

（六）防治原则

1. 开展卫生宣传教育

提高人群对防治本病的知识，大力宣传不食生的或未熟透的鱼、虾。不要用生鱼虾喂动物，鱼鳞和内脏不要随地丢弃，以防动物吞食。生熟食的刀具、砧板、餐具要分用。对大鱼应切块烹调，注意熟透。餐馆、饮食摊贩应禁止出售鱼生、鱼生粥和生虾等食品，以切断本病的传播途径。

2. 加强粪便管理

禁止在鱼塘上或池塘旁修建厕所，不许用粪便喂鱼，不用新鲜的未经处理过的粪便施肥，不随地大便，合理处理粪便，防止虫卵污染水域。并结合鱼塘管理定期灭螺。

3. 查治病人

开展对本病的流行病学调查，查清人群和动物的感染情况，在治疗病人和带虫者的同时亦要治疗病狗、病猫，捕杀野生动物以消灭传染源。治疗病人首选吡喹酮，亦可选用六氯对二甲苯等。

三、布氏姜片吸虫

布氏姜片吸虫（*Fasciolopsis buski* Lankester，1857）寄生在人体小肠内，又称肠吸虫，能引起布氏姜片吸虫病（姜片虫病）。

（一）形态

1. 成虫

虫体扁平肥厚，长椭圆形，似姜片。活虫肉红色，故我国古代医书称之为“赤虫”。死虫固定后灰白色。大小为 20 ~ 75mm × 8 ~ 20mm × 2 ~ 3mm，为人体寄生吸虫中最大者。口吸盘小，位于虫体前端，其后为腹吸盘，比口吸盘大 4 倍 ~ 5 倍，明显可见，两吸盘相距很近。消化道有口、咽、食管、两波浪状弯曲的肠支。雌雄同体，睾丸两个，前后排列，高度分支，位于虫体后 2/3，卵巢一个，位于虫体中部，在睾丸之前，卵黄腺分布在虫体两侧，子宫盘曲在梅氏腺与腹吸盘之间，内充满虫卵，一条成虫每日可产卵 1.5 万个 ~4.8 万个。

2. 虫卵

椭圆形，淡黄色。大小为 30 ~ 140μm × 80 ~ 85μm，为人体寄生蠕虫卵之最大者。卵壳薄而均匀，前端卵盖小而不明显。卵内有一个卵细胞和 20 ~ 40 个卵黄细胞（图 2 – 20）。

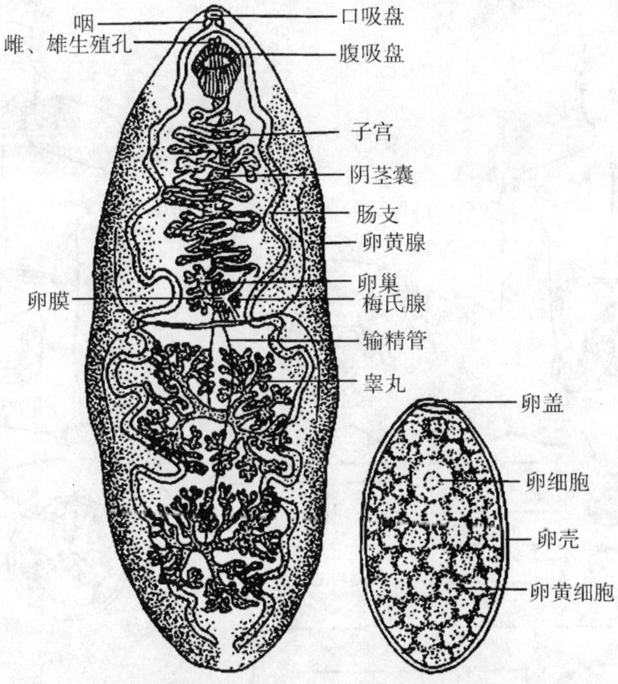

图2－20　布氏姜片吸虫成虫及虫卵

（二）生活史

成虫寄生在人和猪的小肠上段，产卵后，卵随粪便排出体外，落于水中后，在27℃～32℃温度下经3～7周孵出毛蚴，毛蚴在水中可存活6～25小时，遇到扁卷螺后即钻入其体内，在螺体内经胞蚴、母雷蚴、子雷蚴等无性增殖阶段，需时约1～2月，生成许多尾蚴。尾蚴成熟后逸出螺体，进入水中，遇到菱角、荸荠、茭白、水浮莲、浮萍等水生植物，以其吸盘附着于植物表面，脱掉尾部形成囊蚴。囊蚴扁圆形，大小为216μm×187μm。囊壁两层，内有幼虫，其排泄囊及排泄管中含有折光颗粒。当人吃入带有囊蚴的水生植物，囊蚴经消化液的作用，后尾蚴逸出，吸附在肠黏膜上，经1～3月发育为成虫。成虫在猪体内的寿命一般不超过2年；在人体内的寿命一般不超过1年，最长可达4年（图2－21）。

（三）致病

成虫寄生在患者十二指肠及小肠上段，以其吸盘吸附在肠黏膜，可致局部发生炎症、点状出血及水肿，甚至形成小的溃疡，严重时影响消化吸收，以致营养不良，发育障碍，甚至形成侏儒症。虫数多时可发生肠梗阻。布氏姜片吸虫病的主要症状为消化系统症状，如腹痛、腹泻、食欲减退、腹部膨隆。感染后期可发生浮肿、腹水。在虫数较多的患儿，颜面浮肿可误诊为肾病，应注意鉴别。

（四）实验诊断

采用粪便直接涂片法、沉淀法等查出虫卵即可确诊。沉淀法检出率较高。如有吐虫或排虫情况，细查虫体形态即可确诊。

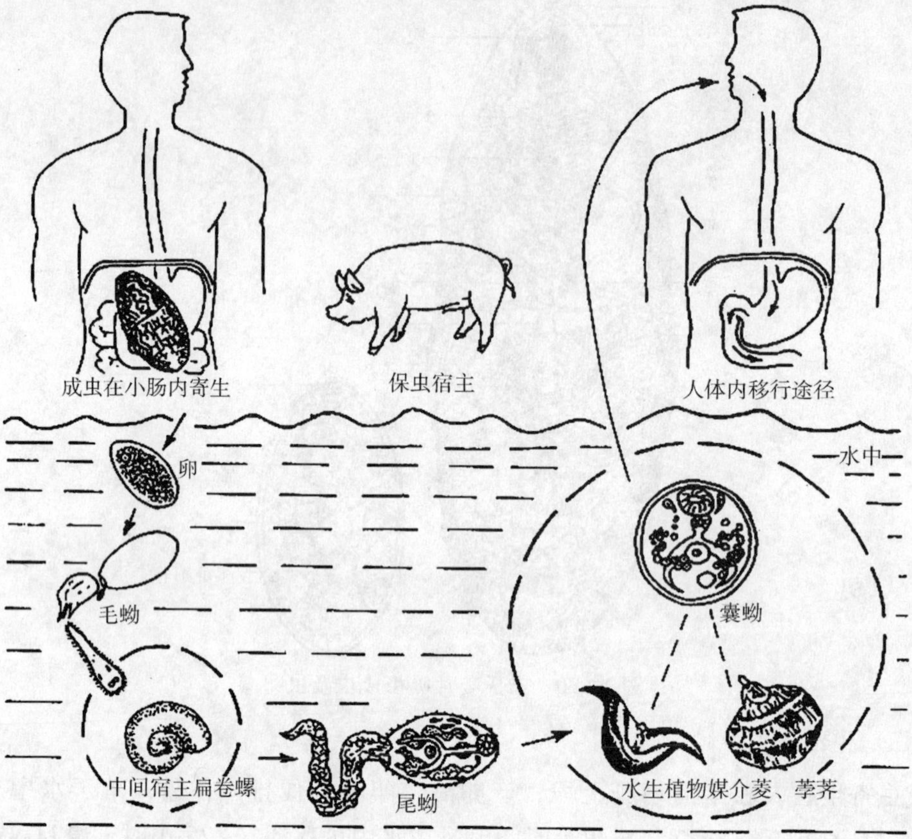

图2－21　布氏姜片吸虫生活史

（五）流行

1. 分布

国外流行于亚洲东部及东南亚。国内分布于浙江、江苏、上海、福建、广东、广西、江西、湖南、湖北、四川、山东、河北、云南、中国台湾等。

2. 流行因素

（1）生食带有囊蚴的水生植物如菱角、荸荠等而感染。猪常因吃带囊蚴的水浮莲、浮萍或红菱枝叶等青饲料而感染，成为重要的保虫宿主。

（2）扁卷螺与媒介植物的存在　扁卷螺为小型淡水螺，分布较广，主要孳生在水生植物繁茂处，喜栖息在水生植物的叶下面。流行区内媒介植物有水红菱、荸荠、茭白、浮萍、水浮莲及日本水仙等。囊蚴在潮湿环境下可存活一年，对热抵抗力弱，在日光下晒一日或水中一分钟即死亡。

（3）病人和保虫宿主的存在　姜片吸虫病是一种人兽共患寄生虫病，猪是布氏姜片吸虫的保虫宿主。

（六）防治原则

（1）开展卫生宣传教育，加强粪便管理，生吃荸荠、菱角等水生植物时一定要刷洗干净，最好用开水烫洗以杀死囊蚴。

（2）猪要圈养，用煮熟或发酵饲料喂猪。

（3）普查普治　目前治疗效果较好的药物为吡喹酮，另外可用六氯对二甲苯、槟榔煎剂等。

四、并殖吸虫

（一）卫氏并殖吸虫

卫氏并殖吸虫（*Paragonimus westermani* Kerbert，1878）成虫主要寄生在人肺，故称肺吸虫，能引起卫氏并殖吸虫病（肺吸虫病）。

1. 形态

（1）成虫　虫体肥厚，活动时体形变化大，腹面扁平，背面隆起，形似半粒黄豆。活虫棕红色，半透明，固定后灰白色。大小为7.5～12mm×4～6mm×3.5～5mm。虫体表面有体棘。口吸盘与腹吸盘大小相似，腹吸盘位于虫体中部稍前。消化道有口、咽、食管及两盲肠支。雌雄同体，睾丸两个，分支，左右并列，约在虫体后1/3处；一叶卵巢，与子宫并列于腹吸盘后，故称并殖吸虫，卵黄腺分布于虫体两侧。排泄囊明显。

（2）虫卵　呈金黄色，椭圆形，两侧多不对称，大小为80～118μm×48～60μm。卵壳厚薄不匀，前端较宽，卵盖明显而稍倾斜。卵内有1个卵细胞和10余个卵黄细胞（图2－22）。

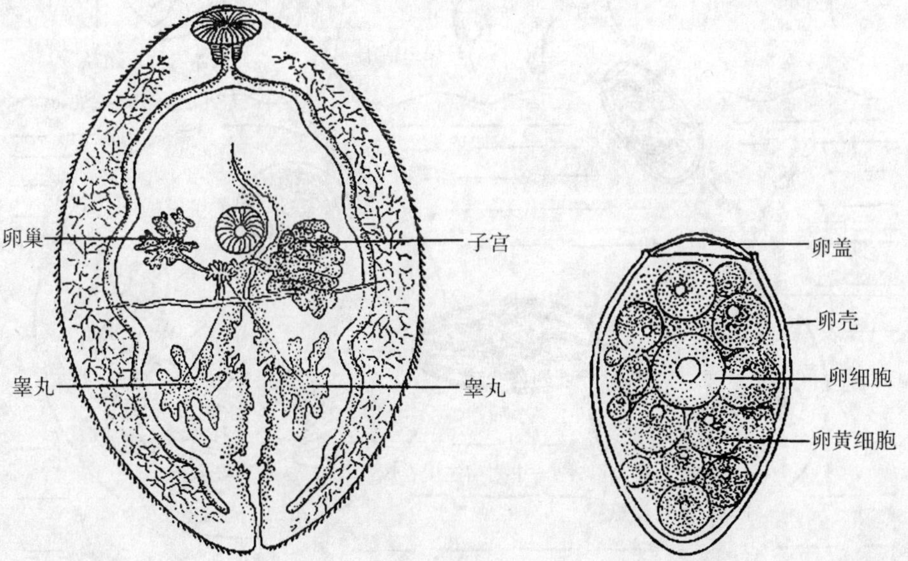

图2－22　卫氏并殖吸虫成虫及虫卵

2. 生活史

卫氏并殖吸虫的成虫主要寄生于人和犬、猫等哺乳动物的肺部。产卵后，卵随痰或粪便排出宿主体外，落入水中，在25～30℃温度下约经3周孵出毛蚴。毛蚴遇到第一中间宿主川卷螺即钻入其体内，经胞蚴、母雷蚴、子雷蚴及尾蚴的发育增殖，约需2个月，形成许多尾蚴，不断逸出螺体进入水中，遇到第二中间宿主溪蟹、蝲蛄，再钻入其体内形成囊蚴。囊蚴多在肌肉内，鳃及内脏等处亦有。囊蚴呈圆球形，直径约300～400μm，囊壁两层，外层薄，易破裂，内层厚而坚韧，排泄囊内充满折光性颗粒。人或动物生吃了含有囊蚴的溪蟹、蝲蛄后，在十二指肠内后尾蚴脱囊而出，成为童虫，童虫穿过肠壁进入腹腔，上行再穿过膈肌进入肺，发育为成虫。自囊蚴进入人体到发育为成虫、产卵，约需2个月。童虫进入腹腔后在移行过程中，可停留在沿途各处或侵入其他器官，而引起异位寄生，如可寄生于皮下、肝、脑、脊髓等处，异位寄生的虫体发育成熟需时更长，甚至不能发育成熟产卵。成虫的寿命约为5～6年，最长可达20年之久（图2－23）。

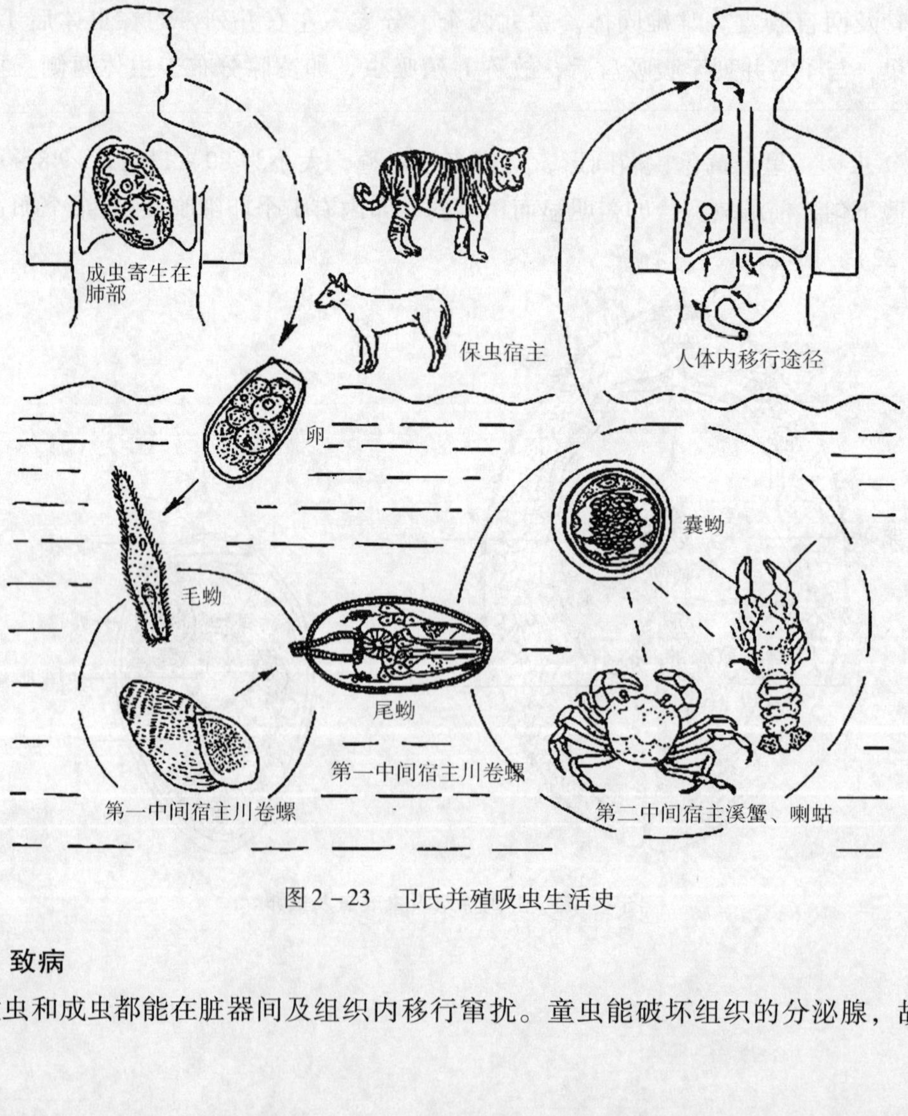

图2－23　卫氏并殖吸虫生活史

3. 致病

童虫和成虫都能在脏器间及组织内移行窜扰。童虫能破坏组织的分泌腺，故移行能力更强。它们在体腔内或组织内穿行所引起的病变，有出血、渗出性炎症，炎症消退后继而纤维化，导致组织粘连。再者，成虫在组织内寄生可使局部出血、白细胞浸润，形成脓肿，继而转变为囊肿，囊内常有成对的虫体以及坏死组织、大量虫卵等。肺内此种囊肿可与支气管相通，故虫卵可随痰咳出。患者则出现咳嗽、咳铁锈色痰或带血丝的痰，并有乏力、食欲不振、消瘦、胸痛、低热等症状，颇似肺结核。

本虫异位寄生现象并不少见。因虫到处穿行窜扰，如在脑部寄生，则出现头痛、癫痫、半身不遂等症状；如在腹壁、腹腔或其他脏器表面寄生，则出现结节或肿块，局部疼痛；如寄生在皮下、肌肉，则出现结节，有压痛。此外，虫体代谢产物、死虫、死卵所生成的异性蛋白等，可引起全身过敏反应，出现发热、荨麻疹、嗜酸性粒细胞增多等征象。

4. 实验诊断

（1）查虫卵　可用直接涂片法及沉淀法检查病人的痰液或粪便，查出本虫虫卵即可确诊。铁锈色痰内常含大量虫卵、嗜酸性粒细胞及夏科雷登氏晶体。

（2）皮内实验　用成虫制成抗原，稀释成1:2000，作皮内试验，可作为辅助诊断。

（3）活体组织检查　手术摘除患者皮下包块或结节，可能检获童虫，偶可查见成虫、虫卵。

5. 流行

（1）分布　日本、朝鲜、菲律宾、泰国及印尼等国家有本病的分布。国内分布于浙江、江苏、江西、安徽、河南、湖北、湖南、福建、云南、广东、四川、陕西、辽宁、黑龙江等省及中国台湾。

（2）流行因素

①生食或半生食溪蟹或蝲蛄的习惯　流行区居民感染肺吸虫的主要原因是生食或半生食溪蟹或蝲蛄。如浙江流行地区居民吃溪蟹的方法是吃醉蟹、腌蟹或生吃活蟹等；东北三省居民吃蝲蛄的方法有生吃、烤、炸、炒及蝲蛄豆腐、蝲蛄酱等。这些吃法都不能杀死蟹体内或蝲蛄体内的囊蚴。囊蚴对热的抵抗力不大。有人报道，蟹体内的囊蚴在55℃水中经20～30分钟，70℃ 3分钟，100℃ 1分钟即全部死亡。囊蚴浸在14%黄酒内，22℃存活18小时，37℃存活15小时；蟹浸在酱油内或20%盐水中，34℃约经48小时囊蚴全部死亡。

②中间宿主的存在　川卷螺和溪蟹或蝲蛄共同栖息在山间溪流里，因此，卫氏并殖吸虫病主要流行于山区。流行地区的溪蟹、蝲蛄的囊蚴感染率及感染度均较高。

③病人及贮存宿主的存在　卫氏并殖吸虫病是人兽共患寄生虫病。保虫宿主包括家畜（犬、猫）和一些野生肉食动物（如虎、豹、狐、狼、貂、貉等）。病人和保虫宿主都是传染源。

6. 防治原则

①开展卫生宣传教育　不吃生的或半生的溪蟹或蝲蛄。防止囊蚴污染餐具。不喝

生水，因溪蟹或蝲蛄死亡裂解后囊蚴可脱落水中。

②加强粪便管理，不随地吐痰，防止虫卵污染水源。

③治疗病人　疗效较好的药物有硫氯酚（别丁）、吡喹酮、氯喹等。

④治疗家畜及扑杀作为贮存宿主的野生动物，以减少传染源。

（二）斯氏狸殖吸虫

斯氏狸殖吸虫［*Pagumogonimus skrjabini*（Chen，1959）Chen，1963］寄生在人体表现为游走性皮下结节型疾病，亦常引起内脏幼虫移行症，包括脑型并殖吸虫病。

1. 形态

（1）成虫　虫体狭长，呈梭形。大小为11～18.5mm×3.5～6.0mm。两端较尖，中部较宽，宽与长的比例为1∶2.4～3.2。腹吸盘多数在虫体的前1/3部分，较口吸盘略大。卵巢分枝细长，位于腹吸盘之后（图2－24）。

（2）虫卵　大小常因地区、宿主的不同而变化。动物体检出的虫卵大小为64～87μm×40～55μm；人体检出的虫卵平均为79.2μm×45.6μm。虫卵的形状多数不对称，卵壳厚薄也不均匀。但不如卫氏并殖吸虫明显。

3. 生活史

斯氏狸殖吸虫的终宿主是果子狸、家猫、狗等动物。人不是本虫的正常宿主，从人体检出的虫体大多数是童虫，只有极少数在人体内能发育为成虫。成虫寄生在动物的肺、肝等处。动物粪便内有本虫的虫卵，为传染源。第一中间宿主为拟钉螺等小型淡水螺，第二中间宿主为溪蟹。人因生食或半生食含囊蚴的蟹而感染。

4. 致病

在动物体内寄生的斯氏狸殖吸虫除侵犯肺外，也侵犯肝。肝脏表面及各叶可见童虫钻行穿通的窦孔或虫穴。本虫可在动物肝脏内形成囊腔，并发育成熟产卵。

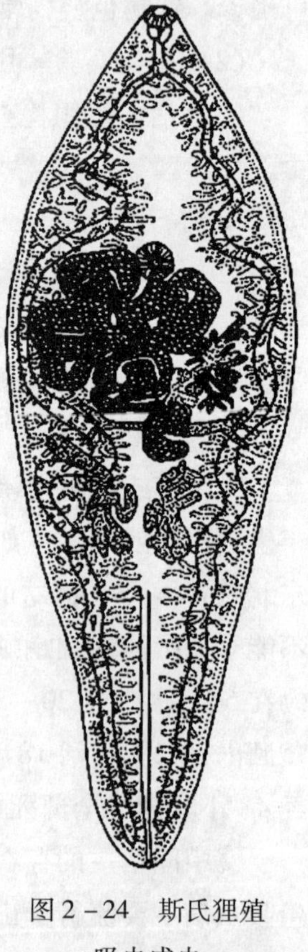

图2－24　斯氏狸殖吸虫成虫

在人体尸检病例中，肝、肺也有类似病变，偶见童虫，见不到虫卵。可以说明人不是本虫的适宜宿主。因此，本虫只能到处游走，形成局部或全身性的皮下结节（幼虫移行症），以腹部较多见，其次为胸背部，亦可见于头颈、四肢、腹股沟、阴囊等全身其他各处。包块多紧靠皮下，边界不清，无明显红肿，数目不一，大小不等，不痛。表浅的皮下结节里的虫体有时可自行钻出皮肤外。比较常见的全身症状为低热、胸痛、腹痛等。血象为嗜酸性粒细胞增多。儿童患者可有肝肿大，应与肝炎鉴别。

5. 实验诊断

人体患者查痰与粪便很难找到虫卵。可采用下列方法进行诊断。

（1）皮下结节活组织检查，可发现童虫及嗜酸性肉芽肿。

（2）皮内试验或补体结合试验等可作辅助性诊断。

6. 流行

地理分布可能比卫氏并殖吸虫更为广泛。国内分布于四川、江西、贵州、云南、湖北、湖南、陕西、福建、河南等省。

流行因素与卫氏并殖吸虫基本相同。

7. 防治原则

治疗药物以硫氯酚（别丁）效果较好。其余各项原则与卫氏并殖吸虫相同。

五、日本裂体吸虫

寄生在人体的裂体吸虫常见有三种：即日本裂体吸虫（*Schistosoma japonicum* Katsurada，1904）、埃及裂体吸虫、曼氏裂体吸虫。在我国流行的是日本裂体吸虫，即日本血吸虫。成虫寄生在人体肠系膜静脉内。所致的疾病称日本裂体吸虫病（日本血吸虫病）。

（一）形态

1. 成虫

雌雄异体，成熟后则终生雌雄合抱。虫体前端有口吸盘、腹吸盘。雄虫灰白色、较短粗，大小为 10 ~ 22mm × 0.5 ~ 0.55mm，自腹吸盘后，虫体两侧向腹面卷曲形成抱雌沟，雌虫在此沟内生活。睾丸位于腹吸盘后背侧，椭圆形，一般为 7 个，前后排成一行，每一睾丸有一输出管，汇合成一输精管，向前略扩大成储精囊，开口于腹吸盘后的生殖孔。雌虫细长，形似线虫，大小为 12 ~ 26mm × 0.1 ~ 0.3mm，深褐色，口吸盘比腹吸盘稍小。卵巢 1 个，长椭圆形，位于虫体中部，自卵巢后端发出一输卵管，绕过卵巢，与卵黄管相通而入卵模，卵模外为梅氏腺包围，卵模向前与子宫相连，子宫内含 50 ~ 100 个虫卵，开口于腹吸盘后的雌性生殖孔。虫体后部单一肠管两侧布满卵黄腺。消化系统雌雄相同，包括口、食管及盲肠。食管在腹吸盘前分为两肠支，然后在虫体后部再汇合为一条盲肠（图 2 – 25）。

2. 虫卵

椭圆形，淡黄色，大小为 74 ~ 106μm × 55 ~ 80μm。卵壳较薄，无卵盖。壳一侧有一小棘，因卵的位置及卵周围附有脏物而不易见到。成熟的活卵内含有一个毛蚴，有时可见它在卵内活动，或者见它的纤毛摆动。

3. 毛蚴

梨形，前端稍尖，灰白色，半透明，周身遍生纤毛，大小为 99μm × 25μm。毛蚴前端有一锥形顶突，全身被纤毛。虫体前方中央有一顶腺及两个头腺，开口于前端。毛蚴利用纤毛的活动和头腺分泌物钻入螺体。

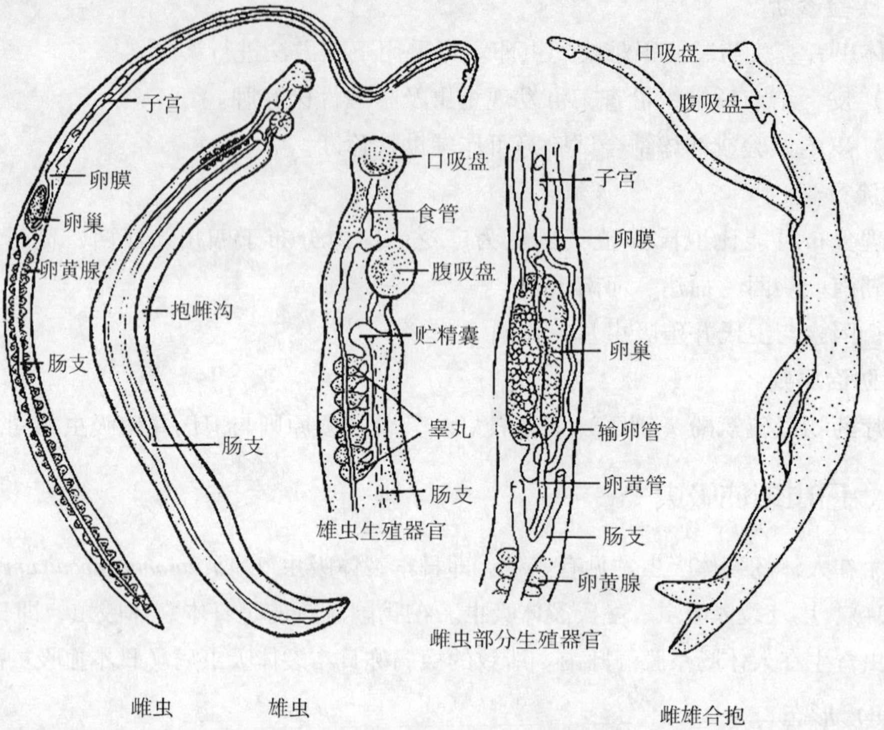

图 2－25　日本血吸虫成虫形态

4. 尾蚴

分体部、尾部两部分。体部大小为 100～160μm×40～66μm，尾干为 140～160μm×20～35μm，尾叉为 50～75μm。体部前端约 1/4 部分构成头器，头器中央有一头腺。口吸盘在其腹面，体部后 1/4 处有腹吸盘，腹吸盘两侧有 5 对单细胞腺体，即穿刺腺，开口于体部前端。穿刺腺分泌物能帮助尾蚴钻入宿主皮肤（图 2－26）。

（二）生活史

成虫寄生在终宿主的肠系膜下静脉内，雌雄合抱。雌虫逆血流移行至肠黏膜下层的静脉末梢内产卵。每条雌虫一日可产 1000～2000 个卵，一部分卵随血流达肝脏，一部分沉积在肠壁。初产的卵很小，内含卵细胞，在肠、肝等组织内发育 10 多天后，卵内形成毛蚴。卵周围的组织因毛蚴分泌的溶细胞性物质而致组织坏死，形成脓肿。肠黏膜浅层的脓肿由于肠蠕动、腹内压力和血管内压的增加等，致使坏死组织向肠腔溃破，虫卵随坏死组织进入肠腔，随粪便排出宿主体外。虫卵随人、畜粪便落入水中，在合适的温度下，约 2～32 小时孵出毛蚴。毛蚴借纤毛的运动，在水中作直线游动，可存活 1～3 天，遇到钉螺即钻入其体内，经母胞蚴、子胞蚴的分化增殖形成许多尾蚴。尾蚴成熟后钻出螺体进入水中。在螺体内发育增殖的时间因温度不同而异，30.6℃时需 48 小时，16℃左右时可长达 150 天。一个毛蚴在螺体内可增殖产出数万条尾蚴。

尾蚴在钉螺体内分批成熟，陆续逸出螺体，在水中游动，或悬浮于近岸浅水水面

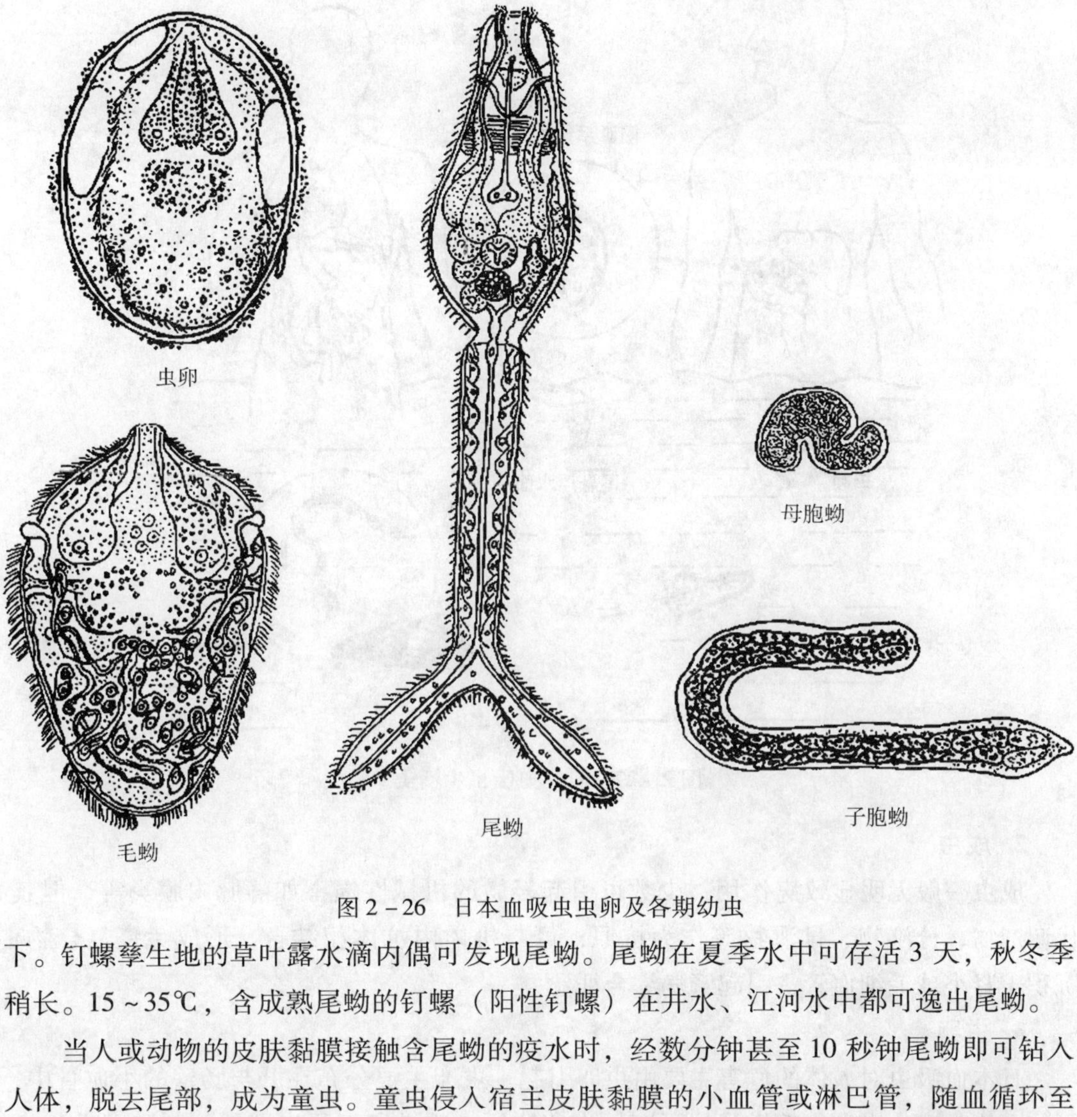

图 2－26　日本血吸虫虫卵及各期幼虫

下。钉螺孳生地的草叶露水滴内偶可发现尾蚴。尾蚴在夏季水中可存活 3 天，秋冬季稍长。15～35℃，含成熟尾蚴的钉螺（阳性钉螺）在井水、江河水中都可逸出尾蚴。

当人或动物的皮肤黏膜接触含尾蚴的疫水时，经数分钟甚至 10 秒钟尾蚴即可钻入人体，脱去尾部，成为童虫。童虫侵入宿主皮肤黏膜的小血管或淋巴管，随血循环至心脏，经右心和肺，入左心而至体循环，经肠黏膜动脉的毛细血管网入肠系膜静脉，移行至肝门静脉分支内暂住，而后再回到肠系膜静脉内发育为成虫。人体感染 30 天后即可在粪便内查见成熟虫卵。成虫在人体内的寿命一般可生存数年，也有达十几年甚至 20 年者（图 2－27）。

（三）致病

1. 尾蚴和童虫

尾蚴侵入皮肤后可引起尾蚴性皮炎，局部出现红色丘疹，奇痒。童虫到达肺部后，可穿破血管引起点状出血，患者出现干咳、胸闷或咯血等症状。童虫的代谢产物或移行途中死亡虫体的分解产物可引起宿主出现发热、荨麻疹、血中嗜酸性粒细胞增多等征象。

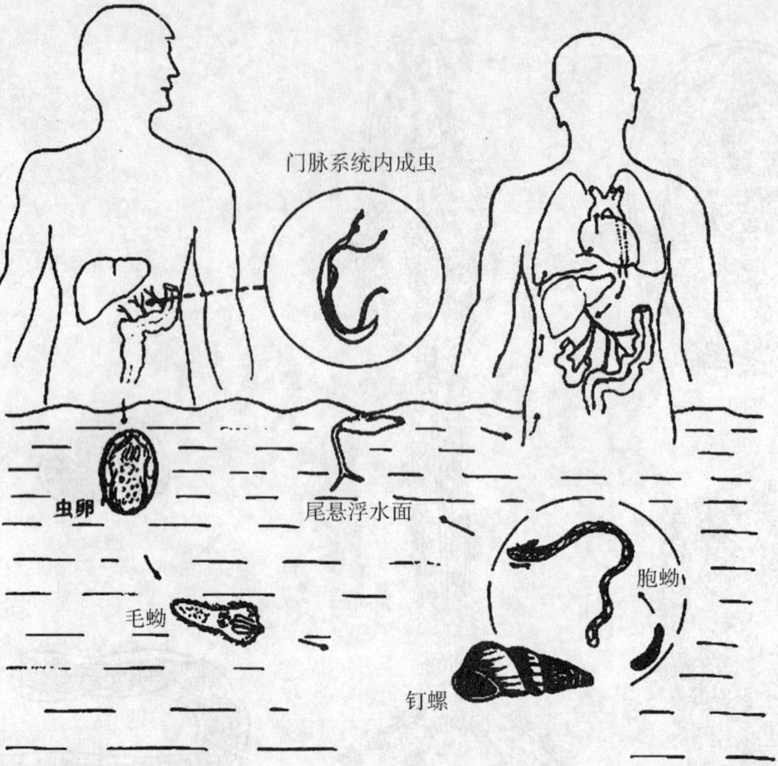

图 2－27　日本血吸虫生活史

2. 成虫

成虫一般无明显致病作用，少数可引起轻微的机械性损害如静脉内膜炎等，但其代谢产物、分泌物、排泄物等作为抗原，可与机体内抗体相结合，形成免疫复合物，沉积于肾小球毛细血管，引起肾病综合征。

3. 虫卵

日本血吸虫对人体的危害主要由虫卵引起。虫卵主要分布在肝与肠壁的小血管中，可使血管阻塞。虫卵内毛蚴分泌可溶性虫卵抗原，透过卵壳释出卵外，刺激宿主 T 细胞，产生多种淋巴因子，吸引嗜酸性粒细胞、巨噬细胞及成纤维细胞，积聚在虫卵周围，构成虫卵肉芽肿（虫卵结节），继而引起组织坏死，形成嗜酸性脓肿。随后毛蚴死亡，嗜酸性脓肿转变为假结核病变，最后纤维化。

无免疫力的初次感染严重者，如流行区的儿童，由于大量形成嗜酸性脓肿和组织破坏，表现为急性血吸虫病。患者肝脾肿大，肝区压痛，黏液血便，腹痛，发热，食欲不振，体重减轻，血象嗜酸性粒细胞增多等。急性期后，或因小量多次感染，由于机体产生了获得性免疫力，虫卵虽然不断地在组织中沉积而造成损害，但病人可不出现明显的症状，或只出现肝脾肿大，间歇性下痢，有时发热或乏力、消瘦等慢性期症状。由于病程进展，肝、肠组织的纤维化程度日益加重，可出现肝硬化、门静脉高压症、巨脾症和腹水，以及肠壁增厚、息肉形成、肠腔变窄、甚至癌变等晚期血吸虫病的症状。由于儿童时期反复大量的感染，可影响脑垂体前叶的功能，生长发育受到阻碍，形成侏儒症。

（四）免疫

宿主对日本血吸虫的免疫作用同样也分先天性免疫和获得性免疫。

1. 先天性免疫

人体对几种人体血吸虫均无先天性免疫，对某些动物血吸虫具有不感受性。例如某些兽类或禽类血吸虫的尾蚴可侵入人体皮肤，引起尾蚴性皮炎，但这些侵入皮肤的虫体往往在局部组织内即被消灭。

2. 获得性免疫

人是易感宿主。人体感染日本血吸虫后，虫体在人体内可以发育成熟。由于这些活成虫的存在能使人体产生一种对抗再感染的免疫力，这种免疫力可使再感染的虫体存活的数目减少，产卵的数量明显下降。例如流行区的患者随着年龄的增长，症状逐渐减轻或不明显，排卵数也明显减少。动物实验证明，只有活成虫的存在才能使宿主产生这种免疫力，这种免疫现象称为伴随免疫，是一种对抗再感染的保护性的获得性免疫。

获得性免疫的另一种表现是对人体有损害的变态反应。这是因为血吸虫的童虫、成虫、活卵的代谢产物、分泌物及死虫的分解产物等对人体具有抗原性，可刺激宿主机体产生变态反应。如尾蚴侵入人体后，不仅局部发生皮疹，并且在人体内移行期间，患者出现发热、荨麻疹、哮喘、血中嗜酸性粒细胞增多等全身性变态反应现象。日本血吸虫对人体最严重的致病作用就是虫卵所致的变态反应，虫卵肉芽肿形成即是变态反应的表现，为日本血吸虫病的病理基础。

（五）实验诊断

粪便中查到虫卵或孵出毛蚴即可确诊。用免疫学检查可作辅助诊断。

1. 粪便检查

常用沉淀法或毛蚴孵化法（见第三篇第五章人体寄生虫学实验诊断技术）。慢性期、晚期病人粪便中虫卵很少，不易检出，如采用沉淀法结合孵化法进行检查，检出率较单一方法高。

2. 直肠活组织检查

即活检直肠组织内的虫卵。本法可用于粪检阴性的慢性期或晚期病人。将直肠镜插入肛门内，夹取疑含虫卵结节的肠黏膜病变组织，压在两张载玻片之间，在显微镜下检查，或进行病理切片检查，对于未经治疗的患者检出虫卵即可确诊，对于曾经过治疗的患者查见活卵才有诊断价值。

3. 免疫学检查

可采用皮内试验、环卵沉淀试验、间接血凝试验、酶联免疫吸附试验、斑点酶联免疫吸附试验等。

（六）流行

1. 分布

日本血吸虫国外主要分布在日本、菲律宾、印度尼西亚、泰国、老挝及柬埔寨等国。国内解放前流行很广，分布在长江流域及长江以南有钉螺的地区，包括江苏、浙江、安徽、江西、湖南、湖北、福建、广西、广东、云南、四川等省区及上海市。

2. 流行因素

（1）传染源　本病是人兽共患寄生虫病。易感宿主除人外，尚有牛、猪、羊、狗、猫、兔等家畜及各种鼠类、猴等野生动物，都是本病的传染源。人、畜粪便含大量虫卵污染水源是流行的主要原因之一。

（2）中间宿主钉螺的存在　日本血吸虫的流行地区与钉螺孳生分布的地区是一致的。钉螺的孳生和分布为气候温和、雨量充沛、水流缓慢、杂草丛生的地带。我国本病流行区钉螺分布的自然环境分为三种类型：湖沼草塘型、平原水网型和山地丘陵型。钉螺体小，长约1cm。春秋两季是钉螺活动力最强、地面最多的季节。

（3）人与疫水的接触　由于生产活动如割湖草、捕鱼捞虾、防汛、划船、耕种水田等，或生活活动如洗衣物、洗澡、涉水、游泳等接触疫水而感染。一年内以气温高、雨量多、生产活动接触疫水频繁的春、夏、秋季感染机会较多。

（七）防治原则

防治血吸虫病要采取综合措施，包括以下几项：

（1）查治病人病畜，年年普查普治病人、病牛以减少传染源。治疗的首选药物为吡喹酮，具有毒性低、疗程短、疗效高、使用方便等优点，是较理想的药物，此外尚有硝硫氰胺、呋喃丙胺、六氯对二甲苯等。

（2）消灭钉螺，灭螺也要采取综合措施。应结合生产进行灭螺，如兴修水利、治湖治滩、改田造地等土埋灭螺。灭螺药有五氯酚钠、氯硝柳胺、贝螺杀、溴乙酰胺及石灰氮、氨水、生石灰等。充分利用钉螺的天敌，如蝲蛄、螃蟹、龟、鳖、蛙、蟾蜍、鲤鱼、鸭等动物灭螺。

（3）粪便管理及水源保护，进行卫生宣传教育，不要随地大便，不用新鲜粪施于水田。推广贮粪池、沼气池，粪尿混合贮存。管好水源，有条件的地方修建下水道，在农村提倡用井水或分塘分池用水。紧急用水时可在50kg水中加3%碘酊15ml，或漂白粉1g，消毒15分钟后再用。

（4）个人防护　必须下水时皮肤上可涂擦防护药物如苯二甲酸二丁酯乳剂、油膏或皮避敌等，也可穿着桐油布袜、胶鞋、塑料防护裤等以防止尾蚴侵入皮肤。

第三节　绦　　虫

一、绦虫概述

绦虫（tapeworm）属于扁形动物门绦虫纲，寄生人体的绦虫分属于圆叶目和假叶目。

（一）形态

1. 成虫外部形态

各种绦虫大小不一，长者数米，短者仅几毫米。虫体由头节（scolex）、颈部（neck）和链体（strobilus）组成。头节细小呈圆形或梭形，有吸盘、吸槽及小钩等附着器官（图2-28）。头节后面有一段细小不分节的颈部，其再生能力很强，能不断长出节片，是绦虫的生发中心。颈部后面由数量不等的节片连在一起，称链体。根据这些节片内部生殖器官的发育程度又分为三类：靠近颈部的节片是新长出来的，宽而短，生殖器官尚未发育成熟称幼节，也称未成熟节片；其后的节片近方形，内含有发育成熟的雌雄性生殖器官，称成节或成熟节片；虫体后段节片为长方形，内部生殖器官的其他部分已萎缩或消失，而子宫明显胀大呈分枝或囊状，占据整个节片，内含大量虫卵，称孕节或妊娠节片。各种绦虫的节片数目不同，少数仅3~4个节片，多者达千节以上。

2. 成虫内部结构

（1）体壁　有两层，即皮层和皮下层。在电镜下可见皮层上有许多微毛和线粒体，具有吸收、分泌、保护的功能。皮下层由皮下肌层和实质肌组成。绦虫无体腔，各种器官包埋在实质组织中。在实质组织中散在有许多具反光性的碳酸盐颗粒（钙颗粒或称石灰小体）。

（2）生殖系统　绦虫为雌雄同体，生殖系统结构复杂。其成节内雄性生殖器官包括圆形的睾丸数个或数百个，多分散在虫体的背面。每个睾丸引出输出管，输出管汇合成输精管，输精管进入阴茎囊中与储精囊或射精管相连。前列腺位于阴茎囊内或外面，与射精管或阴茎囊相通。射精管末端为可以伸缩的阴茎，最后开口于节片中部或侧缘的雄性生殖孔或生殖腔中。

成节内的雌性生殖器官包括分叶状的卵巢，位于节片后端腹面。从卵巢伸出输卵管与受精囊、卵黄总管相连，并通入卵模。卵模与子宫相通，外面有梅氏腺。子宫位于节片中部，呈囊状，无子宫开口；有的子宫呈管状盘曲，开口于前端腹面。卵黄腺呈滤泡状，分散于节片表层，或聚成一团位于卵巢之后。阴道多与输精管平行，向里膨大为受精囊，外端与雄性生殖孔共同开口于生殖腔中，或开口在节片中部的雄性生殖孔的后方（图 2－29）。

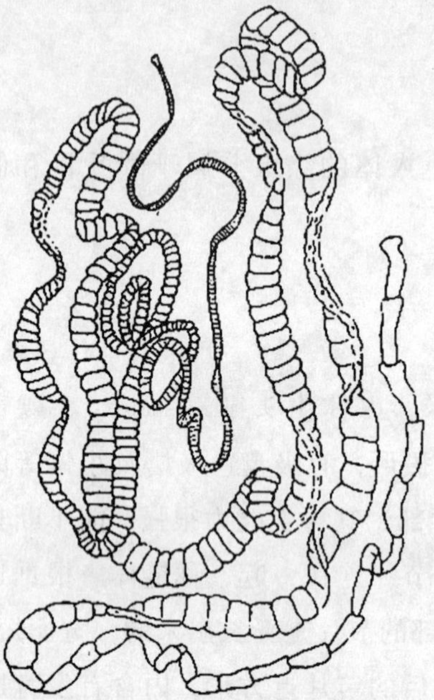

图 2－28　肥胖带绦虫成虫

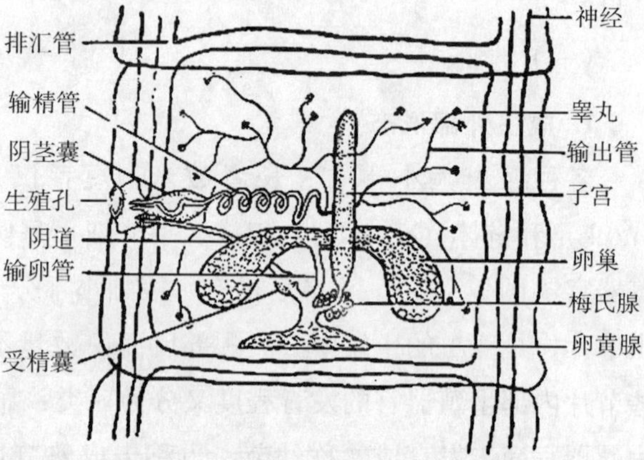

图 2－29　圆叶目绦虫成节模式图

（3）排泄系统　有焰细胞、收集管和位于虫体两侧的背、腹四根纵行排泄管组成。在每一节片的后缘有横排泄管相连。虫体最后一个节片的排泄管与外界相通。

绦虫无消化器官，可通过体表渗透吸收营养物质。

（二）生活史

多数绦虫在生活史中需要 1～2 个中间宿主。在中间宿主体内的各型幼虫称为中绦期，不同种类绦虫中绦期的形态、结构及名称各有差异，如链状带绦虫的中绦期称为猪囊尾蚴，细粒棘球绦虫的中绦期称为棘球蚴等（图 2－30）。寄生在宿主体内的绦虫成虫其孕节可自动脱离链体，脱落的孕节和散出的虫卵随粪便排出体外，被中间宿主食入后，在其消化道内孵出六钩蚴，六钩蚴钻入肠壁血管，随血流到达各组织中发育为中绦期。终宿主误食了中绦期后，在消化道内头节翻出，附着在肠壁上发育为成虫。有的种类虫卵需在水中孵出钩毛蚴，然后侵入中间宿主体内，经原尾蚴、裂头蚴的阶段，最后进入终宿主体内发育为成虫。

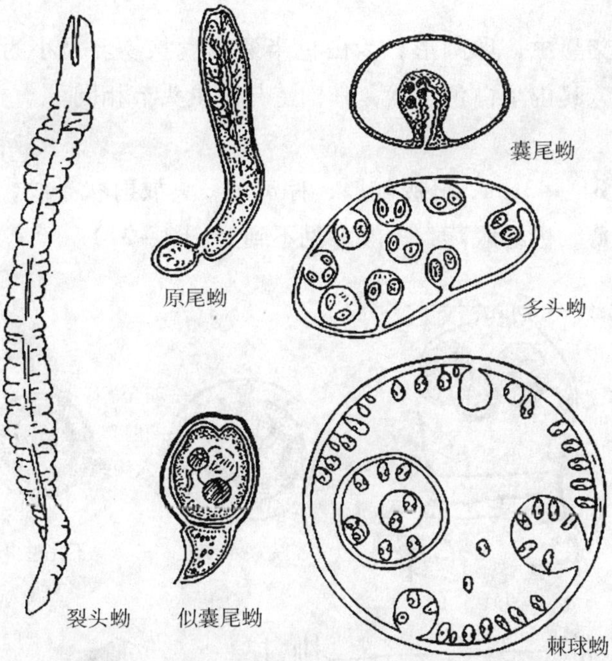

图 2-30 绦虫中绦期幼虫

（三）主要类型

我国常见寄生人体的绦虫有链状带绦虫、肥胖带绦虫、细粒棘球绦虫、微小膜壳绦虫、曼氏迭宫绦虫等。

二、链状带绦虫

链状带绦虫（*Taenia solium* Linnaeus，1758）又称猪带绦虫或猪肉绦虫，头节上有小钩，又称有钩绦虫。成虫寄生在人体小肠内，引起猪带绦虫病。幼虫寄生在猪或人的肌肉等部位引起囊虫病（cysticercosis）。

（一）形态

1. 成虫

虫体乳白色，节片薄，体长 2~4m，由 700~1000 个节片组成。头节小，圆球形，似小米粒，直径约 1mm，有 4 个深杯状吸盘和具有伸缩能力的顶突，顶突上有小钩 25~50 个，大小相间排列成两圈。颈部窄而短，长为 5~10mm，宽约 0.5mm，是虫体最细的部位。靠近颈部的幼节宽而短，内部生殖器官不明显。成节内雄性睾丸呈滤泡状，150~200 个，分布在节片两侧。雌性的卵巢分三叶，位于节片中后部，两侧叶大，中间一叶较小，位于阴道和子宫之间。孕节的子宫呈分枝状，向两侧各伸出 7~13 个分枝，内含虫卵 3 万个~5 万个。在每个节片的侧缘都有一明显突起的生殖孔，不规则的左右交替开口于两侧。

2. 幼虫

称猪囊尾蚴或猪囊虫，卵圆形，为白色半透明囊状物。大小为 8 ~ 10.5mm，囊内充满液体，头节凹入囊内呈白色点状，其构造与成虫头节相同。

3. 虫卵

圆球形，直径 31 ~ 43μm，胚膜较厚，棕黄色，具放射状条纹，内含有一个发育成熟的六钩蚴。卵壳薄，极易脱落，一般多见不到（图 2 – 31）。

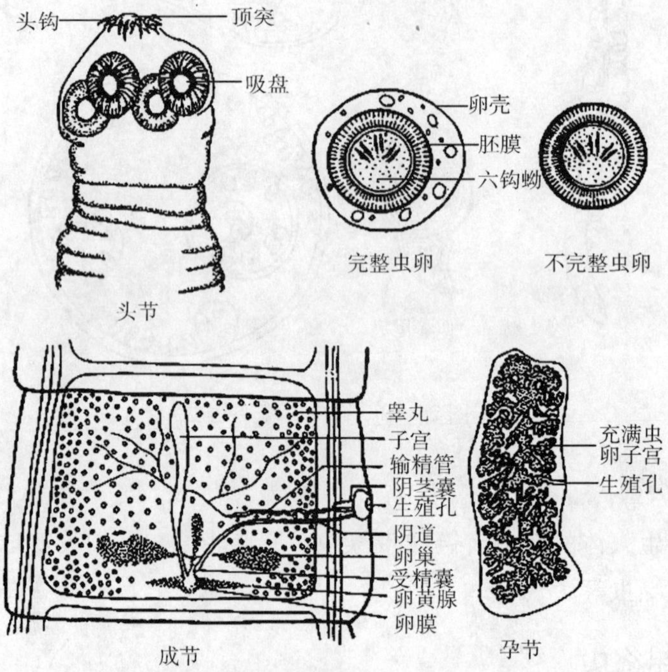

图 2 – 31　链状带绦虫结构示意图

（二）生活史

人为惟一终宿主。中间宿主为猪、野猪，成虫寄生在人体小肠内，虫体后端的孕节常单独或数节连在一起脱落到肠腔，孕节或散出的虫卵随粪便排到外界。猪食入含有虫卵或节片的人粪而受感染。虫卵在猪消化道内约经 24 ~ 72 小时，孵出六钩蚴，并钻入肠壁血管或淋巴管，随血流到达猪体的各组织中。一般多寄生在头、颈、舌、肋间、腹、腰及股等处的肌肉中，亦可寄生在心、肝、肺、脑及眼等处。约经 60 ~ 70 天发育为猪囊尾蚴，也称猪囊虫。这种含囊尾蚴的猪肉俗称“米猪肉”、“豆猪肉”或“米糁肉”。囊尾蚴在中间宿主体内可存活 3 ~ 5 年，个别可达 15 ~ 17 年。人若吃进受感染的生猪肉或未煮熟的猪肉，在小肠内经消化液的作用，囊尾蚴翻出头节吸附在肠黏膜上，自颈部长出节片，约经 2 ~ 3 月发育为成虫，在终宿主粪便中可出现节片或虫卵。人体内一般寄生一条成虫，也有多至 4 ~ 5 条的。成虫寿命较长，有的可长达 25 年（图 2 – 32）。

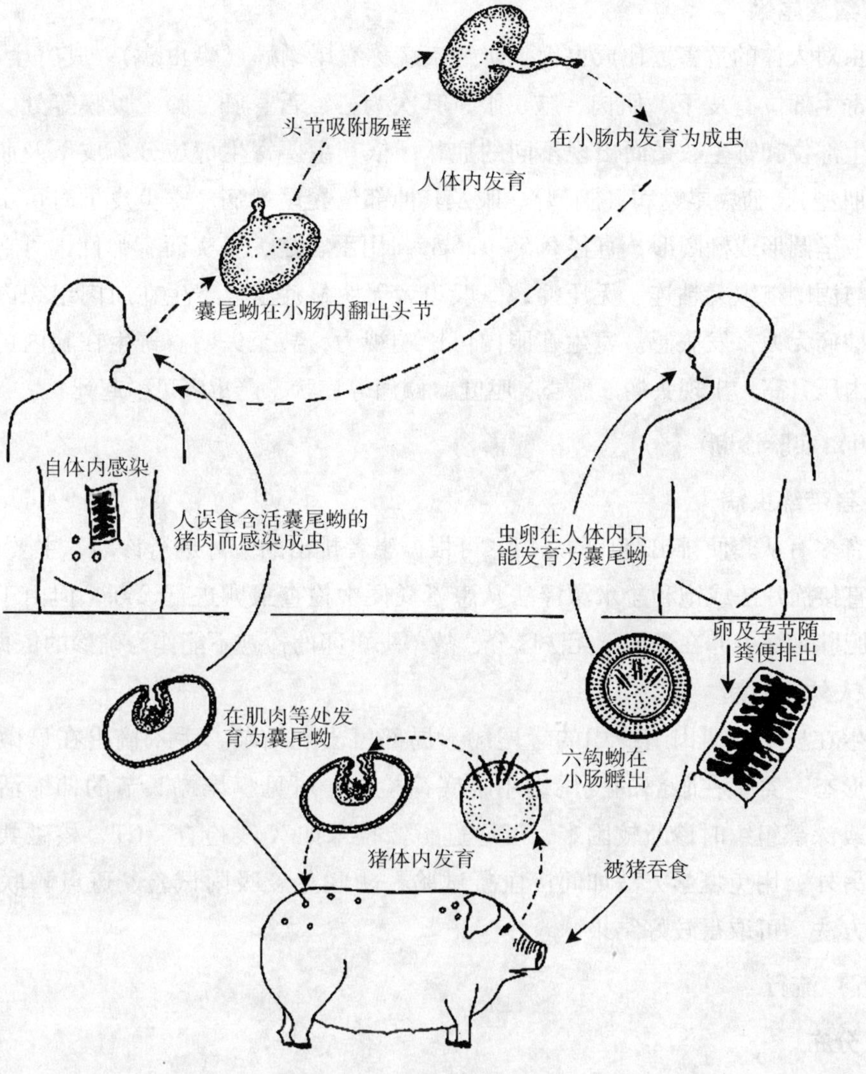

图 2－32 链状带绦虫生活史

人若食入猪带绦虫卵后，亦可在人体内发育为囊尾蚴，引起囊虫病。人体感染虫卵的方式有三种：一是食入外界虫卵污染的食物，称体外异体感染；二是食入被患者自己粪便中的虫卵污染的食物，造成自己的感染，即体外自体感染；三是宿主消化道内脱落的孕节，由于患者恶心、呕吐等逆蠕动，使节片上行至胃、十二指肠处，经消化液的作用虫卵散出并孵出六钩蚴，造成体内自体感染。后者感染往往十分严重。

（三）致病

1. 成虫

成虫的致病作用除夺取营养外，其头节的机械性刺激可导致肠黏膜损伤，引起炎症。临床上出现腹痛、腹泻、消化不良、食欲亢进、消瘦、乏力、头晕等症状，但也有虽感染绦虫却无自觉症状者。

2. 猪囊尾蚴

幼虫对人体的危害远比成虫大，所致疾病称囊尾蚴病（囊虫病）。其寄生部位很广，常见的寄生部位有皮下、肌肉、脑、眼，其次为心、舌、肝、肺、腹膜等处。患者可因虫体寄生部位和寄生数量而出现不同的症状，依其主要寄生部位分为皮下及肌肉囊尾蚴病（皮肌型）、脑囊尾蚴病（脑型）、眼及其他部位囊尾蚴病。寄生皮下时可出现皮下结节，结节呈圆形或椭圆形，直径0.5～1.5cm，用手触之，坚实而有弹性，可在皮下自由移动，与周围组织无粘连、无压痛，一般患者无明显症状。寄生在肌肉组织内可引起局部肌肉酸痛无力，发胀感。寄生在眼内可影响视力，甚至失明。寄生在脑内可压迫脑组织使颅内压升高，出现头痛、恶心、呕吐、癫痫等症状，严重者可引起死亡。

（四）实验诊断

1. 猪带绦虫病

患者多有从粪便排出节片的病史，可根据患者排出的节片进行诊断，主要为查孕节。也可用直接涂片法或饱和盐水漂浮法从患者粪便中检查虫卵进行诊断，但由于链状带绦虫卵和肥胖带绦虫卵在光镜下无法区分，故单一虫卵的检查不能作为确诊的依据。

2. 人体囊虫病

寄生在皮下或肌肉组织中的囊尾蚴，局部可出现结节，手术摘出在显微镜下检查头节的形态。寄生在眼部的囊尾蚴用眼底镜检查，可见囊尾蚴头节的伸缩活动。寄生在脑部或深部组织时诊断较困难，可通过影像技术如X线检查、CT、核磁共振等辅助诊断。另外，用免疫学方法如间接血凝试验、酶联免疫吸附试验、斑点酶联免疫吸附试验等方法，可取得较好结果。

（五）流行

1. 分布

国内27个省（区、市）有链状带绦虫病和囊尾蚴病分布，以云南、黑龙江、吉林、山东、河南等地较多。凡猪带绦虫病发病率高的乡村，猪体囊尾蚴和人体囊尾蚴感染率亦高，三者呈平行消长。患者以青壮年为主。

2. 流行因素

造成本虫的广泛分布主要与猪的饲养方式以及人们的饮食习惯、烹调方法有关。某些地区猪圈和人厕所连在一起，或将猪放养，任其到处觅食，加之患者随地大便，使猪直接吃入患者粪便，增加了猪受染的机会。

饮食习惯与人体猪带绦虫病有直接关系。如云南、贵州等地的居民有食生肉的习惯，用火将猪毛烧掉后，将肉切成片蘸调味品吃，因而当地居民的感染率较高。我国多数地区没有吃生肉的习惯，但在猪感染率高的地区，人们受染的机会也增多。一般是通过煮大块肉或炒肉片时温度不均匀，肉内的囊尾蚴没有彻底被杀死，此外，切生肉的刀、菜板上面沾染了囊尾蚴，又去切熟食，吃了这种未煮熟的肉或污染的熟食而受感染。

（六）防治原则

（1）加强卫生宣传教育，注意个人卫生和饮食卫生。如饭前便后洗手，不吃生肉，切生食和熟食的刀、板分开使用等。

（2）严格肉类检查，含囊尾蚴的猪肉禁止出售。

（3）改进养猪方法，提倡圈养，将猪圈与厕所分开

（4）治疗病人，人是惟一传染源，因此及早驱虫治疗不但减少传染源，又可避免自身感染囊尾蚴病。尤其是孕妇、晕船、晕车的患者或醉酒者，由于呕吐或肠道逆蠕动，可使猪带绦虫孕节回流到胃内，虫卵在十二指肠内孵化而造成自身感染，因此更应强调及早驱虫治疗。驱虫时要注意排出的虫体有无头节，只有找到头节驱虫才有效，否则应继续随访3～4月，粪便中无节片或虫卵排出方可视为治愈。常用的驱虫药如甲苯咪唑、吡喹酮或中药如南瓜子、槟榔煎剂（早上空腹吃南瓜子粉60～80g，2小时后服槟榔60～80g熬成的煎剂，半小时后服50%硫酸镁60ml）等都有一定的驱虫效果。

囊虫病的治疗较困难，具体治疗方法视囊尾蚴的寄生部位和数量而定。眼囊尾蚴病惟一合理的治疗方法是手术摘除。单一皮下囊尾蚴可手术摘除，但在特殊部位或较深处的囊尾蚴往往不易施行手术，仅能给予药物治疗和对症治疗。常用的药物有吡喹酮、阿苯达唑（丙硫咪唑）、甲苯达唑等。前者因药效较强，但副作用明显，治疗时应住院治疗以免发生意外。

三、肥胖带绦虫

肥胖带绦虫（*Taenia Saginata* Goeze，1782）又称牛带绦虫、牛肉绦虫或无钩绦虫。成虫寄生在人体小肠，引起牛带绦虫病。

（一）形态

牛带绦虫外形和猪带绦虫很相似，但虫体大小和结构有差异（图2－33），主要区别见表2－4。虫卵在光镜下与猪带绦虫卵难以区别。

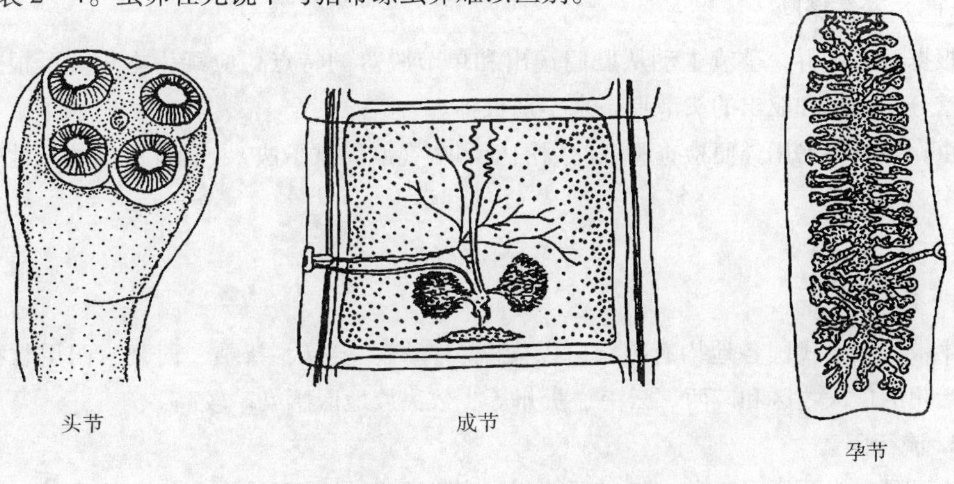

图2－33 肥胖带绦虫

表2－4 人体猪带绦虫和牛带绦虫成虫的形态区别

区别点	猪带绦虫	牛带绦虫
虫体长	2～4m	4～8m
节片	700～1000节，较薄，略透明	1000～2000节，较厚，不透明
头节	球形、直径约1mm，具有顶突和两圈小钩，约25～50个	略呈方形、直径1.5～2.0mm，无顶突及小钩
成节	卵巢分为3叶，及左右两叶和中央小叶	卵巢只分左右2叶，子宫前端常可见短小的分支
孕节	子宫分支不整齐，每侧约7～13支	子宫分支较整齐，每侧约15～30支，支端多有分叉

（二）生活史

牛带绦虫的终宿主是人，虫寄生在人体小肠上段，以头节固着与肠壁。孕节多逐节脱离链体，脱落的孕节蠕动力强，可自动从肛门逸出，故中医称为寸白虫。由于节片的蠕动，虫卵可播散到粪便中或肛门周围的皮肤上，污染的牧草或水源使牛感染。卵在牛小肠内孵出六钩蚴，钻入肠壁血管或淋巴管，随血流到牛全身各处，尤其是运动较多的股、肩、心、舌和颈部等肌肉内，约经60天～70天发育成牛囊尾蚴。除牛外，羊、美洲驼、长颈鹿、羚羊等也可被牛囊尾蚴寄生。

人若吃到生的或未煮熟的含有囊尾蚴的牛肉，经消化液的作用，囊尾蚴的头节即可翻出并吸附于肠壁，经8周～10周发育为成虫。成虫寿命可达20年～30年，甚至更长。

（三）致病

牛囊尾蚴不寄生人体，仅成虫寄生人体并致病。常寄生1～2条，最多达31条。虫体除夺取营养外，其代谢产物的毒性作用可引起腹部不适、消化不良、腹泻、腹痛、体重减轻等，一般症状轻微不明显，有时虫体较多时可发生肠梗阻。

（四）实验诊断

根据患者主诉，孕节主动从肛门逸出和单节脱落的特点，应疑为本虫。可根据孕节子宫分支数目和驱出的头节形态来鉴别虫种。

虫卵检查可采用粪便检查和肛门周围检卵法（肛周拭子法），后者检出的阳性率要高得多。

（五）流行

1. 分布

牛带绦虫在我国各地均有报道。以内蒙、青海、宁夏、新疆、西藏、四川甘孜藏族自治州的广大牧区和广西、云南、贵州等少数民族地区感染率较高。

2. 流行因素

主要是人粪污染了牧草、饲料及水源，使牛取食时受到感染。如有的地区畜圈设在厕所下面，畜圈及饲料直接受到污染；牧区随地大便可造成牧场草源的污染。虫卵在外界可活两个月以上，因而流行地区牛的囊尾蚴感染率可达40%。另外为饮食习惯，在广西、云南等少数民族地区，将鲜牛肉加上盐晒干放坛中，再加米饭使其发酵，做成酸牛肉食用；或用火烤大块的牛肉，外熟内生，囊尾蚴没杀死；甚至爱吃生肉。这些生食习惯造成当地人体牛带绦虫的感染率很高。

（六）防治原则

牛带绦虫的防治原则与猪带绦虫基本相同。

四、细粒棘球绦虫

细粒棘球绦虫（*Echinococcus granulosus* Batsch，1786）又称包生绦虫，成虫寄生在犬科食肉动物中，幼虫（称棘球蚴）寄生于人和多种食草类家畜以及其他动物中，引起一种严重的人兽共患寄生虫病，称棘球蚴病或包虫病（echinococcosis，hydatid disease，hydatidosis）。棘球蚴病地域分布广泛，随着畜牧资源的开发而不断扩散，现已成为全球性的公共卫生问题。

（一）形态

1. 成虫

是绦虫中最小的一种，体长2~7mm。虫体由头节、颈部及链体组成，头节略突，呈梨形，直径为0.3mm，有明显突出的顶突和4个吸盘，顶突活动力强，上面有小钩28~48个，链体由3~4节组成，孕节最长，约占虫体全长的1/2，子宫向两侧成不规则膨大，内含虫卵500~800个（图2-34）。

2. 棘球蚴

棘球蚴（hydatid cyst）为大小不等的囊状物，直径从几毫米到几十厘米（图2-35）。囊内有澄清无色的液体，具有保护头节和供给营养的作用。囊壁分两层，外面是角皮层，乳白色，由多层脆弱无细胞结构的薄膜组成，具有保护的功能。内层是有生发作用的胚层，又称生发层，含有许多细胞核及少量的肌纤维，厚约10~25μm。生发层向囊内长出头节，这种头节比成虫的头节小，称原头蚴（protoscolex）（图2-36）。从生发层也可长出育囊，育囊也可分泌角质层形成与母囊结构相同的子囊。子囊内又可长出原头蚴、育囊以及与子囊相同的孙囊。囊壁上的原头蚴、育囊、子囊均可脱落漂浮在囊液里，称为棘球蚴砂。因此一个母囊随着时间的延长而不断胀大，其内含的原头蚴也越来越多，每一个原头蚴在终宿主体内可发育成一条成虫。有时棘球蚴有外生现象，即从母囊壁向外衍生，其危害性较内生的单房性棘球蚴要大。

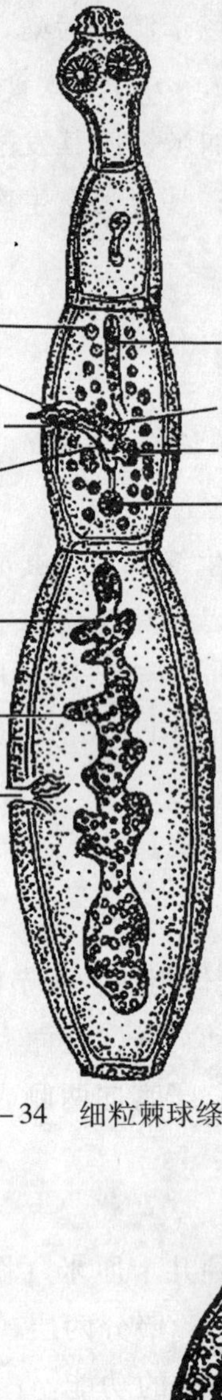

图 2-34 细粒棘球绦虫成虫

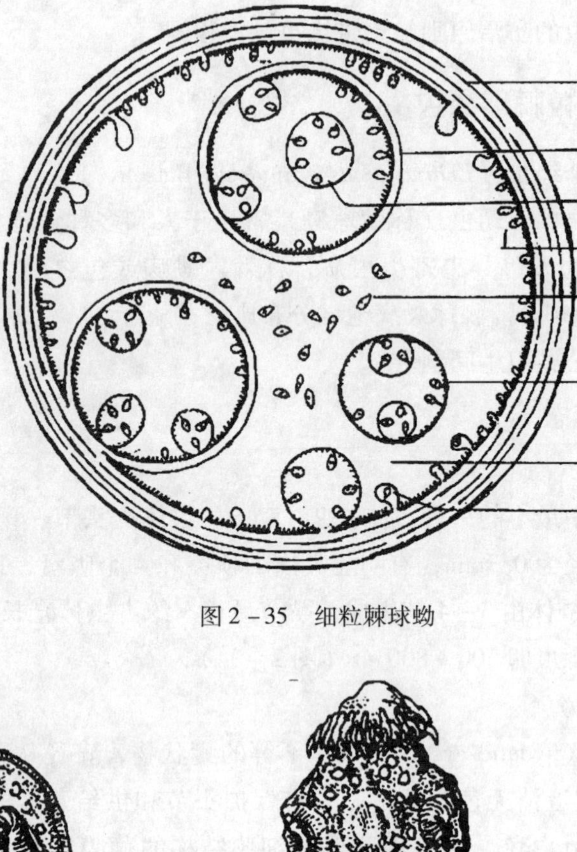

图 2-35 细粒棘球蚴

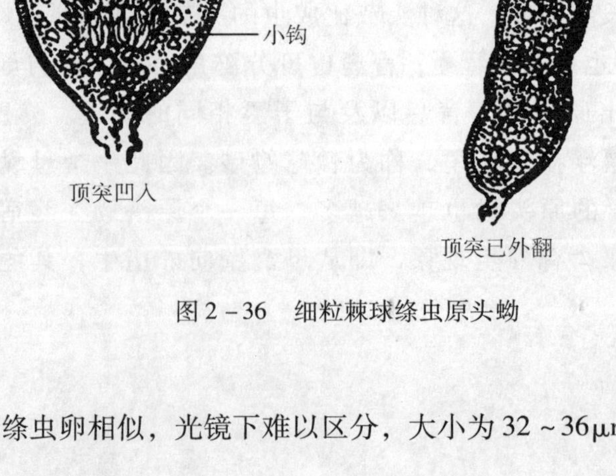

图 2-36 细粒棘球绦虫原头蚴

3. 虫卵

与猪、牛带绦虫卵相似，光镜下难以区分，大小为 32～36μm×25～30μm。

（二）生活史

成虫寄生于犬、狼等动物小肠内，虫卵随犬、狼的粪便排出体外，通过污染的水源、牧草等使牛、羊、骆驼等受感染。卵在牛、羊等食草类动物肠内孵出六钩蚴，并钻入肠壁随血流到达全身，但大多数六钩蚴截留在肝脏，少数可到肺，极少数可到达脑、脾、心脏、骨骼等处寄生。六钩蚴在这些部位约 5 个月发育成棘球蚴。含有棘球蚴的牛、羊内脏被狗、狼吞食后，囊内原头蚴散出，吸附在肠壁上，经 48～61 天发育为成虫，在终宿主粪便中出现虫卵。人若误食了虫卵，亦可在人体内发育成棘球蚴导致人体棘球蚴病，亦称包虫病（图 2－37）。

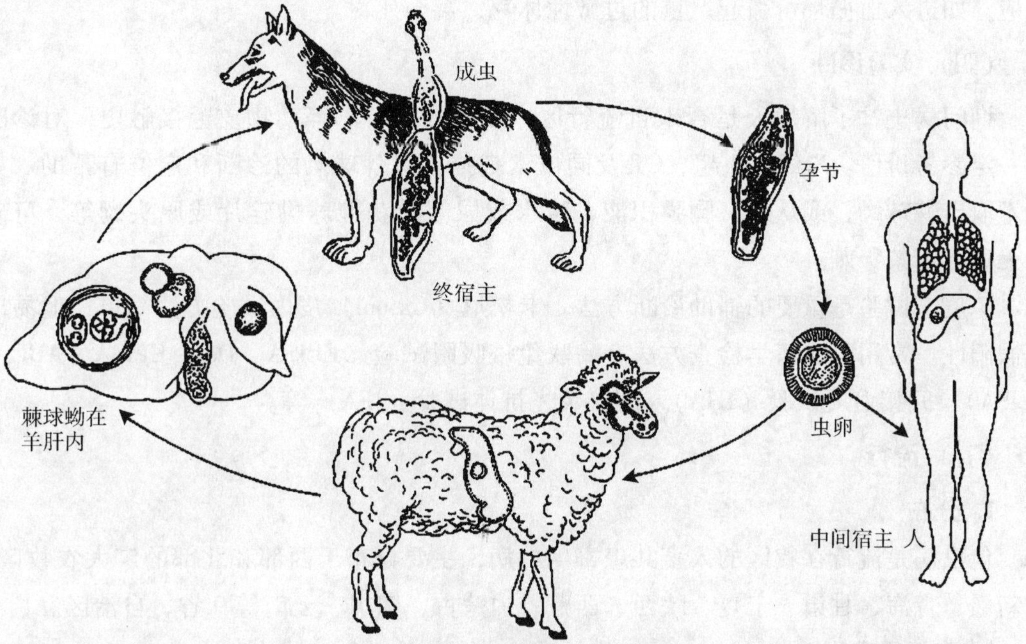

图 2－37　细粒棘球绦虫生活史

（三）致病

棘球蚴对人体的危害以机械损害为主。其严重程度取决于棘球蚴的体积、数量、寄生时间和部位。因棘球蚴生长缓慢，往往在感染 5～20 年才出现症状。原发的棘球蚴感染多为单个，继发感染常为多发，可同时累及几个器官。由于棘球蚴的不断生长，压迫周围组织、器官，引起组织细胞萎缩、坏死。同时，因棘球蚴液渗出或溢出可引起毒性或过敏性反应，临床表现极为复杂，常见症状有：

1. 局部压迫和刺激症状

受累部位有轻微疼痛和坠胀感。如寄生肝可有肝区疼痛，在肺可出现呼吸急促、胸痛等呼吸道刺激症状，在颅脑则引起头痛、呕吐甚至癫痫等，骨棘球蚴常发生在骨盆、椎体的中心和长骨的干骺端，可破坏骨质，易造成骨折或骨碎裂。

2. 包块

位置表浅的棘球蚴可在体表形成包块，触之坚韧，压之有弹性，扣诊时可有棘球蚴震颤。

3. 过敏症状

常有荨麻疹、血管神经性水肿和过敏性休克等。

4. 中毒和胃肠功能紊乱

如食欲减退、体重减轻、消瘦、发育障碍和恶病质现象。

一旦棘球蚴囊破裂，可造成继发性感染。如肝棘球蚴破裂可进入胆道，引起急性炎症，出现胆绞痛、寒战、高热、黄疸等。破入腹腔可致急性弥漫性腹膜炎。肺棘球蚴破裂至支气管，可咳出小的生发囊、子囊和角皮碎片。囊液大量逸出可产生过敏性反应，如进入血循环可引起严重的过敏性休克，甚至死亡。

（四）实验诊断

询问病史，了解病人是否来自流行区，以及与犬、羊等动物皮毛接触史，对诊断有一定参考价值。X线、B超、CT及同位素扫描等对棘球蚴的诊断和定位有帮助。如手术取出棘球蚴，或从痰、胸膜积液、腹水或尿等检获棘球蚴碎片或原头蚴等，可确诊无疑，严禁穿刺。

免疫学试验是重要的辅助诊断方法。卡松尼（Casoni）皮内试验方法简单，但易出现假阳性。常用的血清学检查方法有酶联免疫吸附试验（ELISA、Dot－ELISA、ABC－ELISA）、间接血凝试验（IHA）、间接荧光抗体试验（IFA）等。

（五）流行

1. 分布

包虫病是流行在牧区的人畜共患寄生虫病，主要分布于西部和北部的广大农牧区，如新疆、青海、甘肃、宁夏、陕西、西藏、内蒙古、四川、云南等9省、自治区。

2. 流行因素

（1）虫卵污染环境　牧犬感染通常较重，虫卵随犬粪排出而污染畜圈、牧草、水源等周围环境和牲畜皮毛，使畜群受到感染。虫卵对外界低温、干燥及化学药品有很强的抵抗力，经过严冬仍保持感染力。

（2）病畜内脏处理不当　在大量的家庭分散宰屠中，因缺乏卫生知识，常以病畜内脏喂狗，或将其随地乱抛，脏器内的棘球蚴和原头蚴在外界能存活较长时间，因此能使野犬、狼、豺受到感染，反过来又加重羊、牛感染，使流行愈趋严重。

（3）人与家畜和环境的密切接触　牧区儿童多喜与家犬亲昵，很易受到感染，成人感染可因从事剪羊毛、挤奶、加工皮毛等引起。许多人则是通过食入被虫卵污染的水、蔬菜或其他食物而受染。

（六）防治原则

（1）加强卫生宣传教育，培养良好卫生习惯　饭前洗手，不喝生水、生奶，生菜要洗净再吃，不玩弄狗或家畜。

（2）严格处理病畜的内脏 提倡深埋或焚烧，禁止随意乱抛或喂狗。

（3）定期为家犬、牧犬驱虫，捕杀牧场周围野生食肉动物。

（4）治疗病人 目前一般以手术治疗为主，术中应注意务将虫囊取尽并避免囊液外溢造成过敏性休克或继发性腹腔感染。吡喹酮口服治疗肝、肺棘球蚴病有一定效果。

五、微小膜壳绦虫

微小膜壳绦虫［*Hymenolepis nana*（V. Siebold，1852）］也称为短膜壳绦虫，该虫主要寄生于鼠类，亦可寄生于人体。

（一）形态

1. 成虫

为小型绦虫，体长5～80mm（平均20mm），宽0.5～1mm。头节呈球形，直径0.13～0.4mm，具有4个吸盘和1个短而圆可自由伸缩的顶突。顶突上有20～30个小钩，排成一圈。颈部较长而纤细。链体由100～200个节片组成，最多时可达1000个节片。所有节片均宽大于长并由前向后逐渐增大，孕节达0.15～0.30mm×0.8～1.0mm，各节片生殖孔都位于虫体同侧。成节有3个较大的圆球形睾丸，横列在节片中部，贮精囊较发达。卵巢呈分叶状，位于节片中央。卵黄腺球形，在卵巢后方的腹面。孕节子宫呈袋状，其中充满虫卵并占据整个节片。

2. 虫卵

圆形或近圆形，大小为48～60μm×36～48μm，无色透明。卵壳很薄，其内有较厚的胚膜，胚膜两端略凸起并由该处各发出4～8根丝状物，弯曲地延伸在卵壳和胚膜之间，胚膜内含有一个六钩蚴（图2－38）。

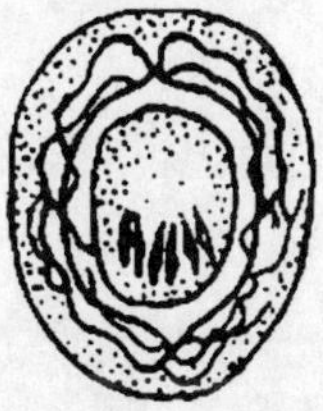

图2－38 微小膜壳绦虫虫卵

（二）生活史

微小膜壳绦虫的发育，既可以不经过中间宿主而完成生活史；也可以经过某些节肢动物中间宿主而发育和传播（图2－39）。

1. 直接感染和发育

成虫寄生在鼠类或人的小肠里，脱落的孕节或虫卵随宿主粪便排出体外，若被另一宿主吞食，则虫卵在其小肠内孵出六钩蚴，然后钻入肠绒毛，约经4天发育为似囊尾蚴（cysticercoid），6天后似囊尾蚴又破肠绒毛回到肠腔，以头节吸盘固着在肠壁上，逐渐发育为成虫。从虫卵被吞食到发育至成虫产卵共需时2～4周。成虫寿命仅数周。

当孕节在所寄生的宿主肠中被消化而释出虫卵时，亦可孵出六钩蚴，然后钻入肠绒毛发育成似囊尾蚴，再回到肠腔发育为成虫，即在同一宿主肠道内完成其整个生活史，称自体感染（autoinfection），并且可在该宿主肠道内不断繁殖，造成自体内重复感

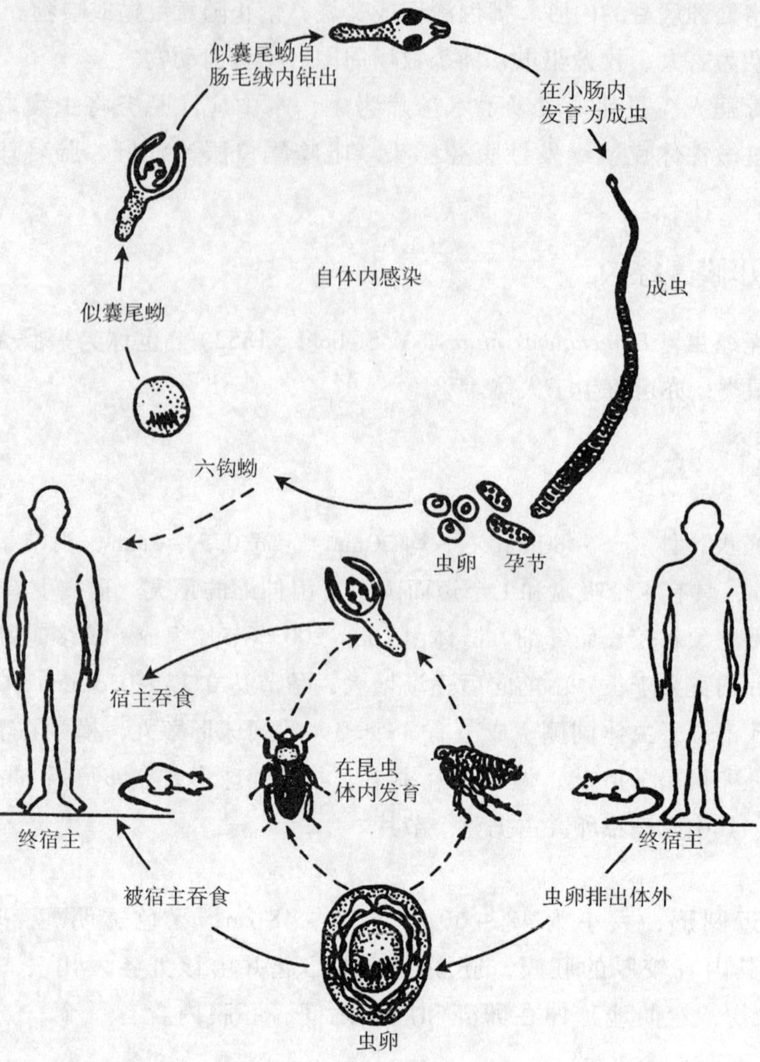

图 2－39　微小膜壳绦虫生活史

染。我国曾有一患者连续三次驱虫共排出完整成虫 37982 条，这显然是自体重复感染所致。

2. 经中间宿主发育

实验证明印鼠客蚤、犬蚤、猫蚤和致痒蚤等多种蚤类幼虫和面粉甲虫、和拟谷盗等可作为微小膜壳绦虫的中间宿主。当这些昆虫吞食到该绦虫卵后，卵内的六钩蚴可在昆虫血腔内发育为似囊尾蚴，鼠和人若吞食到这些带有似囊尾蚴的中间宿主昆虫，亦可受感染。

成虫除寄生于鼠和人体外，还可实验感染其他啮齿动物如旱獭、松鼠等；另外，曾有报道在犬粪便中发现过微小膜壳绦虫卵。

（三）致病

该虫的致病作用主要是由于成虫头节小钩和体表微毛对宿主肠壁的机械损伤，以及虫体的毒性分泌物所致。在虫体附着部位，肠黏膜发生坏死，有的可形成深达肌层的溃疡，并有淋巴细胞和中性粒细胞浸润。人体感染数量少时，一般无明显症状；感染严重者特别是儿童可出现胃肠和神经症状，如恶心、呕吐、食欲不振、腹痛腹泻，以及头痛、头晕、烦躁和失眠、甚至惊厥等。有的患者还可出现皮肤瘙痒和荨麻疹等过敏症状。但也有个别患者感染很重却无任何临床表现。除寄生于肠道外，微小膜壳绦虫还可侵犯其他组织，曾报道在一妇女胸部的肿块中检获成虫。

实验证明，鼠类感染微小膜壳绦虫后，能产生一定程度的对再感染的免疫力，主要表现为鼠体内成虫产卵量减少，产卵期缩短，并促使成虫较早地从鼠体排出，从而减低了再感染的程度。人体感染这种绦虫后，可出现血内嗜酸性粒细胞增多，血黏度增加，同时也产生特异的 IgM 和 IgG 等。研究证明，这些免疫球蛋白能损伤和破坏新入侵的六钩蚴；同时，体内致敏的 T 细胞对虫体的生长也有显著的抑制作用。故宿主的免疫状态对该虫的感染和发育过程影响很大。近年来已发现，由于使用类固醇激素治疗造成的免疫抑制，可引起内脏中似囊尾蚴的异常增生和播散；而大多数重度感染者又都曾有过使用免疫抑制剂的病史，所以，在临床进行免疫抑制治疗前应先驱除该虫。

（四）实验诊断

在于从患者粪便中查到虫卵或孕节。采用沉淀法或漂浮法均可增加检出虫卵的机会。

（五）流行

微小膜壳绦虫呈世界性分布。国内各地的感染率一般低于1%，唯新疆的乌鲁木齐、伊宁和喀什三市稍高，为8.78%、11.38%和6.14%。各年龄都有受感染记录；但以10岁以下儿童感染率较高。

由于微小膜壳绦虫生活史可以不需中间宿主，由虫卵直接感染人体，该虫的流行主要与个人卫生习惯有关。虫卵自孕节散出后便具有感染性，在粪尿中能存活较长时间，如在抽水马桶内可存活8.5小时，在尿壶中可活7.5小时；但虫卵对外界的干燥抵抗力较弱，在外环境中不久即丧失感染性。所以，虫卵主要通过直接接触粪便或通过厕所、便盆的污染再经手到口而进入人体，特别在儿童聚集的场所更易互相传播。偶然误食到带有似囊尾蚴的中间宿主昆虫是流行的另一原因。另外，由于自体重复感染造成顽固性寄生，也具有一定的流行病学意义。

鼠体微小膜壳绦虫与人体的微小膜壳绦虫在形态上极为相似，但不易相互传染。以往学者认为二者是不同的亚种或不同的生理系。但实验证实在改变宿主的情况下，人类和鼠类的微小膜壳绦虫可以改变其生理原型，相互转变。因此，鼠类在本病的流行上起着一定的贮存和传播病原体的作用。

（六）防治原则

彻底治疗患者，以防止传播和自身感染；宣传教育、养成良好的个人卫生习惯、饭前便后洗手；注意环境卫生、消灭鼠类；注意营养、提高个体抵抗力是预防本病的重要措施。

驱虫治疗可用吡喹酮 15～25mg 一次顿服，治愈率达 90%～98%；亦可使用阿苯达唑等。

六、缩小膜壳绦虫

缩小膜壳绦虫［*Hymenolepis diminuta*（Rudolphi，1819）］又称长膜壳绦虫。是鼠类常见的寄生虫，偶然寄生于人体。

（一）形态

与微小膜壳绦虫基本相同（图 2－40），但虫体较大，两者区别见表 2－5。

表 2－5　微小、缩小膜壳绦虫形态区别

区别	微小膜壳绦虫	缩小膜壳绦虫
虫体	小型绦虫，5～80mm	中型绦虫，200～600mm
节片数	100～200 节	600～1000 节
头节	顶突发育良好，可自由伸缩，上有小钩 20～30 个	顶突发育不良，藏在头顶凹中，不易伸出，上无小钩
孕节	子宫袋状	子宫袋状，但四周向内凹陷呈瓣状
虫卵	较小，圆形或近圆形，48～60μm×36～48μm，无色透明，卵壳较薄，胚膜两端有 4 根～8 根丝状物	稍大，多为长圆形，60～79μm×72～86μm，黄褐色，卵壳较厚，胚膜两端无丝状物，但卵壳与胚膜间有透明胶状物

（二）生活史

与微小膜壳绦虫的生活史相似，但发育必须经过昆虫中间宿主。

中间宿主包括蚤类、甲虫、蟑螂、倍足类和鳞翅目昆虫等 20 余种，以大黄粉虫、谷蛾、具带病蚤和印鼠客蚤多见。成虫寄生在终宿主小肠中，脱落的孕节和虫卵随粪便排出体外。虫卵被中间宿主吞食后，在其肠中孵出六钩蚴，然后穿过肠壁至血腔内经 7～10 天发育成似囊尾蚴，鼠类或人吞食了带有似囊尾蚴的昆虫后，似囊尾蚴在肠腔内经 12～13 天发育为成虫（图 2－41）。

（三）致病与诊断

感染者一般无明显的临床症状，或仅有轻微的神经和胃肠症状，如头痛、失眠、磨牙、恶心、腹胀和腹痛等。严重者可出现眩晕、精神痴呆或恶病质。

诊断方法同微小膜壳绦虫。

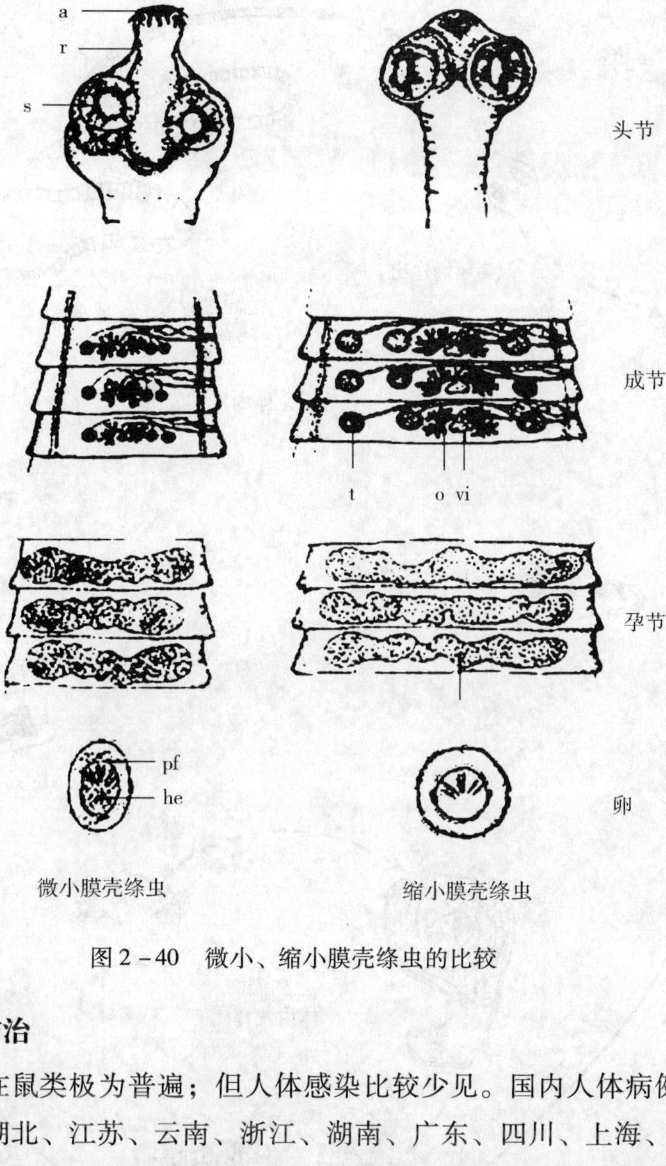

图2-40 微小、缩小膜壳绦虫的比较

（四）流行与防治

缩小膜壳绦虫在鼠类极为普遍；但人体感染比较少见。国内人体病例报道已逾百例。分布在西藏、湖北、江苏、云南、浙江、湖南、广东、四川、上海、山东、安徽、北京、福建、江西、河南、新疆、宁夏、辽宁、河北、贵州、陕西、广西和海南等省、市、区和中国台湾。多数为散发的儿童病例。患者无自体内重复感染情况。故寄生的虫数一般较少，最多的曾驱出过40条成虫。还有一家几个人同时感染的报道。

人体感染主要是因误食了含有似囊尾蚴的昆虫而引起。缩小膜壳绦虫的中间宿主种类较多、分布广泛，特别是它的最适中间宿主大黄粉虫和谷蛾等都是常见的仓库害虫，生活在仓库、商店和家庭的粮食中。这些地方又有多种家鼠栖息活动，这样不仅易造成鼠类的高度感染，亦形成人体感染的重要条件。人主要是误食到混杂在粮食中的中间宿主昆虫而受染，儿童因不良卫生习惯则更易误食昆虫，故感染率较高。

防治原则与微小膜壳绦虫相同，只是在预防措施上更应注意严格粮食仓库管理、消灭仓库害虫和灭鼠等。

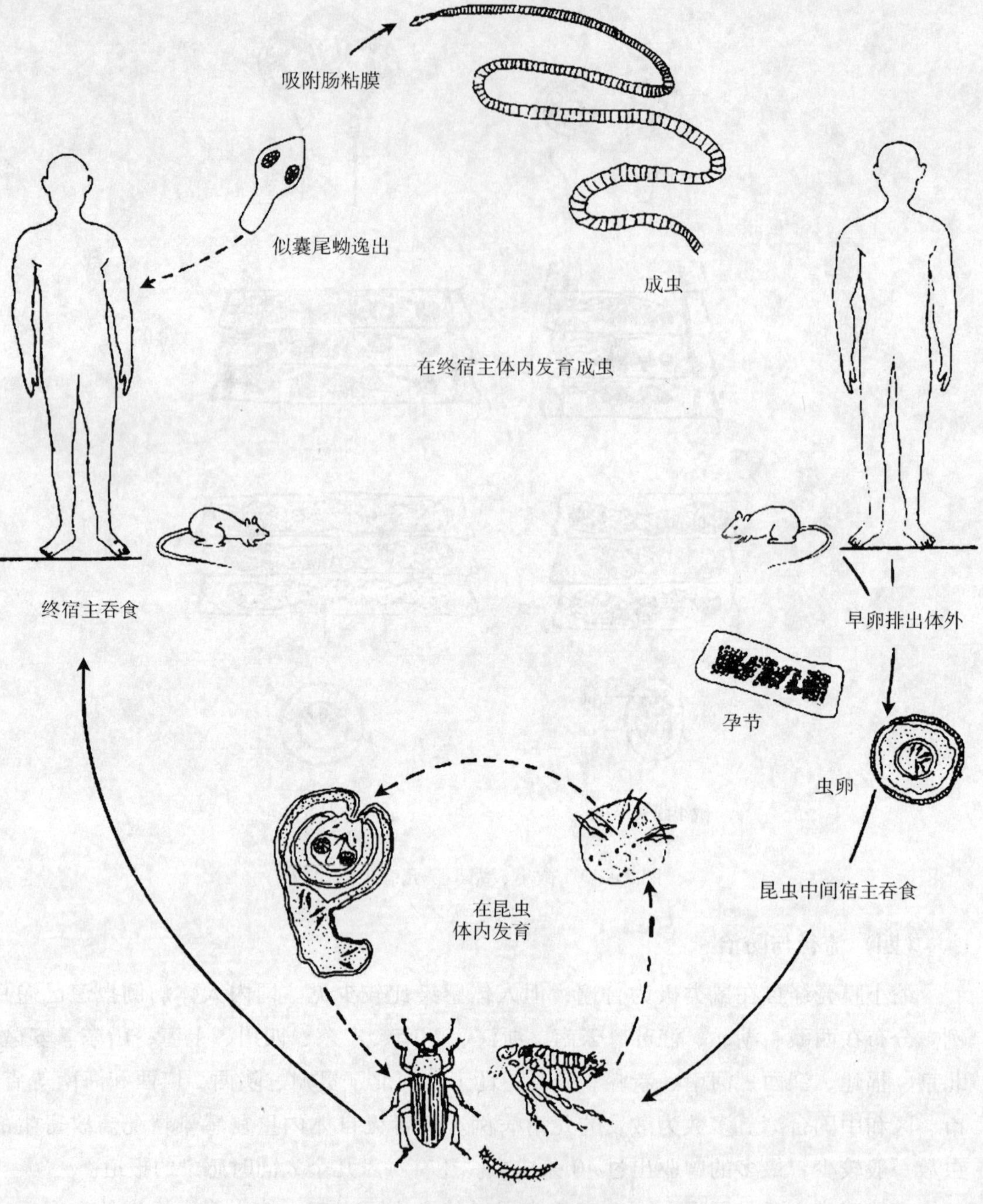

图 2-41　缩小膜壳绦虫生活史

七、曼氏迭宫绦虫

曼氏迭宫绦虫（*Spirometra mansoni* Joyeux et Houdemer，1928）又称孟氏裂头绦虫，属于假叶目裂头科，成虫寄生在猫科及犬科动物，偶然寄生人体，其中绦期裂头蚴可在人体寄生，导致曼氏裂头蚴病（sparganosis mansoni），危害远较成虫大。

(一) 形态

1. 成虫

虫体大小为 60 ~ 100cm × 0.5 ~ 0.6cm，有 1000 个节片，头节细小呈指状，大小为 1 ~ 1.5mm × 0.4 ~ 0.8mm，背腹各具一纵行吸槽。成节内睾丸呈小球形，约 320 ~ 540 个，分散在节片背面两侧，由睾丸通出的输出管在节片中央集中而成输精管，输精管再曲折向前膨大成储精囊和阴茎，最后开口于节片前部中央雄性生殖孔。卵巢分两叶，伸出输卵管与阴道相通。阴道位于节片中央，为一纵行小管，开口在雄性生殖孔的下方。输卵管又通入卵模与子宫相连。子宫螺旋状盘曲向节片中部延伸，开口在阴道的后面，因而虫卵可从子宫孔直接排出。卵黄腺散布在节片两侧的腹面。孕节内子宫充满虫卵，其他生殖器官并不消失，因而与成节不易区分（图 2 - 42）。

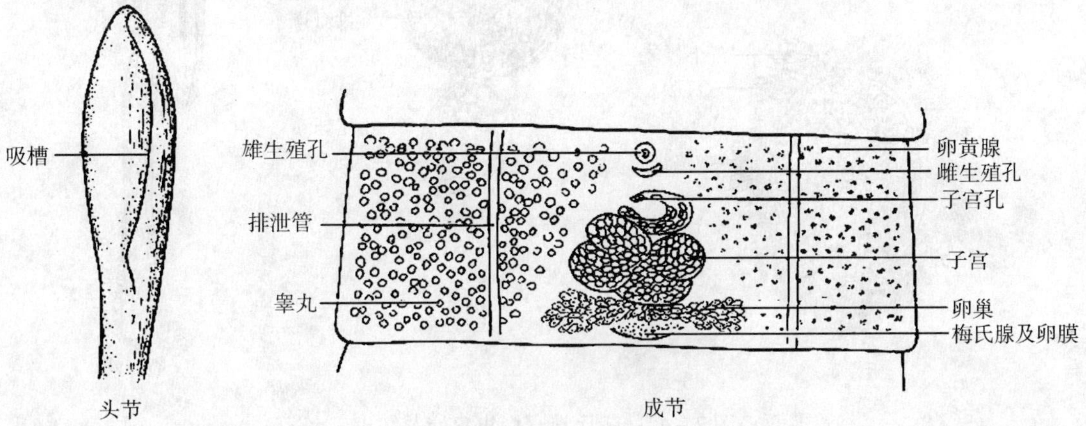

图 2 - 42 曼氏迭宫绦虫

2. 裂头蚴

长带状，白色，约 300mm × 0.7mm，头端膨大，中央有一明显凹陷，是与成虫类似的头节。体不分节，但具不规则横皱褶，后端多呈钝圆形，活时伸缩能力很强。

3. 虫卵

椭圆形，两端稍尖，长 52 ~ 76μm，宽 31 ~ 44μm，呈浅灰褐色，卵壳较薄，一端有卵盖，内有一个卵细胞和若干卵黄细胞（图 2 - 43）。

(二) 生活史

成虫主要寄生在猫和犬的小肠内，也可寄生于虎、豹、狐等食肉动物体内。虫卵从子宫孔排出，随宿主粪便排到外界，在水里适宜的温度中，经 3 ~ 5 周的发育，孵出钩球蚴。钩球蚴在水中被第一中间宿主剑水蚤吞食后，脱去纤毛，穿过肠壁进入血腔，发育成原尾蚴。带有原尾蚴的剑水蚤被蝌蚪吞食后，随着蝌蚪逐渐发育成蛙，原尾蚴也发育成为裂头蚴。裂头蚴可移行到蛙的肌肉间隙处寄生，以腿部肌肉最多。当受染的蛙被蛇、鸟类或猪等兽类非正常宿主吞食后，裂头蚴不能在其肠内发育为成虫，而

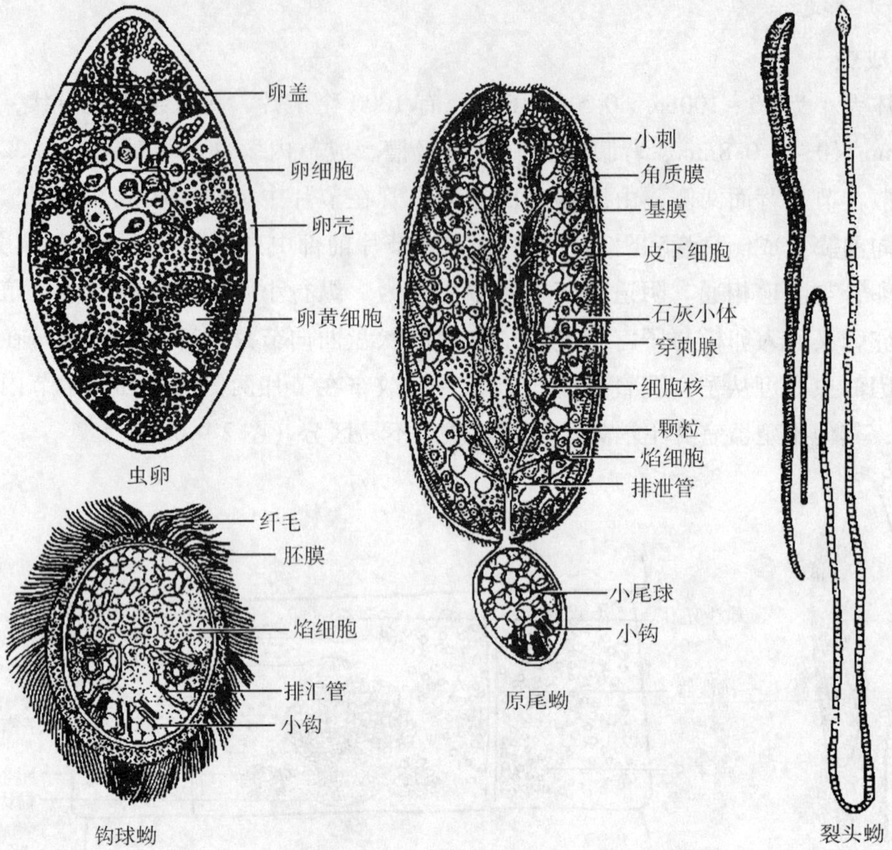

图 2-43 曼氏迭宫绦虫虫卵及幼虫

是穿出肠壁，移居到腹腔、肌肉或皮下等处继续生存，蛇、鸟、兽等即成为其转续宿主。猫、犬等终宿主吞食了受染的第二中间宿主蛙或转续宿主后，裂头蚴逐渐在其肠内经约 3 周便发育为成虫（图 2-44）。

（三）致病

曼氏迭宫绦虫成虫偶有感染人体的报道。人不是适宜的终宿主，在人体内存在的时间也较短，危害较小。裂头蚴对人危害较成虫大，可通过伤口直接侵入人体，也可因误食含裂头蚴的蛙或含原尾蚴的剑水蚤而受感染。裂头蚴可侵入人体各部位，引起人体裂头蚴病。常见寄生于人体的部位依次是：眼部、四肢躯体皮下、口腔颌面部和内脏。在这些部位形成嗜酸性肉芽肿，致使局部肿胀，甚至发生脓肿。临床表现随寄生部位而不同，如寄生在眼部，则眼睑红肿、结膜充血、水肿、畏光、流泪、奇痒或有爬虫感等，在红肿的眼睑或结膜下，可有游动性、硬度不等的肿块或条索状物，严重者出现角膜溃疡，甚至失明。

（四）实验诊断

确诊成虫的感染时，可检查粪便中的虫卵。对于裂头蚴病的诊断，多以外科手术

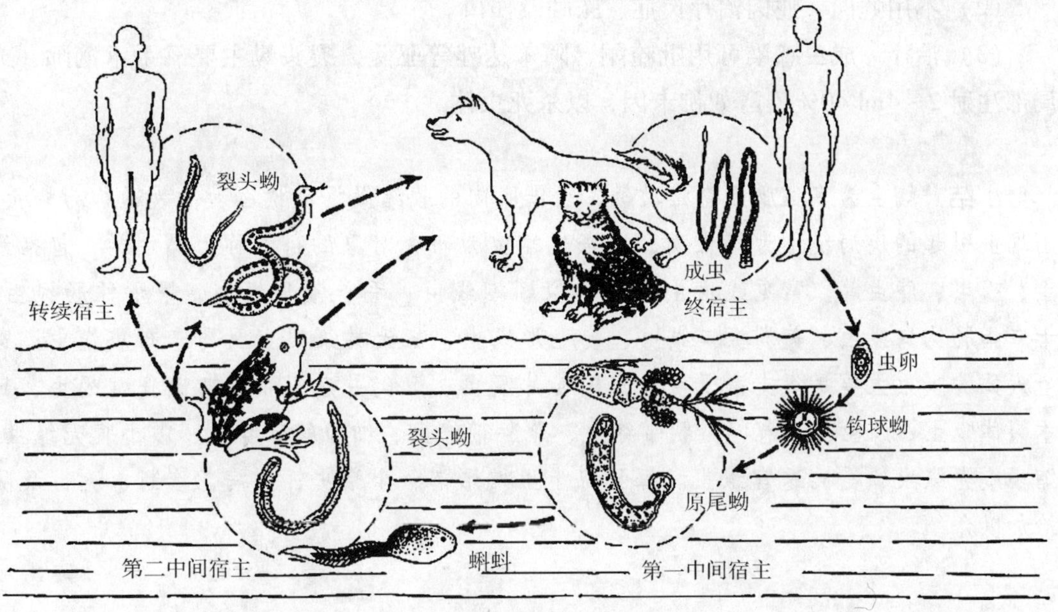

图 2－44 曼氏迭宫绦虫生活史

从囊肿处取出虫体，根据形态特点来确诊。必要时可进行动物饲养试验，以获成虫进行确诊。

（五）流行

1. 分布

成虫感染国外仅见于日本、俄罗斯等少数国家，国内成虫感染病例 20 多例，分布在上海、广东、四川、福建等省、市和中国台湾。曼氏裂头蚴病多见于东亚、东南亚各国，欧洲、美洲、非洲也有记录。国内已有 800 多例报道。分布于 21 个省、市、自治区，依次是广东、吉林、福建、海南、四川、广西、湖南、江西、江苏、贵州、云南、安徽、辽宁、湖北、新疆、河南、河北、上海、北京和中国台湾。

2. 流行因素

（1）局部敷贴生蛙肉　为主要感染方式，约占患者半数以上。在我国某些地区，民间传说蛙有清凉解毒作用，常用生蛙肉敷贴伤口或脓肿，包括眼、口颊、外阴等部位，若蛙肉中有裂头蚴即可经伤口或正常皮肤、黏膜侵入人体。

（2）吞食生的或未煮熟的蛙、蛇、鸟或猪肉　民间沿用吞食活蛙治疗疮疖或疼痛的说法，或喜食未煮熟的肉类，吞食到的裂头蚴即穿过肠壁入腹腔，然后移行到其他部位。

（3）误食感染的剑水蚤　饮用生水或游泳时误吞湖塘水，使受感染的剑水蚤有机会进入人体发育为裂头蚴。

（六）防治原则

（1）加强卫生宣传，不饮生水，不吃生蛙肉、蛇肉或未煮熟的肉类。

（2）不用蛙肉、蛇肉治疗炎症、脓肿及伤口。

（3）治疗　成虫感染可用吡喹酮、阿苯达唑等驱除，裂头蚴主要靠手术摘除，或局部注射 2～4ml 40% 乙醇奴佛卡因，以杀死虫体。

小结　蠕虫为多细胞无脊椎动物，因借肌肉的收缩做蠕动状运动，故通称为蠕虫。由蠕虫引起的疾病统称为蠕虫病，以寄生蠕虫为研究对象的科学称为蠕虫学，包括线虫、吸虫、绦虫等。常见线虫主要包括似蚓蛔线虫、毛首鞭形线虫、蠕形住肠线虫、十二指肠钩口线虫、美洲板口线虫、旋毛形线虫、班氏吴策线虫及马来布鲁线虫；寄生人体的吸虫主要是华支睾吸虫、布氏姜片吸虫、卫氏并殖吸虫、斯氏狸殖吸虫、日本裂体吸虫；绦虫主要包括链状带绦虫、肥胖带绦虫、细粒棘球绦虫、微小膜壳绦虫、缩小膜壳绦虫、曼氏迭宫绦虫。每种寄生虫按形态、生活史、致病、诊断、流行及防治加以介绍。

思考题

1. 患者男性，30 岁，因腹痛、头晕、乏力、柏油便 2 次，于 1995 年初入院。体检 T 36.5℃，BP 14.6/9.3kPa，神志清，贫血貌，两肺呼吸音清。心率 90 次/min，律齐，无杂音。实验室检查：WPC 4.2×10^{9}/L、血红蛋白 75g/L。粪便检查发现椭圆形无色透明虫卵（+）/高倍视野。胃镜检查：胃黏膜苍白，未发现溃疡及肿物，十二指肠球部有散在芝麻大出血点，小弯侧有一条线形小虫，咬附肠黏膜，咬附点出血少。虫体半透明，呈淡红色，长 10mm，宽 3mm。经服用左旋咪唑片 150mg，睡前顿服，3d 为一疗程。间隔 15d，再服一疗程，并补铁剂、维生素、加强营养等支持疗法，35d 后，自觉症状消失，血红蛋白 120g/L。粪检阴性，治愈出院。请问：根据病情，患者为哪种寄生虫感染？确诊此病的依据是什么？病人出现柏油便的原因及机制是什么？此病患者正确的治疗措施是什么？

2. 患儿，男性，4 岁 7 个月，家住城市，白天送往幼儿园，据其父称患儿半年来常用手指挠肛门，夜间睡眠常有夜惊和磨牙，大便时常有白线状小虫排出，会爬动。查体：患儿消瘦，痛苦病容，肛周皮肤有红肿和陈旧性抓痕。用透明胶纸法粘贴肛周数次后，镜检可查见柿核状无色透明虫卵。治疗：阿苯达唑 20mg（口服），1h 后用硫酸镁 20g 和白糖水同服，5h 后小儿排便，水洗收集虫体，共计 2642 条。请问：此患儿患有哪种寄生虫病？确诊的依据是什么？患儿严重感染的因素有哪些？

3. 患者，男性，47 岁，渔民。1998 年 5 月出现上腹胀痛、厌油腻和食欲减退，对症处理无效。10 月中旬，开始出现皮肤黄染，消瘦。于 10 月末入院。有经常生食鱼肉的习惯。体格检查：一般情况尚可，皮肤、巩膜黄染，肝肋下未触及，无叩击痛。实验室检查：嗜酸性粒细胞 10%，总胆红素 127μmol/L。ALT 1048IU/L。B 超检查“肝脏大小、形态正常，光点分布均匀，肝右前叶肝胆管内有多处大小不等之强回声，成串排列，后拌声影，血管走行清晰，门静脉内径正常，总胆管 9mm”。入院后做十二指肠液引流，在 300ml 的引流液中，发现 5 条葵花籽样虫体，淡红色，大小约 10～25mm×3～5mm。又将引流液离心，取沉渣镜检，发现大量芝麻粒样虫卵，黄褐色，卵壳较厚，卵前端有一明显的小盖，有一逗点状小突起，卵内含毛蚴。请问：该病例应诊断为哪种寄生虫感染？诊断该病的依据是什么？治疗时选用哪种药物？

（吕　刚　芦亚君）

第三章 医学原虫

自然界中至少有6万种原虫，寄生于人体的只有数十种，危害人体健康的也仅十余种，全球却至少有1/4的人因体内有原虫寄生而患病。“十大热带病”中的4种热带病由原虫引起。近年，机会致病原虫引起的病例数更是逐年增加。

第一节 概 述

原虫为单细胞真核动物，广泛分布于自然界。绝大部分营自生生活，少数营寄生生活，寄生于人体的原虫有数十种，称为医学原虫（medical protozoon）。其中，能引起人体发病、危害人体健康的原虫只有十余种，多数不致病。

一、形态

原虫体积微小，大者100～200μm，小者仅2～3μm。形态因种或种内不同的生活阶段而异，基本构造由细胞膜、细胞质和细胞核三部分构成。

（一）细胞膜

由单位膜构成，包被虫体表面，又称表膜。它使原虫保持一定的形态，维持自身的稳定。表膜可不断更新，而且表膜上有多种受体、抗原、酶类等物质，在与宿主和外界环境相互作用的过程中，参与摄食、排泄、运动、感觉、侵袭、逃避宿主攻击等多种生理功能。

（二）细胞质

细胞质的基质主要为蛋白质。多数原虫可分为内质和外质，外质呈凝胶状，具有运动、摄食、排泄、呼吸、感觉及保护等作用；内质呈溶胶状，是营养物质储存和新陈代谢的主要场所，含有线粒体、高尔基复合体、内质网、核蛋白体、溶酶体等执行各种能量及物质代谢的细胞器和食物泡、淀粉泡、拟染色体等多种内含物。有些原虫胞质均匀，无内外质之分。由细胞质形成的运动细胞器（伪足、鞭毛、纤毛等）是原虫分类的重要形态特征。有的原虫还具有胞口、胞肛、波动膜、轴柱和动基体等结构，亦为虫种鉴定之依据。

（三）细胞核

位于细胞质内，由核膜、核质、核仁及染色质组成。核膜为两层单位膜，上有微孔与胞质相通。染色质和核仁分别富含 DNA 和 RNA，控制着细胞的代谢与分化，是原虫生存、繁殖的遗传物质。按核的特点，可分为两型：

1. 泡状核

圆形，核仁位于中央或略偏位，少量染色质粒分布于核质或核膜内缘。多数寄生原虫为此型核，如阿米巴的核。

2. 实质核

体积较大，形状不一，大量染色质分散于少量核质中，具一个以上核仁，染色较深，如纤毛虫的核。经特殊染色后，所见细胞核的形态特征是鉴别医学原虫的重要依据。

二、生理

原虫虽然为单细胞的动物，但具有完整的生理机能，如运动、呼吸、摄食、消化、排泄、生殖及对外界刺激的反应等，构成了原虫的生命活动。

（一）运动

原虫通过伪足的伸缩、鞭毛或纤毛的摆动而运动。许多原虫具有能运动的滋养体（trophozoite）和不活动的包囊（cyst）或卵囊（oocyst）。

（二）营养与代谢

原虫经直接渗透摄取营养，也可通过吞饮或吞噬，分别摄取液态或固态物质。有些原虫则通过胞口摄食。原虫代谢十分复杂，在种群进化和演化过程中，适应不同的寄生环境，各种群的基因中所携带的遗传信息不同，由此控制的代谢酶系、代谢途径和终产物也有差异。如血液中的疟原虫可以利用氧，分解葡萄糖而获取能量；而腔道原虫则适应低氧张力环境，靠糖酵解来获取能量；有些原虫则为兼性厌氧，如阿米巴原虫，既可在缺氧的肠道又可在多氧的肺组织内生存增殖。虫体的代谢产物、残渣等可经体表、胞肛排出，或在增殖过程中母体裂解时排出。

（三）生殖

原虫的生殖有两种方式，即有性生殖和无性生殖。

1. 无性生殖

（1）二分裂　核先分裂，接着细胞质分裂为两个子体，如溶组织内阿米巴。

（2）多分裂　核先连续多次分裂，后各核周围的胞质再分裂，每个核与部分胞质形成一个子体，如疟原虫在肝细胞和红细胞内的增殖。

（3）出芽增殖　为体积大小不等的分裂，如弓形虫滋养体的内二芽殖。

2. 有性生殖

（1）配子生殖　为雌、雄配子结合形成合子的过程，如疟原虫在按蚊体内的配子生殖。

（2）接合生殖　是两个相同的虫体暂时结合，交换核质，然后分开进行分裂增殖，如纤毛虫。

原虫发育过程中，有性生殖和无性生殖相互交替的生殖方式，称为世代交替（alternation of generations），如疟原虫。

三、致病

原虫致病与虫体的种、株、寄生部位、感染虫数、宿主的营养、免疫状态有关。致病机制主要是虫体在宿主体内增殖，使被寄生的细胞或组织破坏，或通过释放分泌物或代谢产物、崩解产物对宿主造成毒性作用或变态反应。值得提出的是，机体的免疫力对于某些原虫致病与否具有十分重要的意义。当机体免疫功能受损或低下时（如长期使用免疫抑制剂、肿瘤或 AIDS 病患者等），一些在人体中处于隐性感染的原虫（如弓形虫、隐孢子虫等）则可大量增殖，引起严重甚至致命的寄生虫病。

四、分类

分类的主要依据是运动细胞器的有无及其类型。较新的生物分类系统将医学原虫归属于原生生物亚界的四个纲：

（1）叶足纲　以伪足为运动细胞器，又称叶足虫或阿米巴，如溶组织内阿米巴。

（2）动鞭纲　以鞭毛为运动细胞器，也称鞭毛虫，如阴道毛滴虫、杜氏利什曼原虫。

（3）孢子虫纲　寄生于细胞内，无显著运动细胞器，在发育过程中有孢子生殖阶段，又称孢子虫，如疟原虫。

（4）动基裂纲　以纤毛为运动细胞器，又称纤毛虫，如结肠小袋纤毛虫。

第二节　阿米巴原虫

阿米巴原虫属肉足鞭毛门的叶足纲，以具有宽大叶状伪足的细胞运动细胞器为特征。多数种的生活型含一个形态各异的泡状核，营无性生殖，一般有滋养体和包囊两个生活史期，个别种缺包囊期。寄生人体常见消化道型原虫，大部分属内阿米巴科。寄生人体的内阿米巴科原虫仅溶组织内阿米巴对人致病，部分为条件致病原虫。少数营自生生活类型的非内阿米巴科的种类也可偶然侵入人体引起严重疾病。

一、溶组织内阿米巴

溶组织内阿米巴（*Entamoeba histolytica* Schaudinn，1903）又称痢疾阿米巴，是阿米巴病的病原体。主要寄生在结肠，在一定条件下侵入肠壁组织形成病灶，并可随血流转移至肝、肺、脑等处引起阿米巴性脓肿。人为其适宜宿主，猿、猕猴、猫、犬、猪及鼠等偶可感染成为宿主。

（一）形态

发育过程经历滋养体和包囊两个期。

1. 滋养体

有致病力，寄生于肠腔、结肠黏膜、黏膜下层及肠外组织中。虫体直径约为12～60μm。在适宜温度下（34℃左右），取新鲜粪便加生理盐水镜检，可见虫体形态多变，内外质分界清楚，外质透明，向外伸出舌状或指状伪足。内质颗粒状，随外质突出或缩入，由于伪足不断连续地伸缩，使虫体向前移动，即阿米巴运动。内质有细胞核及食物泡，常含有被吞噬的红细胞。虫体经铁苏木素染色后，细胞核结构清楚，呈蓝黑色、泡状，核膜内侧缘有一层排列整齐、大小均匀的染色质粒，核正中有细小圆形的核仁。

2. 包囊

圆形，直径10～20μm。碘液染色后，囊壁光滑透明呈黄色。内含1～4个核，核中心有一微小核仁。未成熟包囊含核1～2个，有糖原块，呈棕红色，拟染色体呈棒状。成熟包囊有4个核，糖原泡和拟染色体多已消失。经铁苏木素染色的包囊，核结构清楚与滋养体相同，拟染色体呈蓝黑色棒状，两端钝圆，糖原泡为空泡状（图3－1）。

3. 包囊前期

滋养体至包囊有一过渡阶段，为包囊前期。在粪检中所见多为滋养体及包囊。

（二）生活史

溶组织内阿米巴生活史基本形式为包囊—滋养体—包囊。4核包囊为感染阶段。人摄入被4核包囊污染的食物或饮水后，4核包囊至小肠末端或结肠，经碱性消化液作用，囊壁破裂，虫体逸出，很快分裂为4个单核滋养体，以细菌及淀粉粒等为营养，不断二分裂繁殖。当滋养体移行至结肠下端时，随着肠内容物水分不断被吸收，虫体排出内涵物，形成包囊前期，然后外质分泌囊壁，形成包囊，再行分裂为2核、4核包囊，随粪便排出体外，污染食物及水源，感染新宿主，形成包囊—滋养体—包囊的阿米巴生活史基本形式。据估计一个无症状带虫者每天排出的包囊可逾5000万个，成为流行病学上的重要传染源。

溶组织内阿米巴滋养体具有侵入宿主组织或器官、适应宿主的免疫反应和表达致

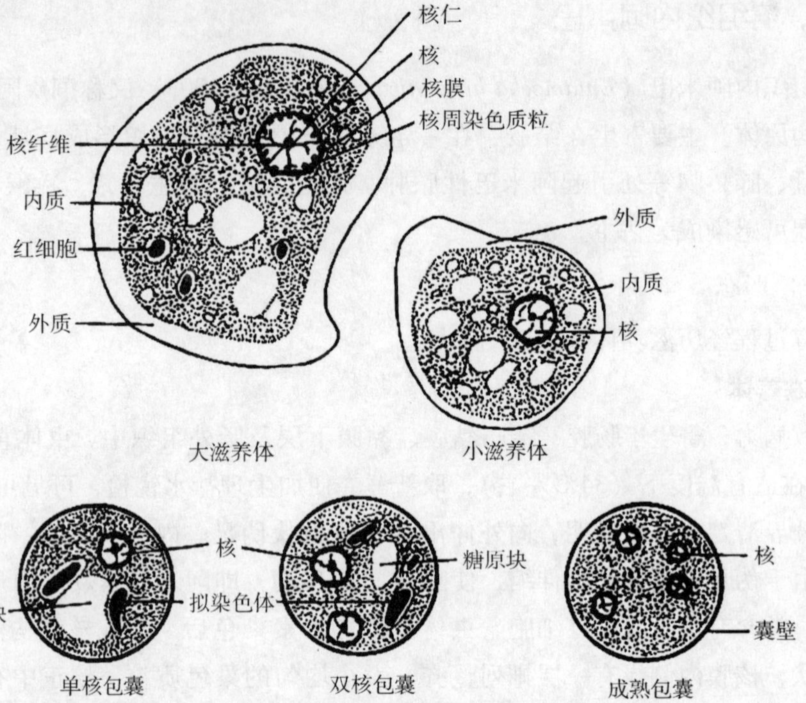

图 3－1 溶组织内阿米巴

（铁苏木素染色）

病因子的能力。滋养体可借助伪足运动及其酶和毒素的作用侵入肠壁组织，虫体大量繁殖，破坏肠黏膜组织并吞噬红细胞，肠组织内寄生的滋养体可随血流至肝或其他部位产生病变，也可随坏死的肠组织进入肠腔由大便排出体外。由于滋养体对外界环境的抵御力很弱，故在传播上不起作用（图 3－2）。

（三）致病作用

溶组织内阿米巴的侵袭力物质是某些酶类和细胞毒素（致病因子），这些物质均为蛋白质，具有遗传性，主要存在于细胞质膜与食物泡膜中，能水解组织，触杀白细胞及吞噬红细胞。当宿主全身状态欠佳，如营养不良、感染、外伤大量出血、肠功能紊乱及阿米巴原虫的共生菌改变时，溶组织内阿米巴即侵入肠黏膜层、黏膜下层及肌层，使组织溶解坏死，形成口小底大的烧瓶状溃疡。患者腹痛、腹泻、排出脓血便，内含坏死组织和滋养体，味极腥臭，每日排便次数增多，病变分布于结肠，以盲肠、升结肠多见，其次为乙状结肠及直肠。侵入肠黏膜下层的滋养体，可随血流入肝，破坏肝组织，形成肝脓肿，多位于肝右叶上部偏后方。脓肿液呈酱红色，内含溶解坏死组织，在脓肿内壁聚集大量滋养体。肝阿米巴脓肿可向横膈和胸腔破溃，蔓延至肺，引起肺脓肿。此外，滋养体可随血流入脑，引起脑脓肿。在肝脓肿的腹壁穿孔处、会阴部、生殖器的皮肤及黏膜引起溃疡，但较少见。

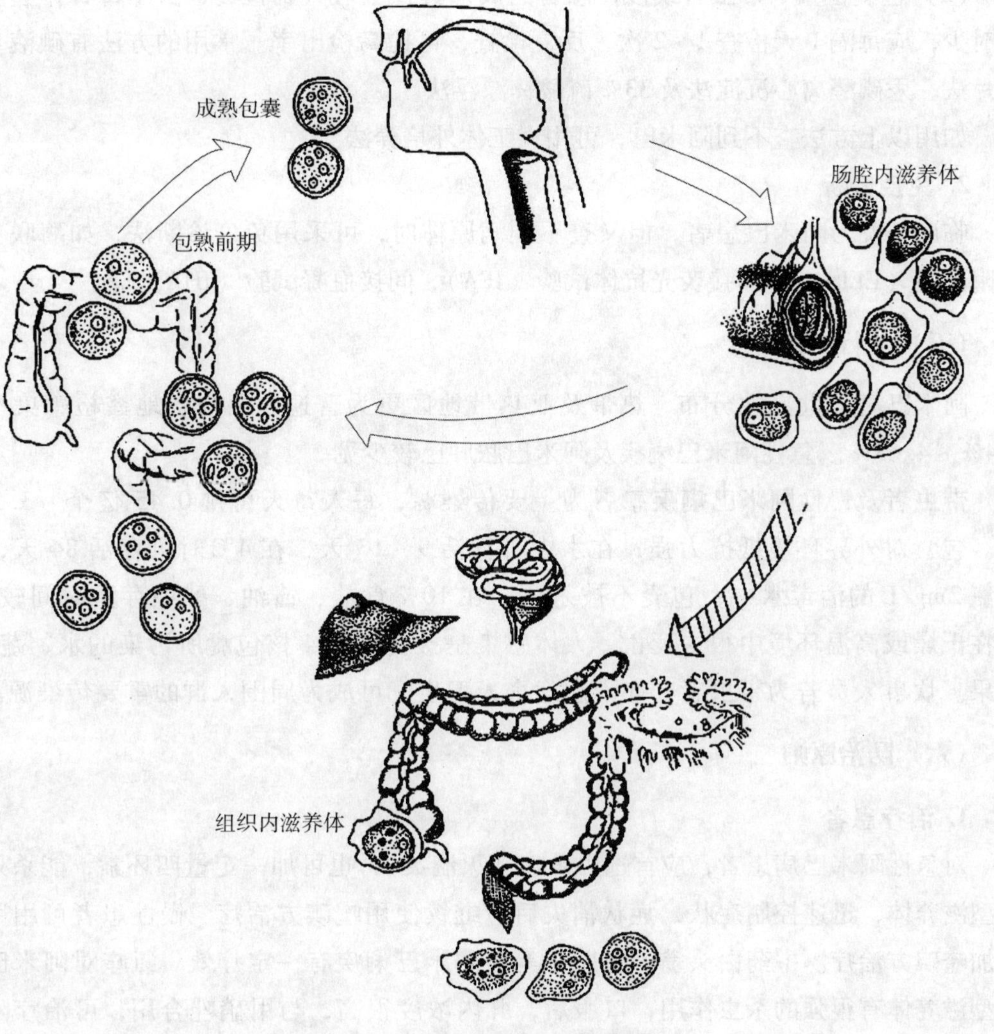

图 3-2 溶组织内阿米巴生活史

（四）实验诊断

1. 病原诊断

在粪检、抽取物中找到滋养体或包囊即可确诊。注意要根据病情、粪便的性状，采用不同的方法，并特别注意与其他阿米巴相鉴别。

（1）滋养体检查 采用生理盐水直接涂片法镜检，急性肠阿米巴病患者新鲜粪便中少许脓血便或稀便中，可见滋养体，伴有成团红细胞、少量白细胞及夏科雷登氏结晶。这些特点可与细菌性痢疾区别。必要时可用乙状结肠镜取活组织或刮拭物涂片，检出率极高。肠外阿米巴病患者病灶抽取物中，可见滋养体，其可与其他炎症、脓肿或肿瘤相鉴别。

收集粪便及抽取物的容器要清洁，无化学药品及尿液污染，并要保温。

（2）包囊检查　带虫者或慢性患者的成形粪样中可查到包囊，由于每日排囊数时多时少，应每隔1天检查1~2次，反复检查，可提高检出率。常用的方法有碘液直接涂片法、汞碘醛离心沉淀法及33%硫酸锌漂浮法。

如用以上方法查不到阿米巴，可用人工体外培养法。

2. 免疫诊断

临床怀疑为阿米巴患者，但又查不到病原体时，可采用免疫诊断法，如酶联免疫吸附试验（ELISA）、间接荧光抗体试验（IFA）、间接血凝试验（IHA）等。

（五）流行

阿米巴病呈世界性分布，热带及亚热带地区更为普遍。国内各地粪检感染率为0.4%~4.63%。急性阿米巴痢疾及阿米巴脓肿已较少见。

带虫者及慢性阿米巴痢疾患者为主要传染源，每人每天可排0.45亿个~3.5亿个。包囊对外界环境抵抗力强，在水中可存活9~13天，在4℃时可存活84天，在含氯2mg/L的消毒水中，包囊不被杀死。在10%食盐、酱油、醋中存活时间较短，但在干燥或高温环境中很快死亡。人体感染是摄食了被4核包囊所污染的水、蔬菜、瓜果。炊事人员若为带虫者，如不注意个人卫生，可成为周围人群的重要传染源。

（六）防治原则

1. 治疗患者

对急性阿米巴病患者，应首选甲硝唑（灭滴灵），也可加一定量四环素，能杀死组织型滋养体，迅速控制症状，症状消失后应继续使用喹碘方治疗。慢性患者可用甲硝唑加喹碘方治疗。中药白头翁、鸦胆子等对阿米巴痢疾有一定疗效。氯喹对阿米巴组织型滋养体有很强的杀虫作用，口服后，肝内浓度很高，与甲硝唑合用，可治疗阿米巴肝脓肿。

2. 管好粪便及饮用水源

患者和带虫者所排粪便要消毒处理。注意保护饮用水源，防止粪便污染。对炊事人员等带虫者应治愈后才能恢复工作。

3. 加强卫生知识宣传

注意个人卫生及饮食卫生，饭前便后洗手，生吃的蔬菜及瓜果务必清洗干净，随时消灭苍蝇及蟑螂。

二、人体非致病性阿米巴

与溶组织内阿米巴在形态上相似或不同的非致病性阿米巴的种类很多，一般不侵入组织，但在重度感染或宿主防御功能减弱时亦可产生不同程度的黏膜浅表炎症，或伴随细菌感染而引起腹泻或其他肠功能紊乱。对这些非致病性肠道寄生原虫，必须与溶组织内阿米巴鉴别。人体常见的非致病性阿米巴有迪斯帕内阿米巴（*Entamoeba dispar* Brumpt，1925）、结肠内阿米巴（*Entamoeba coli* Grassi，1879）、布氏嗜碘阿米巴（*Iodamoeba butschlii* Von Prowazek，1912）及齿龈内阿米巴（*Entamoeba gingivalis* Gros，1849）等。

迪斯帕内阿米巴是与溶组织内阿米巴形态相同，生活史相似，但对人无致病性的另一虫种。全球约有5亿感染内阿米巴，其中很大一部分为迪斯帕内阿米巴。迪斯帕内阿米巴与溶组织内阿米巴可通过同功酶分析、ELISA和PCR进行鉴别。用ELISA法以单克隆抗体检测溶组织内阿米巴表面半乳糖/乙酰氨基半乳糖凝激素靶抗原具有敏感性高和特异性强的特点，目前在欧、美等地区和日本已有检测试剂盒出售。而PCR法则可直接从DNA水平鉴别两种阿米巴，其中以检测编码29/30kDa多半胱氨酸抗原的基因最为特异和可行。

结肠内阿米巴、布氏嗜碘阿米巴及齿龈内阿米巴的各期形态染色后的特征简介如图3－3。

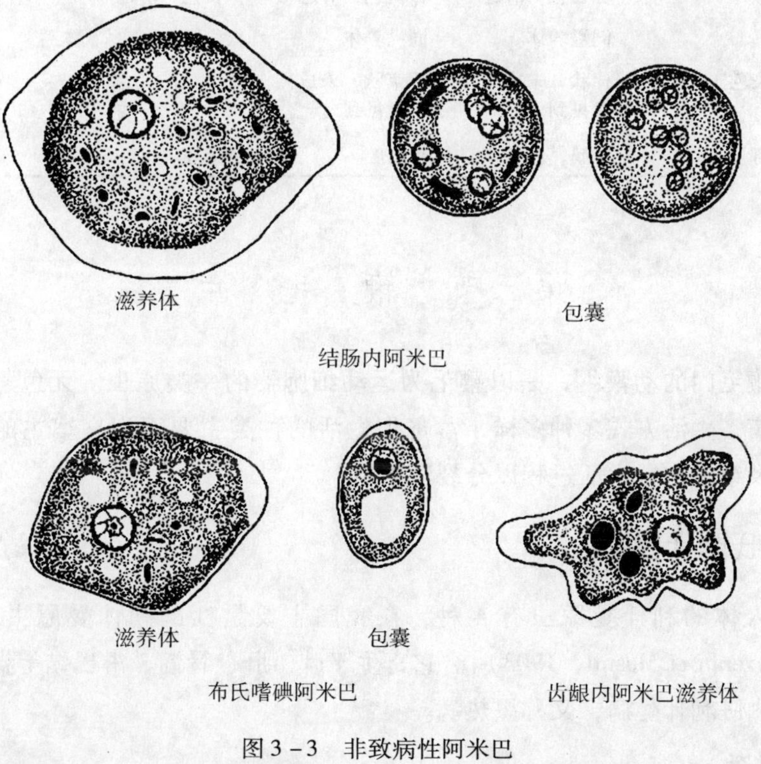

图3－3　非致病性阿米巴

表 3-1 人体常见各种阿米巴的鉴别

		鉴别点	溶组织内阿米巴	结肠内阿米巴	布氏嗜碘阿米巴	齿龈内阿米巴
滋养体	生理盐水涂片法	大小（直径 μm）	20~40 10~20	20~50	6~20	10~30
		活动力	很活泼，定向	迟缓	迟缓	活泼
		细胞质	外质分界清楚	内外质分界不清楚	内外质分界不清楚	内外质分界清楚
		吞噬物	细菌、红细胞	细菌	细菌	细菌，白细胞
		细胞核	1个，不易见	1个，可见	1个，不易见	1个，不易见
	铁苏木素染色	核膜（内染色质粒排列）	排列整齐均匀	大小不一，排列不整齐	纤细，核膜染色浅	排列整齐
		核仁	小，位于中央	大，偏于一侧	大，居核中央，有一圆球状体包围	居中或偏于一边
包囊	碘液涂片	大小（直径 μm）	10~20	10~30	8~10	
		形态	圆形	圆形	长圆形或梨形	
		胞核	可见1~4个	1~8个	1个	
		糖原	棕黄色，清楚	棕黄色，清楚	棕黄色，清楚	不形成包囊
	铁苏木素染色	核	同滋养体	同滋养体	核仁外有一圆球状体	
		拟染色体	棒状，未成熟包囊见到	草束状，未成熟包囊见到	无	
		寄生部位	结肠、肝	结肠腔	结肠腔	口腔齿龈

第三节 鞭 毛 虫

属肉足鞭毛门的动鞭纲，是以鞭毛为运动细胞器的一类原虫。无色素体，种类繁多，分布很广，生活方式多种多样，营寄生生活的种类主要寄生在宿主的消化道、泌尿道、血液及组织内。生活过程以分裂法繁殖。

一、杜氏利什曼原虫

寄生于人体的利什曼原虫有 4 种，在我国主要是杜氏利什曼原虫［*Leishmania donovani*（Laveran et Mesnil，1903）］。它寄生于脾、肝、骨髓、淋巴结等器官的巨噬细胞内，引起内脏利什曼病，又称黑热病。

（一）形态

1. 无鞭毛体（amastigote）

又称利什体。它寄生于人和其他哺乳动物体内，大小为 2.9~5.7μm×1.8~4μm，椭圆形。瑞氏染液染色后，细胞质呈淡蓝色，核大而圆，呈紫红色，动基体细杆状，染色较深，基体为点状，与根丝体相连。

2. 前鞭毛体（promastigote）

又称鞭毛体。它寄生于白蛉的消化道。大小为 14.3 ~ 20μm × 1.5 ~ 1.8μm，梭形。核在中部，前端有动基体和基体，并发出一鞭毛，伸出体外。新鲜标本运动活泼，虫体常聚集成团，呈菊花形（图 3 – 4）。

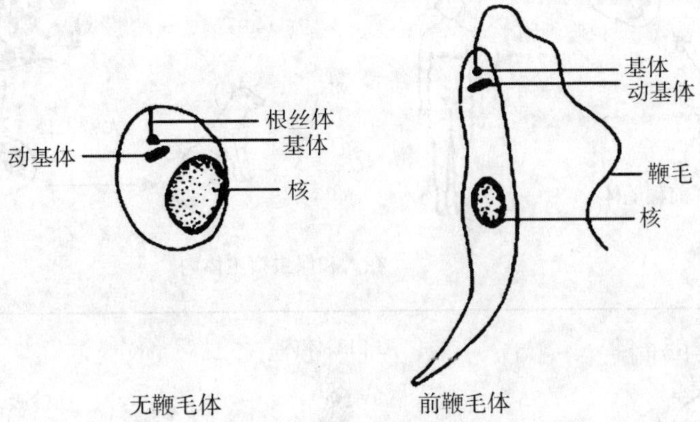

图 3 – 4　杜氏利什曼原虫

（二）生活史

1. 在人体内发育

感染阶段是前鞭毛体。当受染雌性白蛉叮人吸血时，前鞭毛体被注入体内。部分前鞭毛体被中性粒细胞吞噬破坏，部分则被巨噬细胞吞噬，失去鞭毛，虫体变圆，成为无鞭毛体。无鞭毛体在巨噬细胞内不但可以存活，且能分裂繁殖，最终导致巨噬细胞破裂，散出的原虫又被其他巨噬细胞吞噬，继续繁殖。

2. 在白蛉体内发育

当雌蛉叮咬病人时，无鞭毛体进入白蛉胃内，经 24 小时，虫体生出鞭毛，至第 3 ~ 4天，前鞭毛体发育成熟，以二分裂法进行繁殖，并向消化道前方移动，1 周后，白蛉咽及口腔内有大量前鞭毛体。白蛉吸血时，可使人感染（图 3 – 5）。

（三）致病

巨噬细胞由于无鞭毛体不断繁殖而破裂，散出的无鞭毛体又被其他巨噬细胞吞噬，继续进行繁殖。原虫对内脏环境有高度的适应性，繁殖更加旺盛，使巨噬细胞大量破坏，并刺激巨噬细胞大量增生。肝、脾、骨髓、淋巴结含有丰富的巨噬细胞，病变最为明显，病人表现出脾、肝、淋巴结肿大，尤以脾肿大最为常见，脾肿率在 95% 以上。浆细胞增生，患者球蛋白增多，加之肝受损，白蛋白合成减少，肾受损，白蛋白由尿排出增加，从而出现血浆白蛋白/球蛋白比例倒置。贫血的原因主要是脾功能亢进，血细胞大量破坏；免疫性溶血也是重要的因素，红细胞表面附有利什曼原虫抗原，或者原虫代谢产物中有与人红细胞相同的抗原，患者体内抗利什曼原虫抗体与之结合，经补体参与，而导致溶血。红细胞减少则面色萎黄，血小板减少则出现鼻衄、牙龈出血；

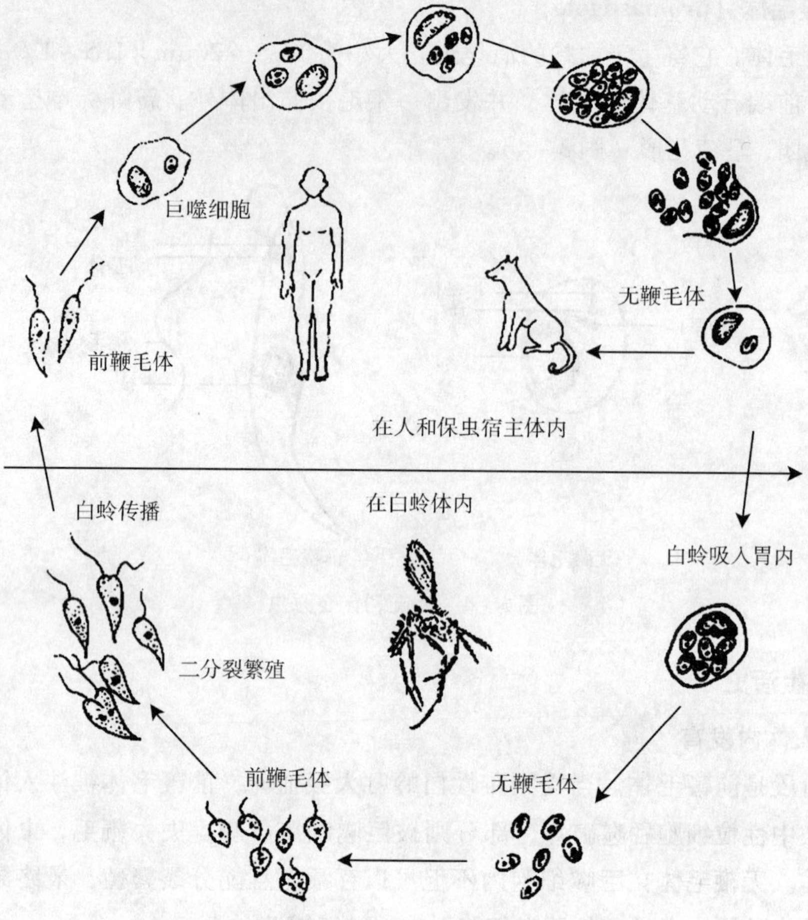

图3-5 杜氏利什曼原虫生活史

白细胞减少，则抵抗力降低，易并发肺炎等症。

皮肤型黑热病是带虫免疫的一种表现，多无明显症状，少数可见皮肤损害，主要是红色斑疹和结节。前者多见于鼻和双颊，后者主要分布于面部及颈部。结节一般呈肉芽肿样，不发生溃烂。皮肤损害处，可查见无鞭毛体。

黑热病的危害性在于流行广、蔓延快，青年人可丧失劳动力，妇女可导致闭经，青少年则发育迟缓。

（四）诊断

1. 病原检查

（1）穿刺检查　以骨髓穿刺物作涂片，检查无鞭毛体。最常用髂骨穿刺法，特点是简便、安全、原虫检出率高，达80%～90%。如果淋巴结肿大，也可穿刺，但原虫检出率不高。脾穿刺原虫检出率高（90.6%～99.3%），但安全性较差，较少应用。

（2）培养法　在无菌条件下，将上述穿刺液接种于NNN培养基，置22～25℃温箱内，培养1周后，检查有无前鞭毛体生长。

(3) 皮肤活组织检查 在无菌条件下，用手术方法切取皮肤组织作病理检查或刮组织液作涂片，染色、镜检。

2. 免疫诊断

(1) 检测血清抗体 有间接血凝试验（IHA）、酶联免疫吸附试验（ELISA）、间接荧光抗体试验（IFA）等，阳性率较高，但有交叉反应出现。

(2) 检测血清循环抗原 近年报道，以单克隆抗体－抗原斑点试验（McAb－AST）用以诊断黑热病，阳性率高达94.12%，敏感性高，特异性强，未见假阳性。

（五）流行

1. 分布

黑热病在世界范围分布很广，主要流行于中国、印度及地中海沿岸国家。在我国，黑热病曾流行于长江以北的辽宁、内蒙古、北京、河北、山东、安徽、河南、湖北、甘肃、新疆、陕西、宁夏、青海、山西、四川等16个省、市、自治区。1951年全国有黑热病人53万，通过大规模的防治工作，效果显著。近年来，黑热病在甘肃、新疆、四川、内蒙古、陕西、山西6省、自治区有散发病例。

2. 我国黑热病的流行病学类型

(1) 人源型 又称平原型。病人是主要传染源，发病率高，可发生大流行。患者多为年龄较大的儿童和青少年，犬的感染非常少见。传播媒介是家栖型中华白蛉及中华白蛉长管亚种。

(2) 人犬共患型 又称山丘型。黑热病主要在犬间流行，感染率高，成为人群黑热病的主要传染源。病人散在，发病率较低，患者以5岁以下儿童为主。传播媒介是近野栖的中华白蛉。

(3) 野生动物源型 又称荒漠型。它是某种野生动物的疾病，荒漠地区为人群黑热病的自然疫源地，人们由于生产活动进入该地区而受染。病人更为分散，患者以2岁以下的婴儿为主。传播媒介是野栖型吴氏白蛉、亚历山大白蛉。

（六）防治

1. 控制传染源

(1) 治疗 特效药是葡萄糖酸锑钠（又名斯锑黑克），6天为1个疗程。1个疗程治愈率为95%，3个疗程可达99%。本药的特点是疗效高、毒性小、疗程短。对于极少数锑剂治疗无效（抗锑）的病人，可采用戊烷脒（Pentamidine）、二脒替（Stilbamidine）等芳香双脒剂治疗，可获满意效果。

(2) 病犬防治 捕杀病犬，或给家犬进行溴氰菊酯药浴，以驱避或减少白蛉叮咬，取得一定效果。

2. 灭蛉

见白蛉部分。

3. 个人防护

挂小孔蚊帐，涂驱避剂，烟熏驱蛉。

二、阴道毛滴虫

阴道毛滴虫（*Trichomonas vaginalis* Donnel，1837）是主要寄生在女性阴道及泌尿道的鞭毛虫，引起滴虫性阴道炎和泌尿道炎症，是以性传播为主的传染病，全球分布，人群感染普遍。

（一）形态

本虫仅有滋养体期，无包囊期。滋养体呈梨形或椭圆形，宽 10～15μm，长可达 30μm，无色透明，有折光性，具 4 根前鞭毛和 1 根后鞭毛，后鞭毛向后伸展与虫体波动膜外缘相连，波动膜位于虫体前 1/2 处，为虫体作旋转式运动的器官。胞核位于前端 1/3 处，为椭圆形泡状核，核的上缘有 5 颗排列成杯状的基体，由此发出鞭毛。轴柱纤细透明，纵贯虫体，自后端伸出使虫体呈梨形，因富于黏性，常可见附有上皮细胞或碎片。胞质内有深染的颗粒，沿轴柱平行排列，虫体柔软多变，活动力强（图 3－6）。

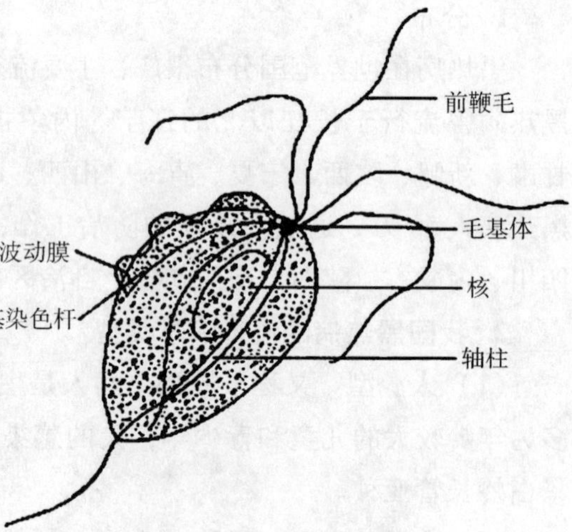

图 3－6　阴道毛滴虫滋养体

（二）生活史

阴道毛滴虫生活史简单，仅有滋养体期，虫体以纵二分裂法繁殖，以吞噬和吞饮摄取食物。虫体在外环境生活力较强，有一定抵御不良环境的能力。滋养体为本虫的感染阶段，通过直接或间接接触方式而感染。主要寄生在女性阴道，以阴道后穹窿多见，也可在尿道内；男性感染者一般寄生在尿道、前列腺，也可在睾丸、附睾或包皮下寄生。

（三）致病作用

阴道毛滴虫的致病力随虫株及宿主生理状态而变化。正常情况下，健康妇女的阴道环境，因乳酸杆菌的作用而保持酸性（pH 在 3.8～4.4 之间），可抑制虫体或其他细菌生长繁殖，这称为阴道的自净作用。如果泌尿生殖系统功能失调，如妊娠、月经后使阴道内的 pH 接近中性，有利于滴虫和细菌生长。而滴虫寄生阴道时，消耗糖原，妨碍乳酸杆菌的酵解作用，影响了乳酸的浓度，从而使阴道的 pH 转变为中性或碱性，滴虫得以大量繁殖，更促进继发性细菌感染，加重炎症反应。

大多数虫株的致病力较低，许多妇女虽有阴道毛滴虫感染，但无临床症状或症状不明显；另一些虫株则可引起明显的阴道炎，患者阴道壁可见黏膜充血、水肿、上皮细胞变性脱落、白细胞浸润等病变，轻者阴道黏膜无异常发现。病人主诉阴部瘙痒，白带增多。严重时外阴部感到灼热刺痛，性交痛，甚至影响工作和睡眠。阴道检查可见阴道分泌物增多，呈灰黄色，带泡状，伴有臭味，也有呈乳白色的液状分泌物，当伴有细菌感染时白带呈脓液状或粉红状。当滴虫侵犯尿道时可有尿频、尿急和尿痛等症状，有时可见血尿。男性感染者一般无症状而呈带虫状态，可招致配偶的连续重复感染。有时可引起尿道炎、前列腺炎，出现夜尿增多，局部压痛。

（四）实验诊断

以取自阴道后穹窿的分泌物、尿液沉淀物或前列腺液中查见滋养体为确诊依据。常用的方法有：生理盐水直接涂片法或涂片染色法，镜检滋养体。也可用培养法，将分泌物加入肝浸液培养基内，37℃温箱内孵育48小时后镜检，检出率较高。

（五）流行

1. 分布

阴道毛滴虫呈全球性分布，感染率各地不同，以女性20～40岁年龄组感染率最高，平均感染率为28%。

2. 流行因素

传染源为滴虫性阴道炎患者和无症状带虫者，或男性感染者。传播途径分直接传播和间接传播。直接传播：主要通过性交传播，男女都可感染，性伴侣多者感染率高。间接传播：主要通过公共浴池、浴具、公用游泳衣裤、坐式厕所而感染。滋养体在外环境的抵抗力较大，黏附在厕所板上的滋养体可存活30分钟，在潮湿的毛巾、衣裤中可存活23小时，40℃水中可存活102小时，普通肥皂水中存活45～150分钟。

（六）防治原则

1. 普查普治

对滴虫性阴道炎、尿道炎及无症状带虫者，要及时诊治，以减少或消灭传染源。治疗常口服甲硝唑（灭滴灵）。局部用药有乙酰胂胺（滴维净）、蛇床子药膏等。在作局部治疗时应注意使阴道保持酸性环境，可用1∶5000高锰酸钾和1%乳酸冲洗。进行诊治时，也要注意男性配偶的检查和治疗。

2. 搞好卫生

注意个人卫生，特别是经期卫生，提倡蹲式厕所和淋浴，废除浴池、公用浴盆、公用毛巾等。严格执行阴道检查器械及用具的消毒，以切断传播途径。加强卫生宣传，使群众了解滴虫病的危害性、传播途径及防治方法。

三、蓝氏贾第鞭毛虫

蓝氏贾第鞭毛虫（*Giardia lamblia* Stiles，1915），简称贾第虫，寄生人体小肠、胆囊，主要在十二指肠，可引起腹痛、腹泻和吸收不良等症状，致贾第虫病，为人体肠道的常见寄生虫之一，分布于世界各地。近年来，由于旅游业的发展，在旅游者中的发病率较高，故又称旅游者腹泻，已引起各国的重视。

（一）形态

本虫有滋养体和包囊两个不同的发育阶段。

1. 滋养体

滋养体呈倒梨形，大小长9.5～12μm，宽5～15μm，厚2～4μm。两侧对称，背面隆起，腹面扁平。腹面前半部向内凹陷成吸盘状陷窝，借此吸附在宿主肠黏膜上。有4对鞭毛，按其位置分别为前侧鞭毛、后侧鞭毛、腹鞭毛和尾鞭毛各1对，依靠鞭毛的摆动，可活泼运动。经铁苏木素染色后可见有1对并列在吸盘状陷窝底部的泡状细胞核，各核内有一个大的核仁。虫体有轴柱一对，纵贯虫体中部，不伸出体外。在轴柱的中部可见个半月形的中体，轴柱前端介乎二盘状陷窝前缘之间有基体复合器，为4对鞭毛的发源处。滋养体期无胞口，胞质内也无食物泡，以渗透方式从体表吸收营养物质。

2. 包囊

包囊为椭圆形，囊壁较厚，大小为10～14μm×7.5～9μm。碘液染色后呈黄绿色，囊壁与虫体之间有明显的空隙，未成熟的包囊有2个核，成熟的包囊具4个核，多偏于一端，囊内可见鞭毛、丝状物、轴柱等（图3－7）。

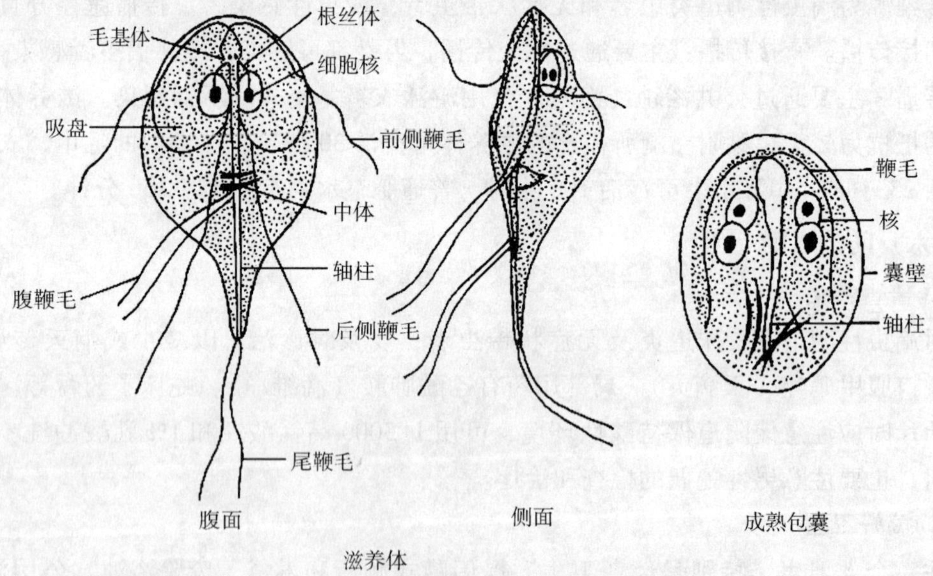

图3－7　蓝氏贾第鞭毛虫形态结构示意图

（二）生活史

成熟的四核包囊为感染期，包囊随污染的饮食进入人体，在十二指肠内脱囊形成两个滋养体。滋养体主要寄生在人的十二指肠内，有时也可在胆囊内，借吸盘状陷窝吸附肠壁，以二分裂法繁殖。如果滋养体落入肠腔而随食物到达回肠下段或结肠腔后，就形成包囊，随粪便排出。一般在成形便中只能找到包囊。滋养体则可在腹泻者粪便中发现。包囊在外界抵抗力较强，为感染阶段。据估计，一次腹泻粪便中滋养体可超过140亿个，一次正常粪便中可有包囊9亿个。

（三）致病

人体感染贾第虫后，无临床症状者称带虫者。本病主要症状是腹痛、腹泻、腹胀、呕吐、发热和厌食等，典型病人表现为以腹泻为主的吸收不良综合征，腹泻呈水样粪便，量大、恶臭、无脓血。儿童患者可由于腹泻引起贫血及营养不良，导致生长迟缓。若不及时治疗，多发展为慢性，表现为周期性稀便，反复发作，大便甚臭，病程可长达数年。

当虫体寄生在胆道系统时，可能引起胆囊炎或胆管炎。如出现上腹疼痛、食欲不振、肝肿大及脂肪代谢障碍等。

（四）实验诊断

1. 病原诊断

（1）粪便检查　用生理盐水涂片法检查滋养体，经碘液染色法检查包囊，也可用甲醛乙醚沉淀或硫酸锌浓集法检查包囊。通常在成形便中检查包囊，而在水样稀薄的粪便中查找滋养体。

（2）十二指肠液或胆汁检查　粪检多次阴性者可用此法，以提高检出率。

（3）肠检胶囊法　让受检者吞下装有尼龙线的胶囊，线的游离端留在口外，胶囊溶解后尼龙线松开伸展，3～4小时后到达十二指肠和空肠，滋养体黏附于尼龙线上，然后慢慢地拉出尼龙线，刮取附着物镜检。

2. 免疫诊断

为辅助诊断法，主要有酶联免疫吸附试验（ELISA）、间接荧光抗体试验（IFA）等。

（五）流行

1. 分布

呈世界性分布，在前苏联特别严重，美国也接近流行，发展中国家感染人数约2.5亿。我国分布也很广泛，各地感染率在0.48%～10%之间，儿童高于成人，夏、秋季发病率较高。

2. 流行因素

（1）传染源为粪便中含有包囊的带虫者或患者。

（2）人食入被包囊污染的饮食而感染。

（3）包囊在外界环境有较强的抵抗力，在水中可存活4天，在粪便中可存活10天以上，但在50℃或干燥环境中很易死亡。另外，包囊在蝇的消化道内可存活24小时，在蟑螂消化道内经12天仍有活力，表明昆虫可成为传播媒介。旅游者、男性同行恋者、胃切除病人、胃酸缺乏及免疫球蛋白缺陷病人易受感染，儿童患者多见。

（六）防治原则

治疗常用药物有甲硝唑（灭滴灵）、阿苯达唑（丙硫咪唑）等，吡喹酮也有较好效果。彻底治愈病人、带虫者，注意饮食卫生，加强水源保护是预防本病的重要措施。旅游者饮水应煮沸后饮用。

第四节 孢 子 虫

属于顶复门的孢子虫纲，全为寄生性。细胞内寄生阶段一般无运动细胞器，生殖方式包括无性和有性两类。无性生殖有裂体增殖产生裂殖子，以及孢子增殖产生具感染性的子孢子；有性生殖是通过雌、雄配子结合进行的配子生殖。以上两种生殖方式可在一个宿主或分别在两个宿主体内完成，有或无宿主更换。

一、疟原虫

疟原虫（malaria parasite）为疟疾的病原体。寄生于人体的疟原虫共有四种，即间日疟原虫［*Plasmodium vivax*（Grassi and Feletti，1890）Labbe，1899］、三日疟原虫［*Plasmodium malariae*（Laveran，1881）Grassi Felletti，1890］、恶性疟原虫［*Plasmodium falciparum*（Welch，1897）Schaudinn，1902］和卵形疟原虫［*Plasmodium ovale*（Graig，1900）Stephen，1922］。我国常见间日疟原虫和恶性疟原虫，其他两种少见。

（一）形态及生活史

人体疟原虫的生活史需要雌性按蚊和人两个宿主，并经历无性生殖（孢子生殖、裂体生殖）和有性生殖（配子生殖）。

四种疟原虫生活史基本相同。以间日疟原虫为例叙述如下（图3－8）。

1. 在人体内发育

疟原虫在人体内先后经在肝细胞和红细胞内的发育。从疟原虫侵入人体到其在肝细胞内裂体增殖，此期称为红细胞外期（红外期）；在红细胞内发育称为红细胞内期（红内期），红内期包括红细胞内裂体增殖期和配子体形成（配子体形成为疟原虫有性生殖的开始）。

（1）红细胞外期（exo－erythrocytic stage）　唾液腺内含有疟原虫子孢子的雌性按蚊刺吸人血时，子孢子随蚊的唾液进入人体，约30分钟子孢子侵入肝细胞。在肝细胞内，子孢子转变为滋养体，以后核开始分裂，进行裂体增殖，形成裂殖体（schizont）。裂殖体逐渐长大，反复进行核分裂，至一定程度胞质也分裂，分别包绕核，形成许多裂殖子（merozoite），即为成熟裂殖体。感染第七天的间日疟原虫的成熟裂殖体内含裂殖子约为12000个。当裂殖体发育成熟后，被寄生的肝细胞破裂，裂殖子散出，进入血窦，一部分被吞噬细胞吞噬而消失，一部分则侵入红细胞内发育。间日疟原虫在红

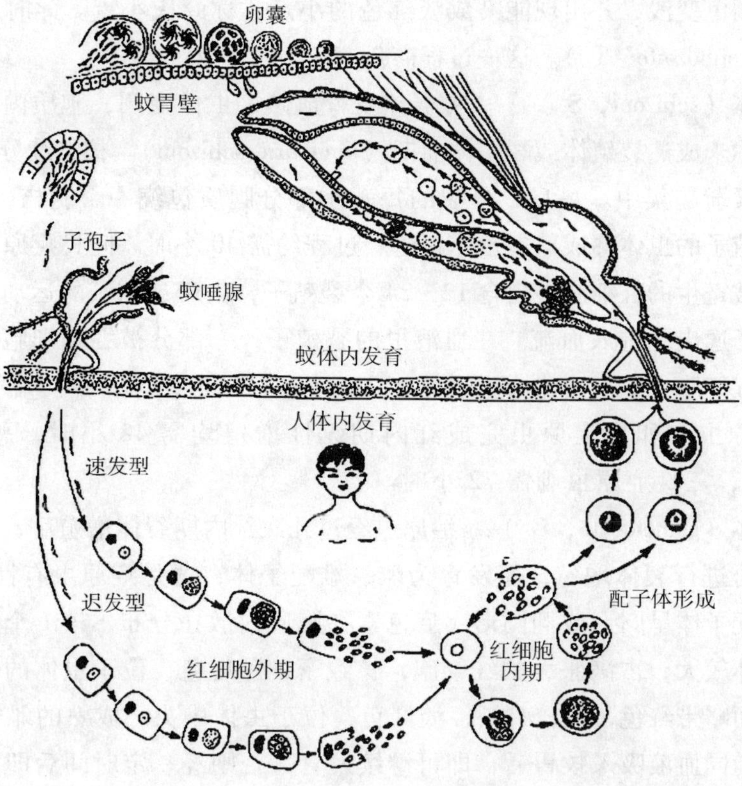

图 3-8　间日疟原虫生活史

细胞外期的发育时间为 8 天，三日疟原虫约为 11 天，恶性疟原虫为 6 天，卵形疟原虫为 9 天。

间日疟原虫的子孢子进入肝细胞后，在发育繁殖的速度上是多态性的，即有的发育快，进入肝细胞后即开始发育增殖，称速发型子孢子（tachysporozoites，TS）；有的发育慢，进入肝细胞后不马上发育，而需经过或长或短的休眠期后才开始发育增殖，称迟发型子孢子（bradysporozoites，BS）。现认为这是由于子孢子在遗传学上有不同的基因型所致。

（2）红细胞内期（erythrocytic stage）　红细胞外期裂殖子侵入红细胞内进行增殖，称为红细胞内期（红内期）。红内期包括红细胞内裂体增殖期和配子体形成（配子体形成为疟原虫有性生殖的开始）。红细胞内裂体增殖期包括滋养体和裂殖体两个阶段。

①滋养体（trophozoite）　是疟原虫在红细胞内摄取营养和发育的阶段。当裂殖子侵入红细胞后，虫体胞质较少，中间出现大空泡，胞质呈环状，细胞核位于虫体一侧，颇似戒指的宝石，故称环状体（ring form，R.），又称小滋养体。环状体继续发育，虫体增大，伸出伪足，同时胞质中出现少量疟色素，棕黄色，小杆状。随着虫体继续发育，疟色素增多，伪足活动增加，出现多种形态，虫体有 2~3 个空泡，受染红细胞可

胀大1倍，颜色变浅，并出现能染成淡红色的小点，称薛氏小点。此时的疟原虫称为大滋养体（trophozoite，T.）。这一过程需8～10小时。

②裂殖体（schizont，S.）　大滋养体发育成熟，虫体变圆，胞质内空泡消失，核开始分裂，称未成熟裂殖体或裂殖体前期（immature schizont）。核继续分裂，胞质随之分裂，疟色素渐趋集中。最后，分裂的每一小部分胞质包绕一个胞核，形成裂殖子。这时含有裂殖子的虫体称成熟裂殖体，这一过程约需40小时。间日疟原虫的成熟裂殖体常充满于被寄生的红细胞，内含12～24个裂殖子，由于裂殖子的运动，导致红细胞破裂，裂殖子逸出，进入血流。在血液里的裂殖子，一部分被吞噬细胞吞噬，一部分侵入健康的红细胞，重复裂体增殖过程。

间日疟原虫和卵形疟原虫完成红内期无性增殖均需48小时，恶性疟原虫需36～48小时，三日疟原虫则需72小时。

③配子体（gametocyte，G.）　疟原虫经过几次红内期裂体增殖后，部分裂殖子在红细胞内不再进行裂体增殖，而发育为雌、雄配子体，这是疟原虫有性生殖的开始。间日疟原虫配子体呈圆形或椭圆形，疟色素在胞质内散在分布，核1个。雌配子体胞质深蓝，虫体较大，占满胀大的红细胞，核致密，深红色，位于虫体的一侧。雄配子体胞质浅蓝而略带红色，核较疏松，淡红色，位于虫体中央。成熟的雌雄配子体如被适宜的按蚊随同血液吸入蚊胃后，即可继续发育，否则经一定时间后即变性而被吞噬细胞吞噬。

四种疟原虫对红细胞有不同的选择性，间日疟原虫和卵形疟原虫主要寄生于网织红细胞，三日疟原虫多寄生于衰老的红细胞，而恶性疟原虫可寄生于各时期的红细胞。配子体在人体末梢血液中出现的时间也有差异，间日疟原虫在裂体增殖出现2～3天后可在末梢血液中查见配子体，而恶性疟原虫则在7～10天后查见。

2. 在蚊体内发育

疟原虫在蚊体内发育包括在蚊胃腔内进行的有性生殖和在蚊胃壁进行的无性生殖。

（1）配子生殖　当按蚊刺吸疟疾患者血液时，疟原虫随血液进入蚊胃后，仅雌雄配子体能存活并继续进行发育，而红内期的各无性发育阶段的疟原虫均被消化。雌配子体发育为不活动的圆形或椭圆形的雌配子；雄配子体也在几分钟内开始核分裂为4～8块，胞质亦向外伸出4～8条细丝，然后核分别进入细丝内（出丝现象），形成雄配子并脱离母体。

约1～2小时，雌雄配子受精，形成圆球形的合子（zygote）；合子数小时后开始变为长形的香蕉状能活动的动合子（ookinete）；约12～24小时，成熟动合子可从蚊胃壁上皮间隙或穿过上皮细胞，停留在蚊胃弹性纤维膜（基底膜）下，在此处虫体变圆并分泌囊壁形成球形的卵囊（oocyst），又称囊合子。

表 3-2 外周血液中 4 种疟原虫形态的鉴别

鉴别项目	间日疟原虫	恶性疟原虫	三日疟原虫	卵形疟原虫
环状体（小滋养体）	环较大，约等于红细胞直径的 1/3；核 1 个，偶有两个，胞质深蓝色；红细胞内多只含 1 个原虫，偶有 2 个	环纤细，约等于红细胞直径的 1/5；核 1 个，但 2 个也常见；红细胞内可含 2 个以上原虫，常位于红细胞的边缘	环较粗壮，约等于红细胞直径的 1/3；核 1 个；胞质深蓝色；红细胞很少含有 2 个原虫	似三日疟
大滋养体	虫体由小渐大，活动显著，有伪足伸出，空泡明显，故虫体形状不规则；疟色素棕黄色，小杆状	体小结实，不活动；疟色素集中一团，黑褐色，原虫此时开始集中在内脏毛细胞	体小圆形或呈带状，空泡小或无；亦可呈大环状，中有一大空泡，不活动；疟色素棕黑色，颗粒状，常分布于虫体的边缘	虫体圆形，似三日疟，但较大；疟色素似间日疟，但较细小
成熟裂殖体	裂殖子 12~24 个，通常 16 个，排列不规则；疟色素集中成堆，虫体占满胀大的红细胞	裂殖子 8~36 个，通常 18~24 个，排列不规则；疟色素集中成一团，虫体占红细胞体积的 2/3~3/4	裂殖子 6~12 个，通常 8 个，排成一环；疟色素多集中在中央，虫体占满整个不胀大的红细胞	裂殖子 6~12 个，通常 8 个，排成一环；疟色素集中在中央或一侧
雄配子体	圆形，略大于正常红细胞，胞质色蓝而略带红，核疏松，淡红色，常位于中央；疟色素分散	腊肠形，两端钝圆，胞质色蓝而略带红，核疏松，位于中央；疟色素棕黄色，小杆状，核周围较多	圆形，略小于正常红细胞，胞质淡蓝色，核疏松，淡红色，位于中央；疟色素分散	似三日疟，但稍大；疟色素似间日疟
雌配子体	圆形，占满胀大的红细胞，胞质蓝色，核致密，较小，深红色，偏于一侧；疟色素分散	新月形，两端较尖，胞质蓝色，核致密，较小，深红色，位于中央；疟色素深褐色，在核周围较多	圆形，如正常红细胞大，胞质深蓝色，核致密，偏于一侧；疟色素多而分散	似三日疟，但稍大；疟色素似间日疟
被寄生红细胞的变化	胀大，色淡，常呈长圆形或多边形；大滋养体期开始出现鲜红色的薛氏点	大小正常或略缩小，紫蓝色，边缘常皱缩，常见几颗粗大紫褐色的茂氏点	大小正常，有时缩小，颜色无变化；偶见齐氏小点	略胀大，色淡，部分红细胞变长形，边缘呈锯齿状；薛氏点较间日疟粗大，环状体期即可出现

（2）孢子增殖　卵囊形成后即进入孢子增殖阶段，卵囊逐渐长大并向蚊胃壁外突出。在卵囊形成 2~3 天，其核开始分裂，随后胞质也分裂，部分胞质与核形成成孢子细胞，子孢子芽从成孢子细胞长出。约 8~10 天，脱离形成子孢子并游离于卵囊内。此时为成熟卵囊，囊内可含 1000~10000 个子孢子。子孢子呈梭形，长约 10~15μm，宽约 1μm。子孢子可主动从卵囊壁钻出或因卵囊破裂后散出进入蚊血腔，随蚊血淋巴液钻入蚊体各组织，到达蚊唾腺的子孢子才具有传染性。当雌蚊再度刺吸人血时，便可随唾液进入人体。

表 3-3 四种疟原虫发育过程比较

发育过程	间日疟原虫	恶性疟原虫	三日疟原虫	卵形疟原虫
红外期发育时间	7 天（速发型），1 年以上（迟发型）	6 天	12.5 天	9 天
红内期发育周期时间	48 小时	36~48 小时	72 小时	48 小时
红内期发育场所	周围血	环状体和成熟配子体在周围血液，其余各期均在皮下脂肪及内脏毛细血管中	周围血	周围血

（二）致病

1. 潜伏期

由疟原虫侵入人体到出现疟疾发作期间为潜伏期。它包括子孢子侵入肝细胞，经疟原虫红外期发育成熟所需时间，加上疟原虫经数代红内期裂体增殖达一定数量所需时间的总和。如为输血感染疟疾则只需后一段时间。潜伏期的长短取决于疟原虫的种、株的生物学特性，但与感染疟原虫的数量与方式、机体免疫力以及服用抗疟药等有关系。

2. 疟疾发作

疟原虫裂殖体在红细胞内发育成熟后，引起红细胞破裂，此时大量的裂殖子、疟原虫的代谢产物、残余或变性的血红蛋白以及红细胞碎片一并进入血流，其中相当一部分可被吞噬细胞吞噬，并刺激这些细胞产生内源性热原质，与疟原虫代谢产物共同作用于下丘脑的体温调节中枢，引起寒战、发热，称为疟疾发作。

典型的疟疾发作表现为周期性的寒战、发热和出汗退热三个连续阶段。这种周期性特点与疟原虫红内期裂体增殖周期一致，即和裂殖子从所寄生的红细胞释出的时间一致。间日疟和卵形疟疾为隔日发作一次；三日疟疾为隔两天发作一次；恶性疟疾起初为隔日发作一次，以后则出现每日发作或间歇期不规则。有时如果先后多次重复感染，或者同时感染了间日疟和三日疟原虫，则发作周期就会被打乱，而出现不典型发作，易误诊。

疟疾发作初期，机体外周血管收缩以防止散热，此时全身颤抖，皮肤呈鸡皮样，面色苍白，口唇与指甲发紫，为寒战期，如在盛夏，虽盖数层棉被仍感寒冷。约经1～2小时后，体温上升，可达39～40℃，外周血管扩张，颜面绯红，皮肤灼热，进入发热期。发热患者可伴有剧烈头痛，全身酸痛，小儿或病重成人有时可发生惊厥、谵妄或昏迷。约经4～6小时或更长时间后，进入多汗期，体温急剧下降，大汗淋漓，疲乏无力。

3. 再燃与复发

疟疾发作停止后，如体内仍有少量残存的红内期疟原虫，在一定条件下又大量增殖，经过数周或数月，在无再次感染的情况下，又可出现疟疾发作临床症状，称为再燃（recrudescence）。实验证明，疟原虫发生抗原变异及宿主的免疫力下降，是引起疟疾再燃的原因。疟疾初发后，经治疗，红内期疟原虫已被消灭，也无再次蚊媒传播感染，但经过一段时间的潜隐期，又出现疟疾发作，称为复发（relapse）。复发的机制，迄今尚有争论，一般认为是迟发型子孢子复苏引起，但什么原因引起迟发型子孢子的复苏尚不清楚。恶性疟原虫和三日疟原虫无迟发性子孢子，故只有再燃；而间日疟原虫和卵形疟原虫既有再燃也有复发。

4. 贫血

疟疾发作多次后，可出现贫血症状。发作次数越多，病程越长，贫血越重。红内期疟原虫直接破坏红细胞，是疟疾患者发生贫血的原因之一。但疟疾患者贫血的程度往往超过被疟原虫直接破坏红细胞所造成的后果。这种情况与以下因素有关：

（1）脾巨噬细胞吞噬红细胞的功能亢进：这些巨噬细胞不仅吞噬受疟原虫感染的红细胞，还大量吞噬正常的红细胞。由于红细胞被吞噬后，含铁血红素沉着于单核吞噬细胞系统中，铁不能被重复利用于血红蛋白的合成，这也加重了贫血的程度。

（2）骨髓中的红细胞生成障碍　骨髓造血功能受抑制，也可能与疟疾贫血有关。

（3）免疫病理因素　在疟疾感染的急性期，宿主产生特异性抗体后，与抗原结合，形成抗原抗体复合物，附着在正常红细胞上的复合物与补体结合，使正常红细胞膜发生显著改变而具有自身免疫原性，可引起红细胞溶解或被吞噬。

5. 脾肿大

脾肿大主要原因是脾充血与单核吞噬细胞增生。

6. 凶险型疟疾

机体在缺乏免疫力的情况下，当感染疟原虫数量多，抵抗力差，可出现凶险症状，常发生在恶性疟高度流行的儿童、少年以及疟区无免疫力的人群。多见脑型，临床表现为持续性高热、抽搐、昏迷；也可见胃肠型，表现为腹痛、呕吐、腹泻等症状，死亡率高，易被误诊。

（三）疟疾免疫

1. 先天免疫

人对其他脊椎动物的疟原虫不感染或不易感染。西非黑人 90% 以上因先天性 Duffy 血型抗原的红细胞，故对间日疟原虫有抗性。又如，由于遗传基因所造成的镰状红细胞（Hbs）贫血患者或红细胞缺乏葡萄糖-6-磷酸脱氢酶（G-6-PD）患者对恶性疟原虫具有抵抗力。

2. 获得性免疫

疟疾的获得性免疫不仅有种、株的特异性，还存在同株各发育阶段的特异性。获得性免疫力维持的时间不长，往往随着原虫在人体内的消失而逐渐消失。

（1）疟原虫抗原　疟原虫的保护性抗原主要在虫体表面，统称表面抗原。在疟原虫生活史的发育各期，既有共同抗原，又有期特异性抗原，已证明成熟子孢子体外附着的环子孢子蛋白（CSP）具有明显的抗原性。红内期疟原虫的不同发育阶段，其抗原的质和量均有变化，并可在被寄生的红细胞膜上表露出来。裂殖子和子孢子均属游离的疟原虫，因此诱导的宿主免疫较明显。已知有许多疟原虫抗体可作用于裂殖子，使裂殖子凝集，阻止裂殖体释放裂殖子。裂殖子表面抗原与其侵入红细胞有关。

（2）体液免疫　当疟原虫血症出现后，血清中 IgG、IgM 和 IgA 抗体水平明显增高，但具有特异作用的仅 5% 左右，而且主要是 IgM。抗体在疟疾免疫中起重要作用，例如：中和抗体，对 CSP 的单克隆抗体能中和相应子孢子而阻止其侵入肝细胞，对裂殖子的中和作用可能是促使裂殖子凝集，并干扰裂殖子和红细胞膜上的相应受体结合；

调理素抗体可增强巨噬细胞或中性粒细胞吞噬受染红细胞的作用；阻断传播抗体，如抗配子的抗体，能抑制疟原虫在蚊体内发育。

（3）细胞免疫　产生免疫效应的细胞主要是激活的巨噬细胞、中性粒细胞。在有免疫力宿主，巨噬细胞对于受染红细胞和血中裂殖子的吞噬能力明显增强；同时巨噬细胞产生的肿瘤坏死因子、白细胞介素和活性氧等，可通过破坏红细胞使其中的疟原虫变性死亡。疟原虫引起的抗体反应，大部分都是依赖T细胞的，因此，辅助T细胞的激活，是产生特异性抗体的先决条件。红外期疟原虫的一些抗原，可在肝细胞表面表达，可激活杀伤性T细胞，特异性地杀伤被寄生的肝细胞。在红外期感染中，细胞免疫起主要保护作用。

（4）带虫免疫和免疫逃避　多数疟疾患者经过连续急性发作停止后，虽然血液或组织中仍存在少量原虫，但宿主却显示健康状态，形成低度感染的带虫免疫，这种现象说明机体有特异性抗体抑制疟原虫红内期发育的免疫效应。疟原虫的带虫免疫显示疟原虫具有有效的免疫原性，同时，部分疟原虫又具有逃避宿主免疫效应的能力，与宿主保护性抗体共存，这种现象称为免疫逃避。

（四）诊断

1. 病史

如典型的周期性发作史，有流行区或流行季节在疟区居住史。

2. 病原检查

血内查到疟原虫是诊断疟疾的可靠方法。一般从受检者耳垂或指尖采血作薄血膜和厚血膜涂片，以姬氏染液或瑞氏染液染色后镜检。检查时应在患者发作开始（恶性疟）或发作后数小时至10小时（间日疟）采血，虫数较多。薄血膜涂片上，染色后原虫形态结构完整、清晰，可辨认原虫的种类和各发育阶段的形态特征，适用于临床诊断，但虫数较少时易漏检。厚血膜涂片在处理过程中原虫皱缩，变形，而且红细胞已经溶解，鉴别有困难，但原虫集中，易被发现，熟识其形态特征后可提高检出率，常用于流行病学调查。

3. 其他检查方法

可用间接免疫荧光法或酶联免疫吸附试验检测特异性疟原虫抗体；用单克隆抗体检测病人血中的疟原虫抗原；DNA探针检测疟原虫的核酸等。

（五）流行

疟疾在全世界广泛分布，是严重危害人体健康的寄生虫病之一。据估计，全球仍有1.2亿疟疾患者，带虫者近3亿，每年死于疟疾的患者达100万~300万。

1. 地理分布

四种疟原虫在世界的分布地区各有不同，间日疟原虫主要在温带地区，但也散在分布于寒带和热带地区。恶性疟原虫主要分布在热带和亚热带地区。三日疟原虫主要分布在热带非洲撒哈拉沙漠以南地区，卵形疟原虫主要分布在热带非洲西海岸地区。

在我国流行最广的是间日疟原虫，分布在长江以南山区、平原、黄河下游诸地，平原地带较为多见；其次是恶性疟原虫，在长江以南山区多见，云南西双版纳和海南岛山区为高发区；三日疟原虫少见，在长江以南某些省区呈点状分布；卵形疟原虫仅云南发现几例。

2. 流行因素

疟疾的流行必须具备传染源、传播媒介和易感人群三个环节。带有配子体的疟疾现症病人和带虫者是疟疾的传染源。病人血液中只有雌雄配子体才具有感染按蚊的作用。儿童患者或带虫者血中常有大量配子体，是重要的传染源。疟疾的传播媒介是按蚊。在我国以中华按蚊、嗜人按蚊、微小按蚊和大劣按蚊为主要传播媒介。中华按蚊是平原地区的主要媒介；嗜人按蚊是南方某些山区的主要媒介；微小按蚊是南方包括中国台湾山区的主要媒介；大劣按蚊为海南岛恶性疟原虫的主要传播媒介。除了高疟区婴儿可以从母体获得短暂的先天免疫力外，其余的人群均为易感者，其中儿童和来自非流行区的流动人口，由于缺乏免疫力，易感性较强。

疟疾的流行与自然因素（温度、雨量等）和社会因素有关。如夏季雨量多，积水面积大，影响按蚊的孳生地；气温 24 ~26℃时，按蚊繁殖加快，也适合疟原虫在蚊体内的发育，因此疟疾流行多在夏秋季节。

（六）防治原则

我国对疟疾是采取灭蚊和传染源防治的综合措施，解决治疗抗氯喹虫株药的研制和生产供应，严格执行流动人口疟疾管理制度。执行因地制宜，分类指导的原则。如以中华按蚊为媒介的地区，采取以治疗患者及带虫者为主、减少蚊幼虫孳生地为辅的综合措施。在微小按蚊、嗜人按蚊和大劣按蚊为主要媒介地区，采取防制媒介结合药物治疗患者及带虫者的综合措施。

1. 治疗现症病人和抗复发治疗

治疗现症病人和抗复发治疗为消灭疟疾的重要措施。间日疟采用氯喹和伯喹治疗。恶性疟可单服氯喹。对间日疟患者，抗复发治疗可用伯喹。在恶性疟对氯喹产生抗性地区，宜采用几种抗疟药合并治疗方案，如青蒿素、咯萘啶与磺胺多辛和乙胺嘧啶合用。

抗疟药种类很多，按其对疟原虫生活史各期作用的不同，主要有以下几类：

（1）杀灭红外期裂殖体及迟发型子孢子，如伯喹，有抗复发作用，也称根治药。乙胺嘧啶对恶性疟原虫红外期有一定作用。

（2）杀灭红内期裂体增殖阶段原虫，如氯喹、奎宁、咯萘啶、哌喹、青蒿素及蒿甲醚等，用以控制临床发作。

（3）杀灭配子体，如伯喹，用于阻断传播。

2. 预防服药

在疟疾流行季节，对流行区的群众和进入流行区的人进行预防服药，是防止疟疾传染的有效措施。常用氯喹，或乙胺嘧啶＋磺胺多辛，不论个体或群体进行预防服药时，每种药物疗法不宜超过半年。

3. 虫苗预防

目前用于疟疾疫苗研究的保护性抗原来自疟原虫三个虫期：子孢子疫苗，可能诱导产生灭虫性免疫，以防止感染；裂殖子疫苗，可诱导产生抑制红内期无性繁殖的免疫性，以减轻疾病和降低发病率与死亡率；配子疫苗，可妨碍蚊体内配子生殖，以阻断传播。现在已经开始用人工合成或应用重组技术制作疫苗。但疟疾疫苗预防仍处于试验阶段。

4. 灭蚊防蚊

包括使用蚊帐及驱蚊剂。

5. 加强流动人口的疟疾管理

人口大量流动和集聚是造成疟疾流行的一个重要原因。凡有大量流动人口进入流动人口疟疾地区，都要配备一定数量的专职或兼职卫生人员。来自恶性疟地区或间日疟严重流行地区的人员，须持有原地卫生防疫机构的“疟疾检疫证”，公安、建设等部门方可按照有关规定办理暂住户口登记和劳动安排手续。

二、刚地弓形虫

刚地弓形虫（*Toxoplasma gondii* Nicolle & Manceaux，1908）又称弓形体，它寄生在除红细胞外的任何有核细胞内，可引起人、畜弓形虫病。

（一）形态

在弓形虫的发育过程中，有5种不同形态的发育阶段，即滋养体、包囊、裂殖体、配子体和卵囊。前2种发育阶段见于中间宿主有核细胞内，后3种发育阶段在猫的小肠绒毛上皮细胞内。

1. 滋养体

滋养体指在中间宿主有核细胞内营分裂繁殖的虫体，包括速殖子和缓殖子。速殖子呈香蕉形，一端较尖，一端钝圆，一边扁平，另一边较膨隆。长4～7μm，最宽处2～4μm。经姬氏染剂或瑞氏染剂染色后，可见胞质呈蓝色，胞核呈紫红色。核位于虫体中央，在核与尖端之间有淡红色的副核体。急性期时，滋养体在细胞内增殖，形成假包囊，内含数个至十多个速殖子。

2. 包囊

圆形或卵圆形，大小为5～100μm，外有一层囊壁，囊内所含滋养体为缓殖子，可不断增殖，含数个至数百个虫体，在一定条件下可破裂，缓殖子重新形成新的包囊，多见于有一定免疫力的患者细胞内（图3－9）。

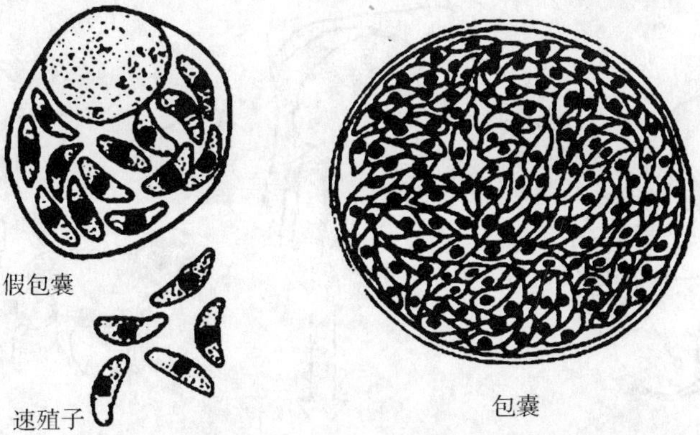

图 3－9　弓形虫在人体内寄生的形态

3. 裂殖体

在猫科动物小肠绒毛上皮细胞内发育增殖，长椭圆形，内含 4～29 个裂殖子，以 10 个～15 个居多，呈扇形排列，裂殖子形如新月状，前尖后钝，较滋养体小。

4. 配子体

由游离的裂殖子侵入另一肠上皮细胞发育而成。配子体有雌雄之分。雌配子体呈圆形，成熟后发育为雌配子，10μm～20μm，核染成深红色，较大，胞质深蓝色；雄配子体量较少，成熟后形成 12～32 个雄配子，两端尖细，约 3μm。雌雄配子受精后发育为合子，而后发育成卵囊。

5. 卵囊

圆形或椭圆形，10～12μm，囊壁光滑，内充满均匀小颗粒。成熟卵囊含 2 个孢子囊，每个孢子囊内有 4 个子孢子，相互交错在一起，呈新月形。

（二）生活史

弓形虫生活史包括有性生殖和无性生殖阶段，完成生活史需要两个宿主，在猫科动物体内完成有性世代，同时也进行无性增殖，故猫是弓形虫的终宿主兼中间宿主。在其他动物（哺乳类、鸟类、鱼类等）和人体内进行无性生殖，为其中间宿主。有性生殖只局限于猫科动物小肠上皮细胞内进行，称肠内期发育，无性生殖可在肠外其他组织、细胞内进行，称肠外期发育。弓形虫除对中间宿主的选择极不严格外，对寄生组织的选择也无特异亲嗜性，除红细胞外的有核细胞均可寄生（图 3－10）。

1. 中间宿主体内的发育

猫粪内的成熟卵囊污染了饮食，被人或其他动物误食，子孢子在肠内逸出，侵入肠壁血管及淋巴管，扩散至全身各部，如脑、心、肝、肺、肌肉及淋巴结等处，在细胞内进行无性生殖，发育为滋养体（速殖子），在细胞内形成的滋养体集合体，称为假包囊。当被寄生的细胞破裂后，速殖子又侵入其他细胞内繁殖。如此重复，组织细胞大量破坏。此阶段为急性感染期。

当宿主免疫功能正常时，虫体繁殖减慢，并形成包囊。此时，宿主处于隐性感染

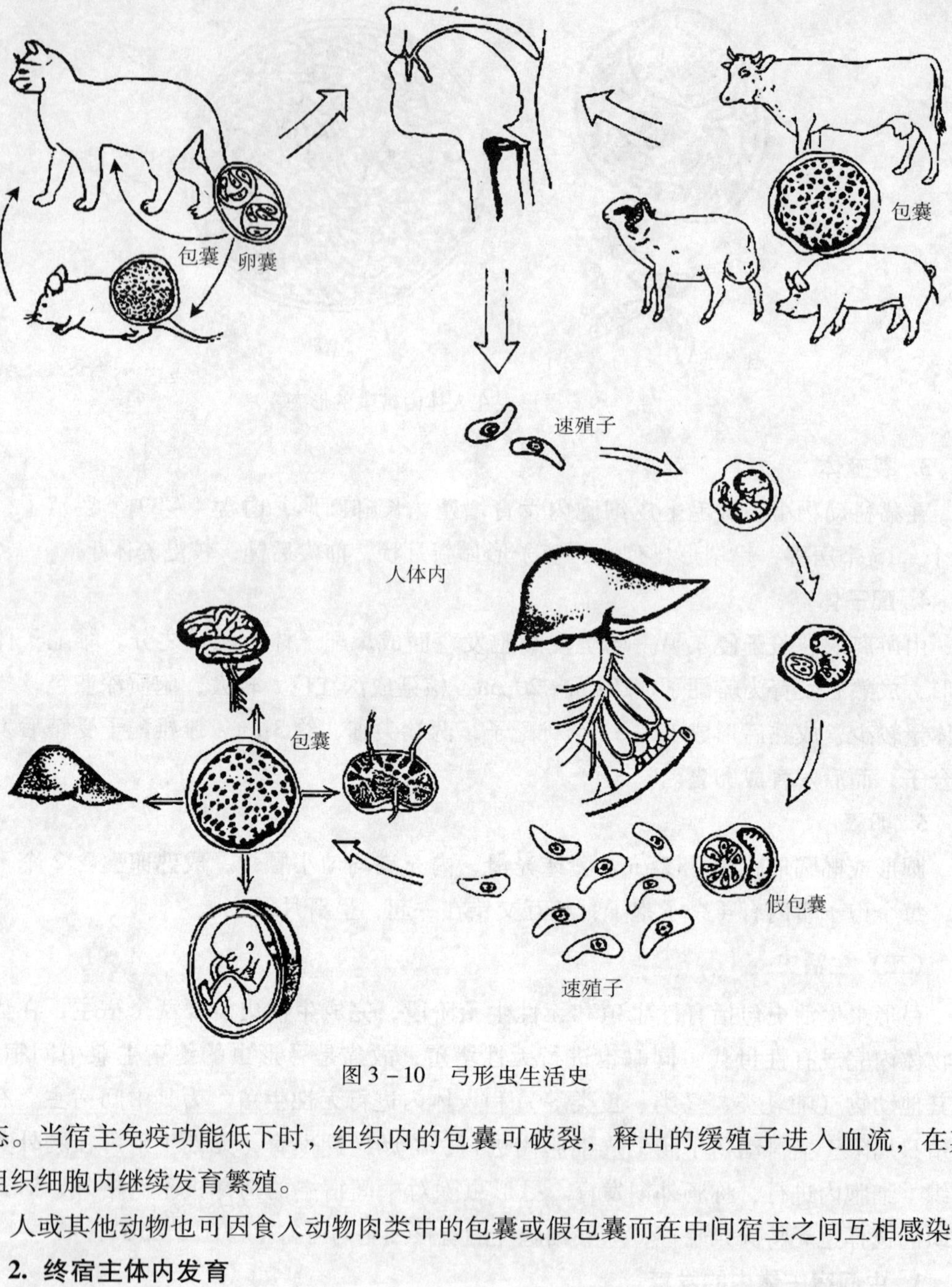

图 3-10 弓形虫生活史

状态。当宿主免疫功能低下时，组织内的包囊可破裂，释出的缓殖子进入血流，在其他组织细胞内继续发育繁殖。

人或其他动物也可因食入动物肉类中的包囊或假包囊而在中间宿主之间互相感染。

2. 终宿主体内发育

猫食入成熟的卵囊或动物肉类中的包囊或假包囊后，子孢子、缓殖子或速殖子进入消化道，侵入小肠绒毛上皮细胞内裂体增殖，裂殖体成熟，细胞破裂，裂殖子散出，再侵入肠上皮细胞，进行裂体增殖。部分裂殖子侵入上皮细胞后则发育为雌、雄配子体，继而成为雌、雄配子，二者结合后形成合子，最后形成卵囊，落入肠腔，随猫粪排出体外。卵囊在外界适宜条件下，经 2 ~ 4 天，发育为具有感染性的成熟卵囊。

（三）致病

弓形虫在哺乳动物的各种组织内寄生，侵入有核细胞并在其中繁殖，大量破坏细胞导致弓形虫病。

1. 先天性弓形虫病

妇女在妊娠早期初次受弓形虫感染，不论为显性或隐性均可经胎盘传给胎儿。常见病变为大片脑梗死、钙化。婴儿可出现脑积水、小脑畸形、精神障碍、小眼畸形、脉络膜视网膜炎。妊娠3个月内感染弓形虫，胎儿病变广泛，症状较严重，常致流产、死胎。妊娠中期感染可出现早产。妊娠晚期感染，患儿常有黄疸、肝脾肿大，淋巴结肿大、嗜睡等症状。存活的儿童常留下脑部先天损伤，智力发育不全或癫痫。

2. 后天性弓形虫病

吃未熟含包囊的动物肉或食入被卵囊污染的食物或生水，均可感染弓形虫。后天性弓形虫病多呈慢性隐性感染状态，可无任何临床症状，但在一定条件下也可出现急性感染症状，这取决于感染的虫数、虫株的毒力和宿主本身的免疫状态。

急性感染由于弓形虫在有核细胞内的迅速增殖，破坏宿主的组织细胞，导致局部组织的弥漫性坏死，并伴有以单核细胞浸润为主的急性炎症反应。弓形虫主要侵犯脑、眼、淋巴结、心、肺、肌肉，可引起脑膜脑炎、脉络膜视网膜炎、肺炎、心肌炎等病变。严重者可致死亡。

慢性隐性感染无任何临床症状。然而，一旦由于某些原因如肿瘤、艾滋病、白血病等疾病或应用免疫抑制剂，使宿主免疫力下降，弓形虫大量增殖，致病力增强，即可出现临床症状。

近年来研究发现弓形虫毒素（toxotoxin）可使小鼠惊厥、后肢麻痹；弓形虫素（toxoplasmin）有明显的致畸作用；弓形虫因子是一种糖蛋白，可使小鼠肝脾肿大，胸腺缩小，体重减轻。上述三种物质均为对宿主有害因素。

（四）实验诊断

1. 病原学检查

在急性发作时期取脑脊液、渗出液（腹腔、胸腔、心包腔）涂片，瑞氏染液或姬氏染液染色，镜检滋养体 。若将渗出液经2500r/min离心，取沉渣涂片可提高检出率。也可做动物接种，阳性者可确诊，但上述两种方法成功率低，故临床多采用血清学检查。

2. 血清学检查

常用间接血凝试验（IHA）、间接免疫荧光抗体试验（IFA）和酶联免疫吸附试验（ELISA）等方法，检测抗体或循环抗原。

（五）流行

弓形虫病呈世界性分布。据血清学调查，我国正常人群弓形虫感染率在10%以下，个别地区可达21.1%～38.6%，多为隐性感染。某些地区精神病患者，眼病患者和病理妊娠患者的感染率较高。迄今经血清学或病原学检查已证实自然感染动物有26种。

弓形虫感染普遍，其原因可能是病原对宿主的选择性不强。弓形虫生活史的各阶段均具有传染性，卵囊和包囊抵抗力较强，常温下可保持1年～1.5年的感染性，包囊在宿主内可生存数年之久。弓形虫可在其终宿主之间、中间宿主之间及中间宿主与终宿主之间传播，感染方式简单，经口感染为主，也可通过接触、输血或器官移植等方式感染。

（六）防治

弓形虫病是人兽共患寄生虫病，因此防治其宜对人兽采取同步措施，方能控制传染源。加强饮食卫生管理和肉类食品卫生检疫，注意不生食或半生食肉、蛋和奶制品；孕妇应避免与猫、猫粪和生肉接触。

治疗药物：磺胺药物与乙胺嘧啶联用可杀灭滋养体，控制症状。此外也可选用螺旋霉素，克林霉素，SMZ和左旋咪唑等。

三、隐孢子虫

隐孢子虫（*Cryptosporidium* Tyzzer，1907）宿主广泛，除寄生人体外还寄生于哺乳类、鸟类、鱼类和两栖类。常见动物宿主有牛、羊、马、鸡等家畜家禽。本虫引起的隐孢子虫病呈世界分布。1976年Nime和Meisel首次报道2例人体隐孢子虫病，近年由于本病与艾滋病（AIDS）的关系，引起各国的注意，报告的病例数迅速增加，发达国家阳性率在0.6%～20%，发展中国家为4%～20%。寄生在人体的种类主要是微小隐孢子虫（*C. parvum*），是一种机会致病寄生虫。

隐孢子虫生活史在宿主消化道上皮细胞表面完成，严重者可扩散到肺等脏器。宿主误食卵囊（图3－11）而感染，卵囊中的子孢子在消化道内脱囊而出，附着在肠上皮细胞微绒毛表面发育为滋养体，以裂体增殖方式形成裂殖体，裂殖体成熟后破裂，裂殖子释出，再感染其他上皮细胞。部分第二代裂殖子发育为雌、雄配子体，雌、雄配子结合形成合子，随即发育成卵囊并随粪便排出，其生活史的全程约13～15天（图3－12）。卵囊大小约4～6μm，圆形或椭圆形，成熟卵囊内含4个裸子孢子。

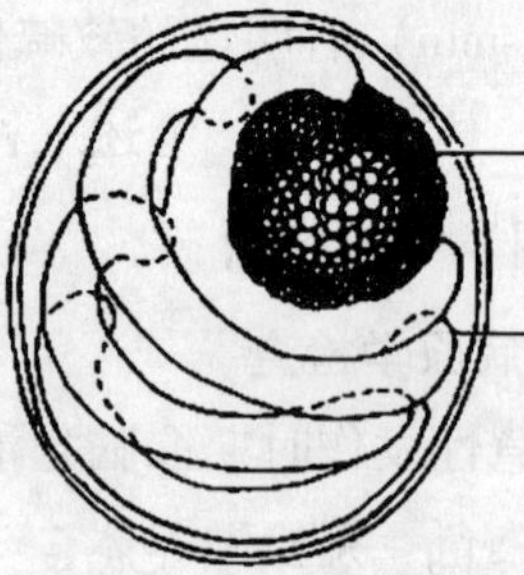

图3－11　隐孢子虫卵囊

隐孢子虫一般为隐性感染，当机体免疫力下降时，虫体迅速发育和繁殖，引起疾病。临床表现为腹痛、腹泻、腹胀、恶心、呕吐等症状。轻者病程短暂，持续数天后自愈。重者常出现持续性重度腹泻，每日达数十次，大便呈水样，可导致严重脱水，电解质混乱，甚至死亡。长期腹泻也可引起小肠绒毛萎缩，影响吸收功能，造成严重

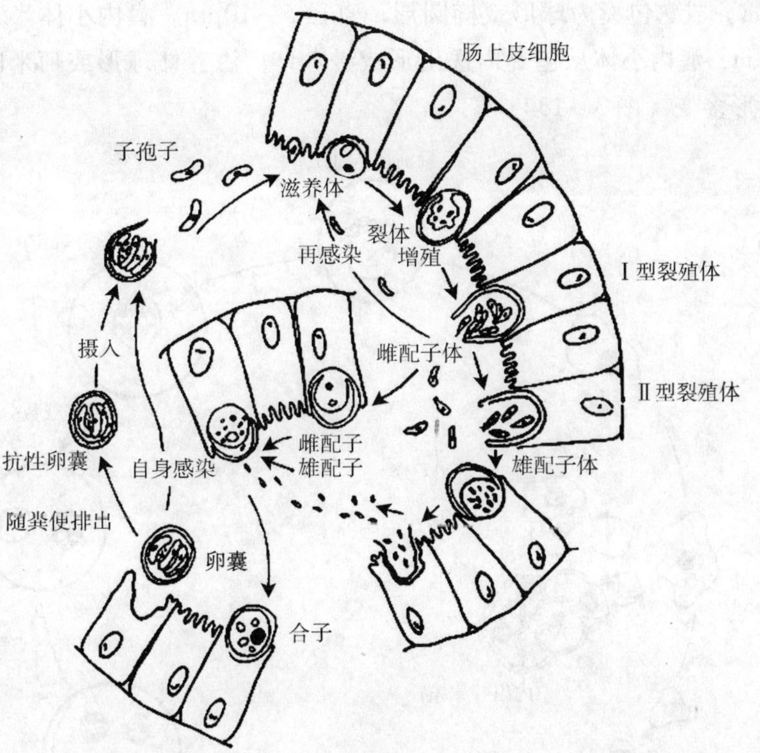

图 3－12　隐孢子虫生活史

营养不良。若艾滋病伴隐孢子虫病预后不良。

本病以查到包囊为确诊依据，方法有粪便涂片，碘液染色法；或将过滤粪便涂片以姬色染液或亚甲蓝染色。如需与酵母菌鉴别可用甲氨银染色，酵母菌呈深褐色，隐孢子虫不着色。

隐孢子虫病传染源为病人、带虫者及多种感染动物。

目前尚无对本病的特效治疗药物。

四、肺孢子虫

肺孢子虫（*Pneumocystis crinii* Delanc and Delanc，1912）最早 Chagas 在枯氏锥虫感染的豚鼠的切片虫发现，1912 年 Delanoe 夫妇在大鼠肺部发现并定名为肺孢子虫。本虫寄生于人的肺部，可引起间质性浆细胞性肺炎。自20 世纪80 年代起，越来越多的分子生物学证据表明它是一种真菌。

（一）形态及生活史

肺孢子虫生活史目前尚不完全清楚。本虫寄生于肺泡、肺泡上皮细胞或肺泡间质中。生活史可能在肺泡内完成。滋养体长到一定体积开始以二分裂、出芽或接合生殖方式繁殖。滋养体在一定条件下形成囊壁，核分裂之前称囊前期。核以二分裂方式分裂，随后胞质包围每一个核，形成囊内小体。在囊内形成 8 个囊内小体，囊壁增厚，包囊发育成熟。成熟包囊为球形或椭圆形，直径5～10μm。囊内小体半月形，大小约1μm×2～3μm，囊内小体从包囊内逸出形成滋养体。滋养体球形或阿米巴状，大小约1～8μm，外形多变（图3－13）。

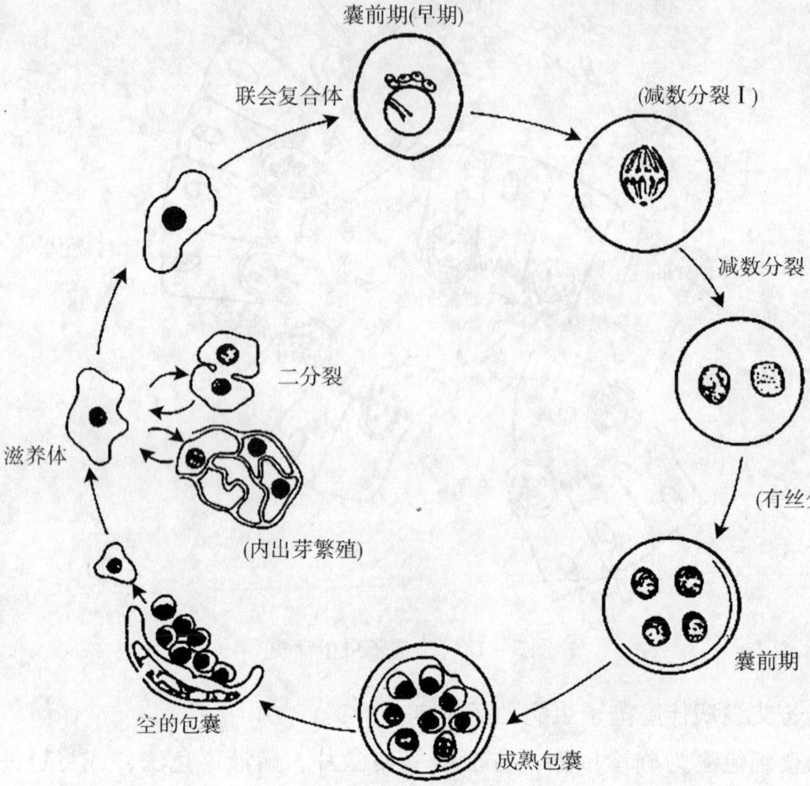

图3－13　卡氏肺孢子虫生活史

（二）致病与实验诊断

肺孢子虫在肺泡大量繁殖可引起间质性浆细胞性肺炎。但在多数情况下为隐性感染，不出现临床症状，只有在宿主免疫力下降时发病。如婴幼儿营养不良，身体虚弱，多在出生后2～6个月发病。成人因患恶性肿瘤、艾滋病等疾病，或使用免疫抑制剂，或先天性免疫缺陷病者，由于免疫力低下而发病。常见症状为气促、呼吸困难、发热、咳嗽、紫绀。自觉症状明显而体征少是本病的临床特征。典型的病理变化为肺泡间隔的细胞浸润，婴幼儿以浆细胞浸润为主，成人和儿童以淋巴细胞浸润为主。

肺孢子虫病以检查痰液及气管分泌物有无包囊为确诊依据。收集痰及气管分泌物，涂片、固定、姬氏染色，镜检滋养体或包囊。近年来，DNA探针、rDNA探针和PCR技术已应用于该病诊断，效果较好。

（三）流行与防治

本病呈世界性分布，一般认为经空气传播的可能性最大。本病流行常发生于婴幼儿集中的场所，散发病例多见儿童或成人。正常人群隐性感染率为1%～10%，但发病率低。由于本病的发病通常是因免疫力低下而引起，故临床上需慎用免疫抑制剂。肺孢子虫是艾滋病患者最常见的机会致病寄生虫之一。治疗药物可用羟乙基磺酸戊烷脒，乙胺嘧啶及复方新诺明。治疗白血病时加服磺胺噻唑（ST）合剂，对预防并发肺孢子虫肺炎有良好效果。

第五节 纤 毛 虫

结肠小袋纤毛虫

结肠小袋纤毛虫（*Balantidium coli* Malmsten，1857）寄生于人结肠，常侵犯肠组织引起痢疾。有滋养体和包囊两个阶段。

滋养体椭圆形，30～150μm×25～120μm，体表被有纤毛，借纤毛摆动旋转前进。前端可见凹陷的胞口，下接漏斗状胞咽，颗粒状食物借纤毛运动进入虫体。胞质内含食物泡，消化后的残渣经胞肛排出体外。铁苏木素染色可见肾形大核及圆形小核，体前及体后各有一个伸缩泡。滋养体以二分裂及接合法生殖。

包囊圆形或卵圆形，40～60μm，囊壁较厚，染色后可见细胞核（图3－14）。

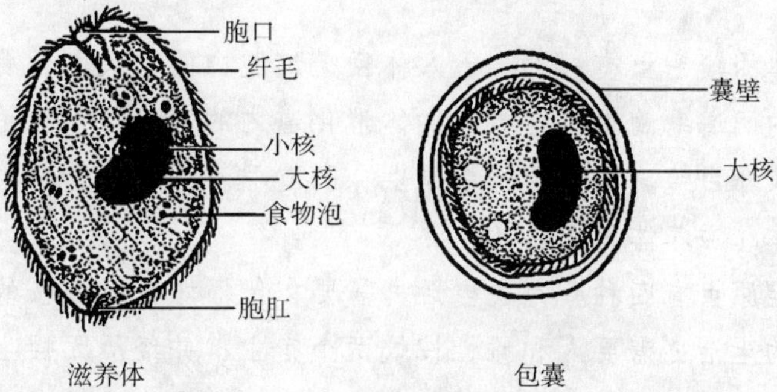

图3－14 结肠小袋纤毛虫形态结构

人误食被包囊污染的饮食而感染。包囊在小肠脱囊为滋养体，寄生于结肠。当宿主消化功能紊乱时，即侵入肠组织，形成溃疡。患者出现腹痛、腹泻、黏液血便，并常有脱水及营养不良。但有人感染后无临床症状。有些病人表现为长期的周期性腹泻、粪便带黏液而无脓血。亦可见腹泻与便秘交替出现，并伴有腹胀或回盲部及乙状结肠部压痛。该虫滋养体偶可经淋巴管侵袭肠以外的组织，如肝、肺或泌尿生殖器官等。

确诊本病可用生理盐水涂片法检查滋养体和包囊。标本宜新鲜，反复送检可提高检出率。必要时用乙状结肠镜，取活组织做检查。

本虫分布于世界各地，我国也有病例报道。猪为保虫宿主，感染率高，有的地区猪感染率可达33.8%。患者多有与猪的接触史。

感染本虫后可用甲硝唑、黄连素等治疗。预防方面应注意管好猪粪，注意个人饮食卫生。

小结 医学原虫多数不致病，能引起人体发病、危害人体健康的原虫只有十余种。医学原虫的生活史基本可分为不需转换宿主型和需转换宿主型。医学原虫归属于原生生物亚界的叶足纲、动鞭纲、孢子虫纲和动基裂纲。

常见医学原虫中，溶组织内阿米巴、阴道毛滴虫、蓝氏贾第鞭毛虫、杜氏利什曼原虫、刚地弓形虫、隐孢子虫、肺孢子虫营无性生殖，疟原虫具有世代交替。只有阴道毛滴虫的形态有一种形式，即滋养体，其感染阶段和致病阶段均为滋养体；而其他常见医学原虫完成生活史要经历多种形态阶段，其感染阶段和致病阶段均不是同一形态阶段。

寄生人体的内阿米巴科原虫仅溶组织内阿米巴对人致病，部分为条件致病原虫。少数营自生生活类型的非内阿米巴科的种类也可偶然侵入人体引起严重疾病。溶组织内阿米巴主要寄生在结肠，感染阶段为四核包囊（成熟包囊）。滋养体在一定条件下侵入肠壁组织形成病灶，可随血流转移至肝、肺、脑等处引起阿米巴性脓肿。人为其适宜宿主。生活史基本形式为包囊—滋养体—包囊。针对急性肠阿米巴病患者，采用生理盐水直接涂片法镜检滋养体确诊，针对带虫者或慢性患者，常用碘液直接涂片法查到包囊确诊。

常见寄生人体的鞭毛虫有：寄生于人体巨噬细胞内的杜氏利什曼原虫、寄生于人体泌尿生殖系统的阴道毛滴虫、寄生于人体消化道内的蓝氏贾第鞭毛虫。杜氏利什曼原虫的传播需要媒介白蛉。杜氏利什曼原虫、阴道毛滴虫和蓝氏贾第鞭毛虫的感染阶段分别是无鞭毛体、滋养体和成熟包囊。

寄生人体的疟原虫有四种。完成生活史需要在传播媒介雌性按蚊体内完成有性生殖。人体疟原虫的生活史需要人和雌性按蚊两个宿主，并经历无性生殖和有性生殖两个世代的交替。蚊虫刺吸人血时，子孢子进入人体，人感染疟原虫。疟原虫在人体内先后经红细胞外期和在红细胞内发育期（包括红细胞内裂体增殖和配子体形成，配子体形成为疟原虫有性生殖的开始）。典型的疟疾发作表现为周期性的寒战、发热和出汗退热三个连续阶段。疟疾发作多次后，可出现贫血症状。疟疾患者发生贫血的原因有红内期疟原虫直接破坏红细胞，脾巨噬细胞吞噬红细胞的功能亢进，骨髓中的红细胞生成障碍，免疫病理的因素引起红细胞溶解或被吞噬。疟疾患者脾肿大主要原因是脾充血与单核吞噬细胞增生。恶性疟原虫和三日疟原虫无迟发性子孢子，故只有再燃；而间日疟原虫和卵形疟原虫既有再燃也有复发。中华按蚊是平原地区的主要媒介；嗜人按蚊是南方某些山区的主要媒介；微小按蚊是南方和中国台湾山区的主要媒介；大劣按蚊为海南岛恶性疟原虫的主要传播媒介。诊断疟疾的可靠方法是血内查到疟原虫，常用的方法是厚、薄血膜涂片法。

刚地弓形虫、隐孢子虫、肺孢子虫是机会致病原虫，所致病例数逐年增加，逐渐受到重视。刚地弓形虫寄生在除红细胞外的任何有核细胞内，可引起人、畜弓形虫病。发育过程中，其有5种不同形态的发育阶段，即滋养体、包囊、裂殖体、配子体和卵囊。生活史包括有性生殖和无性生殖阶段，完成生活史需要两个宿主，在猫科动物体内完成有性世代，同时也进行无性增殖，故猫是弓形虫的终宿主兼中间宿主。在其他动物（哺乳类、鸟类、鱼类等）和人体内进行无性生殖，为其中间宿主。

思考题

1. 患者，男，37岁，因发烧3月，咳嗽咯血9天入院。入院前1月开始不规则发热，体温在38℃左右，服药效果不佳。既往史：2年多以前曾患“左肺浸润型结核”，入院经一般支持、链霉素、异烟肼等治疗，症状好转，住院60天出院。体格检查：体温37.5℃，脉搏79/min，呼吸19次/min，血压100/78mmHg。慢性消耗性病容，神清，气管左移，心（-），双肺叩诊过清音，右肺尖部可闻及细湿鸣，右肺前部呼吸音略低于左侧。住院第27天出现昏睡，眶反射消失，四肢肌力消失，同时瞳孔扩大，呼吸不规则。经抢救无效，于住院45天死亡。尸检发现双肺与胸前壁有纤维性粘连，左肺稍小，切面肺尖可见一约1cm×0.5cm×0.2cm之空洞，其内可见干酪样坏死物。右肺中下叶粘连。脑表面明显充血水肿，左脑额叶有一脓肿，大小依次为1cm×1cm×0.5cm，脓肿壁厚，切面有红褐色血性脓液溢出，镜检：出血坏死组织中可查见阿米巴大滋养体。请问：死者生前患有什么疾病？医生如何诊断可以在患者生前确诊？

2. 某男子于2006年5月1日至10日到非洲某国进行地质科学考查。回国后，在5月17日开始出现发热症状，体温最高达到40.5℃，且持续高烧不退。发病后患者曾到市区一家医院看诊，由于疏忽，医护人员仅按发高烧进行救治，病情未见好转。后经采血检查发现疟原虫，随即于23日凌晨转院。当时患者已经高烧5天，神智不清，处于昏迷状态。经过一个星期的治疗，患者病情趋于稳定，脱离生命危险。请问：患者为哪种寄生虫感染？确诊此病的依据是什么？

（范志刚 吕 刚）

第四章

医学节肢动物

节肢动物种类繁多，占所有动物种数的84%左右，其中医学节肢动物能传播多种疾病。“十大热带病”中有七大热带病由医学节肢动物传播。此外，医学节肢动物还可以传播鼠疫等许多传染病。医学节肢动物传播的疾病严重危害人类的健康，甚至生命。

第一节　概　述

医学节肢动物（medical arthropod）是指与医学有关即危害人畜健康的节肢动物。医学节肢动物学是研究节肢动物的形态、分类、生活史、生态、地理分布与传病的关系及防制措施的科学。由于昆虫纲在节肢动物中占绝大多数，所以通常称为医学昆虫学（Medical Entomology）。

在自然界中，医学节肢动物种类很多，有些节肢动物不仅通过骚扰、刺螫、吸血危害人类，而且更重要的是作为传播媒介来传播多种传染病和寄生虫病，有的还可起储存病原体的作用。将其中能传播病原体的节肢动物称为媒介节肢动物，由媒介节肢动物传播的疾病称为虫媒病。

一、节肢动物的主要特征

节肢动物是无脊椎动物，是动物界中种类最多的一门（几乎占所有动物的84%左右），它们都具有下列主要特征：

（1）虫体左右对称，躯体和附肢（如足、触角、触须等）既是分节又是对称结构。

（2）体表骨骼化，由几丁质及醌旦宁蛋白质组成的表皮，亦称外骨骼。外骨骼与肌肉相连，可作敏捷的动作。

（3）循环系统开放式，体腔称为血腔，含有无色或不同颜色的血淋巴。

（4）发育过程中大都有蜕皮和变态现象。

二、与医学有关的节肢动物

危害健康的节肢动物分属以下6个纲：

1. 蛛形纲

虫体分头胸和腹两部或头胸腹愈合成躯体，有足4对，无触角。能传播疾病或引起疾病的有硬蜱、软蜱、恙螨、革螨、疥螨、蠕形螨、尘螨、粉螨，能毒害人体的有蜘蛛和蝎子等。

2. 昆虫纲

虫体分头、胸、腹3部。头部有触角1对，胸部有足3对。能叮人吸血、传播疾病或引起疾病的有蚊、蝇、白蛉、蠓、虻、蚤、虱、臭虫、蟑螂、锥蝽、桑毛虫、松毛虫、毒隐翅虫等。

3. 甲壳纲

虫体分头胸部和腹部，有触角2对，步足5对，大多数水生，有些是某些蠕虫的中间宿主。如淡水蟹是并殖吸虫的第二中间宿主；淡水桡足类中的剑水蚤是曼氏迭宫绦虫的中间宿主等。

4. 唇足纲

虫体窄长，腹背扁，多节，由头及若干形状相似的体节组成。头部有触角1对，每一体节各有足1对。第一体节有1对毒爪，螫人时，毒腺排出有毒物质伤害人体，如蜈蚣。

5. 倍足纲

体呈长管形，多节，由头及若干形状相似的体节组成。头部有触角1对，除第一体节外，每节有足2对，所分泌的物质常引起皮肤过敏，如马陆。

6. 蠕形纲

体长形，头、胸、腹不能区分，口器简单。成虫无附肢，幼虫有足两对，如舌形虫。

最重要的是蛛形纲和昆虫纲。

三、医学节肢动物对人体的危害

1. 直接危害

节肢动物本身对人体的危害有：

（1）骚扰和吸血　蚊、白蛉、蠓、虻、蚤、臭虫、虱、蜱、螨等都能叮刺吸血，造成骚扰，影响工作和睡眠。

（2）螫刺和毒害　由于某些节肢动物具有毒腺、毒毛或者体液有毒，螫刺时分泌毒液注入人体而使人受害。如蜈蚣、蝎子、毒蜘蛛等刺咬人后，不仅局部产生红、肿、痛，而且可引起全身症状；桑毛虫、松毛虫的毒毛及毒液可引起皮炎、结膜炎等。

（3）过敏反应　节肢动物的唾液、分泌物、排泄物和皮壳等都是异性蛋白，可引起人体过敏反应，如尘螨引起的哮喘、鼻炎等；粉螨、尘螨、革螨引起的螨性皮炎。

（4）寄生　蝇类幼虫寄生引起蝇蛆病、潜蚤寄生引起潜蚤病，疥螨寄生引起疥疮，蠕形螨寄生引起蠕形螨病等。

2. 间接危害

节肢动物可传播多种疾病，病原体包括病毒、立克次体、细菌、螺旋体、原虫、蠕虫等，根据病原体和节肢动物的关系，将节肢动物传播疾病的方式分为两类：

（1）机械性传播　节肢动物对病原体只起携带输送的作用，病原体可以附在节肢动物的体表、口器上或通过消化道播散，借机转入另一个宿主，形态和数量均不发生变化，但仍保持感染力。如蝇传播痢疾、伤寒、霍乱等。

（2）生物性传播　病原体在节肢动物体内经历了发育、增殖或发育和增殖的阶段，才能传播到新的宿主。病原体的形态、数量或形态和数量均发生改变。例如班氏微丝蚴在某些蚊种体内才能发育至丝状蚴；登革热病毒也只能在某些蚊体内才能大量增殖并传播；疟原虫在某些按蚊体内既发育又增殖，形成数量众多的感染期子孢子。

节肢动物对人体最大的危害是传播疾病，有些虫媒病还可以在动物之间以及动物与人之间相互传播，并造成流行，这类疾病称为自然疫源性疾病。如跳蚤传播的鼠疫（表4－1）。

四、医学节肢动物的生态

医学节肢动物的生态学是研究节肢动物与周围环境相互关系的科学，包括地理、季节、温度、湿度、食物、宿主及天敌等。对医学节肢动物生态的深入研究，是为了掌握其发生、发展规律，找出对其生存的有利和不利因素，针对薄弱环节，制定切实可行的防制措施。

1. 孳生习性

每种节肢动物都有一定类型的孳生地，如蚊的幼虫均需孳生于水中。蚤则孳生在动物巢穴；恙螨主要孳生在荫蔽、潮湿、多草、多鼠的地方。了解各种节肢动物的孳生地才能制定有效的防制措施。

2. 温度、湿度和雨量

温度、湿度和雨量可影响节肢动物的生长、发育、活动、繁殖与分布，同时也影响病原体在节肢动物体内发育繁殖，如蚊一般在16℃～17℃时开始叮咬吸血；湿度在52%以下，不但不能叮咬吸血，而且易死亡；如雨量增加，积水面积加大，则蚊子密度也要增加。

3. 季节消长

节肢动物在不同季节呈现不同的密度，称为季节消长。这种季节性与疾病的流行有密切关系，例如，蚊繁殖最盛季节是夏秋季，故由蚊传播的疟疾和流行性乙型脑炎也在夏秋季流行。

表 4-1　我国常见医学节肢动物及其传播的疾病

传播媒介	虫媒病	病原体
	霍乱	霍乱弧菌
	痢疾	痢疾杆菌
蝇	伤寒	伤寒杆菌
	阿米巴病	溶组织内阿米巴
	蠕虫病	蠕虫卵或幼虫
	疟疾	疟原虫
	丝虫病	班氏丝虫、马来丝虫
蚊	流行性乙型脑炎	乙型脑炎病毒
	登革热	登革热病毒
白蛉	黑热病	杜氏利氏曼原虫
	鼠疫	鼠疫杆菌
蚤	鼠型斑疹伤寒（地方性斑疹伤寒）	莫氏立克次体
	流行性斑疹伤寒	普氏立克次体
虱	虱媒回归热	俄拜氏疏螺旋体
软蜱	蜱媒回归热	波斯疏螺旋体
硬蜱	森林脑炎	森林脑炎病毒
恙螨	恙虫病	恙虫立克次体

4. 活动与栖息

各种节肢动物在适宜的温度、湿度下，其活动及栖息与光线的强弱有密切的关系，光照的变动可引起节肢动物活动和生理上的变化。各种节肢动物的活动时间都不相同，如蝇类在白天活动，按蚊、库蚊多在夜间、伊蚊多在白天活动。

5. 食性

各种节肢动物所要求的食物不同，同种节肢动物的各个发育阶段及雌雄性的不同，其食性也不一样，如蚊的幼虫在水中以有机物为食，蛹则不吃食，雄蚊只吸食植物液汁，雌蚊则吸血。节肢动物的食性与传播疾病有密切关系。单吸畜血的昆虫与人的疾病关系不大。狭食性昆虫只吸食一种宿主的血，因此传播病原体种类少，如人虱。广食性昆虫吸多种宿主的血，因此传播病原体的种类多，如蚊。

6. 越冬

气候寒冷多对节肢动物生存不利，因此节肢动物寻找隐蔽场所，不食不动，降低代谢，进行越冬。越冬方式因种而异，有的以卵越冬，如伊蚊；有的以成虫越冬，如库蚊；蝇类多以蛹越冬，但也有幼虫、蛹、成虫各期都越冬的。成蚊越冬场所多在阴暗、潮湿和无风温暖的地方，如人房、畜舍、地下室、防空洞、树洞等处。了解节肢动物的越冬习性和越冬场所，可利用其薄弱环节加以消灭。

五、病媒节肢动物的判定

判定一个地区某种节肢动物是否是某种疾病的传播媒介，必须具备以下条件：

1. 生物学证据

节肢动物是否是当地的优势种或有相当高的种群密度，与人类的关系密切，如刺吸人血或舐吸人的食物。

2. 流行病学证据

节肢动物的地理分布和季节消长与疾病的流行地区和流行季节相一致。

3. 自然感染的证据

在虫媒病的流行季节和地区，从采获的可疑节肢动物体内分离出病原体或查到病原体的感染期。

4. 实验感染的证据

用实验方法对节肢动物进行人工感染，病原体能在节肢动物体内繁殖，并能传染给易感的实验动物，或完成感染期的发育。

一种虫媒病的传播媒介，在不同地区可能相同，也可能不同。同一地区的一种虫媒病，其传播媒介可能只有1种，也可能有数种，如有数种，则有主要的媒介和次要的媒介。在判定媒介节肢动物时，必须综合以上四个方面的资料加以分析和论证。

六、医学节肢动物的防治原则

医学节肢动物的防治应贯彻综合防治的原则，即从医学节肢动物及其环境和社会条件的整体观点出发，标本兼治，以治本为主。用有效、经济、简便、安全和不污染环境的方法，因地和因时制宜地对医学节肢动物采用合理的环境治理、化学防治或其他有效手段，组成一套系统的防制措施，以达到控制和消灭病媒节肢动物的目的。

1. 环境治理

包括环境改造、环境处理和改善居住条件等，使之不利于医学节肢动物的生存和繁殖。如疏通沟渠、填平坑洼，翻盆倒罐，清除垃圾、杂草，搞好粪便管理，使用蚊帐，装置纱门、纱窗等。环境治理得越为合理，所取得的社会效益和经济效益就越持久。

2. 化学防治

化学防治是指使用天然或合成的药物毒杀或驱避医学节肢动物。尽管化学杀虫剂存在着抗药性和污染环境的问题，但它具有见效快，使用方便等优点，在虫媒传染病流行时，合理使用杀虫剂仍是首先考虑的应急措施。常用的杀虫剂和驱避剂有以下六类：

（1）有机氯杀虫剂　为最早应用的合成有机杀虫剂，如DDT、六六六、狄氏剂、林丹等。由于医学节肢动物对它们产生抗药性的较多，更由于这类杀虫剂降解迟缓，引起环境污染较严重，近年来多被其他杀虫剂替代。

（2）有机磷杀虫剂　具有快速触杀和胃毒作用，有的兼有熏杀作用。有机磷杀虫剂在自然界较易水解或生物降解，故可减少残留和环境污染。常用的有机磷杀虫剂有敌敌畏、杀螟松、辛硫磷、马拉硫磷、倍硫磷、毒死蜱等。

（3）氨基甲酸酯类杀虫剂　主要具有触杀作用，多数兼有胃毒作用。常用的有残杀威、西维因等，多用与对DDT、狄氏剂和有机磷杀虫剂产生抗药性的疟疾传播媒介，也用于杀灭蝇、蚤、蟑螂及蜱螨等。

（4）拟除虫菊酯杀虫剂　具有广谱、高效、低毒、击倒快、降解快等优点。常用的有二氯苯醚菊酯、溴氰菊酯、苯醚菊酯、胺菊酯、丙烯菊酯等，对蚊、蝇、臭虫、蜱螨等均有较好的杀虫效果。

（5）昆虫生长调节剂　是昆虫某些激素的合成类似物，通过阻碍或干扰昆虫的正常发育而使其死亡，优点是对人畜安全，不污染环境。常用的有甲氧保幼激素和灭幼脲。前者是一种保幼激素类似物，可抑制幼虫化蛹和蛹的羽化，多用于杀灭蚊幼虫；后者在幼虫蜕皮时抑制表皮几丁质合成而导致死亡，可用于杀灭蚊、蝇幼虫。

（6）其他　驱避剂是能驱走和避免节肢动物侵袭人体的药剂。一类是蚊香及电热驱蚊器，有驱赶蚊虫的作用；另一类是将药剂涂在皮肤上防止节肢动物叮咬吸血。常用的有避蚊胺（DETA）、邻苯二甲酸二甲酯（DMP）等。

3. 生物防治

利用捕食性生物和致病性生物来防治节肢动物。捕食性生物如鱼类捕食蚊幼虫，蜘蛛捕食蚊、蝇等；致病性生物如苏云金杆菌、球形芽胞杆菌和罗索线虫的可使蚊幼虫致病死亡。

4. 其他防治方法

（1）遗传防治　通过改变或移换节肢动物的遗传物质，以降低其繁殖势能，从而达到控制或消灭节肢动物的一个种群的目的。遗传防治中有辐射不育、化学不育、杂交不育和染色体易位等方法，遗传防治目前尚处于研究和小规模现场试验阶段。

（2）法规防治　制定法规和条例，防止害虫随交通工具从国外进入国境及对害虫进行鉴察和强制性的防治工作。

第二节　昆虫纲概述

昆虫纲是节肢动物中种类、数量最多的一纲，其中一些昆虫能传播多种疾病，与医学关系密切。昆虫有足3对，虫体分头、胸、腹三部分。

一、形态

1. 头部

有触角1对，复眼1对，单眼2个～3个或无，口器由上内唇、上颚、下颚、舌及下唇组成。医学昆虫的口器有三种类型：

（1）咀嚼式　上颚发达，具齿，能取食固体食物，如蜚蠊（蟑螂）。

（2）舐吸式　上颚、下颚均退化，下唇发达，末端具唇瓣，适于舐吸食物，如家蝇。

（3）刺吸式　由上内唇、下唇、舌各 1 个及上颚、下颚各 1 对组成，各组成部分均细长，适于刺吸血液，如雌蚊。

2. 胸部

分前胸、中胸和后胸三节，各胸节腹面有足 1 对，各足由基节、转节、股节、胫节及跗节组成，跗节又分 1 节 ~5 节，末端有爪，有的爪上有垫，中间有爪间突。中胸和后胸各有翅 1 对，分别称前翅和后翅，有的后翅退化为平衡棒。有的昆虫无翅。翅具翅脉，翅脉的排列系统称脉序，是各类昆虫的分类依据。

3. 腹部

由 11 节组成。因有的腹节退化，且最后数节变为外生殖器，故可见节数一般较少。外生殖器的形态构造因种而异，特别是雄外生殖器，是鉴定昆虫种类的重要依据（图 4－1）。

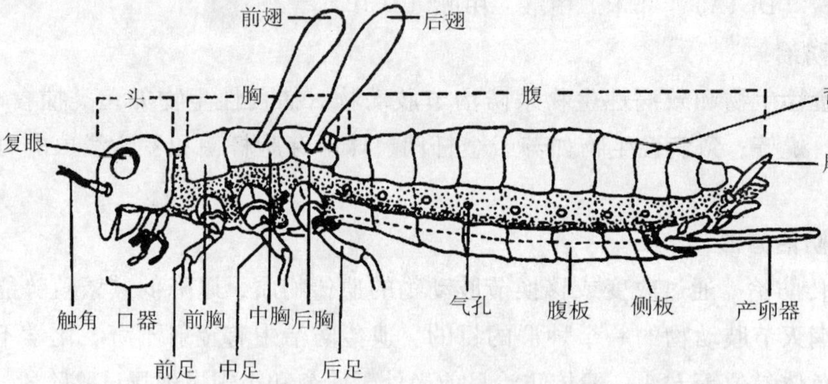

图 4－1　昆虫外部形态结构图

二、生活史

昆虫从卵发育到成虫的整个过程中，其形态、生理和生活习性的一系列变化称为变态（metamorphosis）。昆虫的变态分为全变态和不全变态。

1. 全变态（complete metamorphosis）

生活史分卵、幼虫、蛹及成虫 4 个时期，各期的形态、生理及习性截然不同，如蚊、蝇等。

2. 不全变态（incomplete metamorphosis）

生活史分卵、若虫、成虫 3 个虫期。若虫体小，形态与成虫相似，生殖器官尚未发育，生活习性与成虫相似。不全变态的昆虫有虱、臭虫、蜚蠊等。

昆虫由卵发育为幼体（幼虫、若虫）的过程称为孵化（eclosion）。幼体生长过程中须蜕皮若干次，两次蜕皮之间的阶段称为龄（stadium），昆虫一般有3个～5个龄期。最后一个幼虫龄期发育为蛹的过程称为化蛹（pupation）。蛹不活动或少活动，停止取食，为休止期。蛹期时间或长或短，少则几天，多则数月，其内部器官发生根本的变化。由蛹发育为成虫的过程称为羽化（emergence）。

第三节　昆虫纲各论

一、蚊

蚊属于双翅目、蚊科，是一类最重要的医学昆虫。蚊通过叮人吸血，传播多种疾病，对人类危害很大。蚊的种类很多，已知世界上蚊种有3350多种及亚种，在我国已发现350种及亚种。与疾病有关的蚊类主要有按蚊属（Anopheles）、库蚊属（Culex）和伊蚊属（Aedes）。

（一）形态

1. 成虫

体表有鳞片，呈灰褐色、棕褐色或黑色，体长约1.6mm～12.6mm，分头、胸、腹三部分（图4－2）。

（1）头部　半球形，有复眼、触须、触角各1对，在头的前下方有一向前伸出的刺吸式口器，也称喙。喙包含有1个上内唇、1对上颚、1对下颚、1个舌，它们包藏在鞘状的下唇内。上颚和下颚末端尖且呈锯齿状，借此刺入皮肤。上内唇与舌组成食管，所吸吮血液由此入蚊胃，舌内有唾液管，开口于末端。触须1对，位于喙的两旁，分为5节，仅能见3～4节，形状因种类和性别而异，按蚊雌、雄虫的触须与喙等长，但雄蚊触须的末两节膨大而向外弯曲；库蚊、伊蚊雌蚊的触须比喙短，雄蚊的触须则较喙长或等长（少数蚊种例外）。触角在触须背面外侧，共15节，每节生有轮毛，雄蚊的轮毛长而密，雌蚊轮毛短而稀，为区别两性的特征之一。

（2）胸部　分前胸、中胸、后胸3节，中胸最发达。前、中、后胸的腹侧面各有足1对。中胸侧面有膜质翅1对，翅脉除前缘脉及亚前缘脉外，还有6条纵脉，其中2、4、5纵脉分叉，为蚊类的特征。翅脉上由鳞片组成的白斑或暗斑，是蚊分类的依据。后胸有平衡棒1对。

（3）腹部　由10节组成，仅见8节，最后2节变成外生殖器。

2. 卵

椭圆形，长约1mm，形状及颜色随蚊种而不同。按蚊卵呈舟状，有浮囊，浮于水面；库蚊卵为圆锥形，相互粘连形成卵块，漂浮于水面；伊蚊卵呈橄榄形，沉于水底。

3. 幼虫

幼虫分头、胸、腹三部分。头部有明显的咀嚼式口器，胸部略呈方形，腹部由9

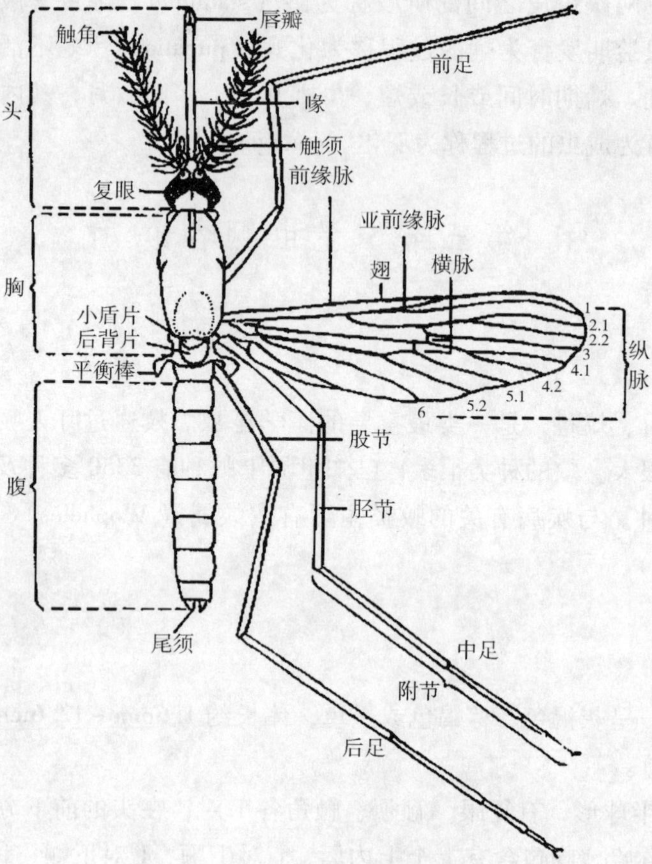

图 4-2 雌性库蚊模式图

节组成，库蚊属及伊蚊属幼虫有 1 呼吸管由第 8 节伸出。按蚊属幼虫无呼吸管，但在第 8 节上有 1 对呼吸孔，第 1~7 节背面有成对的掌状毛，使幼虫浮于水面。

4. 蛹

形如逗点，不食能动，头胸部背面有 1 对呼吸管（图 4-3）。

（二）生活史

蚊为全变态，生活史分卵、幼虫、蛹、成虫四个时期。成蚊羽化后不久，即行交配、吸血，产卵于水中，在夏天约经 2 天可孵出幼虫，以水中微小生物为食，幼虫经 5~7 天，蜕皮 3 次后化为蛹，再经 1~2 天羽化为成蚊。蚊的全部生活史约需 7~15 天，一年约可繁殖 7~8 代。

（三）生态

1. 孳生地

按蚊多产卵于清水中，如大面积的沼泽、稻田及灌溉沟渠等处；库蚊多产卵于污水坑、污水沟、洼地积水；伊蚊则产卵于雨后积水的小容器中，如盆、罐、树洞等处。

2. 栖息场所

雌蚊栖息场所，因种而异。家栖的嗜人按蚊、淡色库蚊、致倦库蚊多在住房、畜

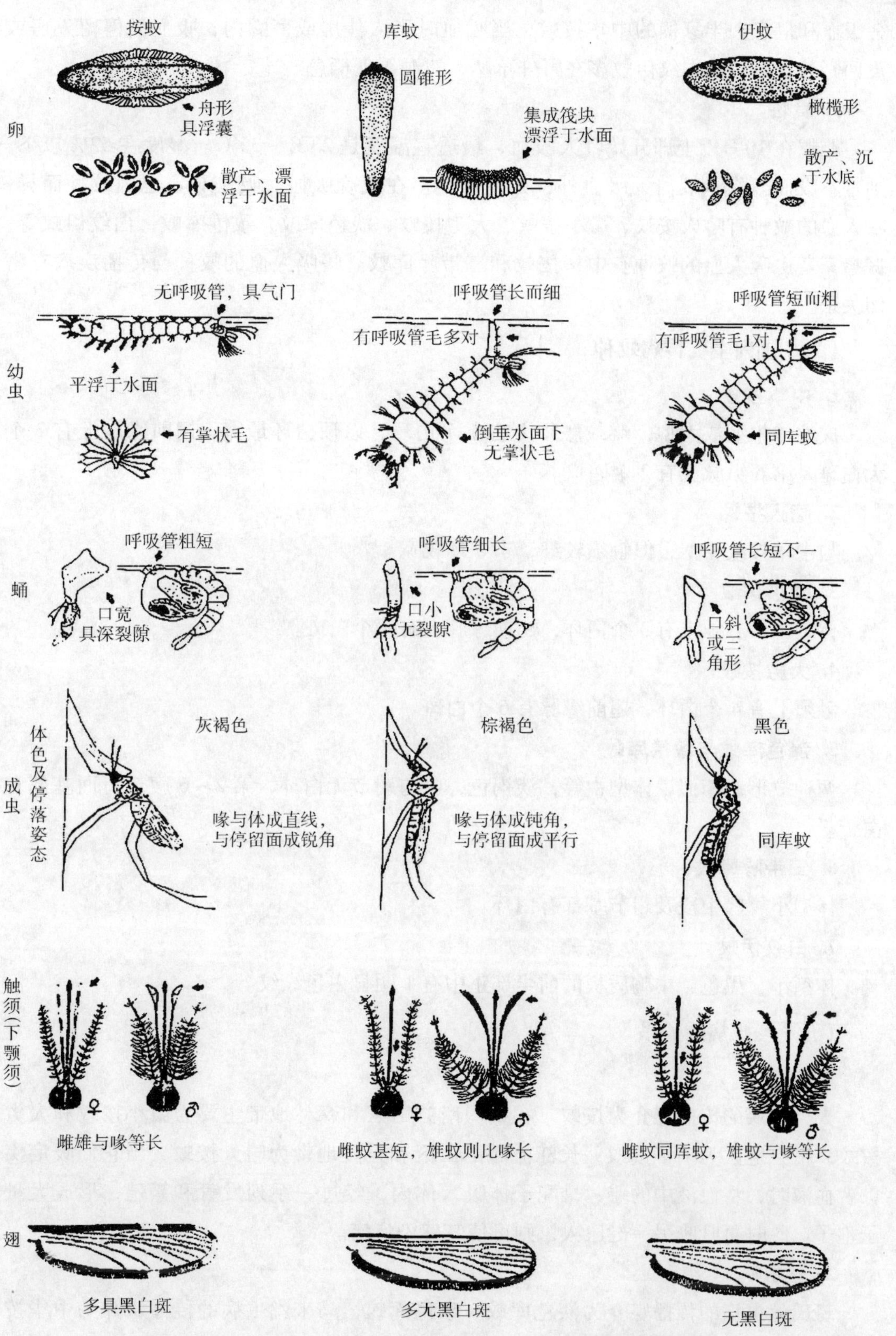

图4-3　按蚊属、库蚊属、伊蚊属生活史各期的主要鉴别要点

舍吸血和栖息。半家栖的中华按蚊，当吸血时飞入住房或畜圈内，吸血后停留人房或飞回野外。野栖的白纹伊蚊多在野外草丛、树洞等处栖息。

3. 食性

雌蚊在10℃以上即开始叮人吸血，最适宜温度是23℃～35℃。湿度在52%以下，则常不吸血。除伊蚊白天吸血外，其他蚊类多在夜晚吸血。吸血对象也因蚊种而异，嗜人血的蚊种有嗜人按蚊、微小按蚊、大劣按蚊、淡色库蚊、致倦库蚊、白纹伊蚊等，偏嗜家畜也吸人血的蚊种有中华按蚊和三带喙库蚊。嗜吸人血的蚊种与传播疾病有密切关系。

（四）国内主要传病蚊种

1. 中华按蚊

成蚊体中型或大型，雌蚊触须上有4个白环，以顶白环最宽。翅前缘脉上有2个大白斑，第6纵脉上有2个暗斑。

2. 嗜人按蚊

与中华按蚊相似，但触须较细，末2环较宽。

3. 微小按蚊

体型小，触须上有3个白环，翅前缘脉上有4个白斑。

4. 大劣按蚊

触须上有4个白环，翅前缘脉有6个白斑。

5. 淡色库蚊与致倦库蚊

两种蚊形态相似，体型中等，淡褐色，喙与跗节无白环，第2～6腹节背面基部有白带。

6. 三带喙库蚊

体型小，喙中段及跗节基部有白环。

7. 白纹伊蚊

体型小，黑色，中胸盾板的前半部正中有1明显白色纵纹。

（五）与疾病的关系

1. 疟疾

人类疟疾的传播媒介为按蚊。在我国南方山区和森林地带主要为微小按蚊和大劣按蚊；平原地区为中华按蚊；长江流域的山区和丘陵地带为嗜人按蚊。当它们吸疟疾患者血液时，将血液中的雌、雄配子体吸入体内，经过一系列发育和繁殖，形成大量子孢子，此时再叮咬另一健康人，则可使其感染疟疾。

2. 丝虫病

班氏丝虫病的传播媒介为淡色库蚊、致倦库蚊，马来丝虫病的传播媒介为中华按蚊和嗜人按蚊。丝虫病患者血液中的微丝蚴被蚊吸入体内发育为丝状蚴，此时再叮咬人时，丝状蚴进入人体，引起丝虫病。

3. 流行性乙型脑炎

病原体为流行性乙型脑炎病毒。此病流行于夏秋季，传播媒介为三带喙库蚊、致倦库蚊、淡色库蚊、白纹伊蚊等。病毒可在蚊体内越冬，能经卵传至下一代。

4. 登革热

病原体为一种病毒，以骨及关节剧痛为特征，流行于广东、广西和海南。主要传播媒介为埃及伊蚊及白纹伊蚊。

（六）防治原则

1. 控制和消灭孳生地

疏通沟渠，填平洼地，翻盆倒罐，堵塞树洞、石穴，防止幼虫孳生。稻田可采用间歇灌溉法消灭幼虫。

2. 杀灭幼虫

（1）药物杀灭幼虫　每年3月初及10月下旬在幼虫孳生地普遍使用药物杀死第一代及末代幼虫。常用药物有敌敌畏、双硫磷、倍硫磷、马拉硫磷及溴氰菊酯等。

（2）水面滴油　可用废机油、废柴油滴于水面，使蚊幼虫窒息死亡，剂量为 $5\sim10ml/m^2$。

（3）生物杀灭幼虫　将柳条鱼、鲤鱼、非洲鲫鱼和草鱼放养于稻田、水池，可大量减少中华按蚊及三带喙库蚊的密度。苏云金杆菌血清型 H－14 及球型芽孢杆菌制剂 0.5×10^{-6} 和 1×10^{-6} 的浓度对常见蚊种均有杀灭作用。

3. 杀灭成虫

常用药物有敌敌畏、杀螟松、倍硫磷、辛硫磷、二氯苯醚菊酯及溴氰菊酯等。

4. 防蚊及驱蚊

安装纱门、纱窗，悬挂蚊帐，可防蚊叮咬。在皮肤上涂擦驱避剂，常用的有避蚊胺，可暂时防蚊叮咬。此外，燃点蚊香或使用电热驱蚊器亦有驱蚊作用。

二、蝇

蝇属于双翅目，环裂亚目。与人类疾病有关的多为蝇科、丽蝇科、麻蝇科及狂蝇科的蝇种。

（一）形态

成蝇体色呈暗灰、黑、黄褐或带有光泽的绿色、蓝色、紫色、青蓝色等，大小为 4～14mm，全身有鬃毛（图4－4）。

头部：半球形，两侧有复眼1对，一般雌蝇两复眼距离较宽，雄蝇两复眼距离较窄或相接。顶部有单眼3个，排列成三角形。触角1对，分3节。口器多为舐吸式，下唇末端为1对半圆形的唇瓣，用以舐吸取食（图4－5），少数蝇类的口器为刺吸式，如吸血蝇类。

胸部：前胸和后胸退化，中胸特别发达。中胸背板上鬃毛的排列、条纹的特征可作为分类的依据。翅1对，除前缘脉和亚前缘脉外，共有6条纵脉，均不分支，其中第四纵脉的弯度及其与第三纵脉末端的距离为分类的特征（图4-6）。足3对，跗节分5节，末端有爪及爪垫各1对，爪间突1个。爪垫上密布细毛并分泌黏液，可携带病原体（图4-7）。

腹部：由10节组成，外观仅见到5节，其余5节变为外生殖器。雄性外生殖器是鉴定蝇种的重要依据。

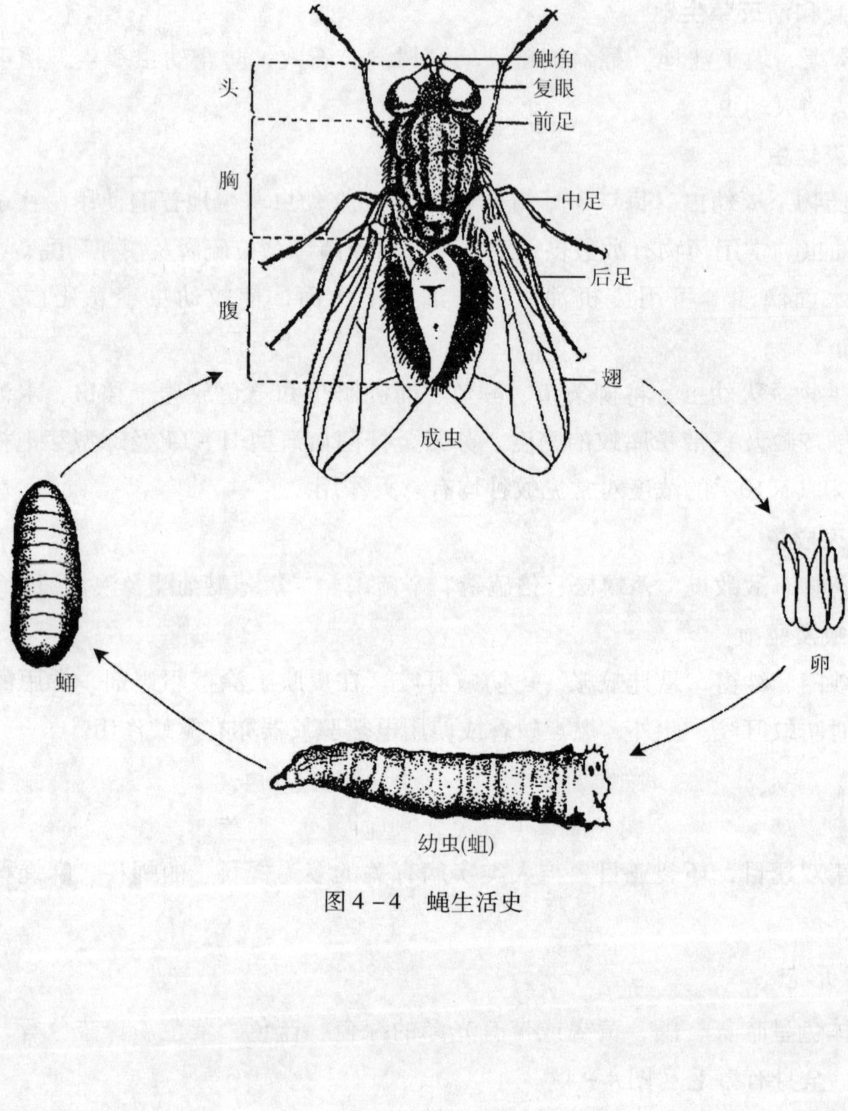

图4-4　蝇生活史

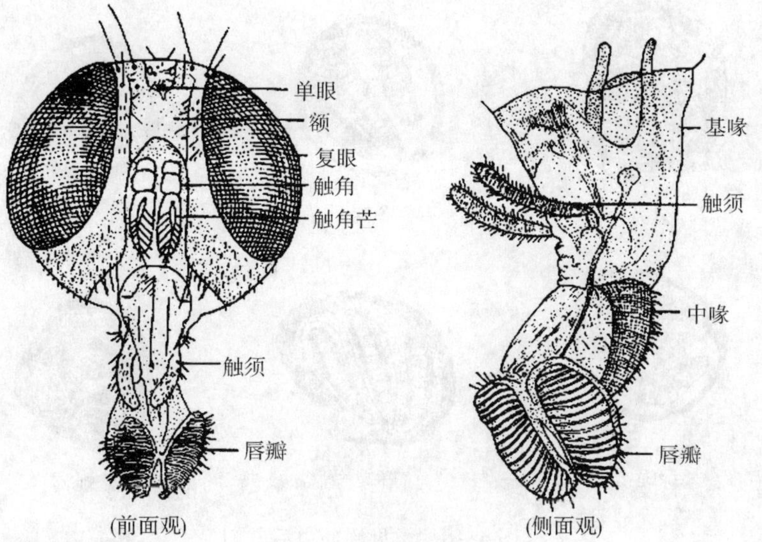

图4－5　蝇头部

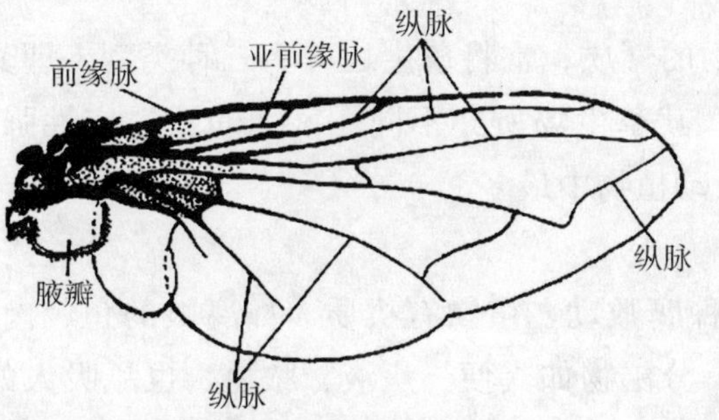

图4－6　蝇翅

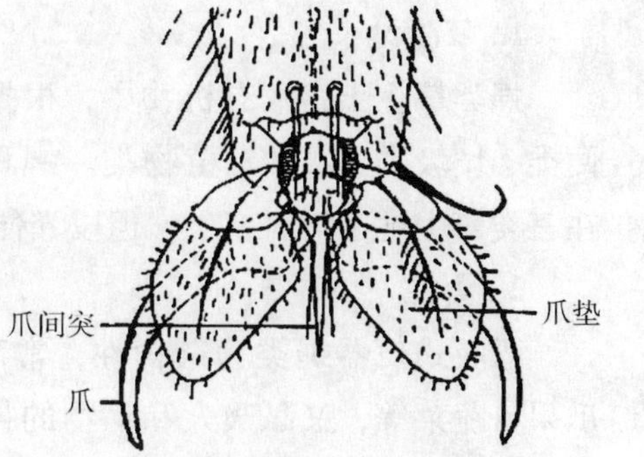

图4－7　蝇足跗节末端

（二）生活史

蝇的发育为全变态。成蝇羽化后1～2天即可交配，再经2～3天产卵。雌蝇一次产卵几十个到几百个，一生可产卵4～6次。卵乳白色，香蕉形，长约1mm，常堆积成块。在夏季约1天孵出幼虫。麻蝇、狂蝇直接产出幼虫。幼虫俗称蛆，经两次蜕皮成为三龄幼虫。幼虫无足，无眼，头部有口钩1对，用以切碎食物，亦有钻透能力。除头外，体分13节，其中胸部3节，腹部10节。第一胸节两侧有前气门1对，第八腹节后表面有后气门1对。后气门由气门环、气门裂和纽孔组成，其形状在幼虫分类上很重要（图4－8）。在适宜条件下，约经4～8天幼虫入土或在疏松的孳生物中化蛹。蛹棕褐色，圆桶状，不食不动。蛹期约3～6天即羽化出成蝇。夏季由卵发育至成蝇约8～10天，家蝇一年可繁殖10～12代，成蝇寿命为1～2个月。

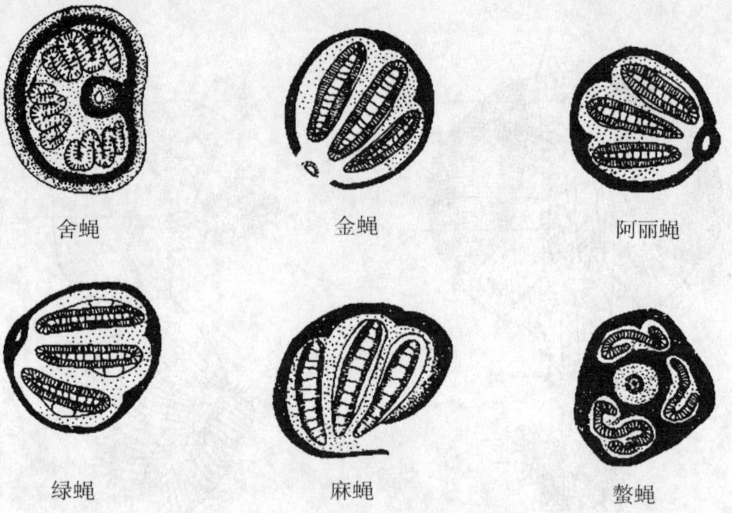

图4-8　常见蝇幼虫后气门

（三）生态

1. 孳生地

蝇类孳生于腐败有机物中，根据孳生物的性质，常将孳生地分为三种类型，即粪便类、垃圾类、腐败动植物类。蝇种不同，其孳生场所亦不同。家蝇幼虫适应性强，在三类孳生地中均可孳生，但以粪便和腐败动植物中最多。

2. 食性

舐吸式口器蝇类为杂食性，常舐吸各种腐败动、植物有机质，如腐败的鱼、肉、瓜果、蔬菜等，又舐吸人和动物的排泄物、分泌物如粪便、痰液、脓血，也舐吸人的饮食如饭菜、糖果和饮料等。蝇取食频繁，有边吃、边吐、边排粪的习性，因而可将其携带的病原体污染饮食，这在机械性传播疾病上有重要意义。刺吸式口器的蝇类，雌、雄性均吸血。

3. 活动与栖息

蝇的飞翔能力强，活动范围一般为1～2公里，可随车、船、飞机带到它处。蝇有趋光性，多在白天活动，夜晚常停息在天花板、电线或绳索上。蝇停落时，常以足刷身，使携带的病原体污染食物。

4. 季节分布

蝇类的季节分布因蝇种和气候而异。按蝇类繁殖高峰期可分为春秋型、夏秋型、夏型和秋型。春秋型蝇类有巨阿尾丽蝇、厩腐蝇、元厕蝇等；夏秋型有大头金蝇、丝光绿蝇、麻蝇等；夏型有市蝇、厩螫蝇等；秋型主要为家蝇。

5. 越冬

蝇类幼虫、蛹、成虫都可越冬，因虫种或地区不同，其越冬虫期亦不同。一般来说，大多为蛹期越冬。金蝇、丽蝇、麻蝇多以蛹越冬，绿蝇、厕蝇多以幼虫越冬，家蝇的幼虫、蛹或成蝇都可越冬。越冬的幼虫多在孳生物底层，蛹在孳生物附近的土壤中，成蝇则在暖室、地窖、地下室、屋角等温暖处越冬。

（四）我国常见的蝇种

1. 舍蝇

灰黑色，体长5～8mm，胸部背面有4条黑色纵纹，翅第四纵脉末端向前弯曲成折角，梢端与第三纵脉靠近，腹部橙黄色。

2. 大头金蝇

体长8～11mm，具青绿色金属光泽，体躯肥大，头比胸宽，复眼深红，颊部橘黄色。

3. 丝光绿蝇

体长5～10mm，呈铜绿色金属光泽，颊部银白色，胸背部鬃毛发达。

4. 棕尾别麻蝇

体长5～10mm，暗灰色，中胸背板有3条黑色纵纹，腹部背面有黑白相间的棋盘状方块斑。

5. 巨阿尾丽蝇

体型大，长5～12mm，颊黑色，胸部青灰色，腹部背面有蓝色的光泽。

6. 厩螫蝇

体长5～8mm，暗灰色，形似家蝇，喙细长，刺吸式，翅第四纵脉末端呈弧形弯曲。

（五）与疾病的关系

蝇类对人体的危害主要是传播疾病和寄生人体。

1. 传播疾病

（1）机械性传播　是蝇类主要的传病方式，传播的疾病有消化道传染病，如伤寒、痢疾、霍乱、肠道寄生虫病等；呼吸道传染病，如肺结核等；眼病，如沙眼、结膜炎等；皮肤病，如雅司病、细菌性皮炎等。

（2）生物性传播　有些蝇类可作为眼结膜吸吮线虫的中间宿主。在非洲，吸血的舌蝇（采采蝇）可传播锥虫病（睡眠病）。

2. 蝇蛆病

蝇类幼虫寄生于组织或器官中，引起蝇蛆病。如眼蝇蛆病，口腔、耳、鼻咽蝇蛆病，皮肤蝇蛆病，尿道蝇蛆病，胃肠道蝇蛆病等。能引起蝇蛆病的蝇类有羊狂蝇、纹皮蝇、绿蝇、金蝇、麻蝇、厕蝇等。

（六）防治原则

1. 环境治理

搞好环境卫生，及时清除粪便、垃圾等。对粪便进行无害化处理，如堆肥、沼气池发酵等。处理好特殊行业中的蝇类孳生地，如皮毛、骨、酒糟、酱渣等。安装纱窗、纱门。人工捕打，诱捕等。

2. 化学防治

在蝇类的活动、栖息场所喷洒化学杀虫剂。常用的杀虫剂有敌敌畏、敌百虫、杀螟松、溴氰菊酯等。近年来家蝇的抗药性增长，采用轮换药或药物配伍、加增效剂可提高杀灭效果，延缓抗药性的产生。

3. 生物防治

寄生蜂寄生于蝇蛹中，使蛹致死；苏云杆菌 H－9 的代谢产物使蝇蛆中毒而死亡。

三、白蛉

白蛉是一种小型吸血昆虫。世界上已发现 600 余种，我国目前已发现 30 多种，分属于白蛉属、司蛉属和异蛉属。

（一）形态

成虫长 1.5～4mm，体灰黄色，全身密布细毛，分头、胸、腹三部。头部具黑色复眼 1 对，有刺吸式口器；触角 1 对，由 16 节组成；触须 1 对，向下后方弯曲，由 5 节组成。口器与口腔、咽相连。口腔形似烧瓶，后部可有口甲和色板，咽内有咽甲，形状和结构可为分类依据。胸背部隆起，形似驼背，有翅及平衡棒各 1 对。翅狭长，停落时向后上方展开。足 3 对，细而长。腹部由 10 节组成，第 9～10 节转化为雌、雄外生殖器。第 2～6 节背面的毛为竖立或平卧，或者皆有。在腹部后端，雌蛉有尾须 1 对，腹内有受精囊，雄蛉有外生殖器，两者均为分类依据。

（二）生活史

白蛉的发育为全变态。雌蛉卵巢发育成熟后，产卵于土壤中。在适宜条件下，经 7～12 天，孵出幼虫，经 3 次蜕皮，发育成熟，入土化蛹，整个幼虫期约 25～30 天。再经 6～10 天，羽化为成蛉。不久即可交配、吸血、产卵。整个过程约需 6～8 周（图 4－9）。白蛉寿命为 2～3 周，一般一年繁殖一代。

（三）生态

1. 孳生地

白蛉的幼期在土壤中发育，孳生环境必须土质疏松、湿度适宜、富于有机物质。孳生地有：住房、窑洞的墙缝、土壤、畜圈、野外土洞、岩洞、鼠洞等处。

2. 食性

只有雌蛉吸血。白蛉属的蛉种主要吸取人和恒温动物的血液，司蛉属的蛉种主要吸取变温动物的血液。家生蛉种在室内吸血，野生蛉种主要在野外吸血，夜间亦可飞入居民点吸血。

3. 活动与栖息

白蛉活动力弱，作跳跃式飞行。有的白蛉可栖息于山洞、石缝，如吴氏白蛉；有

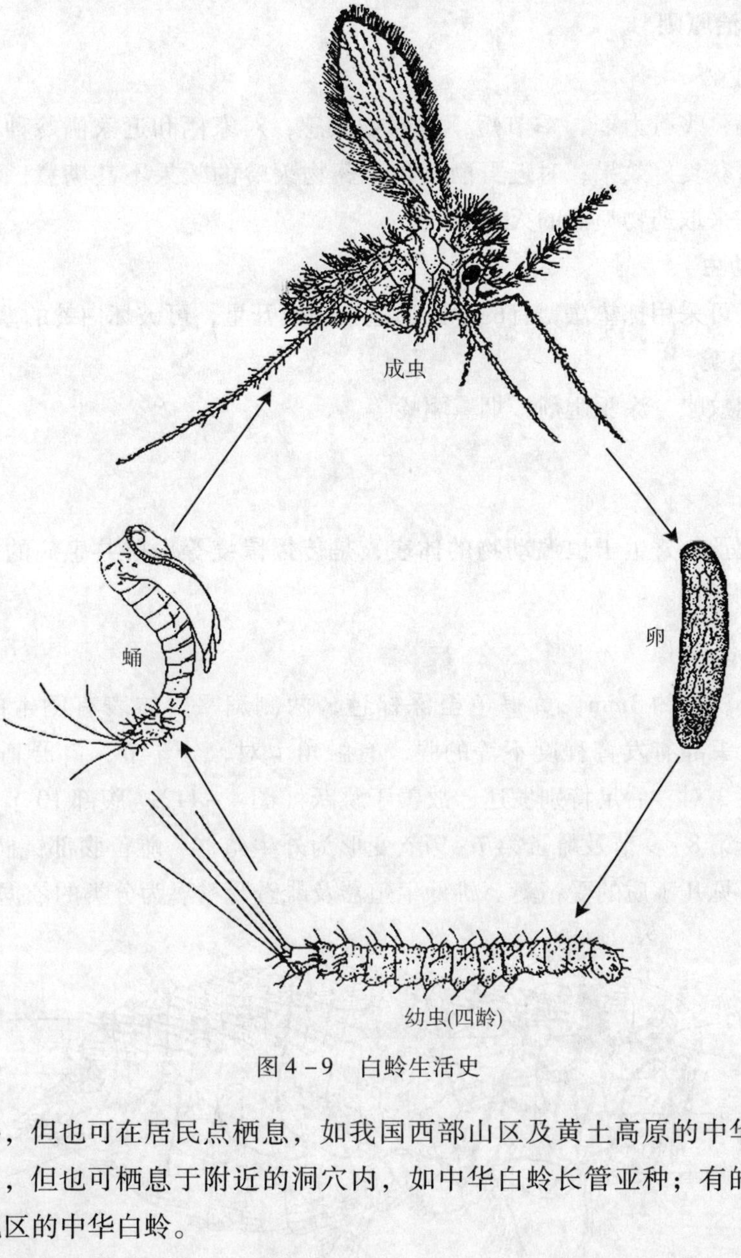

图 4-9　白蛉生活史

的主要在野外，但也可在居民点栖息，如我国西部山区及黄土高原的中华白蛉；有的主要在居民点，但也可栖息于附近的洞穴内，如中华白蛉长管亚种；有的栖息于居民点，如平原地区的中华白蛉。

4. 季节消长

白蛉季节较短。平原地区 5 月中、下旬开始出现，6 月中、下旬达高峰，8 月中、下旬终止，季节全长 3～3.5 个月。

（四）与疾病的关系

白蛉主要传播黑热病。我国黑热病的主要传播媒介是中华白蛉，此外，还有中华白蛉长管亚种、吴氏白蛉和亚历山大白蛉。

（五）防治原则

1. 杀灭成蛉

白蛉体小，飞行力弱，季节短，对药物敏感，对家栖和近家栖蛉种用溴氰菊酯等进行杀灭，可获良好效果；对近野栖蛉种，药物灭蛉的效果不甚满意；荒漠地区的野栖蛉种，不宜采取药物喷洒的灭蛉方法。

2. 防治幼虫

平原地区可采用抹垫法，有的地区通过大规模开垦，可破坏白蛉的孳生环境。

3. 防蛉侵袭

合理使用蚊帐，涂驱避剂，烟熏驱蛉等。

四、蚤

蚤俗称跳蚤，寄生于恒温动物的体表，是传播鼠疫等人兽共患病的媒介。在分类上属昆虫纲、蚤目。

（一）形态

蚤体型小，长约3mm，黄褐色至深棕色，两侧扁平，体表有倒生的毛、鬃和刺（图4－10）。头部有发育程度不等的眼，有触角1对，分3节，口器刺吸式。胸部3节，无翅，足3对，后足特别发达，故善于跳跃（图4－11）。腹部10节，前7节无特殊变化，雄蚤第8～9节及雌蚤第7～9节变形为外生殖器，雌蚤腹部钝圆，在7节～8节腹板处，可见几丁质的受精囊。雄外生殖器及雌蚤受精囊为分类的依据。

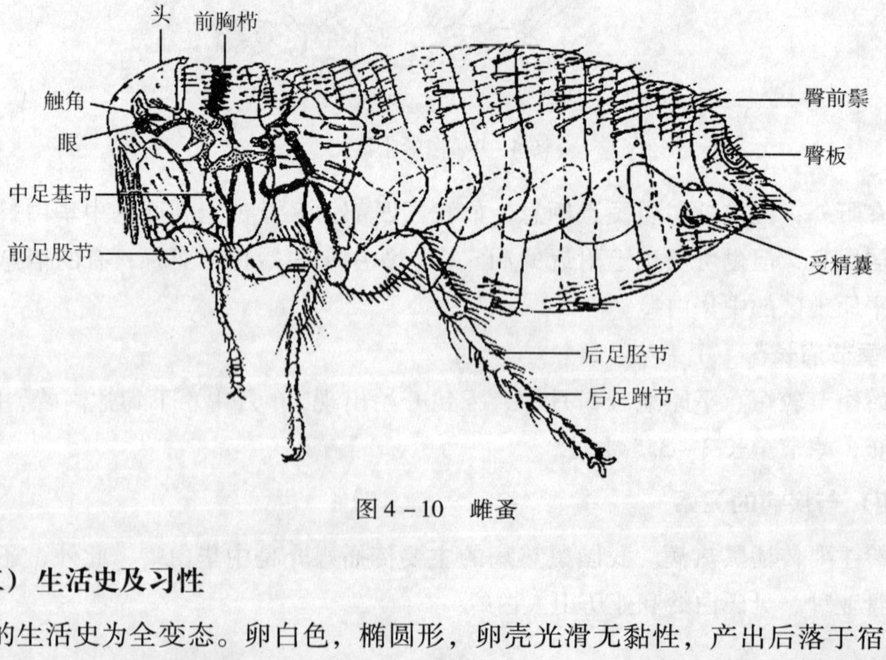

图4－10 雌蚤

（二）生活史及习性

蚤的生活史为全变态。卵白色，椭圆形，卵壳光滑无黏性，产出后落于宿主巢穴内或地面上，约经3～5天孵出幼虫。幼虫蛆形，白色，在鼠洞、地面、缝隙等处以宿主脱落的皮屑、成虫的粪便、血块为食。幼虫经2～3周蜕皮两次后，吐丝、作茧、化蛹。蛹长椭圆形，蛹茧外黏附尘土、碎屑。蛹期通常1～2周，长者可达1年。蚤的羽化需受刺激，如宿主到来的扰动和接触，空气的震动，温度上升等，均可使成虫破茧而出。成虫羽化后即可交配，产卵（图4－12）。蚤的寿命约为1～2年。

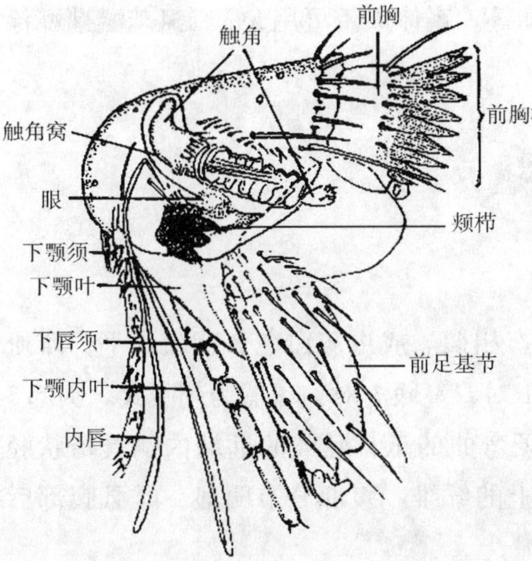

图4－11　蚤头部及前胸

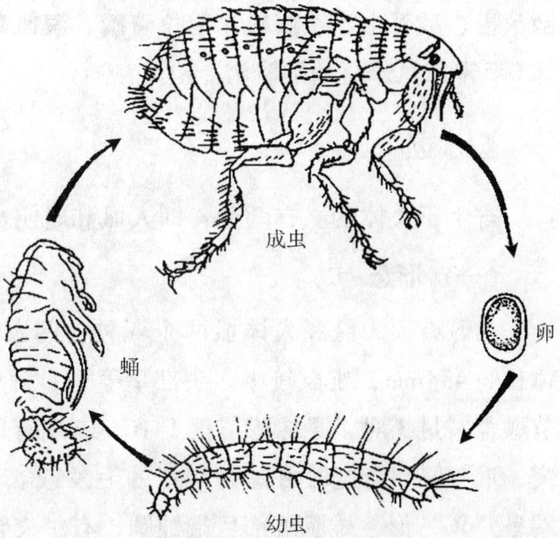

图4－12　蚤生活史

雌蚤、雄蚤均吸血，且叮刺吸血频繁，有边吸血、边排粪的习性。大多数蚤常更换宿主吸血，且对温度的反应比较敏感，当宿主温度正常时，蚤才能寄生，若宿主发病体温升高或死亡后体温降低，则很快离开宿主，这特点对鼠疫的传播很重要。根据蚤对宿主的选择，可分多宿主型、寡宿主型及单宿主型。多宿主型是传播疾病的重要媒介。

（三）与疾病的关系

蚤对人体的危害除叮咬吸血骚扰和潜入皮下寄生外，主要传播以下疾病：

1. 鼠疫

是由鼠疫杆菌引起的烈性传染病，常在啮齿类动物间传播，亦可传播给人。当蚤吸入有病宿主血后，鼠疫杆菌在蚤前胃的几丁质刺间繁殖，形成菌栓，堵塞食物道。蚤再吸新宿主血时，血液不能进入胃中，于是带菌的血液就回流宿主体内，宿主因此而感染。鼠疫的主要传播媒介有方形黄鼠蚤、印鼠客蚤、谢氏山蚤、致痒蚤等。

2. 鼠型斑疹伤寒

又称地方性斑疹伤寒，病原体为莫氏立克次体。蚤吸入的立克次体在蚤胃上皮细胞内繁殖，细胞破裂后至胃内，随蚤粪排出，污染伤口使人感染。

3. 绦虫病

蚤可作为犬复孔绦虫、微小膜壳绦虫和缩小膜壳绦虫的中间宿主。人的感染是由于误食含有似囊尾蚴的蚤所致。

（四）防治原则

蚤的防治应以控制或消除孳生地为主，同时要与防鼠、灭鼠相结合。搞好居室和畜圈卫生，保持清洁、干燥、光线充足；堵塞鼠洞，管好家畜。室内地面灭蚤可喷洒敌敌畏、敌百虫、杀螟松、马拉硫磷、溴氰菊酯等。畜体灭蚤可用5%二氯苯醚菊酯涂抹0.5%二氯苯醚菊酯浸浴。

五、虱

寄生于人体的虱有两种，即人虱和耻阴虱。

（一）形态

人虱有人头虱和人体虱两个亚种，两者形态相似。成虫灰白色，背腹扁平，雌虱体长约4.4mm，雄虱较小。头部呈菱形，触角1对，复眼1对，口器为刺吸式。胸部3节融合，足3对，足的跗节仅1节，末端有坚硬弯曲的爪，胫节的远端内侧具指状胫突，爪与胫突合拢时可握紧宿主的毛发或衣着上的纤维。腹部分节明显。雌虱腹部后端呈“W”形，雄虱腹部后端钝圆，有一交合刺。

耻阴虱体形宽短似蟹状，灰白色，雌虫长1.5~2.0mm，雄虫稍小。胸、腹部均宽短，足3对，前足较细，中、后足爪均粗大；腹部侧缘具锥状突起，上有刚毛（图4-13）。

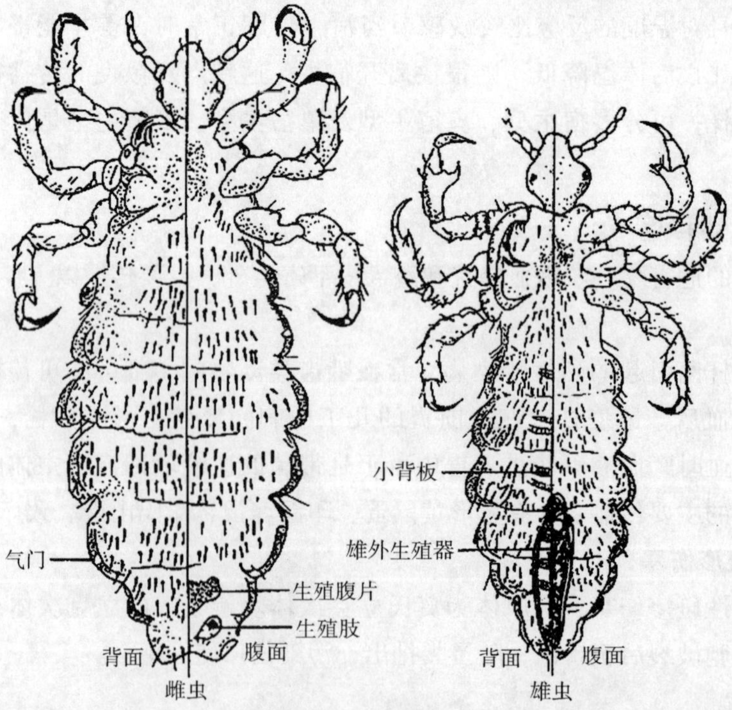

图4-13 人虱成虫

（二）生活史及习性

虱的发育为不全变态，分卵、若虫、成虫三期。虱卵俗称虮子，白色，椭圆形，一端有盖，大小约0.8mm×0.3mm。雌虫产卵时分泌胶液，使卵牢固地黏着在毛发或织物的纤维上。卵经1周从卵盖处孵出若虫。若虫形似成虫，较小，生殖器尚未成熟，经三次蜕皮变成成虫（图4－14、15）。由卵发育为成虫，人虱需23～30天，耻阴虱34～41天。虱的寿命为1月左右。

人头虱寄生于头发，以耳后发根处较多。人体虱多寄生于内衣的皱缝里、裤腰、衣领等处。耻阴虱主要寄生在阴毛、肛毛上。虱的雌雄虫及若虫均吸血，常边吸血边排粪。虱的耐饥力较差，未曾吸血的虱只能存活2～10天。虱对温度、湿度都很敏感，温度为29℃～32℃，相对湿度为76%，对虱的寄生最为适宜。当体温升高、出汗或病死后变冷，虱则爬出原宿主另找新宿主。

耻阴虱的传播主要通过性接触，近年来已被列为性传播疾病。

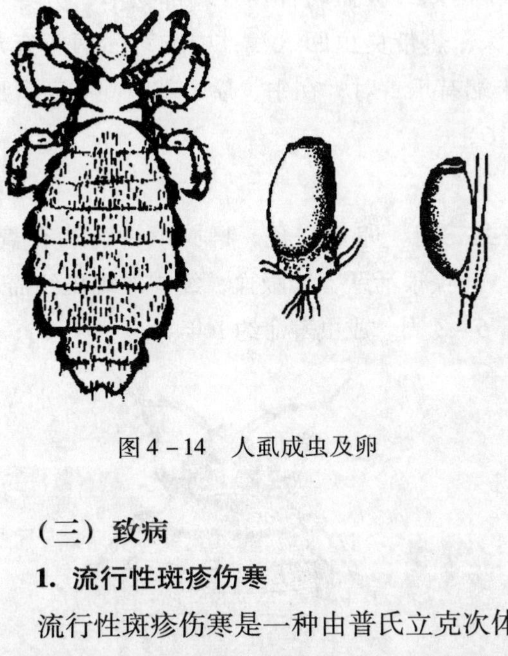

图4－14　人虱成虫及卵

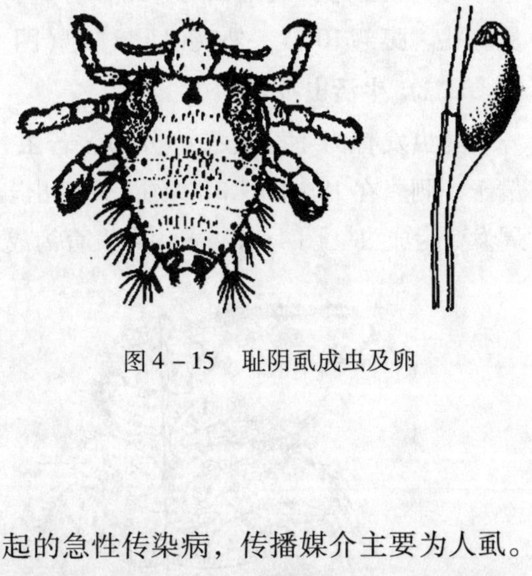

图4－15　耻阴虱成虫及卵

（三）致病

1. 流行性斑疹伤寒

流行性斑疹伤寒是一种由普氏立克次体引起的急性传染病，传播媒介主要为人虱。虱吸病人血后，立克次体侵入胃上皮细胞大量繁殖，几天后上皮细胞破裂，病原体随粪排出，污染人体皮肤伤口，或虱体被压碎后立克次体亦可经伤口侵入人体。

2. 虱媒回归热

虱传播回归热的病原体是俄拜氏疏螺旋体。病人血液中的螺旋体被虱吸入胃后，大部分被消灭，小部分通过胃壁进入虱体腔进行繁殖，数日后，大量出现于血淋巴中，唾腺及消化道均不含病原体。人体感染是由于虱被压碎后，体液内的疏螺旋体经伤口而受染。

（四）防治原则

1. 防虱

做好个人卫生，勤更衣、勤洗澡和勤换被褥。

2. 灭虱

衣物可用蒸汽或煮沸灭虱，也可将药物撒在衣物内灭虱。灭头虱可用20%百部酒精浸剂、0.02%二氯苯醚菊酯等。对耻阴虱可将阴毛剃除或用药物杀灭。

六、臭虫

人居室内的臭虫有两种，即温带臭虫和热带臭虫，其形态及生活史近似，前者分布广泛，后者仅分布于热带及亚热带。

（一）形态

成虫背腹扁平，椭圆形，红褐色，大小为4~5 mm×3mm。头部有复眼1对，触角1对，口器为刺吸式，平时弯向胸部腹面，藏于沟内，吸血时伸出。胸部3节，分界不明显，前胸宽大，前缘凹入；温带臭虫凹入深，热带臭虫凹入浅；中胸背面两侧有翅基1对，胸部腹面有足3对，跗节有3节，末端有爪1对；在中、后足基节间有新月形臭腺孔。腹部10节，外观仅见8节（图4－16）。

（二）生活史及习性

臭虫发育为不全变态，分卵、若虫、成虫三期。卵黄白色，椭圆形，前端有盖，偏于一侧。在18~25℃时，约1周孵出若虫。若虫很活跃，能吸血，经4次蜕皮约需5周发育为成虫（图4－17）。由卵发育为成虫需6~8周。成虫寿命约1年。

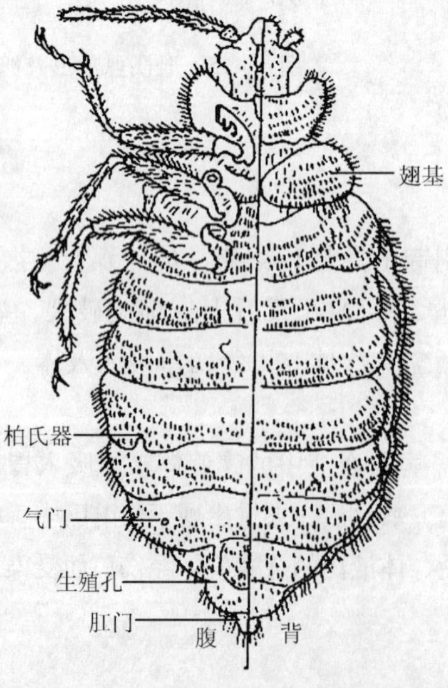

图4－16 臭虫成虫（示背腹面）

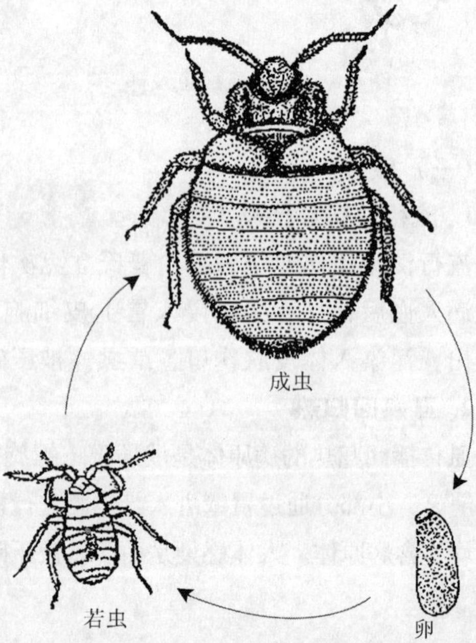

图4－17 臭虫生活史

臭虫喜群居，怕光，白天隐匿于床、褥垫、桌、椅、墙壁、地板及天花板等处的缝隙中，夜晚出来活动吸血。雌雄虫及若虫均吸血，嗜吸人血，饥饿时也吸鼠、兔、蝙蝠或家畜的血。臭虫的耐饥力很强，成虫通常为6～7月，甚至1年。若虫的耐饥力在70天以上。臭虫不耐高温，卵在45℃、成虫在44℃时即死亡。

（三）与疾病的关系

臭虫对人的危害主要是吸血骚扰，影响睡眠。臭虫叮刺时，将唾液注入皮内，敏感的人常出现红肿、疼痒难忍。实验中臭虫可传染鼠疫、回归热、麻风、Q热、传染性乙型肝炎等，但尚未有在自然情况下传播疾病的证据。

（四）防治原则

灭臭虫要经常化，勤处理。对家具、地板、墙壁等处的缝隙，可采用开水烫洗或用油灰填嵌，也可喷洒常用的杀虫剂。搬迁或旅行时，应仔细检查，避免臭虫的播散。

七、蜚蠊

蜚蠊俗称蟑螂，能传播疾病，损害工业品及家庭用品。我国常见的有德国小蠊、美洲大蠊、凹缘大蠊、澳洲大蠊、日本大蠊、东方蠊等。

（一）形态

蜚蠊的大小、体色因种而异，常见者体长10～30mm，浅褐色至棕褐色，均具有油亮光泽。头小，大部被前胸背板遮盖；有单眼、复眼各1对；触角细长，分节甚多；口器为咀嚼式。胸部有翅2对，前翅革质，后翅膜质，翅的长短因种而异，亦有无翅者。足三对，发达多毛，善于爬行。腹部10节，末端有尾须1对。雄虫末端腹板有腹刺1对，雌虫末端腹板为分叶状，有夹持卵荚的作用。

（二）生活史及习性

蜚蠊的发育为不全变态，分卵、若虫、成虫三期。雌虫在产卵前先分泌一种物质形成坚硬的形似钱袋的卵荚，每个卵荚内含卵16～48粒。刚产出的卵荚夹在雌虫腹部末端，然后粘着在黑暗而隐蔽的地方。卵期约1个月。若虫体小，形似成虫，翅及器官尚未发育，经5～6次蜕皮即发育为成虫。各龄若虫相隔约1月，故全部生活史约数月至1年，甚至1年以上（图4－18）。雌虫寿命为6～12个月，雄虫稍短。

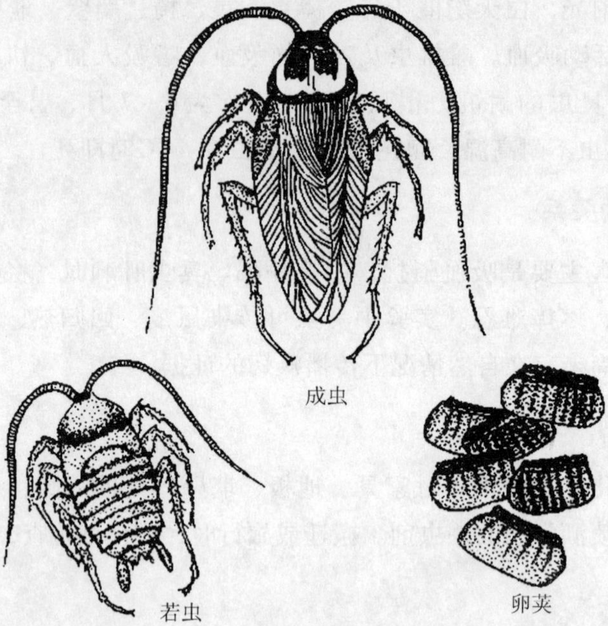

图4－18 蜚蠊生活史

蜚蠊为杂食性昆虫，食性广泛，喜食含糖和淀粉的食品，也食人、畜排泄物或腐败的食物，并需经常饮水，故多出入于厨房、餐厅、厕所、下水道等处。蜚蠊喜群居，白天通常隐藏在靠近食物、水分的温暖黑暗处，夜间四处活动，一般晚7时开始，10至12时最活跃，天亮后即隐伏。蜚蠊活动最适宜的温度是20～30℃，低于15℃时大多不活动或微动。蜚蠊的季节消长因地而异，温带地区3月下旬开始出现，7月～9月达高峰，12月蛰伏不出，在冬季如室内温暖，可照常活动。卵、若虫、成虫均可越冬，以卵越冬为多。

（三）与疾病的关系

蜚蠊体内外可携带多种病原体，如细菌、病毒、原虫包囊和蠕虫卵等。病原体经蜚蠊消化道排出后仍可存活，因此可机械性传播伤寒、霍乱、脊髓灰质炎、细菌性痢疾、阿米巴病、蓝氏贾第鞭毛虫病、蠕虫病等。蜚蠊也可作为某些蠕虫的中间宿主，如美丽筒线虫、念珠棘头虫和长膜壳绦虫等。

（四）防治原则

搞好室内卫生，彻底清除卵荚，消除蜚蠊的栖息场所和孳生场所，是防治蜚蠊的治本措施。在清除卵荚和喷洒杀虫剂之后，应将室内的孔、洞、缝隙用水泥堵死。在蜚蠊经常活动的场所可用捕诱、粘捕的方法进行捕杀。常用的杀虫剂有二氯苯醚菊酯、溴氰菊酯、敌百虫、敌敌畏、杀螟松等。市售的灭蟑螂“药笔”、蟑螂片等有较好效果。

第四节　蜱　　螨

蛛形纲的特征为虫体分头胸部和腹部，或头胸腹融合为一体，无触角、无翅，成虫有足4对。与人类疾病有关的蛛形纲节肢动物分布在蝎亚纲、蜘蛛亚纲和螨亚纲，其中仅螨亚纲传病，其余仅螯刺伤人。

螨亚纲节肢动物的特征为头胸腹融合为一，称躯体，躯体前方或前端腹面有一口器复合体，称颚体，或称假头。与医学有关的有蜱、革螨、恙螨、疥螨、蠕形螨、尘螨等。

蜱螨大多为圆形或椭圆形。颚体由颚基、1对须肢、1对螯肢及1块口下板组成。躯体表面膜质或革质，上可有骨板、条纹、刚毛等，因种而异。大多数蜱螨有1～2对单眼，气门的有无及位置因种而异。躯体表面有生殖孔和肛孔（图4－19）。成虫和若虫有足4对，幼虫3对，足末端具爪及爪间突。

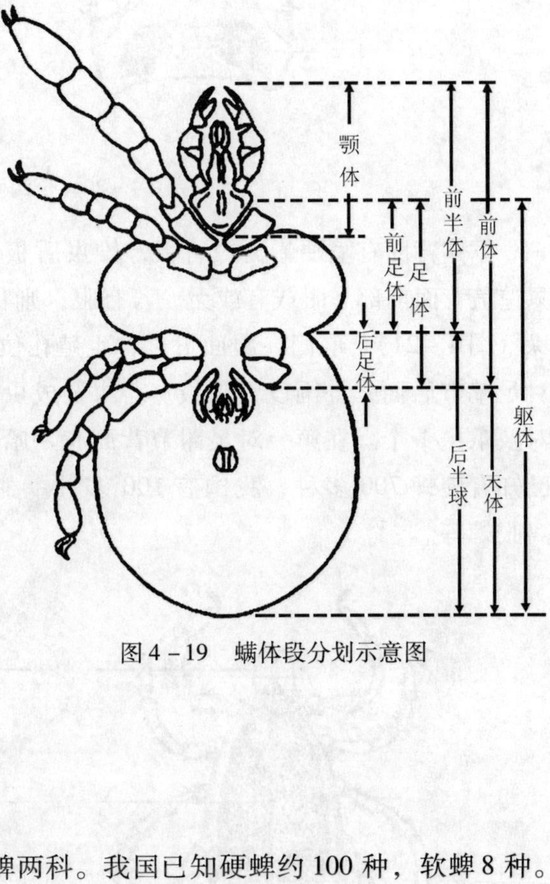

图4－19　螨体段分划示意图

蜱螨的生活史分卵、幼虫、若虫和成虫期，若虫除生殖器官未成熟外，其外形与成虫相似。

一、硬蜱和软蜱

蜱属于寄螨目、蜱总科，分软蜱和硬蜱两科。我国已知硬蜱约100种，软蜱8种。蜱是多种脊椎动物体表的暂时性寄生虫，又是人兽共患病的传播媒介。

（一）形态

虫体多呈椭圆形，体壁革质，一般长2～10mm，吸饱血后可胀大如赤豆或蓖麻子，大者可达30mm。虫体分颚体和躯体两部分。

1. 硬蜱

体为卵圆形，黄色，淡灰色和褐色，背腹扁平。颚体在躯体前端，颚基前方背面正中有1对螯肢，螯肢顶端各有2个向外的倒钩，能刺破皮肤，螯肢外包以螯肢鞘，颚基前端腹面有一口下板，二者合拢形成口腔。口下板端部有许多倒齿，用以牢固地钩着在宿主的皮肤上；颚体两侧各有须肢1个，分为4节（图4－20）。

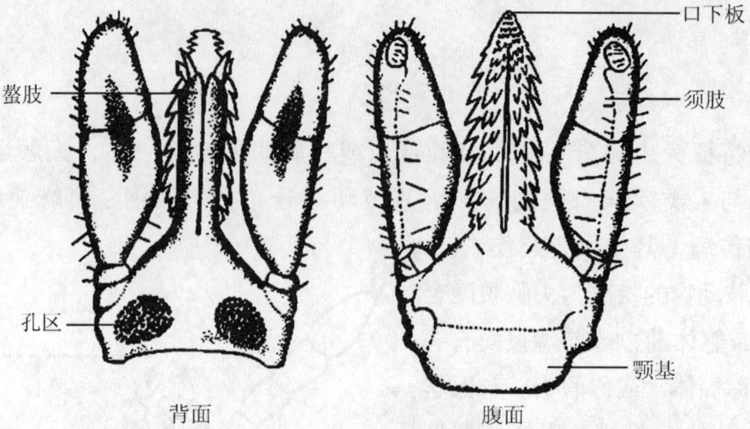

图4－20　全沟硬蜱雌虫颚体

躯体背面有坚硬革质的盾板，雄虫盾板大，遮盖整个躯体的背面，雌虫盾板小，只遮盖背面前部。眼或有或无，若有眼，则位于盾板前侧缘，有的雄虫背面后缘有缘垛（图4－21），肛门在腹面下方，生殖孔位于腹面前方。气门1对位于躯体两侧第4对足基节后面，外围以气门板。若虫及成虫腹面有足4对，各分6节，足末端有爪1对及爪垫1个。在第一对足跗节背面有一哈氏器，为嗅觉器官（图4－22）。世界上已知有硬蜱700多种，我国有100多种。主要的种类为全沟硬蜱、草原革蜱、亚东离眼蜱等。

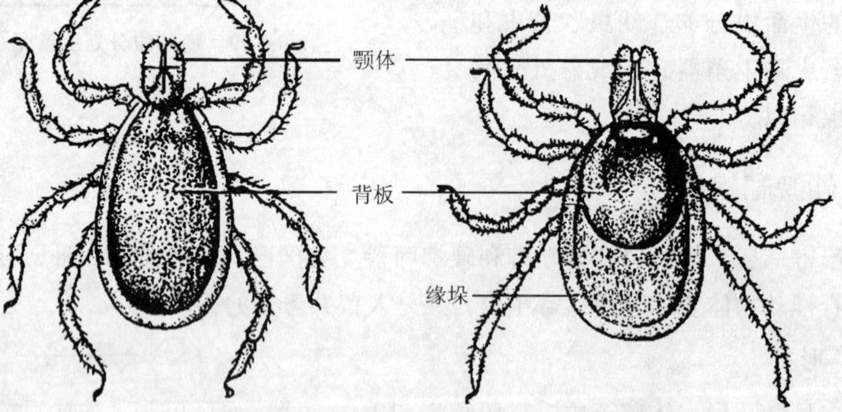

图4－21　全沟硬蜱成虫背面

全沟硬蜱　盾板褐色，须肢细长圆筒状，肛沟在肛门之前呈倒U形，第一对足基部有一发达的长刺，无眼和缘垛。全沟硬蜱是典型的森林种类，分布在东北地区和新疆。

2. 软蜱

颚体位于躯体前方腹面，背面不能见到。须肢 1 对，由 4 节组成。躯体无盾板，表面皱纹状、颗粒状、乳突状或陷窝状。有些软蜱体缘扁锐，有缝线将背面分开，有些软蜱体缘圆钝，无缝线，体表有盘窝，其排列情况各异。无眼或有眼 1 ~ 2 对，位于足基节上褶内。雌雄虫外观相似，但雌虫生殖孔呈横沟状，雄虫呈半月形。气门板小，位于第 3 ~ 4 对足基节间的外侧缘，第 1 ~ 2 对足基节间有基节腺的开口。有些种类第一对足的跗节背缘有几丁质瘤突。爪间突除幼虫外，其余退化或缺如（图 4 – 23）。世界上已知软蜱 100 多种，我国已知 10 余种，主要的有波斯锐缘蜱、乳突钝缘蜱、特突钝缘蜱等。

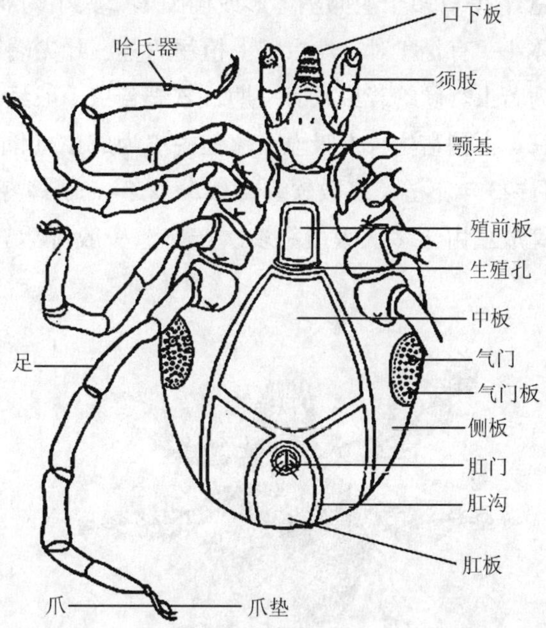

图 4 – 22　硬蜱雄虫腹面

波斯锐缘蜱　躯体长圆形，体缘扁锐、有缝线，有方格形小室盘窝排列成放射状，并在体缘排列形成环形链。

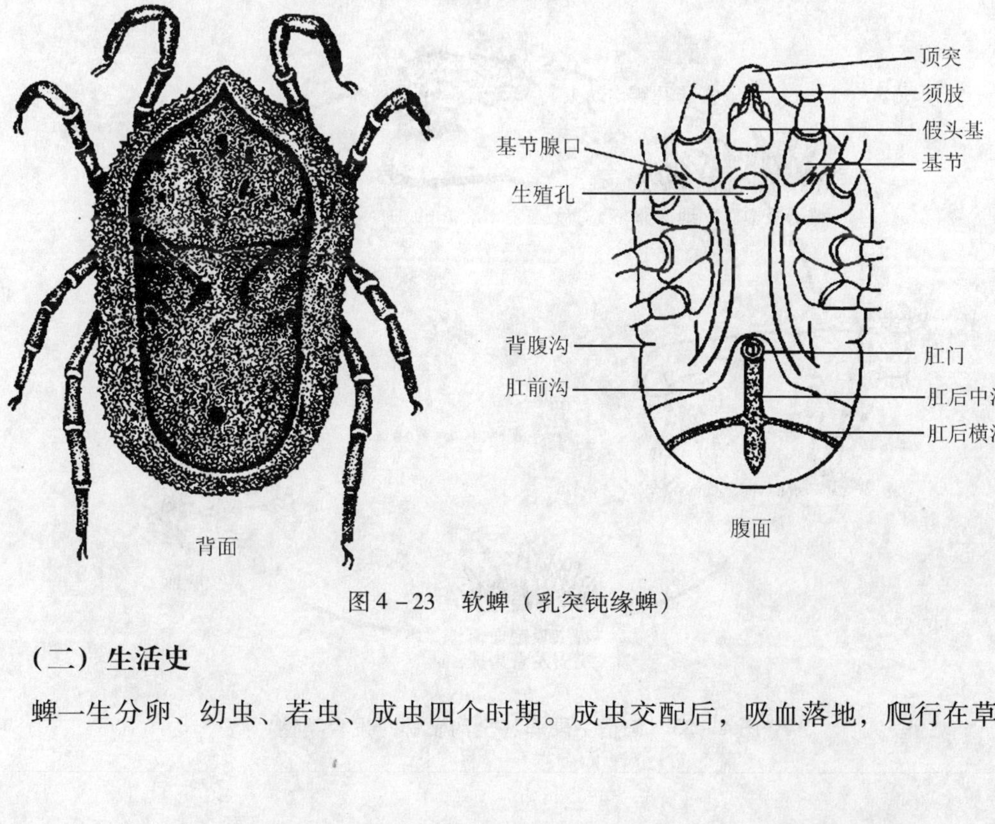

图 4 – 23　软蜱（乳突钝缘蜱）

（二）生活史

蜱一生分卵、幼虫、若虫、成虫四个时期。成虫交配后，吸血落地，爬行在草根、树根、畜舍等处，在表层缝隙中产卵。硬蜱一生产卵一次，吸饱血后在4天~40天全部产出；软蜱多次产卵。硬蜱一次产卵数百个至数千个；软蜱一次产卵数为50个~200个，总计1000多个。卵呈球形或椭圆形，大小约0.5~1mm，色淡黄或棕黄。幼虫形似若虫，体小，有足3对，幼虫爬上植物的茎、叶尖端等待宿主，吸饱血后落地，爬回缝隙，蜕皮为若虫。硬蜱若虫只有一期，软蜱若虫一般经过1~6期不等。若虫有足4对，无生殖器官。再到宿主身上吸血，落地蜕皮为成虫（图4-24）。硬蜱完成生活史所需时间由2个月~3年不等。多数软蜱要0.5~2年。硬蜱寿命少则一个月多者可达数十个月不等。软蜱成虫由于多次吸血和多次产卵，一般可活五、六年到数十年（图4-25）。

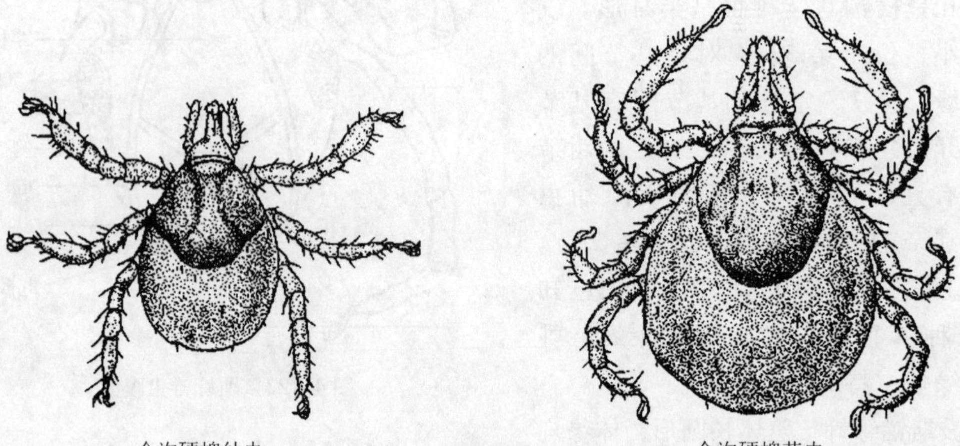

图4-24　全沟硬蜱幼虫和若虫

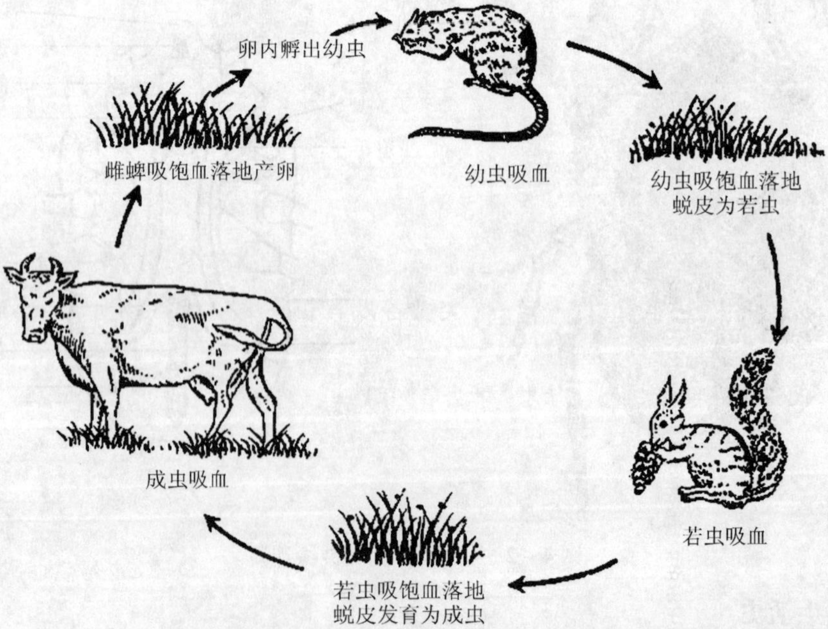

图4-25　三宿主硬蜱（全沟硬蜱）发育类型

表4－2　硬蜱与软蜱的形态区别

区别项目	硬蜱	软蜱
颚体	在身体前端，自背面能见	在身体腹面，自背面不能见
须肢	较短，不能运动	较长，运动自如
盾板	有盾板，雄者盾板大，雌者小	无盾板
气门	在第四对足基节的后方	在第三、四对足基节之间
雌、雄虫区别	区别明显。雄蜱体小，盾板大，遮盖整个虫体背面，雌蜱体大，盾板小，仅遮盖背部前面	区别不明显

（三）生态

1. 孳生场所

硬蜱随种类不同其孳生场所有差异。如有的适应于森林灌木地带；有的适应于草原，荒漠及山区；有的生活于牧场及其周围；软蜱则多生活在动物巢穴或家畜厩舍中。

2. 食性

硬蜱除少数种类的雄虫不吸血外，多数种类的雌雄成虫、幼虫和若虫不论白天、晚间都可吸血，各期只吸一次。雌虫吸饱血后，虫体可增大100倍以上。软蜱雌雄成虫、幼虫、若虫多于夜间吸血，幼虫、若虫一般吸血一次；成虫则吸血多次。蜱的耐饥力较强，饥饿的幼虫一般可存活2～3年，乳突钝缘蜱成虫可存活14年之久。

3. 宿主和更换宿主

成虫一般寄生于大型家生和野生哺乳动物，幼虫和若虫寄生于小型哺乳动物（啮齿类、食肉类）、鸟类和爬行类。蜱在发育过程中按其更换宿主次数的不同，可分为三种类型：一宿主蜱，是指蜱从幼虫吸血开始至发育为成虫，寄生一个宿主，如微小牛蜱；二宿主蜱，是蜱幼虫和若虫在一个宿主体上发育，成虫则另找宿主吸血，如残缘璃眼蜱；三宿主蜱，是指蜱幼虫、若虫和成虫每个发育阶段都更换宿主，如全沟硬蜱。软蜱为多宿主蜱。这些习性与传播疾病有一定关系。

4. 越冬

越冬虫期，随种而异，有的以成虫越冬，有的以若虫越冬。两年发育一代的种类以若虫和成虫越冬，三年发育一代的种类，各期均可越冬。越冬场所往往和其栖息场所是一致的，林区雪被下枯枝落叶层、草场、洞穴、牲畜圈舍、墙缝和地面裂隙等；有的则可在宿主体上越冬。

（四）与疾病的关系

1. 直接危害

硬蜱咬人吸血时，一般无痛觉，但可造成局部组织损伤和炎症。有些蜱的唾液内含有麻痹神经的毒素，注入宿主体内，可引起肌肉麻痹现象，发生瘫痪，叫做蜱瘫痪。

2. 传播疾病

（1）森林脑炎　病原体为森林脑炎病毒，是一种嗜神经性病毒，我国已证实全沟硬蜱、嗜群血蜱和森林革蜱为其传播媒介，可传播给人类、鸟类、野生动物，并可经卵传递给下一代。

（2）蜱媒回归热　病原体为伊朗包柔螺旋体，啮齿类动物、蝙蝠、刺猬、狐狸等为贮存宿主，软蜱中的乳突钝缘蜱及特突钝缘蜱为传播媒介，可经卵传递。

（3）蜱媒出血热　病原体是蜱媒出血热病毒，我国的新疆出血热，由硬蜱中亚东璃眼蜱等为传播媒介，病毒可经卵传递至下一代。

此外，硬蜱还可传播 Q 热、野兔热等病。

二、恙螨

恙螨为恙虫病的传播媒介，仅幼虫阶段寄生，其他各期营自生生活。

（一）形态

恙螨仅幼虫阶段寄生于人或动物。幼虫椭圆形，体长约 0.2 ~ 0.5mm，色为红、橙、淡黄或乳白色。体分颚体和躯体两部分（图 4 – 26）。

1. 颚体

位于躯体前端，包括 1 对须肢和 1 对螯肢。两个须肢的基节在腹面合成一片，每一须肢分 5 节，末端有一爪。螯肢分 2 节，基节宽壮，呈三角形；端节呈爪状，称为螯肢爪，能刺入宿主的皮肤取食。

2. 躯体

在颚体的后方，其背面有盾板 1 块。盾板的形状呈长方形、矩形、五角形或舌形等。盾板上通常有毛 5 根，但也有 4 根或 6 根的，按位置的不同分作前中毛、前侧毛和后侧毛。盾板的中部有两个圆形的感器基，由此生出感器，感器呈丝状、球拍状等。盾板左右两侧有眼 1 ~ 2 对，盾板后方躯体有横列的背毛，均为分类依据。足 3 对，各分 6 ~ 7 节，足的末端有爪 1 对和爪间突 1 个。

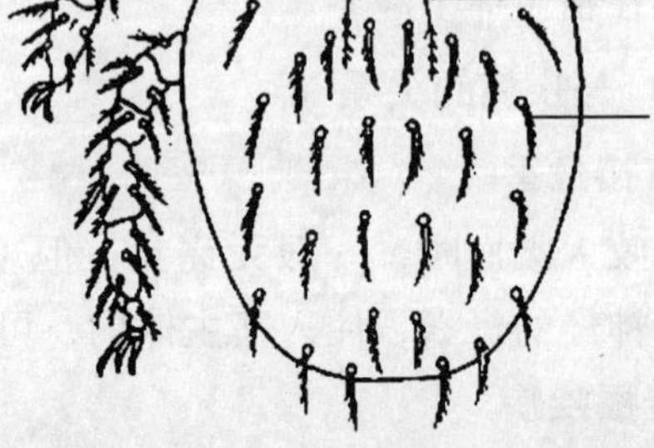

图 4 – 26　地里纤恙螨幼虫

（二）生活史

恙螨生活史分为卵、前幼虫、幼虫、若蛹、若虫、成蛹和成虫 7 个时期。卵呈球形，卵期 5 ~ 7 天。当卵壳破裂，逸出一个包有薄膜的幼虫称前幼虫；再经 10 天左右，幼虫逸出；幼虫在地面草丛里活动，当遇有宿主经过时，即爬至宿主体上，刺吸宿主组织液，经 2 ~ 3 天，食饱后落到地面，活动 3 ~ 7 天后静止不动形成若蛹；约经 1 周由若蛹蜕皮为若虫，若虫有足4对，形状与成虫相似，躯体呈8字形，密披绒毛，营自生生活，经3周后静止为成蛹，最后成虫从成蛹背面逸出。由若虫静止至成虫出蛹约需12天。室内28℃条件下，恙螨发育一代约需130天。成虫受精后，约经12天开始产卵，全年产卵600多个（图4－27）。

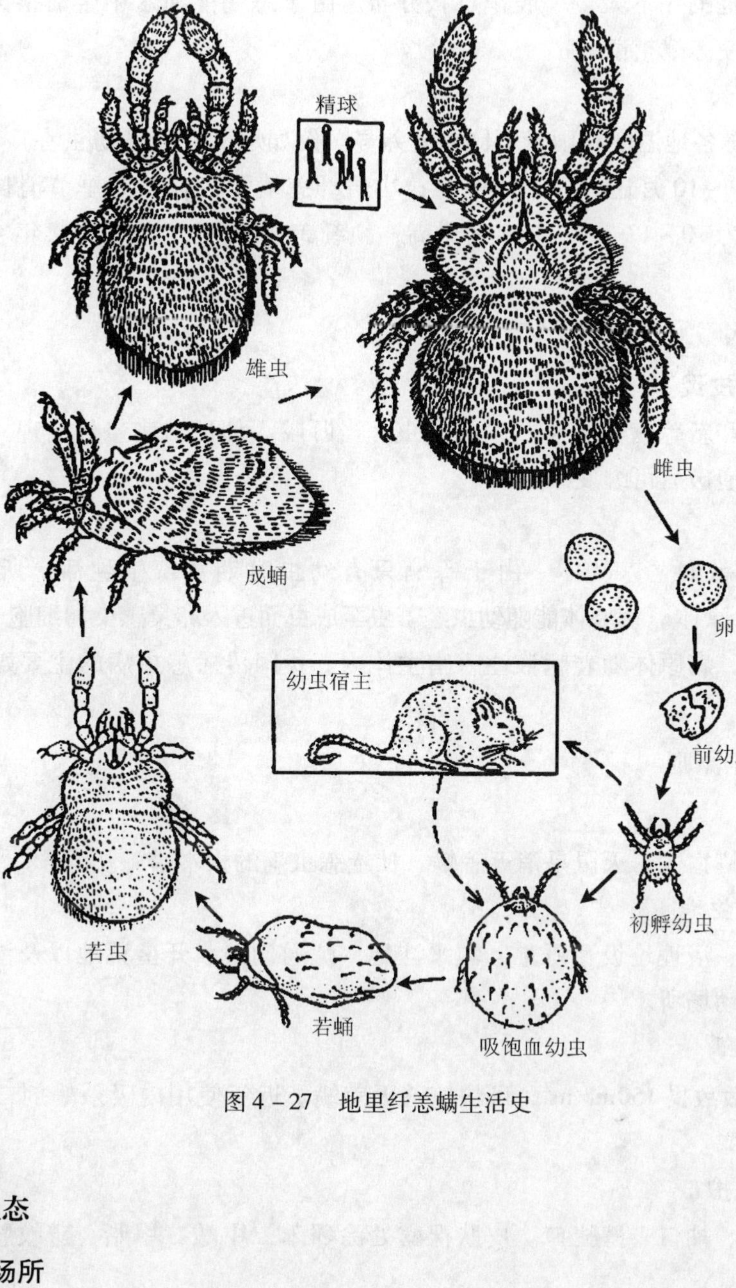

图4－27　地里纤恙螨生活史

（三）生态

1. 孳生场所

恙螨孳生地常是地势比较低洼、潮湿、杂草丛生的地方。

2. 宿主和寄生习性

多数恙螨幼虫的宿主较广泛，包括鼠类，以及哺乳类、鸟类、爬行类、两栖类等，有时也可侵袭人。恙螨幼虫仅吸取人体的组织液。在刺吸时，一般不更换部位，但有一定的选择性，如在人体主要寄生在腋窝、腹股沟和阴囊等处，在鼠类主要寄生在耳壳内。

3. 活动

恙螨活动范围并不大，一般作点状分布。由于恙螨能在水中生活很久，因此在洪水或暴雨后可使恙螨扩散。

4. 季节消长

季节消长随各地温度和雨量不同而有差异。例如地里纤恙螨幼虫在广州地区6~7月出现高峰，9~10月还有一个小高峰；小盾纤恙螨幼虫在上海季节消长呈明显秋冬型，出现时期为10~12月，以11月最高，须纤恙螨10月出现，到次年4月为止，其高峰在12月。

（四）致病

1. 恙螨性皮炎

真恙螨类和新恙螨类的一些种类幼虫，当叮咬人体后，刺蛰处出现一个丘疹，中央有水泡，水泡破后可继发感染。

2. 恙虫病

病原体为恙虫立克次体。由于恙螨只有幼虫时期营寄生生活，所以它以遗传方式来传播病原体。病原体能随幼虫经若虫至成虫而进入卵巢感染卵细胞，到下一代幼虫刺吸宿主时，病原体随着唾液注入宿主体内。我国传播恙虫病的主要媒介是地里纤恙螨。

（五）防治原则

1. 灭鼠

鼠类是恙螨宿主，灭鼠是消灭恙螨、杜绝恙虫病的根本措施。

2. 清除孳生地

铲除杂草、清理垃圾瓦砾堆、填平洼地、疏通沟渠、开垦荒地以及清除恙螨孳生环境和鼠类活动场所。

3. 药物灭螨

如0.2%敌敌畏150ml/m^2，可快速杀灭恙螨。近年使用内吸杀螨剂二甲酸（盐），有较好杀螨效果。

4. 个人防护

扎紧领口、袖口、裤腿口。皮肤裸露处涂邻苯二甲酸二甲脂、避蚊胺等。不在杂草丛中坐卧休息。

三、疥螨

疥螨寄生于宿主皮肤表皮层内，引起疥疮。寄生于人体的是人疥螨（*Sarcoptes scabiei*）。

（一）形态

成虫浅黄色或乳白色，近圆形或卵圆形，背面隆起如半球形，雌螨大小为0.3～0.5mm×0.25～0.4mm；雄螨为0.2～0.3mm×0.15～0.2mm。无眼及气门。颚体短小，有钳形的螯肢，触须分3节。躯体背面有波状横纹、刚毛及皮刺。虫体腹面有足4对，前两对与后两对相距甚远，前两对足的末端雌雄虫均为具有长柄的吸垫，后两对足，雌雄不同，雌虫各足末端都有1根长刚毛；雄虫仅第3对足的末端有1根长刚毛，第4对足末端具有长柄的吸垫。雌虫在躯体腹面前两对足之后中央有一横列的产卵孔，雄虫外生殖器位于后两对足之间。肛门为一小圆孔，位于虫体表面（图4－28）。

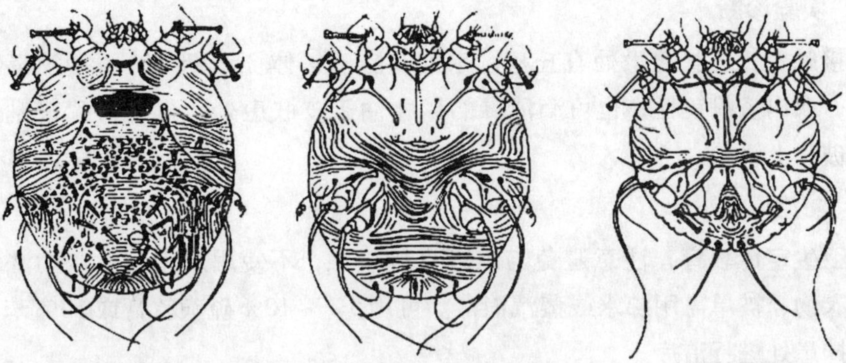

图4－28　疥螨成虫

（二）生活史

疥螨生活史分卵、幼虫、两期若虫和成虫5个时期。成虫钻入宿主皮肤角质层下，挖成细小弯曲的隧道，在隧道内一面向深层前进，一面产卵。卵为椭圆形，淡黄色，壳很薄，大小为150μm×100μm，卵期一般为3～4天，孵出的幼虫有足3对，仍生活于隧道内，经3～4天蜕皮为若虫。若虫形似成虫，有足4对，可挖掘窄而浅的隧道，第二期若虫蜕皮即为成虫。从卵发育至成虫约需8～17天。

疥螨交配现象特殊，系于晚间在宿主皮肤表面由雄虫和第二期雌若虫进行交配，雄虫交配后不久死亡，在交配后20～30分钟，二期若虫钻入宿主皮内，蜕皮而为雌虫，然后在体内进行卵细胞受精，经2～3天后，在隧道内产卵，每日产卵2～4个，一共产卵40～50个，雌虫寿命约为5～6周（图4－29）。

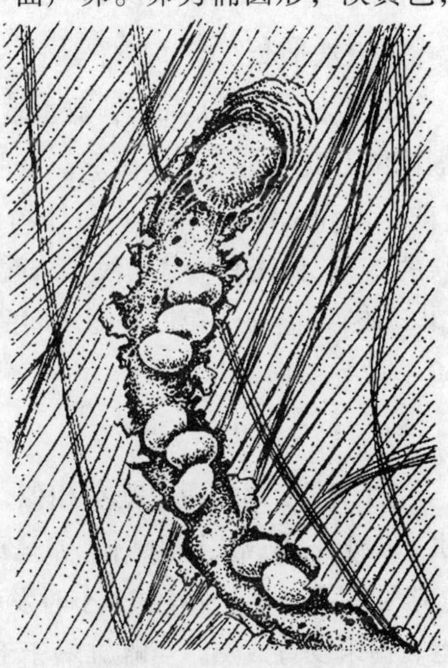

图4－29　皮内隧道中的雌疥螨及卵

（三）致病与传播

人疥螨为疥疮的病原体。由于疥螨在挖掘隧道时，可机械刺激表皮发生破损。疥疮初期限于隧道的入口处，出现红色点状丘疹，以后可转为水泡，搔破后可引起继发性感染，有时化脓而成脓疱疥。疥螨的排泄物及分泌物可使皮肤发生奇痒，夜间尤甚，影响睡眠。疥螨多寄生于人体的手指间、手腕、肘窝内侧面、腋窝、腰部、股上部内侧及女性乳房下面等皮肤柔软薄嫩处，而以手指间和手腕部更为常见。交配受精后的雌螨非常活跃，每分钟可爬行2.5cm，此时也是最易感染新宿主的时期。疥螨传播主要为直接接触，如同患者握手、同睡、与患者换穿衣裤或使用患者用具等而传播。

（四）实验诊断

根据接触史，皮肤薄嫩处有丘疹、水疱及隧道等体征诊断外，可用消毒针头挑破隧道顶端，取出疥螨镜检；也可滴消毒的矿物油于皮肤患处，再用刀片轻刮皮肤，将刮取物置玻片上镜检。

（五）防治原则

加强卫生宣传教育，注意避免与患者直接接触，不使用患者用具，勤洗澡，常换衣。患者衣物、被单需用沸水或蒸汽消毒。可用5%～10%硫磺软膏或10%苯甲酸苄酯等药物涂抹患处进行治疗。

四、蠕形螨

蠕形螨又称毛囊虫，体细小，呈蠕虫状，是一种小型寄生螨，寄生于人和其他多种哺乳动物的毛囊和皮脂腺内。目前已知约有120种和亚种。寄生在人体的蠕形螨有两种，即毛囊蠕形螨和皮脂蠕形螨。

（一）形态

成虫长0.1～0.4mm，雌虫较大。呈乳白色，半透明。虫体分颚体和躯体两部分。颚体位于虫体前端，呈梯形，螯肢1对，呈细针状，须肢分3节。躯体又可分为足体（前部）和末体（后部）。足体约占躯体长的1/3，足4对，粗短。末体细长，约占体长的2/3，体表有环状横纹，末端钝圆。雌性生殖孔位于腹面第四对腿之间，呈狭长裂口。雄性阴茎位于第二对腿之间的长圆形突起上。毛囊蠕形螨长于皮脂蠕形螨（图4－30、图4－31）。

（二）生活史及习性

两种蠕形螨生活史基本相似，分为卵、幼虫、前若虫、若虫和成虫5个时期。雌虫产卵于毛囊或皮脂腺内，卵呈蘑菇状。幼虫体细长，足3对。幼虫蜕皮为前若虫，前若虫有足3对，再经72小时发育，蜕皮为若虫，若虫有足4对，形似成虫，唯生殖器官尚未发育成熟。当雌雄螨于毛囊口交配后，雄螨死亡，雌螨则进入毛囊或皮脂腺内产卵。完成一代生活史约需2～4周。雌虫寿命2个月左右。

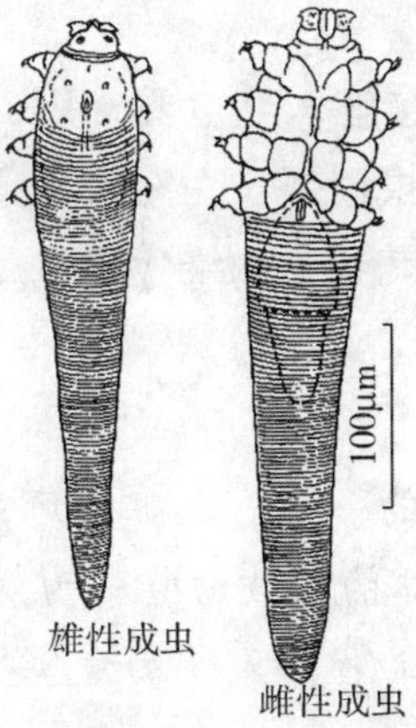

图 4-30　毛囊蠕形螨雌（含卵）雄成虫

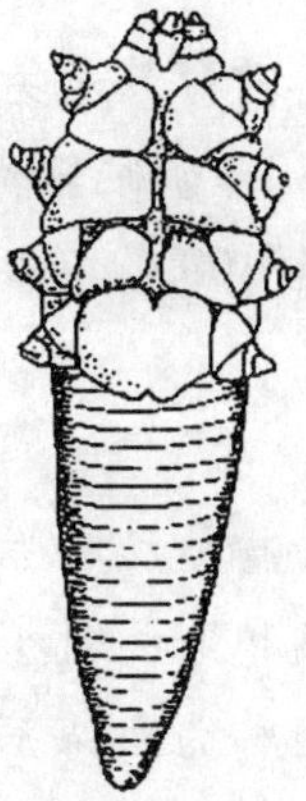

图 4-31　皮脂蠕形螨成虫

人体蠕形螨各个发育阶段，必须在人体进行。毛囊蠕形螨可寄生于面部、头皮、乳头、胸、臂、阴茎等处皮脂腺上的毛囊内，以皮脂腺较丰富的颜面部感染率最高，颜面部又以鼻尖、鼻翼、颏部较多。毛囊蠕形螨寄生于毛囊深部，一个毛囊常有数个螨，多时可达 18 个。

皮脂蠕形螨常单个寄生于皮脂腺和毛囊中。蠕形螨主要刺吸宿主上皮细胞、腺细胞和取食皮脂腺分泌物为营养。蠕形螨属负趋光性，但对温度较敏感，发育最适宜温度为 37℃，54℃为致死温度。蠕形螨在夏季寄生于人体的密度最高。

（三）致病与流行

蠕形螨寄生于人体，一般不出现明显症状，但有时也可因蠕形螨的寄生引起毛囊炎、睑缘炎和继发感染。临床表现为鼻尖、鼻翼两侧、颊、颏、眉间等处血管扩张，面部患处轻度潮红，继而皮肤出现弥漫性潮红、充血，发生红斑湿疹或散在针尖大小至粟粒大小红色痤疮状丘疹、脓疮、结痂及脱屑。皮肤有痒感和烧灼感。患酒渣鼻、痤疮、脂溢性皮炎和睑缘炎等皮肤病患者，常同时有蠕形螨寄生。

人体感染蠕形螨呈世界性分布。国内已有 10 多个省、市报道有蠕形螨的感染，山东人体感染率为 31% ~82%，上海人体感染率为 37.3% ~86.6%，男性略高于女性。感染年龄范围从 4 个月到 90 岁，其中 40 ~60 岁感染率最高。人体感染以毛囊蠕形螨最为常见，部分患者可被二种蠕形螨同时寄生。人体感染蠕形螨可通过皮肤直接接触；或由毛巾等物间接接触而感染。

（四）实验诊断

查到蠕形螨即可确诊。检查方法可用痤疮压迫器或用手挤压患处，将挤出物刮下，置于滴有花生油或甘油的载玻片上，加盖玻片轻压后镜检。亦可将挤出的分泌物用解剖刀刮下，涂抹于透明胶纸上，直接粘在载玻片上镜检。

（五）防治原则

加强卫生宣传教育，避免和患者直接接触，毛巾要专用，以防感染。外用药有苯甲酸苄酯，5% ~10% 硫磺软膏或外擦毛囊虫糊剂（白降汞 5、硫磺 10、氧化锌 20、淀粉 15、凡士林加至 100）。有时需内服相应药物，如维生素 B_6、复合维生素 B、甲硝唑（灭滴灵）。

小结 节肢动物是动物界中种类最多的一门。危害健康的节肢动物分属 6 个纲，最重要的是蛛形纲和昆虫纲。能传播病原体的节肢动物称为媒介节肢动物，由媒介节肢动物传播的疾病称为虫媒病。医学节肢动物对人体的危害有直接危害和间接危害，最大的危害是间接危害，即传播疾病。

判定一个地区某种节肢动物是否是某种疾病的传播媒介，必须具备生物学证据、流行病学证据、自然感染的证据和实验感染的证据。

昆虫纲是节肢动物中种类、数量最多的一纲。昆虫有足 3 对，虫体分头、胸、腹三部分。昆虫从卵发育到成虫的整个过程中，其形态、生理和生活习性的一系列变化称为变态。昆虫的变态分为全变态和不全变态。

蚊是一类最重要的医学昆虫，发育为全变态。与疾病有关的蚊类主要有按蚊属、库蚊属和伊蚊属。国内主要传病蚊种有中华按蚊、嗜人按蚊、微小按蚊、大劣按蚊、淡色库蚊、致倦库蚊、白纹伊蚊等。人类疟疾的传播媒介为按蚊。班氏丝虫病的传播媒介为淡色库蚊、致倦库蚊，马来丝虫病的传播媒介为中华按蚊和嗜人按蚊。流行性乙型脑炎传播媒介为三带喙库蚊、致倦库蚊、淡色库蚊、白纹伊蚊等。登革热主要传播媒介为埃及伊蚊及白纹伊蚊。

蝇的发育为全变态。与人类疾病有关的蝇多为蝇科、丽蝇科、麻蝇科及狂蝇科的蝇种。蝇类对人体的危害主要是传播疾病和寄生人体。蝇类主要的传病方式是机械性传播。眼结膜吸吮线虫病和锥虫病为生物源性传播。蝇类幼虫寄生于组织或器官中，引起蝇蛆病。

白蛉是一种小型吸血昆虫，发育为全变态。白蛉主要传播黑热病。我国黑热病的主要传播媒介是中华白蛉，此外，还有中华白蛉长管亚种、吴氏白蛉和亚历山大白蛉。

蚤的生活史为全变态。蚤是传播鼠疫等人兽共患病的媒介。除鼠疫外，还可以传播鼠型斑疹伤寒和绦虫病。

寄生于人体的虱有两种，即人虱和耻阴虱，其发育为不全变态。耻阴虱的传播主要通过性接触。虱可以传播流行性斑疹伤寒和虱媒回归热。

臭虫发育为不全变态。臭虫对人的危害主要是吸血骚扰，影响睡眠。

蜚蠊俗称蟑螂，发育为不全变态。蜚蠊体内外可携带多种病原体，如细菌、病毒、原虫包囊和蠕虫卵等。

蛛形纲的特征：虫体分头胸部和腹部，或头胸腹融合为一体，无触角、无翅，成虫有足4对。与人类疾病有关的蛛形纲节肢动物分布在蝎亚纲、蜘蛛亚纲和螨亚纲，其中仅螨亚纲传病。螨亚纲节肢动物的特征为头胸腹融合为一。与医学有关的螨亚纲节肢动物有蜱、革螨、恙螨、疥螨、蠕形螨、尘螨等。

蜱分软蜱和硬蜱两科。对人的危害有直接危害和传播疾病（森林脑炎、蜱媒回归热、蜱媒出血热等）。

恙螨仅幼虫阶段寄生于人或动物，为恙虫病和恙螨性皮炎的传播媒介。

疥螨寄生于宿主皮肤表皮层内，引起疥疮。皮下查到疥螨确诊。

寄生在人体的蠕形螨有毛囊蠕形螨和皮脂蠕形螨。毛囊蠕形螨可寄生于面部、头皮、乳头、胸、臂、阴茎等处皮脂腺上的毛囊内，以皮脂腺较丰富的颜面部感染率最高，颜面部又以鼻尖、鼻翼、颏部较多。皮脂蠕形螨常单个寄生于皮脂腺和毛囊中。蠕形螨寄生于人体，一般不出现明显症状，但有时也可因蠕形螨的寄生引起毛囊炎、睑缘炎和继发感染。用透明胶纸粘贴法等方法查到蠕形螨而确诊。

思考题

1. 常见医学节肢动物中，哪些属于寄生虫病的媒介，传播哪些寄生虫病？

2. 常见医学节肢动物中，哪些属于永久性寄生虫，可以引起什么寄生虫病，用何方法可以确诊？

（范志刚　吕　刚）

第五章

人体寄生虫学实验诊断技术

人体寄生虫病严重危害人类的健康，甚至生命。如何快速、准确的诊断寄生虫疾病，排除类似临床表现或体征的疾病，从而拯救生命是每一位医疗工作者的愿望和职责，同时是每一位医疗工作者应当必须具备的技能。本章将较详细地介绍人体寄生虫学实验诊断技术与技能。

第一节　病原学诊断技术

寄生虫病病原学的检查方法包括粪便检查、血液检查、分泌物检查和活组织检查。

一、粪便检查

粪便检查是诊断肠道寄生虫病的主要方法。为取得准确的结果，必须采用新鲜的粪便。容器要洁净、干燥，防止污染。

（一）直接涂片法

此法适用于检查各种蠕虫卵、原虫的滋养体和包囊，是一种简便常用的方法。但因检查时所用粪便的量较少，如果粪便中虫卵或原虫稀少时，往往不易查到。连续作3张涂片，可提高检出率。

1. 蠕虫卵的检查

取洁净的载玻片1张，在中央滴2～3滴生理盐水，用牙签挑取火柴头大小的粪便，在生理盐水中涂抹均匀，形成一层薄粪膜，加盖玻片镜检。粪膜厚薄以能透过涂片隐约可辨认书上的字迹为宜。

2. 原虫的检查

（1）活滋养体的检查　涂片方法和蠕虫卵检查相同，但涂片应稍薄些。应选择带有黏液或血液的粪便做涂片。滋养体易受外界气候影响，气温越接近体温，活动越活跃，越有利于检查诊断。

（2）包囊碘液染色检查　在直接涂片上加1滴碘液，或先将碘液滴在载玻片上，挑取少量粪便在碘液中涂匀，然后加盖片镜检。

碘液配制：碘化钾4g，碘2g，蒸馏水100ml。

（3）隐孢子虫卵囊的染色检查　粪便经过滤，制成粪膜，晾干后，甲醇固定3～5分钟，用姬氏染色液染色。或用火焰固定，以10%亚甲蓝及10%硼砂染色0.5～1分钟，然后用丙酮脱水固定，水洗，以0.1%伊红复染1分钟，然后用丙酮脱水1～2分钟，油镜观察。

（二）厚涂片法（改良加藤氏法）

取约50mg经不锈钢筛除去粪渣的粪便，置于载玻片上，覆以浸透甘油－孔雀绿溶液的玻璃纸，轻压，使粪便铺开，放入30～36℃温箱中约半小时或25℃约1小时，等待粪膜稍干即可镜检。使用此方法需掌握粪膜的厚度和透明的时间。如粪膜厚，透明时间较短，虫卵难以被发现。如透明时间过长，则虫卵变形，也不易辨认。

玻璃纸的准备：选用有吸水性的玻璃纸，将其剪成22mm×30mm大小，浸于甘油－孔雀绿溶液（含纯甘油100ml，水100ml和3%孔雀绿1ml）中，至少浸泡24小时至玻璃纸呈现绿色。

（三）浓集法

浓集法是用较多的粪便，经不同方法处理后，使粪便中的虫卵或包囊浓集易于检出，故检出的阳性率比直接涂片法高。

1. 沉淀法

沉淀法是利用虫卵、包囊的比重大于水，用不同的方法使虫卵或包囊沉降于容器的底部而提高检出率。

（1）自然沉淀法　取感染者粪便20～30g，加水调成混悬液，经金属筛过滤于锥形量杯内，再用清水冲洗筛上的残渣，直至量杯将满，静置20～30分钟，倒去上层粪液，留下沉淀物，重新加满清水，在静置20～30分钟，倒去上层粪液。如此反复数次，直至上层液澄清为止。最后倒去上清液，取沉渣镜检（图5－1）。自然沉淀法适用于各种蠕虫卵的检查，由于钩虫卵及原虫包囊的比重比较小，效果不佳。

（2）离心沉淀法　将滤去粗渣的粪便置于离心管中，1500～2000r/min，离心1～2分钟，弃去上液，加入清水，再行离心，如此反复进行3～4次，直至上层液澄清为止，弃去上清液，取沉渣镜检。此法适用于虫卵及包囊的检查。

（3）醛醚沉淀法　取粪便1～2g，加水10～20ml调匀，将粪便混悬液经2层纱布（或100目金属筛网）过滤，2000r/min离心，倒去上层粪液，沉渣加水10ml调匀，离心2分钟，倒去上清液，加10%甲醛7ml、5分钟后加乙醚3ml，塞紧管口并充分摇匀，去塞子，离心2分钟，即可见管内自上而下分为4层。取管底沉渣涂片镜检。

2. 漂浮法

漂浮法是用比重较大的溶液，使粪便中的蠕虫卵或原虫包囊上浮，集中于液体表层。常用的方法有饱和盐水漂浮法、硫酸锌离心浮聚法及蔗糖离心浮聚法。

（1）饱和盐水漂浮法　自粪便的不同处挑取蚕豆粒大小的粪便，置于漂浮管中加

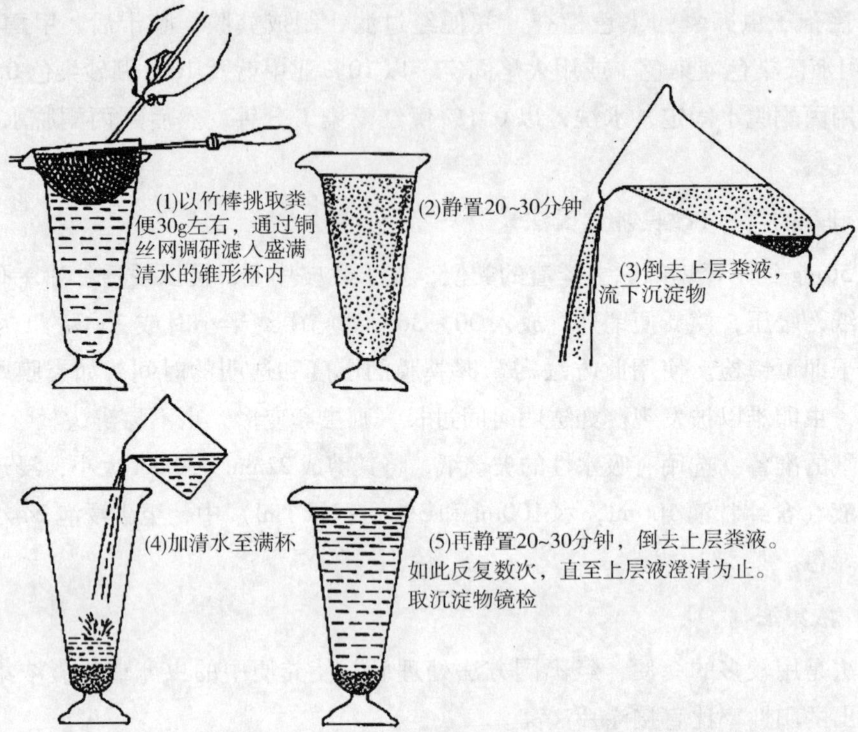

图 5－1　粪便沉淀法

入少量饱和盐水（浓度约为 37.5%，比重约为 1.20），用竹签将粪便调匀，除去漂浮的大块残渣，再加饱和盐水至接近管口，然后改用吸管慢慢滴加，使液面略高于管口以不溢出为准。在管口上覆盖一张洁净载玻片，静置 15～20 分钟，轻轻将载玻片提起，并迅速翻转防止玻片上的液体滴落，加盖片镜检（图 5－2）。饱和盐水漂浮法对检查线虫卵效果最好，尤以检查钩虫卵效果最佳。

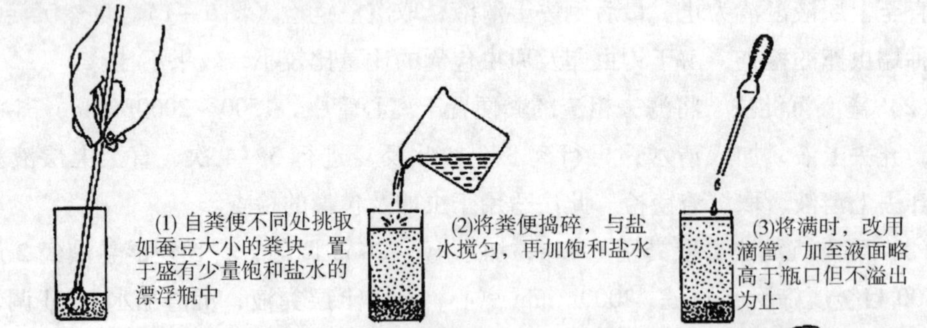
(1) 自粪便不同处挑取如蚕豆大小的粪块，置于盛有少量饱和盐水的漂浮瓶中
(2)将粪便捣碎，与盐水搅匀，再加饱和盐水
(3)将满时，改用滴管，加至液面略高于瓶口但不溢出为止
(4)取出洁净载玻片一张盖在瓶口上，静置15分钟左右
(5)如图垂直向上提起载玻片
(6)敏捷地翻转，覆以盖玻片镜检

图 5－2　饱和盐水漂浮法

饱和盐水配制：将食盐徐徐加入盛有沸水的容器内，不断搅动，直至食盐不再溶解为止。

（2）硫酸锌漂浮法　将滤去粗渣的粪便置于离心管内，反复离心沉淀 3～4 次至水清为止，弃去上清液，在沉淀物中加入少量比重为 1.18 的硫酸锌溶液（浓度为 33%），使之与沉淀物混匀后，再继续加硫酸锌溶液，随加随调匀，加至离心管口约 1cm 处为止，500r/min 离心 2 分钟，用接种环挑取表面液体置于载玻片上，加盖片镜检。此方法适用于检查原虫包囊和蠕虫卵。

（3）蔗糖离心漂浮法　取粪便 5g，加水 15～20ml，经过滤后取滤液离心，弃去上清液，加蔗糖溶液（蔗糖 454g，蒸馏水 355ml，石炭酸 6.7ml）再离心，然后取表液膜加盖片镜检。此法适用于检查粪便中隐孢子虫的卵囊。卵囊在漂浮液中浮力较大，常紧贴于盖片下，但 1 小时后卵囊脱水变形不易辨认，故应立即镜检。

（四）孵化法

某些虫卵在适宜的外界条件下，短时间内可孵化出幼虫，以便用肉眼或放大镜直接观察。

1. 毛蚴孵化法

根据血吸虫卵内的毛蚴在温度适宜的清水中，短时间内可孵出毛蚴的特性，本法用于诊断早期血吸虫病患者。取粪便约 30g，先经沉淀法浓集处理，将所得的沉淀物倒入 500ml 的锥形瓶内，加清水（城市中需用去氯水）至瓶口，将锥形瓶放 25℃～30℃条件下孵化，4～6 小时后用肉眼或放大镜观察结果。近水面处有毛蚴作直线运动。必要时可用吸管将毛蚴吸出，置于载玻片上，在显微镜下鉴别。

2. 钩蚴培养法

钩虫卵在适宜的条件下可很快发育并孵出幼虫，钩蚴用肉眼或放大镜即可看到，不需使用显微镜，且阳性率比粪便涂片法高 7 倍。

取口径 1cm，长 10cm 的试管，加入冷开水 1～2ml，将滤纸剪成与试管等宽但较试管稍短的“T”字形纸条，取黄豆粒大小的粪便涂在纸条的中部，将纸条插入试管内，下端浸泡在水中，以粪便不接触水面为宜，置 20℃～30℃中培养。每天沿管壁补充管内蒸发失去的水分。3～5 天后取出滤纸条，用肉眼或放大镜检查试管底部（图 5－3）有无钩蚴，如有，可见在水中常作蛇形运动。

（五）带绦虫孕节片检查法

从粪便中挑出孕节片，用清水洗净后放在两张载玻片之间，轻轻压平，对着光线查看子宫分枝的数目。为了辨认清楚可用注射器，从孕节片的一端的正中部插入子宫主干徐徐注入墨汁或卡红液，待子宫分枝充满颜色后，在观察其子宫分枝。检查时需注意避免虫卵污染。

卡红染液配制：钾明矾饱和液 100ml，卡红 3g，冰醋酸 10ml，混合后放 37℃温箱

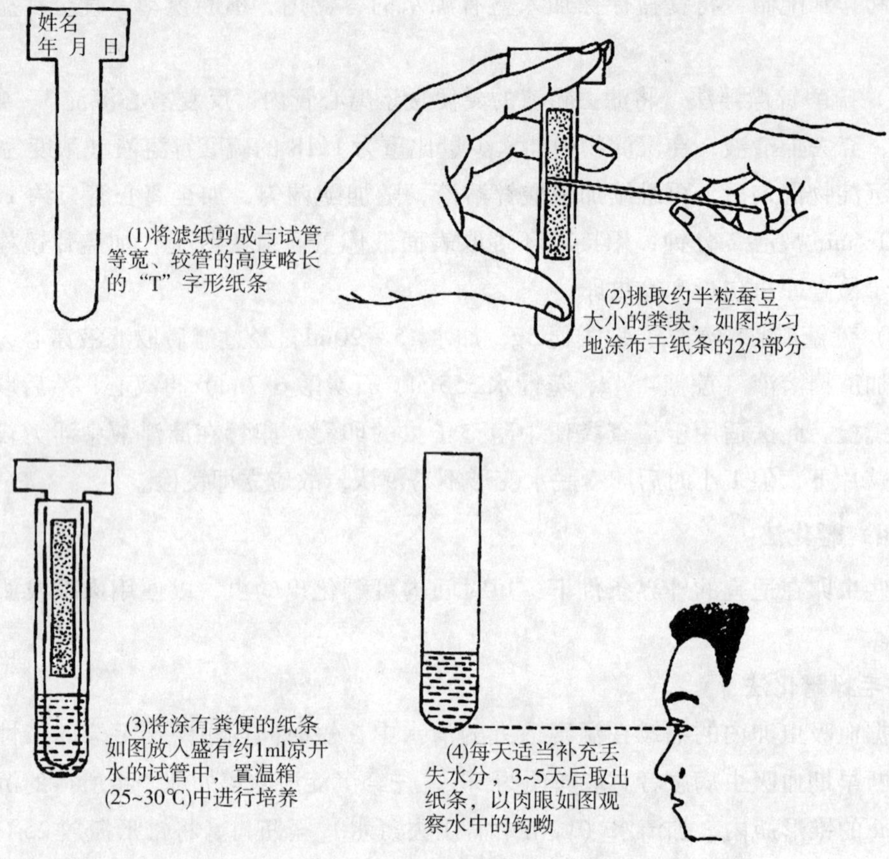

图 5－3　钩蚴培养法

内过夜，过滤后即可使用。

（六）绦虫检查法

为了鉴定虫种或考核驱虫效果，都需淘洗粪便中虫体。取患者粪便加水搅拌，用筛或铁纱滤出粪渣，经水反复冲洗后，倒在盛有清水的玻璃平皿内，下面放一黑色底衬，寻找混杂在粪便中的虫体。

（七）虫卵计数法

将粪便通过尼龙筛加压过滤，除去粗渣，再将滤过的粪便置于塑料定量板（或铜质定量板）小孔内（孔径 5.9mm，厚度 1.4mm）刮平，粪便量即为 42±2mg，将已定量的粪便在玻片上涂开。一份粪便做 3 张涂片。覆盖浸透甘油－孔雀绿溶液的玻璃纸，压匀，放室温 1 小时即可镜检，或过夜镜检。以 3 张涂片（总粪量 126mg）获得的虫卵数相加计算结果：

$$\frac{3\text{张涂片虫卵总数}\times 24}{3}=\text{虫卵数/g（EPG）}$$

此法简单，携带方便，适用于肠蠕虫卵的普查，了解人群的感染情况及评价防治效果。

二、血液检查

血液检查是诊断疟疾、丝虫病等的主要方法。用75%的乙醇消毒后，由耳垂或指尖取血，涂制血膜进行检查。应用洁净、无油质、无灰尘的载玻片。血涂片分厚、薄血膜。

（一）检查疟原虫

1. 薄血膜制片

取一小滴血在载玻片的1/3与2/3交接处，用边缘光滑的载玻片为推片，将推片的一端与血滴接触，待血液沿推片边缘扩散后，自右向左匀速推成薄血膜。操作时两载玻片的夹角为30°~45°。理想的薄血膜，应是一层均匀分布的细胞。

2. 厚血膜制片

载玻片的另一端1/3处滴一大滴血，以推片的一角将血滴自内向外作螺旋形摊开，使之成为直径1cm、厚薄均匀的血膜。厚血膜为多层血细胞的重叠，约为20倍薄血膜的厚度。血膜晾干后，用蒸馏水溶血，脱去血红蛋白，待血膜呈灰白色时，将水倒去晾干。理想的厚血膜应是在每个油镜视野中看到10~15个白细胞核。

疟原虫检查多将厚、薄血膜制在同一载玻片上（图5-4）。

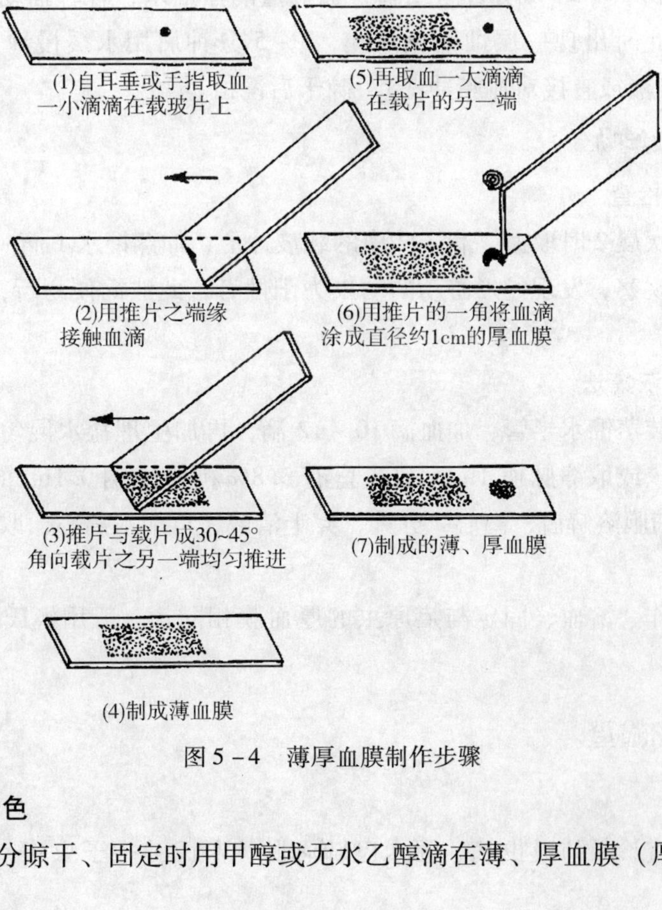

图5-4　薄厚血膜制作步骤

3. 固定和染色

血片必须充分晾干、固定时用甲醇或无水乙醇滴在薄、厚血膜（厚血膜需先溶血、晾干后固定）上，晾干用姬氏染剂或瑞氏染剂染色。

（1）姬氏染液染色法　此液染色效果良好，血膜褪色较慢、保存时间较久，但染色时间较长。

染液配制：姬氏染剂粉 1g、甲醇 50ml、纯甘油 50ml。将姬氏染剂粉置于研钵中，先加少量甘油充分研磨，不断加甘油再磨，直至 50ml 甘油加完。倒入棕色瓶中，然后分几次用甲醇冲洗钵中的甘油染粉，倒入瓶中，直至 50ml 甲醇用完。塞紧瓶塞，充分摇匀，置 65℃温箱内 24 小时或室温 1 周后过滤备用。

染色方法：用 pH7.0～7.2 的缓冲液稀释姬氏染液，缓冲液与染液比例约为 10∶1。将稀释的姬氏染液滴于已固定的薄、厚血膜上，染色 20～30 分钟，再用缓冲液冲洗，血片干后镜检。

（2）瑞氏染液染色法：此法操作简便，适用于临床诊断，但甲醇挥发甚快，在血片上染液易发生沉淀，并易褪色，保存时间不长。

染液配制：瑞氏染剂粉 0.1～0.5g、甲醇 97ml、甘油 3ml。将瑞氏染剂加入甘油中充分研磨，然后加入少量甲醇，研磨后倒入瓶内，再分几次用甲醇冲洗研钵中的甘油染液，倒入瓶内，直至用完为止，摇匀，24 小时后过滤备用，一般在 1～2 周后过滤。

染色方法：瑞氏染液含甲醇，血膜不需先固定。滴染液覆盖全部厚、薄血膜上（厚血膜需先溶血），0.5～1 分钟后用滴管加等量的蒸馏水，轻轻摇动载玻片，使蒸馏水和染液混匀，此时出现一层灿铜色浮膜，3～5 分钟后用水缓慢地从玻片一端冲洗（注意勿先倒去染液或直接对血膜冲洗），晾干后镜检。

（二）检查微丝蚴

1. 新鲜血片检查

夜间 9 时到次晨 2 时取血，滴于洁净的载玻片上，加蒸馏水 1 滴～2 滴混匀后加盖玻片在低倍镜下观察，发现蛇形游动的幼虫为阳性者，此法简便易行，但阳性率较低，且不能鉴别虫种。

2. 活微丝蚴浓集法

在离心管内装蒸馏水半管，加血滴 10～12 滴，再加生理盐水混匀，离心沉淀 3 分钟，取沉渣检查，或取静脉血 1ml，放入盛有 3.8% 枸橼酸钠 0.1ml 的试管中，摇匀，加水 9ml，待红细胞溶解后，离心 2 分钟，弃上清液，再加水离心，取沉渣镜检。

3. 厚血膜法

厚血膜的制作、溶血、固定与疟原虫的厚血膜相同。一般用姬氏染液或瑞氏染液染色。

三、分泌物检查

1. 痰

可以用来检查诊断肺吸虫病、阿米巴肺脓肿、卡氏肺孢子虫病。检查肺吸虫病、肺溶组织阿米巴病用直接涂片法。选择带血或铁锈色的痰涂于滴有生理盐水的载玻片，加盖玻片镜检。也可用浓集法将患者的痰液加等量10% NaOH溶液，充分搅拌后在37℃静置约2小时，离心沉淀，取沉淀物涂于载玻片上镜检。

2. 十二指肠液和胆汁

检查十二指肠抽出液与胆汁，用以诊断华支睾吸虫病及蓝氏贾第鞭毛虫引起的腹泻与胆囊炎。取出十二指肠液或胆汁滴于载玻片上，加盖玻片镜检。也可经离心沉淀后，吸取沉渣镜检。

3. 尿

检查尿液可用来检查阴道毛滴虫或丝虫。

怀疑感染有阴道毛滴虫的女性或男性的尿液经离心后，取沉渣检查。

怀疑丝虫病时，取乳糜尿加等量乙醚，用力震荡使乳糜中的脂肪溶解于乙醚内，吸去脂肪层，离心沉淀，吸取沉淀物检查微丝蚴。

4. 阴道分泌物

检查阴道分泌物用以检查滴虫性阴道炎。用消毒棉拭子从阴道后穹隆、子宫颈和阴道壁拭取分泌物，涂于载玻片上的生理盐水中，加盖片即刻镜检，可发现活动的阴道毛滴虫。或待涂片干燥后，进行姬氏或瑞氏染剂染色再镜检。

四、活组织检查

（一）组织压片法

常用于检查旋毛虫、猪囊尾蚴、皮肤型肺吸虫病等。

1. 检查旋毛虫

用外科手术从患者的腓肠肌或肱二头肌取米粒大小的肌肉，置于载玻片上，加50%甘油1滴，用解剖针分离肌纤维，压片检查。

2. 检查猪囊尾蚴、肺吸虫

用外科手术摘取皮下、肌肉中的结节，去除外层纤维被膜，放在两张载玻片中间，压片镜检，或经组织固定后做切片染色检查。

（二）穿刺检查

常用于黑热病的诊断。常用骨髓穿刺和淋巴结穿刺。

骨髓穿刺中常用髂骨穿刺。抽取少量的骨髓液做薄涂片，待干、固定、染色、镜检。

淋巴结穿刺：用于黑热病的疗效考核或复发检查，一般选腹股沟淋巴结。用左手固定较大的淋巴结，右手用干燥无菌的小针头刺入淋巴结，取出淋巴液，做涂片，染色镜检。

（三）皮肤检查

1. 用途

用于检查皮肤型黑热病、疥螨、蠕形螨感染。疥螨、蠕形螨检查见节肢动物有关章节。

检查时，对皮肤出现丘疹、结节等疑似皮肤型黑热病或东方疖患者，用无菌手术刀片，在病变处刮取组织液，涂片、固定、染色、镜检。

2. 肛周拭子法

本法适用于在肛周产卵（蛲虫）或常在肛周查见虫卵（牛带绦虫）的蠕虫卵检查。

（1）棉签拭子法　将做好的棉签放于装有2~3ml生理盐水的小试管中备用。用时先挤去棉签中多余的盐水，用棉拭子在患者肛门会阴周围皮肤褶皱擦拭，而后将棉签仍放入原试管内，经充分浸洗后，提起棉签并贴紧管壁挤去多余水分，弃去棉签，将试管静置十余分钟或经离心沉淀后，倒去上层液，吸取沉淀物涂片镜检。

（2）透明胶纸法　将透明胶纸剪成3~5cm长，贴在载玻片上备用。检查时将此胶纸条掀起，粘擦肛门周围的皮肤，然后将有胶面平贴于载玻片上，镜检。

五、寄生虫的形态鉴别技术

（一）活体染色

主要用于检查溶组织内阿米巴滋养体，活滋养体经煌焦油蓝、伊红染液染色后呈亮绿色，而视野背景呈淡红色，滋养体仍能活动。死滋养体经染色后，则呈淡红色，其核清晰可辨。

1. 染液配制

甲液：将0.2g煌焦油蓝、0.55g氯化钠、1.1g枸橼酸钾、0.1ml饱和氯化高汞溶液溶于100ml蒸馏水中即可。

乙液：将1.0g水溶性伊红溶于100ml蒸馏水中即可。

2. 染色方法

（1）在载玻片中央滴一滴生理盐水。

（2）取少量脓血便在生理盐水中涂成薄涂片。

（3）将甲、乙两液等量混合，吸一滴混合好的染液滴在涂片上，加盖玻片镜检。

（二）快速透明观察

主要用于观察小型线虫，最好是活虫体，如已固定，则可用石炭酸透明，虫体结构才清晰易观察。

1. 透明剂的配制

取石炭酸（液体）88ml，加纯乙醇12 ml，混匀后即为88%的石炭酸液，即透明剂。

2. 观察方法

可取线虫放入配好的石炭酸液中，也可将虫体置于载玻片上，吸取石炭酸液滴于虫体上，加盖盖玻片，不久虫体即可透明。镜下观察完毕后如需保存则可将虫体移入甘油乙醇中。

（三）铁苏木素染色制片法

经本法染色制片后，标本可长期保存。

1. 固定液、染液等的配制

（1）肖氏固定液　吸取饱和升汞水溶液（浓度为6.9%）66ml、95%乙醇33ml和冰醋酸5～10ml，三者混匀即可。

（2）铁苏木素染液　先将苏木素结晶0.5g溶于95%乙醇5ml中，然后加100ml的蒸馏水混匀。

铁苏木素染液配好后，瓶口用棉花或几层纱布蒙住封好。将染液瓶放在日光下暴晒，经过2～4周后即可使用。但不宜用软木塞或玻璃塞密封。如急用可将染液置于37℃温箱内经2周氧化后再用。

（3）褪色剂（2%铁明矾液）　将2g硫酸铵铁溶于100ml蒸馏水中即可。

（4）媒染剂（4%铁明矾液）　将4g硫酸铵铁溶于100ml蒸馏水中即可。

2. 染色操作步骤

（1）固定　将含原虫的粪便涂成薄片，浸泡在40℃的肖氏固定液中固定3～5分钟。

（2）脱汞　将固定后的湿片放入碘乙醇中约15分钟，涂片呈棕黄色，说明升汞已变成碘化汞，再将涂片取出迅速移入70%乙醇内放置1小时或过夜，使碘化汞溶于乙醇中。

（3）媒染　将涂片自70%乙醇中取出，再放入50%、30%乙醇内各5分钟，然后用清水冲洗10分钟，将涂片置于热的（40℃）4%的铁明矾液内（新配制）5～10分钟，取出涂片用自来水冲洗半小时，再用蒸馏水清洗。

（4）染色　将涂片置于40℃的铁苏木素染液中5～10分钟或稍久。染液如不加热，染色时间需6小时或过夜，以标本表面染成黑色为准。

（5）褪色　将涂片从染液中取出置于冷的2%铁明矾液中褪色2分钟，用清水冲洗后，置显微镜下观察细胞核是否明显。如染色过深，可继续褪色，直到细胞核清晰为止。然后用清水冲洗至涂片颜色变蓝为止，大约15～30分钟，再用蒸馏水冲洗。

（6）脱水　将标本依次置于30%、50%、70%、80%、95%、纯乙醇1及纯乙醇2中各2～5分钟。

（7）透明与封片　将涂片置于二甲苯1、二甲苯2中各2～5分钟，再滴加稀的加拿大胶于涂片上，加盖盖玻片封好。

（四）蠕虫卵死活的鉴别

主要是为了鉴定虫卵的生活力和感染力。首先在镜下观察虫卵，如果虫卵变形明显，其细胞内具有油滴状空泡，胚质浑浊等特征，表明虫卵已死，如镜下变化不明显时需进一步鉴定，主要采取虫卵孵育和染色的方法加以鉴别。

1. 蛔虫卵和蛲虫卵

（1）孵育法　将虫卵置于直径 9cm 的滤纸上，在培养皿底部铺一层棉花，将放置虫卵的滤纸放在培养皿的棉花上，在滤纸及棉花上滴加 1.5% ~2% 的甲醛少许，然后把培养皿放在 26 ~30℃的温箱中孵育，每隔 1 ~2 天在培养皿上滴加甲醛少许，以保持湿润，2 周后取出培养物，滴加 50% 甘油生理盐水制成涂片，镜检卵内有无幼虫。蛲虫卵用此法，在 36 ~37℃温箱内，1 周即可观察结果。

（2）染色法　吸取一滴 1∶10000 的焦油蓝水溶液滴在虫卵上，盖上盖玻片，轻压盖玻片时死的幼虫不出卵壳，经 2 小时即着色，活的幼虫则自卵壳内钻出，2 小时内不着色。

2. 日本血吸虫卵

采用草酸美蓝染色法即可鉴别日本裂体吸虫卵的死活。

（1）草酸美蓝染液的配制　称取草酸结晶 0.1g 溶于 20ml 蒸馏水中，然后再加入 0.05g 美蓝，充分震荡使之溶解，即成 0.25% 的草酸美蓝染液。

（2）染色方法　取被检粪便涂片，在涂片上滴一滴草酸美蓝染液，室温下染色 20 分钟后镜检。如检查活组织内的虫卵，则将组织块放入小试管中，加入 0.01ml 0.25% 的草酸美蓝染液染色即可。镜下成熟活卵呈金黄色，不成熟或死卵呈蓝色。

六、人工培养

（一）溶组织内阿米巴

常用洛克氏（Locke）营养琼脂血清培养基。

1. 培养基的配制

固体部分：成分为牛肝浸膏 3g，蛋白胨 5g，琼脂 15g，洛克氏液 1000ml。将上述成分混合，加热充分溶解，分装于消毒试管中，每管 5ml，用棉花塞紧管口，经 15 磅 20 分钟高压灭菌后，取出斜放于室温中，使凝成斜面。冷却后置冰箱贮存备用。

液体部分：即洛克氏液，成分有氯化钠 8g，氯化钾 0.2g，氯化钙 0.2g，氯化镁 0.01g，磷酸氢二钠 2g，磷酸二氢钾 0.3g，蒸馏水 1000ml。配制时将氯化钙、氯化镁另分装于小瓶，分别高压灭菌后，再合并以免发生沉淀。洛克氏液每次配制 2000ml，其中 1000ml 用于配制固体部分，另 1000ml 置于冰箱备用。

米粉消毒：将米粉装入小瓶，经 15 磅 20 分钟高压灭菌后置于 70℃烤箱 30 分钟。

血清灭活：将兔（或人、牛）血清装入试管，置于 56℃水浴中灭活 30 分钟。

2. 操作方法

无菌操作，每只培养管内加入洛克氏液 2ml，灭活血清 0.5ml，米粉、青霉素、链霉素少许，置温箱预热 15 分钟，以消毒白金耳取豌豆大小的粪便，在培养管壁上研碎混于培养液中，置 37℃温箱 24～28 小时后检查有无滋养体生长，若需保种每天接种 1 次。

（二）阴道毛滴虫

常用肝浸汤培养基。

1. 培养基的配制

将兔肝（或猪肝）15g 剪碎放入 100ml 蒸馏水中，置冰箱过夜，次日煮沸 30 分钟，纱布过滤去渣，加足失去的水量，即为肝浸汤。之后加入蛋白胨 2g，氯化钠 0.5g，半胱氨酸盐酸盐 0.2g，麦芽糖 1g，加热溶解，调整 pH 至 5.6～5.8，滤纸过滤，分装，每管 8ml，高压灭菌（8 磅，20 分钟）后置 37℃温箱 24～48 小时，检查无菌后，置冰箱备用。

2. 操作方法

接种前将培养基煮沸 10 分钟，冷却后每管加无菌灭活马血清 2ml，将阴道或前列腺分泌物或尿液，接种于培养基内，37℃温箱中培养 48 小时镜检，如需保种，2 天～3 天转种 1 次。

（三）杜氏利什曼原虫

用 NNN 培养基进行培养。

1. 培养基的配制

琼脂 14g，氯化钠 6g，蒸馏水 900ml，混合后加热使其完全溶解，分装试管内，每管 4.5ml，经高压灭菌（15 磅，20 分钟）后，放冰箱内贮存备用。

用时将培养基溶化，冷至 48℃时，每管加无菌去纤维蛋白兔血 1.5ml，摇转试管使血与培养基充分混合，制成斜面，将其置 37℃温箱，经 24 小时，检查无菌生长即可使用。

2. 操作方法

以病人的骨髓或淋巴穿刺液、皮肤刮取物或感染动物的脾、肝组织及穿刺液为培养物。穿刺术应严格无菌操作。穿刺用的针筒先抽取 0.2ml 洛克液，穿刺后将穿刺液与洛克氏液充分混合，接种于培养基内，置 22～28℃温箱中培养 10～12 天检查结果。若要保种需 10～12 天转种 1 次，转种前需在培养基内加 0.2ml 洛克液。

第二节　免疫学诊断技术和分子生物学诊断技术

对于在感染早期、轻度感染、单性感染（仅有雄虫）、隐性感染或由于特殊的寄生部位而使病原检查十分困难的寄生虫病以及难以根据症状、体征、病原检查作出诊断的寄生虫病，免疫学诊断和分子生物学诊断均有突出的优势，其可作为辅助诊断手段。鉴于免疫学诊断技术和分子生物学诊断技术相关内容在免疫学和分子生物学内容中均有详细的介绍，本节重点介绍与寄生虫病诊断相关的技术及其适用范围。

一、免疫学诊断技术

1. 皮内试验

用于多种蠕虫病，如吸虫病、囊虫病等的辅助诊断和流行病学调查。本方法简单、快捷、尤适用于现场应用，但假阳性率较高。

2. 免疫扩散和免疫电泳

用于某些寄生虫病的免疫诊断、寄生虫抗原鉴定和检测免疫血清的滴度。

3. 间接红细胞凝集试验

鉴于其操作简单，特异性和敏感性均较理想，此技术现用于诊断疟疾、阿米巴病、弓形虫病、血吸虫病、囊虫病、旋毛虫病、肺吸虫病和肝吸虫病等。

4. 间接荧光抗体试验

本法有较高的敏感性和特异性，可用于寄生虫病快速诊断，流行病学调查和疫情监测，鉴定抗原、抗体和免疫复合物。目前已用于疟疾、弓形虫病、血吸虫病、包虫病、肺吸虫病、肝吸虫病和丝虫病等的诊断。

5. 对流免疫电泳试验

用于阿米巴病、弓形虫病、贾第虫病、肺吸虫病、血吸虫病、棘球蚴病和旋毛虫病等血清学诊断和流行病学调查。

6. 酶联免疫吸附试验

可用于宿主体液、排泄物和分泌物内特异抗体或抗原的检测。

7. 免疫酶染色试验

适用于弓形虫病、吸虫病、囊虫病、丝虫病等的诊断和流行病学调查。

8. 免疫印迹试验

本法具有高度敏感性和特异性，用于寄生虫抗原分析和寄生虫病的免疫诊断。

二、分子生物学诊断技术

本项技术主要包括 DNA 探针（DNA probe）和聚合酶链反应（polymerase chain reaction，PCR）两种技术。

1. DNA 探针技术

目前，DNA 探针已用于疟原虫、弓形虫、隐孢子虫、贾第虫、血吸虫、棘球蚴、猪带绦虫、猪囊虫和丝虫等虫种的鉴定和相应疾病的诊断。

2. PCR 技术

PCR 技术多用于寄生虫病的基因诊断、分子流行病学研究和种株鉴定、分析等领域。已应用的虫种包括利什曼原虫、疟原虫、弓形虫、阿米巴、巴贝氏虫、贾第虫、血吸虫、旋毛虫、猪带绦虫、猪囊虫和丝虫等。

第三节　寄生虫标本的固定与保存

采集到的寄生虫标本，须按标本的种类、大小、性质和制作要求，尽快加以适当处理。如果要进行人工培养或饲养，应按所需条件妥善安排；如果要制作标本，应先用生理盐水将虫体表面污物洗净，再分别固定。

一、原虫的固定与保存

（一）玻片标本保存

寄生在肠道、血液、体腔液或组织中的原虫可分别制成粪膜、血膜等涂片或活检切片、压片等玻片标本，经适当固定与染色而长久保存。

（二）粪便标本和浓集包囊的固定和保存

粪便标本可用汞碘醛液保存：粪便1g与汞碘醛液10ml混匀后密封在瓶内，其中的包囊和滋养体可保存数月或更久。经浓集法处理的粪便沉渣，可加等量或多1倍的10%福尔马林（加热至90℃），摇匀，用石蜡封固瓶口。

（三）原虫的低温保存

用液氮保存时，具有保持原虫的生物学特性，免去动物保种、人工培养传代之繁琐，而且保存时间长。现介绍几种常见原虫的低温保存方法。

1. 冻存方法

低温保存时，为了减少细胞内冰晶的形成及其对原虫的损害，需加抗冷冻剂，常用的抗冷冻剂有二甲基亚砜（DMSO）和甘油等细胞内保护剂，若比例适当，可保存数年，仍维持原虫生长能力。

（1）疟原虫

DMSO低温保存法：将从患者或受染动物采集到的抗凝血液或体外培养的培养物，经1500r/min离心10分钟，去上清，加与红细胞压积等量的24% DMSO生理盐水溶液（0.9%生理盐水或5%葡萄糖生理盐水76ml加DMSO 24ml）保护剂，充分混匀后在室温中放置30分钟，按1ml分装于无菌冷冻管，盖严后放入标明批号的纱布袋中，先-30℃放1小时，然后置液氮罐颈部（约-70℃）1小时，最后放进液氮（-196℃）冻存。

甘油山梨醇低温保存法：按上述方法收集的含虫血或培养物加等体积的甘油山梨醇保护剂（4.2%山梨醇生理盐水180 ml，加纯甘油70ml）充分混匀。按上述方法分装及冻存。

（2）弓形虫　用无菌注射器吸取10% DMSO 2ml，注入感染3～4天的小鼠腹腔，轻揉腹部数次，抽出液注入无菌冻存管内，每管1ml用液氮保存，冻存方法同上。

（3）阴道毛滴虫　用无菌拭子取阴道分泌物，放入培养基中培养48小时，然后转种于RPMI－1640培养基中48小时，取含虫培养液经1000r/min离心10分钟，在沉淀中加入10% DMSO 2ml，同上分装及冻存。

（4）溶组织内阿米巴　体外培养的滋养体除置室温保存（将培养了3天含有大量滋养体的培养管置于室内冷暗处，可保持1月～1.5月，每月转种1次）外，亦可低温保存。取培养3天的滋养体离心（1000r/min，10分钟），在沉淀中加10% DMSO 2ml，同上分装和冻存。

上述所用抗冻液均应过滤（0.22μm滤膜）除菌或高压灭菌，保存于4℃冰箱。以RPMI－1640配制50% DMSO，用时再稀释至所需浓度，加15%或20%小牛血清，调至pH7.2。

2. 复苏

复苏时，从液氮罐中取出冻存的小管，迅速投入37℃～40℃温水中，经4分钟～5分钟即溶化。如感染动物，可直接注射给动物；如需体外培养，1500r/min离心洗去抗冻剂，再接种到相应培养基中。

二、蠕虫的固定与保存

蠕虫卵的保存方法与原虫包囊相同，可采用汞碘醛保存粪便标本；或用10%福尔马林固定浓集的虫卵。在处理极易分化发育的虫卵（如钩虫卵、日本血吸虫卵等）时，尤其在夏季，需加热固定液（约70℃）杀死虫卵。

蠕虫成虫被清洗后，立即固定，防止腐败。固定蠕虫成虫常用单一固定液，如5%－10%福尔马林或70%酒精；制作切片标本或染色标本，选用几种固定剂配制成的混合液。固定时间因虫体大小及温度高低而异，一般小型虫体固定数小时即可；大型虫体需24小时或更长。

1. 吸虫成虫的固定与保存

新鲜的或吸虫清洗后放在盛有生理盐水的玻璃器皿中滴加樟脑乙醇少许（100ml加1滴），不久吸虫肌肉松弛，自然死亡。固定前，先用玻片将虫体压平，并用细线扎紧。固定液常用10%福尔马林或70%乙醇，24小时后再移至新的固定剂中保存。

2. 绦虫成虫的固定和保存

大型绦虫（猪、牛带绦虫）用清水洗涤数次，换以生理盐水，置冰箱中数小时或过夜，虫体完全伸展，随后移至3%福尔马林中固定，24小时后移至5%福尔马林中保存；必要时先用大玻璃板将绦虫展平或将虫体缠在玻璃管上再固定。小型绦虫（短膜壳绦虫、细粒棘球绦虫）洗涤后在3%福尔马林中固定3小时～5小时，用载玻片轻压，最后保存于5%福尔马林中。若制作玻片染色标本，最好保存在70%乙醇中。

3. 线虫成虫的固定与保存

将生理盐水清洗过的线虫放入 70℃ ~80℃的 70%的乙醇或巴氏液中固定，冷却后移至新的固定液中保存。小型线虫（旋毛虫、蛲虫、钩虫等）宜用甘油乙醇加热固定，保存于 80%乙醇中；也可用 1%~5%醋酸固定 30 分钟后移入甘油乙醇中保存。

三、昆虫的保存

采集到昆虫标本，应及时处理。根据不同种类昆虫的特点和要求，分别用下述方法保存。

（一）干标本保存法

主要保存有翅昆虫的成虫。常用针插保存和瓶状保存。

1. 针插保存

用特制的昆虫针插虫体。大型昆虫（蝇、虻等）用1~3 号昆虫针，从虫体背面中胸右侧直插。注意保存左侧完整，以便鉴定。小型昆虫（蚊、蛉等）用00 号昆虫针自胸部、胸部腹面两中足基部之间插入（不可刺透胸背），将其插在一软木片的一端。再用4 号针从软木片的另一端插下。最后插一张硬纸片（记录名称、采集地点与时间），并插在昆虫盒软木板上或玻璃管的软木塞上。昆虫盒和玻璃管要放樟脑粉或涂抹樟脑混合剂，以防止虫蛀生霉。

2. 瓶装保存

昆虫标本较多时，保存在塑料管或玻璃管中，管底放少量樟脑粉，铺上棉花、滤纸各一层，昆虫放在滤纸上，其上方塞棉花（勿压标本），瓶口加软木塞，再用蜡封口，干燥避光保存。

（二）湿标本保存

用于保存有翅昆虫的卵、幼虫期和无翅昆虫及蜱螨类的发育各期。活标本先用60~70℃的70%乙醇固定，24 小时后保存于甘油乙醇溶液中；也可用5%~10%福尔马林或布氏液固定保存。切片用标本宜用布氏液固定。

需要分离病原体的昆虫不作任何处理，收集于干净的试管或小瓶中保存。

所有保存标本须详细记录标本名称、宿主、采集地点、日期及采集者姓名。

四、常用固定剂和试剂的配制

1. 乙醇

通常用70%乙醇做固定剂。用95%乙醇稀释配制。按下列公式计算：

$$\text{所需原乙醇量（ml）} = \frac{\text{所配乙醇浓度}}{\text{原乙醇浓度}} \times \text{所配溶液量}$$

应加蒸馏水（ml）=所配溶液量－原乙醇量

2. 福尔马林

37%～40%甲醛水溶液作原液，常用固定浓度为5%～10%福尔马林。如需保持中性，在10%福尔马林1000ml中加磷酸二氢钠（NaH_2PO_4、H_2O）4g，磷酸氢二钠（Na_2HPO_4）0.5g。

3. 巴氏液

福尔马林原液3份，生理盐水97份。

4. 甘油乙醇溶液

70%乙醇95ml，甘油5ml。

5. 薄荷脑乙醇

24g薄荷脑；95%乙醇10ml。

6. 布氏液（Bless液）

福尔马林原液7ml，70%乙醇90ml，冰醋酸（临用前加入）3～5ml，混匀。

7. 汞碘醛（MIF）液

硫柳汞酊0.775ml，福尔马林原液0.125ml，卢戈液0.100ml，临用前按此比例配制MIF液。

五、寄生虫标本的包装与邮寄

邮寄标本时，不同种类的寄生虫标本用不同的包装方法，才能保证安全运送。

1. 玻片标本

一般每2张标本背对背地合并，然后在玻片两端用厚纸片或火柴杆隔开，每20张～30张玻片用线扎紧，外包以厚纸。然后包捆好的玻片装于木匣内，四周垫上碎纸或棉絮，即可装钉木箱邮寄。

2. 浸制标本

凡保存于乙醇或福尔马林等固定液的标本，装于大小适当的玻璃瓶或塑料瓶内，附上铅笔记录的标签，加满保存液，不留空隙，盖紧瓶塞，用蜡封好，最后放在木盒中，其周围用碎纸或棉絮填充，装钉好木箱，必要时应标明朝上端及易碎等标志，方可邮寄。

3. 昆虫标本

针插或瓶装标本可按浸制标本包装邮寄。

4. 活标本

邮寄蜱螨类标本时，取一广口瓶，瓶底铺少量潮湿的沙土和一块折皱的滤纸以利蜱螨停息，用棉塞轻塞瓶口。另取一较大的广口瓶，瓶底垫以湿棉花，把装有活标本的瓶子放入此瓶内，塞有缺口的软木塞（将软木塞两侧纵刻一缺口），并在缺口处塞上棉花，便利于空气流通。在邮寄的木箱上钻数个气孔，以免虫体窒息死亡。

活的蚊卵：把产于潮湿滤纸或尼龙纱上的蚊卵，室温放置48小时，待卵发育成熟，连同湿滤纸或尼龙纱放在塑料袋里，直接装入信封内邮寄。

活的钉螺用湿滤纸包好，放在塑料筒内，周围塞上湿棉花，保持一定湿度，管口盖几层纱布，扎紧，包装好即可寄送。

小结　人体寄生虫学实验诊断技术包括病原学诊断技术、免疫学诊断技术和分子生物学诊断技术。寄生虫病病原学的检查方法包括粪便检查、血液检查、分泌物检查和活组织检查。

粪便检查是诊断肠道寄生虫病的主要方法，包括直接涂片法、厚涂片法（改良加藤氏法）、浓集法（包括离心沉淀法、饱和盐水浮聚法等）、孵化法等。

直接涂片法适用于检查各种蠕虫卵、原虫的滋养体和包囊，是一种简便常用的方法。沉淀法适用于比重大于水的虫卵（主要包括吸虫卵）、包囊，漂浮法则用于比重较水小的虫卵、包囊。饱和盐水漂浮法尤以检查钩虫卵效果最佳。

血液检查是诊断疟疾、丝虫病等的主要方法。

痰可以用来检查诊断肺吸虫病、阿米巴肺脓肿、卡氏肺孢子虫病。十二指肠抽出液与胆汁，用以诊断华支睾吸虫病及蓝氏贾第鞭毛虫引起的腹泻与胆囊炎。尿液可用来检查阴道毛滴虫或丝虫。阴道分泌物用以检查滴虫性阴道炎。

组织压片法常用于检查旋毛虫、猪囊尾蚴、皮肤型肺吸虫病等。骨髓穿刺和淋巴结穿刺常用于黑热病的诊断。皮肤检查用于检查皮肤型黑热病、疥螨、蠕形螨感染。肛周拭子法（包括透明胶纸法等）主要用于肛周产卵（蛲虫）或常在肛周查见虫卵（牛带绦虫）的蠕虫卵检查。

寄生虫的形态鉴别技术有活体染色、快速透明观察、铁苏木素染色制片法、蠕虫卵死活的鉴别。活体染色主要用于检查溶组织内阿米巴滋养体；快速透明观察主要用于观察小型线虫，最好是活虫体；蠕虫卵死活的鉴别主要是为了鉴定虫卵的生活力和感染力。

免疫学诊断技术和分子生物学诊断技术主要针对于在感染早期、轻度感染、单性感染（仅有雄虫）、隐性感染或由于特殊的寄生部位而使病原检查十分困难的寄生虫病以及难以根据症状、体征、病原检查作出诊断的寄生虫病。

思考题

1. 哪些寄生虫可以引起肝脏病变？如何采用病原学诊断技术鉴别？

2. 哪些寄生虫可以引起肺脏病变合并肝脏病变？如何采用人体寄生虫学诊断技术鉴别？

3. 临床医师怀疑某患者为寄生虫病，但当地医院无相关实验设备，需要将患者的体液和排泄物送到上海某研究所诊断。请问从取材到上海研究所的整个过程中，我们应当做哪些工作，并注意哪些事项？

（范志刚　吕　刚）

参考文献

[1] 李雍龙 人体寄生虫学. 7版. 北京：人民卫生出版社，2008
[2] 陈兴保. 病原生物学和免疫学. 5版. 北京：人民卫生出版社，2006
[3] 吴观陵. 人体寄生虫学. 3版. 北京：人民卫生出版社，2005
[4] 仇锦波. 寄生虫检验. 2版. 北京：人民卫生出版社，2008
[5] 李朝品. 人体寄生虫实验研究技术. 北京：人民卫生出版社，2008

搜索网站

http：//www. med126. com/edu/200712/18065. shtml
http：//www. parasitology. com. cn/class/channel_ 23_ 1. html
http：//baike. baidu. com/view/507047. htm
http：//www. hudong. com/wiki/%E5%AF%84%E7%94%9F%E8%99%AB
http：//www. med126. com/edu/List/List_ 858. html
http：//www. parasitology. com. cn/class/channel_ 1_ 2. html
http：//pathmicro. med. sc. edu/parasitology/intest－protozoa. htm